Próteses Odontológicas

Uma Visão Contemporânea
Procedimentos Clínicos e Laboratoriais

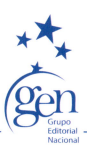

O GEN | Grupo Editorial Nacional – maior plataforma editorial brasileira no segmento científico, técnico e profissional – publica conteúdos nas áreas de ciências da saúde, exatas, humanas, jurídicas e sociais aplicadas, além de prover serviços direcionados à educação continuada e à preparação para concursos.

As editoras que integram o GEN, das mais respeitadas no mercado editorial, construíram catálogos inigualáveis, com obras decisivas para a formação acadêmica e o aperfeiçoamento de várias gerações de profissionais e estudantes, tendo se tornado sinônimo de qualidade e seriedade.

A missão do GEN e dos núcleos de conteúdo que o compõem é prover a melhor informação científica e distribuí-la de maneira flexível e conveniente, a preços justos, gerando benefícios e servindo a autores, docentes, livreiros, funcionários, colaboradores e acionistas.

Nosso comportamento ético incondicional e nossa responsabilidade social e ambiental são reforçados pela natureza educacional de nossa atividade e dão sustentabilidade ao crescimento contínuo e à rentabilidade do grupo.

Próteses Odontológicas
Uma Visão Contemporânea
Procedimentos Clínicos e Laboratoriais

Cláudia Ângela Maziero Volpato
Cirurgiã-Dentista. Especialista em Prótese Dentária pela Associação Odontológica do Norte do Paraná. Mestre em Odontologia, área de concentração Implantodontia, e Doutora em Odontologia, área de concentração Dentística, pela Universidade Federal de Santa Catarina (UFSC). Professora Associada da disciplina de Prótese Parcial do Departamento de Odontologia da UFSC.

Luis Gustavo D'Altoé Garbelotto
Cirurgião-Dentista. Especialista em Prótese Dentária pela Universidade Federal de Santa Catarina (UFSC). Mestre em Ciência e Engenharia de Materiais pela UFSC. Professor de Prótese Dentária e Implantodontia da Zenith Educação Continuada.

Analucia Gebler Philippi
Cirurgiã-Dentista. Especialista em Prótese Dentária pela Universidade Federal de Santa Catarina (UFSC). Mestre em Prótese Dentária e Doutora em Odontologia pelo Centro de Pesquisas Odontológicas da Faculdade São Leopoldo Mandic. Professora Associada da disciplina de Prótese Total do Departamento de Odontologia da UFSC.

2ª edição

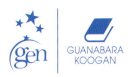

- Os autores deste livro e a editora empenharam seus melhores esforços para assegurar que as informações e os procedimentos apresentados no texto estejam em acordo com os padrões aceitos à época da publicação, *e todos os dados foram atualizados pelos autores até a data do fechamento do livro.* Entretanto, tendo em conta a evolução das ciências, as atualizações legislativas, as mudanças regulamentares governamentais e o constante fluxo de novas informações sobre os temas que constam do livro, recomendamos enfaticamente que os leitores consultem sempre outras fontes fidedignas, de modo a se certificarem de que as informações contidas no texto estão corretas e de que não houve alterações nas recomendações ou na legislação regulamentadora.
- Data do fechamento do livro: 04/08/2022
- Os autores e a editora se empenharam para citar adequadamente e dar o devido crédito a todos os detentores de direitos autorais de qualquer material utilizado neste livro, dispondo-se a possíveis acertos posteriores caso, inadvertida e involuntariamente, a identificação de algum deles tenha sido omitida.
- **Atendimento ao cliente:** (11) 5080-0751 | faleconosco@grupogen.com.br
- Direitos exclusivos para a língua portuguesa
  Copyright © 2022 by
  Editora Guanabara Koogan Ltda.
  Uma editora integrante do GEN | Grupo Editorial Nacional
  Travessa do Ouvidor, 11
  Rio de Janeiro – RJ – CEP 20040-040
  www.grupogen.com.br
- Reservados todos os direitos. É proibida a duplicação ou reprodução deste volume, no todo ou em parte, em quaisquer formas ou por quaisquer meios (eletrônico, mecânico, gravação, fotocópia, distribuição pela Internet ou outros), sem permissão, por escrito, da Editora Guanabara Koogan Ltda.
- Capa: Bruno Sales
- Imagem da capa: Cláudia Ângela Maziero Volpato e Luis Gustavo D´Altoé Garbelotto
- Editoração eletrônica: LE1 Studio Design
- Ficha catalográfica

CIP-BRASIL. CATALOGAÇÃO NA PUBLICAÇÃO
SINDICATO NACIONAL DOS EDITORES DE LIVROS, RJ

V896p
2. ed.

Volpato, Cláudia Ângela Maziero
  Próteses odontológicas : uma visão contemporânea : procedimentos clínicos e laboratoriais / Cláudia Ângela Maziero Volpato, Luis Gustavo D'Altoé Garbelotto, Analucia Gebler Philippi ; colaboração Diego Klee de Vasconcellos ... [et al.]. - 2. ed. - Rio de Janeiro : Guanabara Koogan, 2022.
  504 p. : il. ; 28 cm.

  Inclui bibliografia
  ISBN 9788527737128

  1. Odontologia. 2. Prótese dentária. I. Garbelotto, Luis Gustavo D'Altoé. II. Philippi, Analucia Gebler. III. Zani, Izo Milton. IV. Título.

21-70709   CDD: 617.692
                   CDU: 616.314-089.2

Leandra Felix da Cruz Candido - Bibliotecária - CRB-7/6135

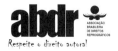

Colaboradores

Diego Klee de Vasconcellos
Cirurgião-Dentista. Especialista em Implantodontia e em Prótese Dentária pelo Conselho Federal de Odontologia (CFO). Mestre em Implantodontia pela Universidade Federal de Santa Catarina (UFSC). Doutor em Prótese Dentária pela Faculdade de Odontologia de São José dos Campos da Universidade Estadual Paulista (FOSJ/Unesp). Professor Associado da disciplina de Prótese Parcial do Departamento de Odontologia da Universidade Federal de Santa Catarina (UFSC).

Izo Milton Zani
Cirurgião-Dentista. Mestre e Doutor em Prótese Dentária pela Universidade de São Paulo (USP). Professor Titular Aposentado da disciplina de Prótese Parcial do Departamento de Odontologia da Universidade Federal de Santa Catarina (UFSC).

Lauro Egídio Bragaglia
Cirurgião-Dentista. Especialista em Implantodontia pela Zenith Educação Continuada. Mestre em Materiais Dentários pela Universidade Federal de Santa Catarina (UFSC).

Leonardo Bez
Cirurgião-Dentista. Mestre e Doutor em Implantodontia pela Universidade Federal de Santa Catarina (UFSC). Professor das disciplinas de Implantodontia, Cirurgia Oral I e II e Clínica Integrada (Periodontia) do Departamento de Odontologia da Universidade do Extremo Sul Catarinense (Unesc).

Marcelo da Rocha
Cirurgião-Dentista. Especialista em Implantodontia pela Faculdade São Leopoldo Mandic e em Periodontia pela Universidade de Guarulhos (UnG). Mestre em Periodontia pela UnG. Professor do Curso de Especialização em Implantodontia e em Prótese Dentária na Zenith Educação Continuada.

Dedicatórias

Dedico esta nova edição a meu querido pai, Dorali Angelo Maziero, que partiu em 2017. Sua sabedoria e exemplo de retidão continuam vivos, todos os dias, guiando-me nessa jornada. Pai, um dia nos reencontraremos! Com amor,

Cláudia Ângela Maziero Volpato

Dedico esta obra a meus pais, Valvitor e Mariléia, à minha esposa, Cristina, e às minhas filhas, Lara e Luísa, apoiadores incondicionais de meus projetos na Odontologia, que é minha paixão! Amo vocês!

Luis Gustavo D'Altoé Garbelotto

Dedico este livro a meus pais, Érico (*in memorian*) e Rute, pelo incentivo constante e incondicional, e a meus filhos, Guilherme e Lucas, que sempre olharam meu trabalho com orgulho. Amo vocês!

Analucia Gebler Philippi

Agradecimentos

Em 2010, quando o livro *Próteses Odontológicas* foi publicado, não tínhamos noção do alcance que teria. Atualmente, ao observar o livro nas mãos dos alunos de graduação e pós-graduação, ao recebermos e-mails e fotos, bem como comentários de alunos, ex-alunos e profissionais de todo o Brasil, podemos perceber que nosso sonho foi se aproximando cada vez mais das pessoas. Com certeza isso é para nós, motivo de grande realização pessoal e profissional.

Nesta nova edição, além de apresentar as tradicionais práticas clínicas e laboratoriais relacionadas com a prótese odontológica, nosso objetivo também consistia em incluir temas atuais, como as abordagens adesivas e digitais. Com essa finalidade, esse grupo de professores, sempre grandes parceiros de jornada, atualizou o conteúdo teórico e incluiu temas e sequências fotográficas novas. Agradecemos a todos os professores que participaram desta nova edição, de modo direto ou indireto, pois, certamente, contribuíram para a atualização desta obra.

Reconhecemos também o auxílio de diversos alunos de graduação e pós-graduação da Universidade Federal de Santa Catarina e da Zenith Educação Continuada na preparação e no acompanhamento de diversos casos clínicos. Nosso agradecimento especial aos técnicos dentais, que discutiram e realizaram cada caso conosco, pois, sem suas aptidões e habilidades, as resoluções clínicas não seriam possíveis.

Poder atualizar o conteúdo científico e clínico desta nova edição também nos possibilitou "revisitar" diversos momentos intensos, vividos desde a primeira edição do livro, o que nos confirmou que cada minuto investido valeu a pena. Portanto, olhando para trás, somos gratos a Deus por essas oportunidades tão ricas e maravilhosas. Desejamos que esta segunda edição possa dar continuidade ao papel educacional proporcionado pela primeira edição durante os anos passados, o que nos enche de alegria e certeza de que a educação é a chave para mudarmos o mundo.

Muito obrigado!

Cláudia Ângela Maziero Volpato
Luis Gustavo D'Altoé Garbelotto
Analucia Gebler Philippi

Prefácio

Como era de se esperar, a segunda edição do livro *Próteses Odontológicas* consiste em uma importante ferramenta de trabalho; parte inerente do aprendizado e do processo educativo. A obra cumpre, com mérito, as funções de: (1) contribuir com o ensino; (2) aperfeiçoar e atualizar acadêmicos, clínicos generalistas e especialistas; (3) estimular a compreensão e a descoberta de novos campos na área de próteses odontológicas; e (4) expandir interesses, bem como divulgar tendências.

Todos os capítulos foram revisados e, após 11 anos, é surpreendente perceber o quanto o livro foi atualizado a fim de oferecer uma visão moderna do assunto e também demonstrar os avanços nos tratamentos protéticos. Os tópicos dos capítulos variam de princípios básicos até o que existe de mais contemporâneo na área. Espero que você possa apreciar e sorver cada informação com avidez. Com a leitura deste livro, você será capaz de adquirir conhecimentos e habilidades para ser mais feliz e contribuir com o bem-estar e a saúde de seus pacientes.

Quanto a autores e colaboradores, vale lembrar que são reconhecidos por produções técnicas e científicas relevantes. A equipe mistura conhecimento, competência, habilidade, múltiplas capacidades e amor à profissão. São abençoados com admirável talento, genuína curiosidade intelectual e entusiasmo por novas ideias e, neste caso em particular, tornam-se capazes de demonstrar maneiras consolidadas e novas de fazer melhor. Desse modo, como obra coletiva e diversa, este livro precisa ser lido, levando-se em consideração a riqueza específica de cada contribuição.

Ficam aqui registrados meu respeito e minha admiração pelo excelente trabalho e pela dedicação de Cláudia Ângela Maziero Volpato, Luis Gustavo D'Altoé Garbelotto, Analucia Gebler Philippi, Izo Milton Zani, Diego Klee de Vasconcellos, Lauro Egídio Bragaglia, Leonardo Bez e Marcelo da Rocha, mentores capazes de motivar pessoas de maneira singular. Boa leitura!

Sylvio Monteiro Junior
Professor Titular do Departamento de Odontologia
da Universidade Federal de Santa Catarina

Apresentação

Esta edição de *Próteses Odontológicas* é composta por seis capítulos que apresentam as etapas de um tratamento protético, assim como as diferentes opções de tratamento. A sequência dos capítulos respeita a publicação original, abordando temas como planejamento, próteses fixas, adesivas, totais e parciais removíveis, e sobre implantes.

Nesta edição, atualizações foram feitas referentes a planejamento estético, ensaios restauradores, sequências clínicas, próteses adesivas e recursos digitais. Os materiais restauradores indiretos, bem como os protocolos de preparo, provisórios e cimentação foram reapresentados; porém, sem comprometer os conceitos tradicionais da Prótese Dentária e sobre implantes.

Os capítulos associam técnicas clínicas e laboratoriais com recursos manuais e digitais em próteses clássicas e minimamente invasivas, confirmando que é possível obter saúde e longevidade desde que a ciência e a arte sejam corretamente empregadas na resolução dos casos clínicos. Essa harmonia ainda reafirma que, quando esses princípios são respeitados, todas as opções protéticas planejadas podem alcançar resultados clínicos favoráveis.

Acredito que a leitura desta nova edição poderá auxiliar os alunos no aprendizado das técnicas e das sequências, assim como colaborar com os profissionais no esclarecimento de dúvidas clínicas e recursos laboratoriais disponíveis.

Boa leitura a todos!

Cláudia Ângela Maziero Volpato

Sumário

Capítulo 1
Planejamento Integrado na Prótese Odontológica 1
  Introdução 1
  Relação arte/ciência 4
  Relação saúde/doença 4
  Relação técnica/tecnologia 10
  Tratamento protético 11
  Referências bibliográficas 43

Capítulo 2
Próteses Fixas 45
  Introdução 45
  Objetivos 45
  Indicações 46
  Contraindicações e limitações 46
  Componentes da prótese fixa 46
  Classificação das próteses fixas 46
  Preparo dental 47
  Classificação das próteses odontológicas 60
  Classificação dos preparos dentários 61
  Instrumento de trabalho 62
  Preparo para coroa monolítica 65
  Preparo para coroa metalocerâmica 74
  Preparo para coroa metalocerâmica em dentes anteriores 78
  Variação para coroa metalocerâmica com cerâmica na área estética 85
  Retentores intrarradiculares 87
  Núcleos metálicos fundidos 88
  Próteses temporárias 101
  Pônticos 119
  Moldagem definitiva 123
  Modelos de trabalho 132
  Troquéis 133
  Ligas metálicas 134
  Prova da infraestrutura 134
  Moldagem de transferência 137
  Determinação da cor, da forma e da textura 139
  Texturas 145

Fenômenos ópticos 145
Comunicação da cor, da forma e da textura 148
Prova da cerâmica 151
Cimentação definitiva 153
Referências bibliográficas 161

Capítulo 3

Próteses Fixas Adesivas 163

Introdução 163
Adesão 165
Pinos de fibra de vidro 167
Núcleos anatômicos 174
Cerâmicas odontológicas 178
Sistemas cerâmicos artesanais 181
Sistemas cerâmicos CAD/CAM 184
Restaurações indiretas 189
Facetas cerâmicas 209
Prova clínica e cimentação adesiva 221
Próteses cerâmicas 228
Provas clínicas e estéticas 243
Referências bibliográficas 251

Capítulo 4

Próteses Totais 253

Introdução 253
Objetivos 253
Componentes de uma prótese total 255
Classificação das próteses totais 256
Princípios físicos responsáveis pela retenção das próteses totais 258
Diagnóstico em prótese total 259
Preparo da boca para prótese total 260
Dimensão vertical e relação cêntrica 265
Moldagem, molde e modelo preliminar 270
Moldagem definitiva, molde e modelo de trabalho 279
Relações maxilomandibulares 299
Seleção dos dentes artificiais 307
Referências bibliográficas 336

Capítulo 5

Próteses Parciais Removíveis 339

Introdução 339
Sinonímia 339
Objetivos de uma prótese parcial removível 339
Indicações 339
Contraindicações e limitações 340

Classificação das arcadas parcialmente edêntulas segundo Kennedy (1925) 340
Suporte dental 343
Suporte mucoso 343
Componentes da prótese parcial removível 344
Preparo de boca 347
Delineadores 350
Desenho da prótese parcial removível 358
Planejamento da prótese parcial removível 363
Moldagem definitiva e modelo de trabalho 370
Construção da armação metálica 374
Prova clínica da armação metálica e registro oclusal 375
Instalação, ajustes e recomendações 381
Recomendações ao paciente 381
Referências bibliográficas 384

Capítulo 6
Próteses sobre Implantes 385
Introdução 385
Tipos de próteses sobre implantes 385
Desenvolvimento histórico da Implantodontia 385
Planejamento reverso 394
Protocolo cirúrgico 399
Componentes para próteses sobre implantes 401
Próteses implantossuportadas 405
Próteses totais-protocolo 442
Próteses com carga imediata 449
Próteses implantorretidas 466
Próteses guiadas 469
Referências bibliográficas 475

Índice Alfabético 477

Próteses Odontológicas

Uma Visão Contemporânea
Procedimentos Clínicos e Laboratoriais

Planejamento Integrado na Prótese Odontológica

INTRODUÇÃO

A destruição ou perda de dentes por cáries, traumatismos ou distúrbios de desenvolvimento ocasiona uma série de transtornos ao sistema estomatognático, provocando desequilíbrios funcionais e estéticos que afetam diretamente a saúde do indivíduo. A reposição desses dentes ou de áreas dentais comprometidas se faz por meio de procedimentos restauradores. Quando pequenas reconstruções anatômicas são necessárias, o emprego de materiais de uso direto, como as resinas compostas, está indicado. Essas intervenções são conhecidas como restaurações diretas e dependem do conhecimento e da habilidade do operador durante os procedimentos clínicos (Figura 1.1).

Todavia, em várias situações clínicas, a realização de restaurações diretas não é mais possível. Grandes destruições coronárias e perdas múltiplas de dentes necessitam de uma abordagem reabilitadora diferenciada, que envolve o uso de materiais restauradores com propriedades específicas, capazes de resistir às cargas mastigatórias e devolver a função e a estética dental (Figura 1.2). Esses materiais, que englobam os metais, as resinas laboratoriais e as cerâmicas de uso odontológico, necessitam de um operador treinado, um técnico de laboratório especializado, equipamentos específicos para processamentos laboratoriais, moldes e modelos variados. Tais reconstruções indiretas, conhecidas por próteses, são estudadas na Odontologia com a finalidade de compreender como elas são capazes de devolver a forma, a função e a estética, promovendo a saúde bucal do paciente e sua reinserção social.

A Prótese Odontológica é uma das áreas de excelência da Odontologia. Assim como outras especialidades, progrediu em função dos recentes materiais e avanços tecnológicos. Atualmente, é possível oferecer aos pacientes diferentes opções de tratamento, que vão desde a realização de próteses totais e parciais removíveis até reabilitações complexas, que envolvem sistemas cerâmicos, tecnologias digitais e/ou próteses sobre implantes.[1,2]

Contudo, independentemente da tecnologia empregada, é importante lembrar que vários conceitos clássicos ainda devem ser respeitados e aplicados criteriosamente para que o sucesso possa ser alcançado e mantido. Um desses conceitos é o do planejamento integrado. A literatura sobre esse assunto é ampla: objetivos, indicações e aplicações; porém, o que se observa nos procedimentos clínicos é que a maioria dos erros encontrados é de causa iatrogênica e em geral ocorre pela ausência de um planejamento adequado, reforçando cada vez mais a importância dessa etapa (Figura 1.3).[3,4]

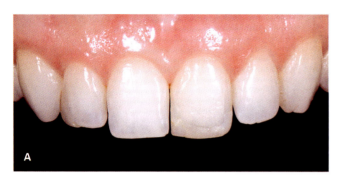
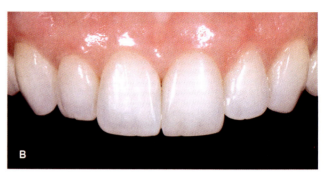

Figura 1.1 A. Incisivos centrais com forma inadequada e restauração deficiente no dente 21. B. Recuperação da forma dos incisivos com restaurações diretas feitas em resina composta.

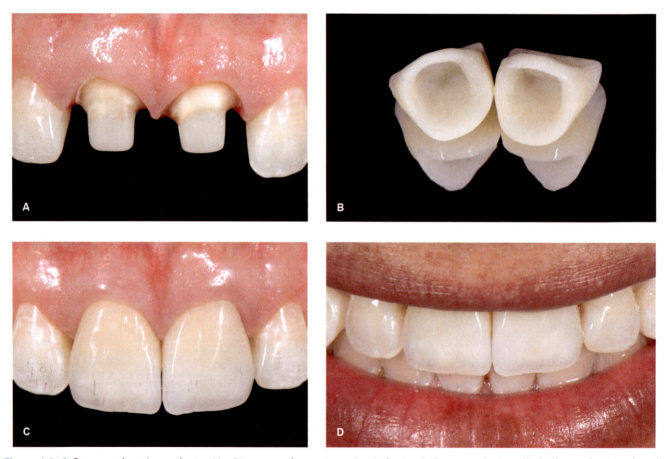

Figura 1.2 A. Preparos dentais nos dentes 11 e 21 para receber restaurações indiretas. B. Coroas cerâmicas. (Trabalho confeccionado pelo TPD Carlos Maranghello, Laboratório Dell'Art Dental, Porto Alegre, RS.) C. Coroas cerâmicas instaladas. D. Observe como a forma e a estética foram prontamente restabelecidas por próteses odontológicas. (Caso realizado em parceria com as CDs Caroline Freitas Rafael e Carolina Schaffer Morsch, Curso de Doutorado em Odontologia da Universidade Federal de Santa Catarina – UFSC.)

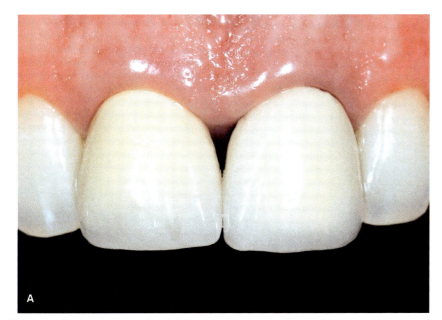
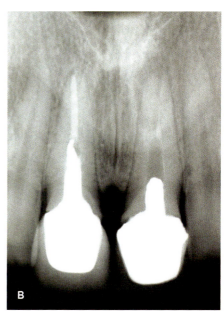

Figura 1.3 Paciente com queixa de aumento de volume sobre os dentes anteriores superiores. **A.** Ao exame clínico foi possível observar duas coroas metalocerâmicas nos dentes 11 e 21 e uma fístula na região vestibular referente à área radicular do dente 21. As coroas metalocerâmicas eram trabalhos recentes que apresentavam estética satisfatória, porém com adaptação cervical inadequada. **B.** Ao exame radiográfico, constatou-se a ausência de tratamento endodôntico no dente 21 e um núcleo metálico com porção radicular curta, levando à conclusão que a execução dos trabalhos protéticos não respeitou critérios básicos que deveriam ter sido avaliados durante o planejamento protético.

O termo planejamento integrado refere-se à realização de um trabalho em equipe, momento em que os profissionais discutem o plano de tratamento e o prognóstico, e cada um tem sua função durante a execução da proposta reabilitadora.[5,6] A integração entre a equipe de trabalho traz benefícios a todos, principalmente para o paciente que terá uma resolução mais rápida para o seu problema. O protesista é aquele que conduz o tratamento, e à medida que o grau de complexidade do caso aumenta, sua responsabilidade também cresce. Todos os encaminhamentos necessários (endodontia, periodontia, cirurgia, ortodontia) deverão ser discutidos previamente entre o grupo e acompanhados pelo protesista, pois o sucesso do trabalho reabilitador é de responsabilidade desse profissional e, por esse motivo, ele deve ser consciente e participativo de todos os procedimentos que serão necessários para viabilizar uma resolução protética adequada.[7]

Diversas categorias de planejamento integrado vêm sendo apresentadas e discutidas na literatura, como os planejamentos reverso, estético e digital.[8] O planejamento reverso está diretamente relacionado com a Implantodontia, a fim de definir a posição ideal do futuro trabalho reabilitador antes da instalação cirúrgica dos implantes (Figura 1.4). Em função da necessidade de se obter forma e estética adequadas antes do preparo dental, o planejamento estético tem sido muito empregado nos casos que envolvem lentes de contato e facetas cerâmicas. Por outro lado, recursos digitais viabilizam o planejamento digital do sorriso, o encerramento virtual de casos complexos, assim como o planejamento digital de cirurgias guiadas para a instalação de implantes. A combinação de planejamentos físicos e digitais é bem vista na Prótese Odontológica, uma vez que quanto mais informações acerca do caso clínico forem obtidas, melhor será sua resolução clínica. Planejamentos reversos, digitais e estéticos serão apresentados nos Capítulos 3 e 6.

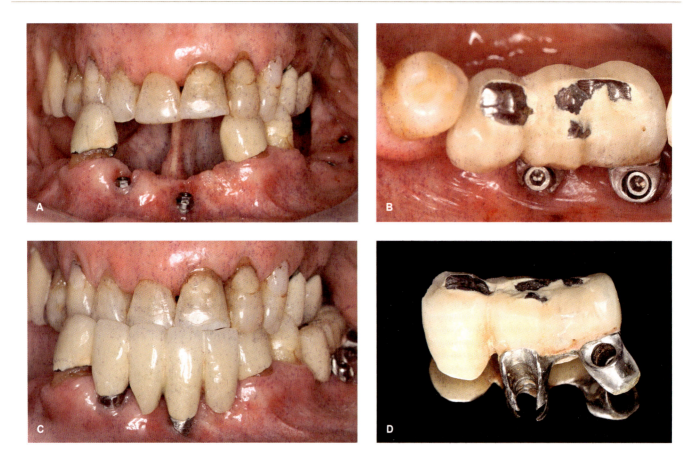

Figura 1.4 Antes de indicar e executar procedimentos cirúrgicos para viabilizar próteses sobre implantes, é imperativo um planejamento reverso consciente. Neste caso em particular, os erros protéticos encontrados nas duas próteses presentes (anterior: **A** e **C** e posterior: **B** e **D**) decorrem da falta de planejamento. As próteses foram executadas em função dos implantes posicionados e não oferecem resolução protética adequada do ponto de vista funcional e estético, comprometendo a longevidade dos trabalhos e a saúde do paciente.

Para realizar um planejamento protético adequado, é necessário compreender três importantes relações, descritas a seguir.

RELAÇÃO ARTE/CIÊNCIA

Arte e ciência possuem conceitos diferentes. A arte é compreendida como a atividade humana ligada a manifestações de ordem estética (beleza, equilíbrio, harmonia), realizada com a intenção de estimular os sentidos humanos, bem como transmitir emoções ou ideias. Já a ciência pode ser entendida como um sistema de conhecimentos que abraçam as verdades obtidas e testadas por meio de métodos científicos.[9] Na Odontologia, é empírico realizar arte sem o apoio da ciência. Os profissionais costumam se entusiasmar quando se deparam com trabalhos protéticos artísticos. Todavia, é raro esses trabalhos permanecerem em boca com saúde e longevidade se não foram realizados dentro de critérios estabelecidos pela ciência[10] (Figura 1.5).

RELAÇÃO SAÚDE/DOENÇA

Essa relação é fundamental para a Prótese Odontológica. Por ser facilmente esquecida, muitos trabalhos protéticos são indicados e confeccionados em condições de doença, fazendo com que a prótese apenas contribua para agravá-la. Apesar de não se estar acostumado com isso, a Prótese é uma área promotora de saúde, desde que os trabalhos protéticos instalados venham a corroborar com ela. Um paciente doente deve ser conduzido a uma condição de saúde antes de receber qualquer opção de tratamento reabilitador. Para tal, é importante compreender o que é saúde e como obtê-la, pois só quando se atinge os padrões de normalidade sabe-se diferenciar o normal do patológico e identificar e tratar a doença e as suas causas.

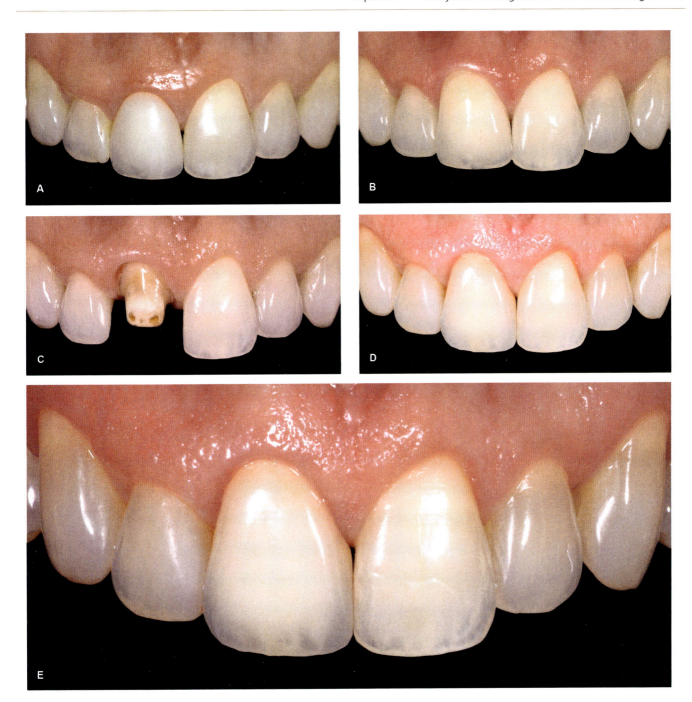

Figura 1.5 A. Situação inicial. O paciente, insatisfeito com o seu sorriso, buscou atendimento visando a uma resolução estética. **B**. A correção do contorno gengival objetivou equilibrar a arquitetura gengival e a simetria dental entre os incisivos centrais e laterais. **C**. Preparo dental realizado no dente 11 para receber uma coroa cerâmica. **D** e **E**. Coroa cerâmica logo após a instalação e após 8 anos em função. O trabalho protético contribuiu para a saúde bucal, ao mesmo tempo em que o resultado estético obtido proporcionou autoestima e confiança ao paciente. A longevidade de uma prótese confirma que um trabalho protético de sucesso é aquele que respeita os critérios científicos e alia a arte a seu favor. (Trabalho confeccionado pelo TPD Alexandre Santos, Studio Dental, Curitiba, PR.)

Padrões de normalidade

É importante conhecer algumas referências[11,12] que o paciente deve apresentar para ter um sorriso considerado saudável (Figuras 1.6 e 1.7). O conhecimento e a observação desses padrões de normalidade ajudam na identificação e no tratamento adequado das doenças bucais, pois não é possível confeccionar próteses na presença de doenças (Figura 1.8).

Referências extrabucais

- Harmonia entre as linhas de referências horizontais (linhas bipupilar e das comissuras labiais).
- Linha de referência vertical (linha média) centralizada em relação à face e perpendicular às linhas de referência horizontais.
- Harmonia facial resultante de proporção facial adequada entre os terços superior, médio e inferior da face.
- Lábio superior com forma, volume e filtro labial adequados.
- Contato labial com os dentes em oclusão e repouso.
- Curvatura do lábio inferior seguindo o contorno dos dentes superiores.

Referências intrabucais

Parâmetros biológicos

- Boa higiene bucal.
- Ausência de lesões cariosas, restaurações defeituosas e dentes fraturados.
- Ausência de lesões mucogengivais e periodontais.
- Ausência de lesões endodônticas e reabsorções radiculares.
- Ausência de próteses defeituosas com desadaptações cervicais, sub ou sobrecontorno.

Parâmetros funcionais

- Relação cêntrica harmoniosa, de preferência coincidente com a máxima intercuspidação habitual. Na ausência de uma oclusão cêntrica, deve existir uma máxima intercuspidação habitual estável.
- Dimensão vertical estável, confirmada por uma relação maxilomandibular adequada.
- Espaço funcional livre que permita uma fonética adequada.
- Curvaturas de Spee e de Wilson respeitadas por posicionamento e alinhamento dental corretos.
- Ausência de extrusões, giroversões e apinhamentos que comprometam a estabilidade da função oclusal.
- Ausência de sinais de doença oclusal, como facetas de desgaste, trincas e diastemas dentais.
- Movimentos funcionais suaves, coordenados e desprovidos de dor ou ruído articular significativo.

Parâmetros estéticos

- Exposição dental adequada em repouso e durante o sorriso, compatível com a idade.
- Relação harmoniosa entre a cor da pele e a cor dos dentes.
- Equilíbrio entre o arco gengival côncavo dos incisivos centrais, laterais e caninos superiores.
- Tamanho e proporção adequados dos dentes anteriores.
- Linha interincisivos superiores próxima e paralela à linha média.
- Presença do corredor bucal.
- Presença de ameias interincisivos.
- Micro e macrotexturizações nos dentes anteriores.
- Biotipo periodontal espesso ou fino.

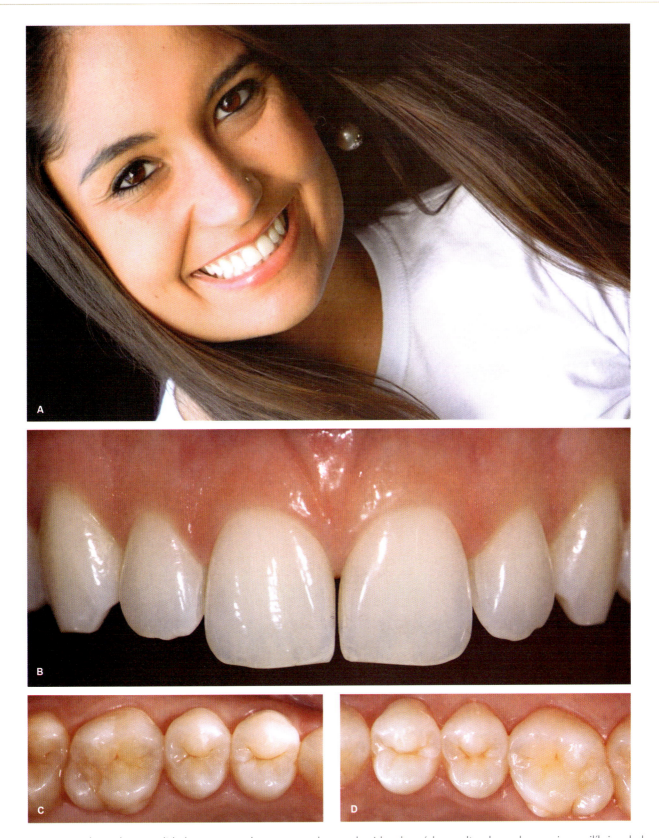

Figura 1.6 Os padrões de normalidade presentes denotam quadros conhecidos de saúde, resultando em harmonia, equilíbrio e beleza faciais.

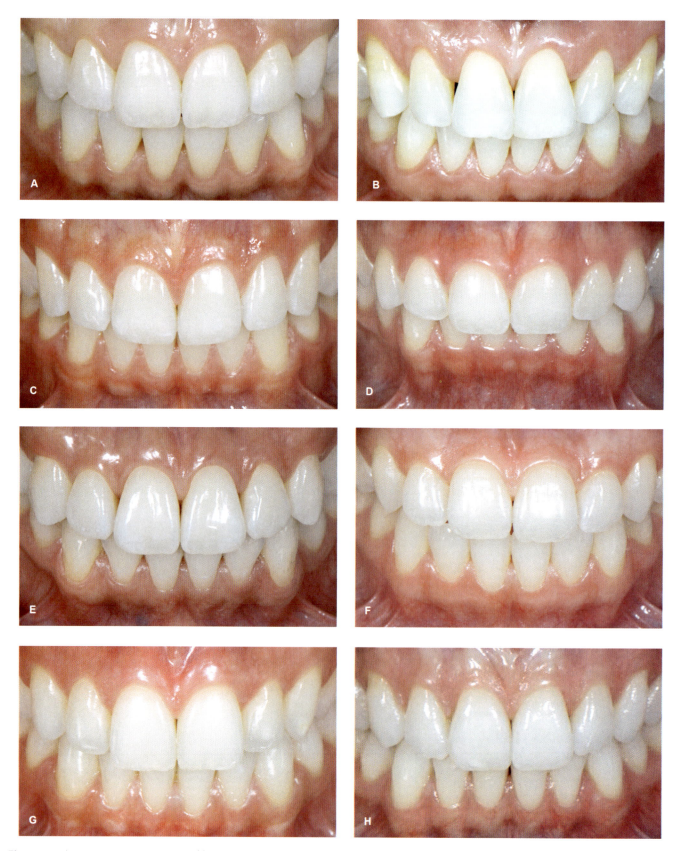

Figura 1.7 Imagens que mostram equilíbrio nos padrões de normalidade. Esses pacientes apresentam parâmetros biológicos, funcionais e estéticos que devem ser identificados e empregados pelo profissional como referências para o tratamento de casos complexos.

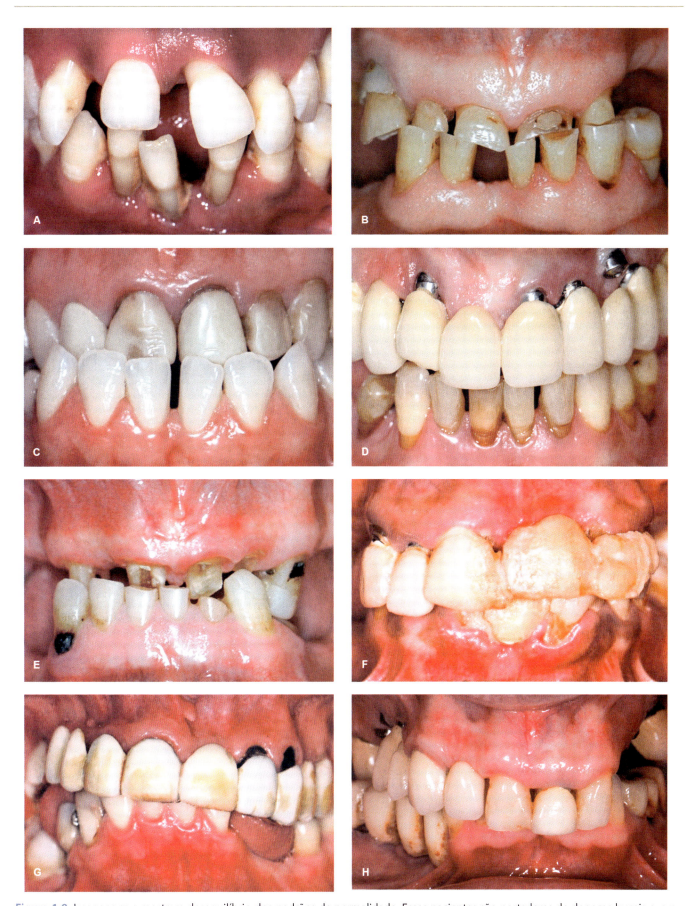

Figura 1.8 Imagens que mostram desequilíbrio dos padrões de normalidade. Esses pacientes são portadores de doenças bucais e, em várias situações, as próteses colaboraram com a instalação e o avanço da enfermidade. Antes de serem reabilitados proteticamente, independentemente da opção de tratamento protético, é imperativo obter referências de normalidade para que o futuro trabalho reabilitador auxilie na promoção da saúde, e não na manutenção da doença.

RELAÇÃO TÉCNICA/TECNOLOGIA

O desenvolvimento tecnológico tem possibilitado que diferentes materiais, instrumentais e equipamentos facilitem procedimentos clínicos e laboratoriais. Apesar de representarem um grande progresso, muitas vezes a técnica tem sido sacrificada em função da tecnologia, ou seja, acredita-se que o novo material ou equipamento possa resolver os problemas sozinho. Por exemplo, é possível oferecer ao paciente uma prótese confeccionada com o "melhor material existente" por meio da tecnologia CAD/CAM (*computer-aided design/computer-aided manufacturing*); porém, caso não se domine perfeitamente as técnicas necessárias para a sua execução, de nada adianta utilizar o material melhor e mais caro como garantia de sucesso e longevidade.

Longevidade é a expectativa de duração de um trabalho reabilitador na boca, em função da sua qualidade funcional e estética, que possibilitará o convívio psicossocial do paciente.[13-15] Deve-se ter em mente que todo trabalho reabilitador, independentemente da opção protética, deve devolver ao paciente função e estética com sucesso ao longo dos anos. Contudo, isso só será possível caso sejam respeitadas e aprimoradas as técnicas (Figura 1.9).

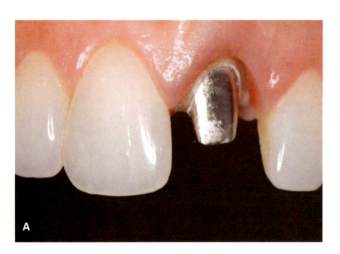
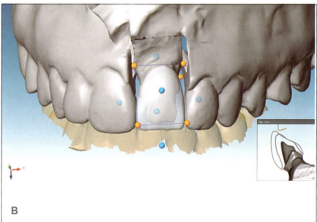
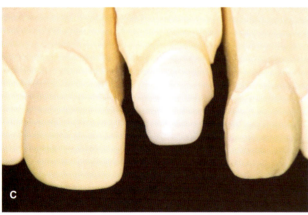
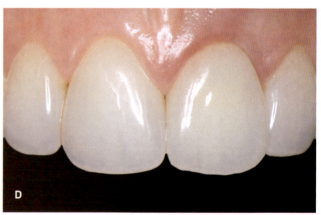

Figura 1.9 Prótese cerâmica realizada no dente 21. A tecnologia utilizada foi um sistema CAD/CAM (Dental Wings, Canadá) para a confecção de uma infraestrutura de zircônia obtida pela usinagem de blocos cerâmicos pré-sinterizados (Metoxit Z-CAD, Suíça). Depois, a infraestrutura foi recoberta por cerâmica (IPS-Emax Ceram, Ivoclar Vivadent, Liechtenstein). Em função de um planejamento adequado e domínio das técnicas necessárias para a sua execução, o resultado estético e funcional do caso pode ser obtido com previsibilidade. (Trabalho confeccionado pelo TPD Murilo Calgaro, Studio Dental, Curitiba – PR e publicado na International Journal of Brazilian Dentistry.[16])

TRATAMENTO PROTÉTICO

O tratamento protético é realizado em três fases distintas, dependentes da complexidade de cada caso: planejamento (foco deste capítulo), normalidade e execução técnica (apresentadas posteriormente em outros capítulos). As fases do tratamento protético estão ilustradas no Fluxograma 1.1.

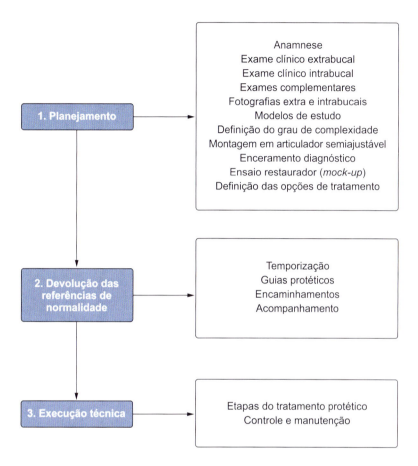

Fluxograma 1.1 Fases do tratamento protético.

Etapas do planejamento protético

Um planejamento protético adequado (Fluxograma 1.2) deve estar fundamentado em:

- Anamnese: é a entrevista inicial com o paciente. Nesta etapa, são verificados sua condição geral de saúde, queixa principal, possíveis problemas que possam limitar ou interferir nos procedimentos clínicos, medicamentos utilizados, perfil psicológico, expectativas e grau de exigência do paciente.
- Exame clínico extrabucal: é a avaliação clínica da face do paciente, que envolve verificar a presença ou não das referências de normalidade extrabucais. O exame extrabucal compreende:

- Exame da face: por meio de um exame visual é possível verificar a simetria facial, linha do sorriso, forma, volume e postura labiais.
- Exame da pele: textura, presença de manchas e harmonia entre a cor da pele e a cor dos dentes naturais são características analisadas nesta etapa.
- Palpação muscular e articular: por meio do toque manual, é possível obter informações imediatas sobre o estado de saúde dos tecidos musculares e articulares e, indiretamente, sobre a situação oclusal do indivíduo. Durante esse exame, o paciente pode queixar-se de dor local. Esse fato é muito importante, pois a presença de dor pode mudar completamente o planejamento protético.

- Exame clínico intrabucal: os parâmetros biológicos, funcionais e estéticos anteriormente descritos devem ser analisados nesse momento. A ausência de um ou mais parâmetros deve ser anotada pelo operador, pois, à medida que o paciente perde parâmetros de normalidade, ele caminha para o desequilíbrio do sistema. É necessário utilizar uma ficha clínica para que todas essas informações possam ser inseridas e arquivadas adequadamente.
- Exames complementares: casos que envolvem próteses odontológicas necessitam de exames complementares. Em função da complexidade, um ou mais exames serão necessários. Radiografias periapicais e panorâmicas são exames radiográficos valiosos, pois complementam a visão inicial do caso a ser reabilitado. Cáries, lesões periapicais e periodontais, tratamentos endodônticos, dentes inclusos, proporção coroa/raiz dos dentes envolvidos podem ser observados e confirmados nesses exames. Tomografias e exames laboratoriais são bastante indicados em situações que envolvem próteses sobre implantes.
- Fotografias intra e extrabucais: fotografias digitais têm sido utilizadas para completar a ficha clínica do paciente, criando um arquivo fotográfico importante a ser utilizado para elucidação, comparação ou como prova legal. Dados como condição inicial do caso, detalhes anatômicos, perfil gengival, forma, cor e textura dentais podem ser registrados por um equipamento fotográfico. Para uma análise inicial, um protocolo fotográfico é sugerido: três tomadas fotográficas extrabucais (sorriso e face: frente e perfil) e seis tomadas fotográficas intrabucais (duas frontais, duas laterais e duas oclusais; Figuras 1.10 e 1.11).[17]
- Modelos de estudo: independentemente do grau de complexidade protética, todos os casos devem ter modelos iniciais. Além de servirem de meio de análise, eles representam um documento importante do ponto de vista legal.[6] Um modelo de estudo com finalidade protética deve ser a reprodução dos dentes presentes e tecidos adjacentes (inserções, freios, mucosa), para que referências importantes não faltem durante o planejamento. Modelos de má qualidade com bolhas, nódulos, defeitos e ausência de base devem ser descartados.

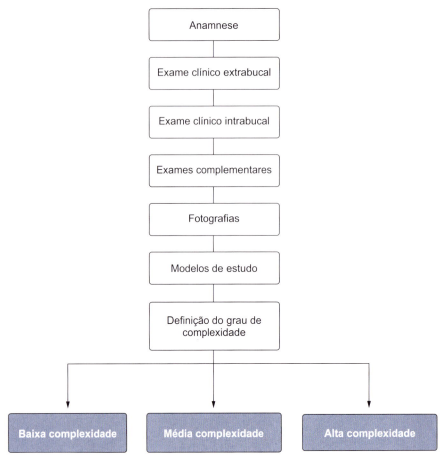

Fluxograma 1.2 Etapas do planejamento protético.

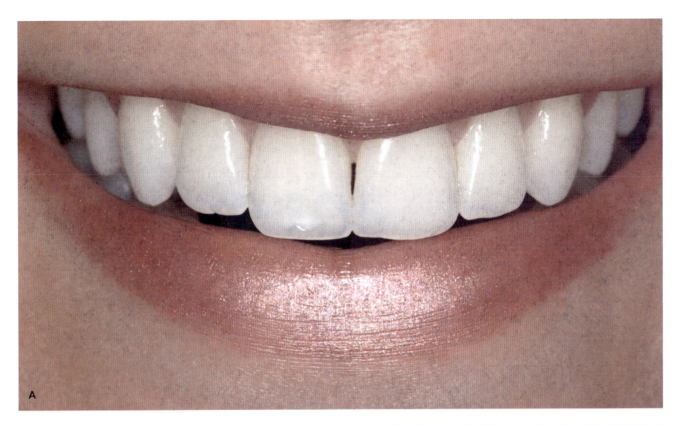
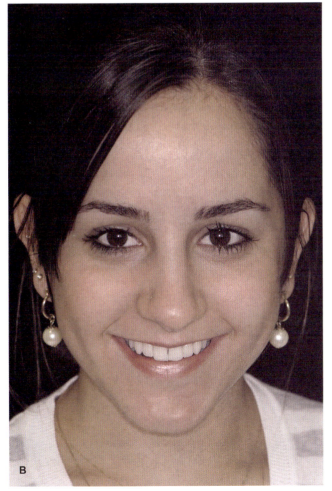
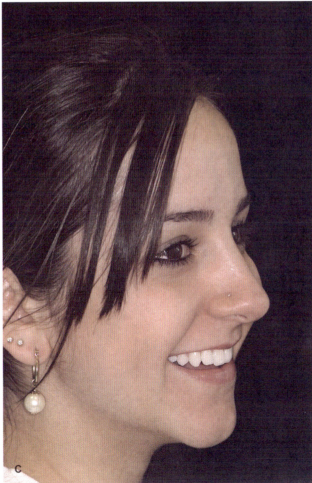

Figura 1.10 Protocolo fotográfico extrabucal: sorriso (A), face de frente (B) e face de perfil (C).

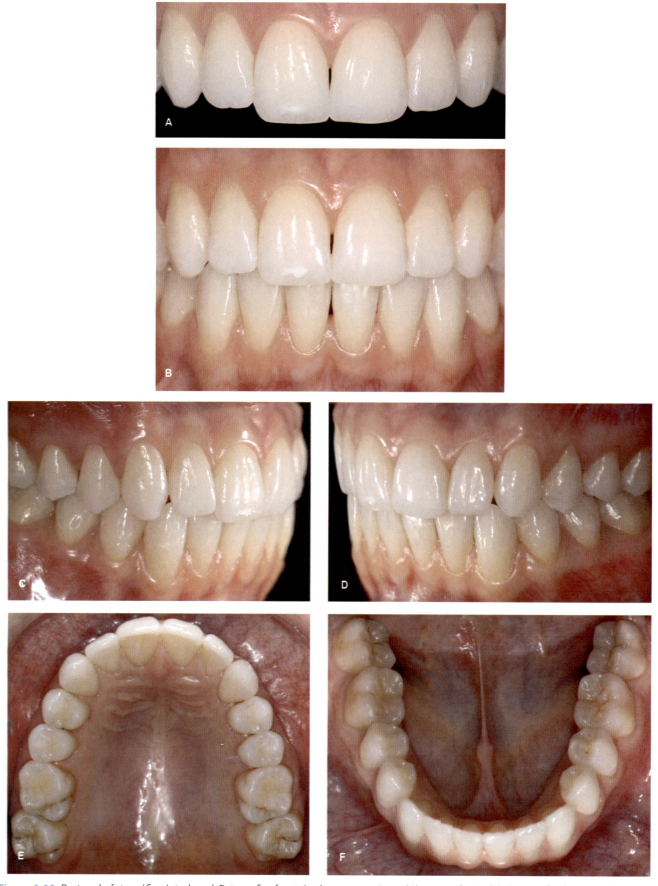

Figura 1.11 Protocolo fotográfico intrabucal. Fotografias frontais: dentes superiores (A) e em oclusão (B). Fotografias laterais: direita (C) e esquerda (D). Fotografias oclusais: superior (E) e inferior (F).

Passos para a obtenção de um modelo de estudo com finalidade protética

Seleção das moldeiras

- Para permitir individualização, as moldeiras utilizadas devem ser metálicas e provadas antes da sua personalização com cera.
- Durante a prova, as moldeiras selecionadas devem cobrir toda a área a ser moldada e apresentar um espaço interno suficiente para o material de moldagem (Figura 1.12 A a D). Uma espessura adequada de alginato garante que distorções sejam minimizadas durante a remoção do molde. Espessuras menores de material estão sujeitas a alterações e ao rasgamento.[18] Quando as moldeiras não se assentam em todo o arco, elas podem ser adaptadas nas suas bordas com o auxílio de um alicate bico de papagaio, ou estendidas pela incorporação de godiva (Figura 1.12 E e F).

Personalização das moldeiras e obtenção de retenções nas áreas personalizadas

- Para que a personalização possa ser realizada, as moldeiras selecionadas devem estar limpas e secas. Corte uma lâmina de cera utilidade em tiras de 0,5 cm de espessura com o auxílio de um estilete. Espessuras maiores de cera podem inviabilizar a personalização, resultando em excessos que machucam o paciente. Roletes prontos comercializados também podem ser utilizados, desde que apresentem consistência macia (Figura 1.13 A).
- Para iniciar a personalização, aqueça a tira de cera na chama da lamparina, posicione-a na borda externa da moldeira, que deve estar seca e também aquecida, e conduza o conjunto à boca do paciente. Nesse momento, tracione as bochechas e os lábios para que o fundo do sulco seja copiado (Figura 1.13 B a D).
- Como a moldeira deve assegurar retenção suficiente para que o alginato não se desloque durante a remoção do molde, o rebite metálico presente dentro da moldeira não deve ser coberto por cera, e retenções devem ser realizadas na área personalizada com o auxílio de uma espátula LeCron (Figura 1.13 E e F).
- Adesivos específicos para alginato podem ser utilizados na moldeira metálica e na cera antes do procedimento de moldagem[19] (Figura 1.13 G e H).

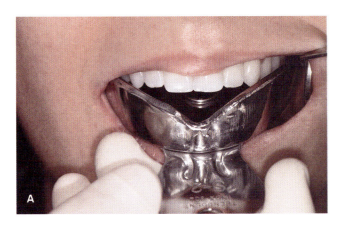
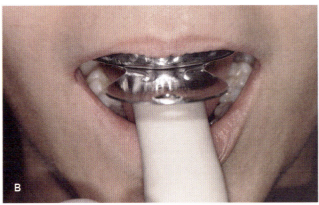
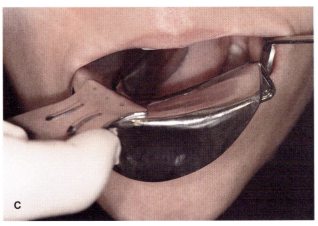
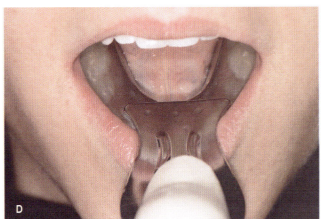

Figura 1.12 A a D. Durante sua seleção, a moldeira deve ser introduzida lateralmente, enquanto a bochecha é afastada com o auxílio de um espelho clínico. Depois, a moldeira é posicionada da região posterior para anterior, verificando se, após o assentamento, ela cobre toda a área a ser moldada. (*continua*)

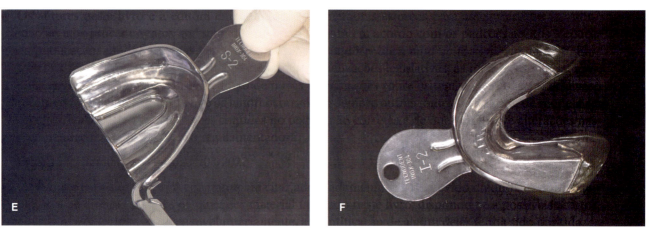

Figura 1.12 *(Continuação)* **E.** Um alicate bico de papagaio é utilizado para ampliar a abertura laterolateral de uma moldeira superior. **F.** É possível visualizar a extensão da região posterior de uma moldeira inferior pelo acréscimo de godiva.

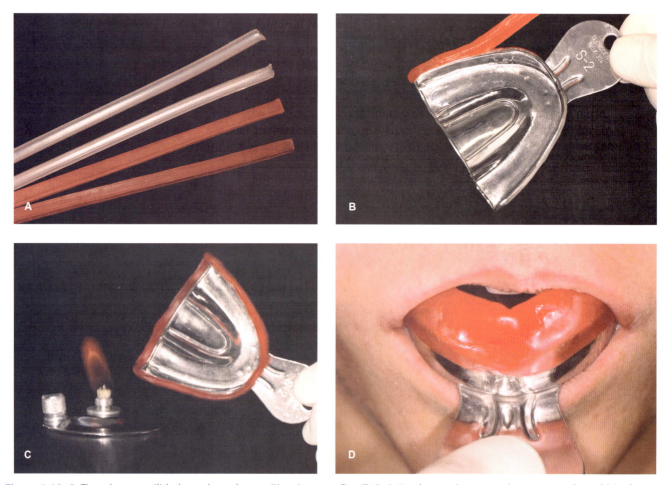

Figura 1.13 A. Tiras de cera utilidade e roletes de cera (Kota Imports, Brasil). **B.** A tira de cera é presa na área externa da moldeira limpa e seca. **C** e **D.** Com a tira de cera presa à moldeira, o conjunto deve ser aquecido na chama da lamparina e levado à boca, tracionando lábios e bochechas para que a cera copie o fundo do sulco. *(continua)*

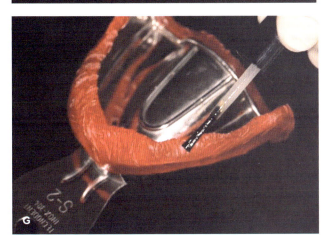
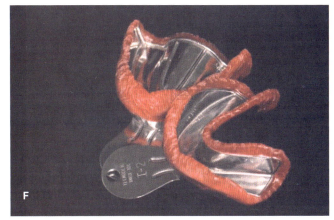
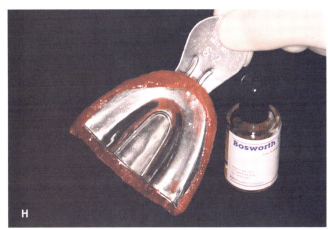

Figura 1.13 (*Continuação*) **E**. Com uma espátula LeCron, realize retenções na cera e confira se não existem excessos de cera dentro da moldeira. **F**. Moldeiras personalizadas prontas para a moldagem com alginato. **G** e **H**. Aplicação de adesivos específicos para alginato (Bosworth, EUA) na cera e na moldeira metálica.

Preparo do paciente

- Para a moldagem, o paciente deve estar preferencialmente sentado.
- Realize a remoção da placa bacteriana e de tártaros em sessão anterior à da moldagem.
- No dia da moldagem, uma profilaxia inicial deve ser realizada para reduzir a tensão superficial, possibilitando, assim, uma cópia fiel das superfícies dentais (Figura 1.14 A).
- Áreas retentivas, como pônticos, ameias amplas e braquetes ortodônticos, devem ser bloqueadas com cera utilidade.
- Posicione um sugador de saliva e roletes de algodão antes da moldagem, e seque os dentes com leves jatos de ar (Figura 1.14 B).

Proporcionamento e manipulação do material

- O material selecionado para esta técnica é o alginato (hidrocoloide irreversível). Sua proporção água/pó deve seguir rigorosamente as recomendações do fabricante e é garantida pelo uso de dosadores (Figura 1.14 C). Para aumentar o tempo de trabalho do material, utilize água destilada resfriada.
- A espatulação deve ser realizada entre 45 s e 1 min, com movimentos circulares vigorosos de amassamento da espátula contra o gral de borracha. A mistura obtida deve ser uniforme, lisa, brilhante e sem grânulos (Figura 1.14 D).

Preenchimento, inserção da moldeira na boca e tempo de espera

- A moldeira deve ser preenchida por alginato em toda a sua área, sem muito excesso (Figura 1.14 E).
- Nesse momento, remova o isolamento relativo e o sugador, pedindo para que o paciente permaneça com a boca entreaberta.
- Com a ponta do dedo indicador, aplique uma pequena quantidade de alginato sobre as superfícies dentais oclusais e incisais e no fundo das fossas e sulcos para diminuir a incorporação de ar e possíveis bolhas no molde (Figura 1.14 F).

- A moldeira deve ser introduzida lateralmente para possibilitar o afastamento da bochecha (Figura 1.15 A). A moldeira é centralizada e assentada da região posterior para anterior, impedindo que ocorra escoamento do material para a garganta. O lábio deve ser levantado e tracionado anteriormente para copiar o fundo do sulco vestibular. Durante a moldagem da arcada inferior, após o assentamento da moldeira, solicite ao paciente para colocar a ponta da língua no palato, permitindo a reprodução da extensão lingual da mandíbula.
- Oriente o paciente a respirar apenas pelo nariz, enquanto a moldeira é mantida em posição pelo operador, com cuidado para não exercer pressão exagerada (Figura 1.15 B).
- Para evitar a possibilidade de náuseas, aplique anestésico tópico no palato, e oriente o paciente a respirar de forma ofegante, sem parar, enquanto o excesso de saliva deve ser controlado pelo sugador.

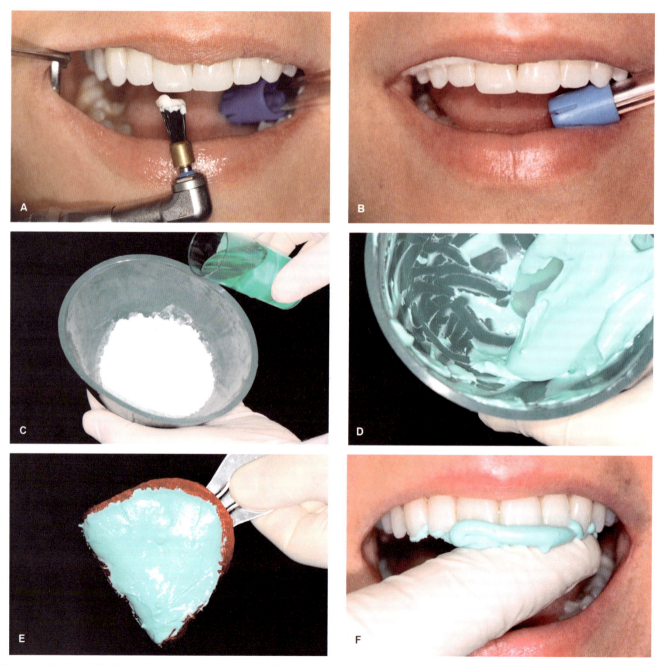

Figura 1.14 A. Profilaxia é realizada previamente à moldagem. **B**. Sugador de saliva e roletes de algodão são utilizados para manter os dentes secos. **C**. Proporcionamento adequado da relação água/pó. **D**. O alginato é espatulado vigorosamente até se obter uma mistura lisa, brilhante e uniforme (Hydrogum, Zhermack, Itália). **E**. Moldeira personalizada preenchida por alginato. **F**. Antes de levar a moldeira à boca, uma pequena quantidade de alginato é aplicada nas faces oclusais e incisais e no fundo do sulco.

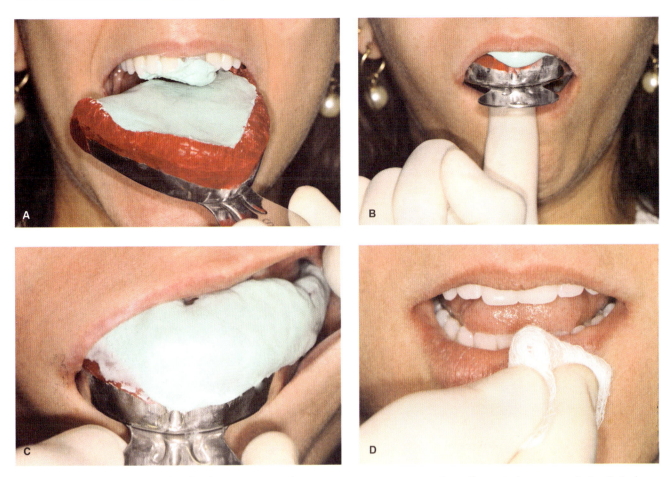

Figura 1.15 A. A moldeira é conduzida à boca, assegurando que o assentamento ocorra da região posterior para a anterior. B. Após o assentamento, a moldeira é mantida em posição pelo operador. C. Remoção do molde de alginato. D. Antes de avaliar o molde, os excessos de alginato devem ser removidos da face do paciente.

Remoção e análise do molde

- O molde deve ser removido entre 2 e 3 min após a geleificação do alginato, pois, após esse tempo, as propriedades de resistência e elasticidade do material melhoram significativamente, favorecendo a remoção do molde sem rasgamentos do material.
- A remoção do molde deve ser realizada com um movimento rápido, em uma única direção, de acordo com a inclinação dental. Movimentos de báscula devem ser evitados para não produzir alterações irreversíveis no molde (Figura 1.15 C e D).
- Se necessário, aplique jatos de ar no fundo do sulco para romper a tensão superficial e diminuir a resistência à remoção, ou solicite ao paciente que feche os lábios e sopre com força.
- Moldes não devem apresentar bolhas, rasgamentos e deslocamento do material. O metal da moldeira não deve transparecer através do alginato. Caso forem detectadas falhas, é necessário repetir o procedimento, pois o alginato não permite moldagem corretiva.

Preparo, recorte e desinfecção dos moldes

- Os excessos de alginato devem ser recortados com uma lâmina de bisturi nº 11 ou um estilete (Figura 1.16 A a C).
- Nos moldes mandibulares, a região referente à língua deve ser preenchida com um guardanapo úmido, e uma porção de alginato deve ser manipulada para preencher adequadamente esta região, cuidando para que a área fique lisa e contínua com o restante do molde. Assim, se garante a obtenção de um modelo inferior completo, mais resistente e de fácil acesso à face lingual dos dentes inferiores.
- Os moldes obtidos devem ser lavados em água corrente, removendo restos de saliva e sangue. Depois, eles devem ser desinfetados borrifando um *spray* de hipoclorito de sódio a 1%, e mantidos em um saco plástico por 10 min.[20,21] Os moldes devem ser novamente lavados em água corrente, para eliminar restos do agente desinfetante, e secos com suaves jatos de ar (Figura 1.16 D e E).
- Os moldes são mantidos no umidificador até o vazamento (Figura 1.16 F). O encaixamento dos moldes de

alginato com cera ou cartolina deve ser evitado, pois, além de ser um procedimento dispendioso, pode resultar em alterações destes.

Vazamento, remoção e recorte dos modelos de gesso

- O vazamento dos moldes de alginato deve ser imediato. O gesso indicado para a construção de um modelo de estudo com finalidade protética é o gesso-pedra tipo III ou especial tipo IV.
- Preferencialmente, o gesso deve ser manipulado no espatulador a vácuo, sendo necessário respeitar as proporções água/pó indicadas pelo fabricante.
- Inicie colocando as primeiras porções de gesso manipulado na região palatina, para que, sob vibração, escorram e preencham gradativamente o molde (Figura 1.16 G). O preenchimento do molde é realizado com pequenas porções de gesso para evitar a inclusão de bolhas de ar. Portanto, utilize uma espátula com ponta fina ou um pincel para realizar tal procedimento. A espátula plástica de manipulação do gesso não deve ser utilizada para o vazamento, pois leva porções muito grandes de gesso ao molde. Após preencher a porção referente aos dentes, retire o molde do vibrador e acrescente porções maiores de gesso, agora com a espátula plástica, para formar a base do modelo que deve apresentar no mínimo 2 cm de altura. Todo o gesso que entrar em contato com o metal da moldeira deve ser removido, para evitar que o modelo frature durante sua separação do molde.
- O conjunto molde/modelo deve ser mantido no umidificador até a separação (entre 45 e 60 min após o vazamento). Durante a remoção do modelo, evite realizar movimentos de báscula. A extração deve ser realizada com um movimento delicado e em uma única direção, de acordo com a inclinação dental. Os modelos obtidos devem ser recortados corretamente, com cuidado para não danificar os dentes durante o desgaste (Figura 1.16 H).

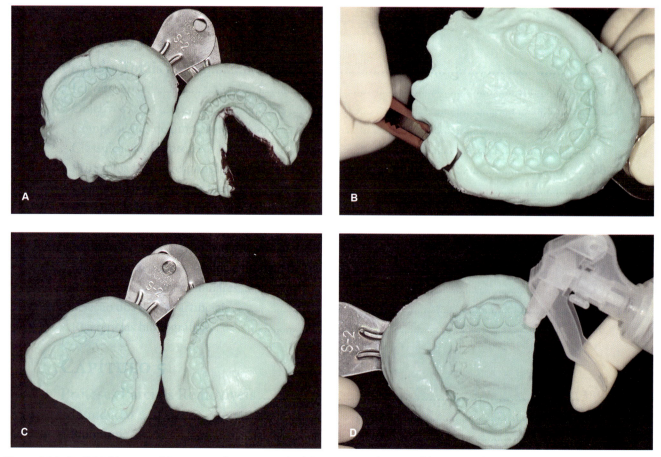

Figura 1.16 A a C. Moldes removidos, recorte dos excessos de alginato com estilete e moldes recortados. Observe, no molde inferior, como a região referente à língua foi devidamente preenchida por alginato. **D.** Aplicação da solução de hipoclorito a 1% nos moldes. *(continua)*

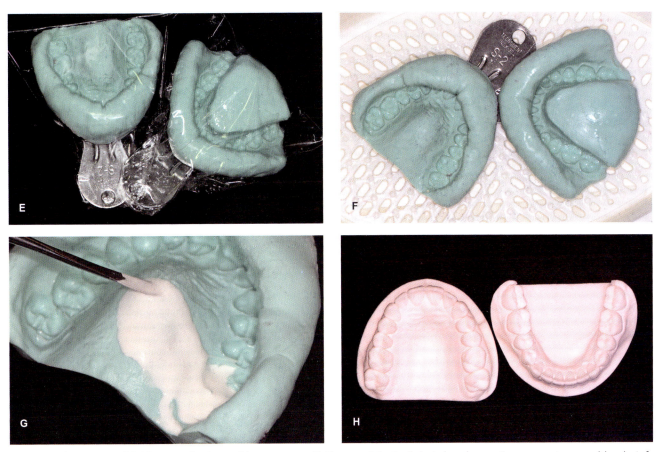

Figura 1.16 (*Continuação*) **E**. Manutenção dos moldes em sacos plásticos por 10 min. **F**. Após lavados em água corrente, os moldes desinfectados são mantidos no umidificador para vazamento imediato. **G**. Vazamento do gesso em pequenas porções com uma espátula de cera nº 7. **H**. Modelos adequadamente recortados.

- Definição do grau de complexidade: de posse da anamnese, exames clínicos extra e intrabucal, radiografias e bons modelos de estudo, é possível determinar o grau de complexidade de um caso. O planejamento e o tratamento do paciente dependem diretamente dessa definição. Desta forma, os tratamentos reabilitadores podem ser divididos em três diferentes graus de complexidade, que em geral estão correlacionados com algumas modalidades de tratamento protético (Fluxograma 1.3). Existem casos em que as referências bucais preexistentes dão suporte para que se proponha rapidamente uma opção de tratamento protético com o auxílio dos modelos de estudo.[22] Um exemplo clássico é a substituição de uma prótese unitária comprometida. Na maioria das vezes, a substituição de um trabalho antigo por uma prótese nova é suficiente para a sua resolução. Casos com pequenos envolvimentos protéticos são considerados de baixa complexidade, em função da grande quantidade de referências de normalidade ainda existentes na boca. Na maioria desses casos, o emprego de articuladores e encerramento diagnóstico pode ser dispensado. Contudo, à medida que as referências bucais (padrões de normalidade) vão sendo perdidas, a complexidade do caso vai aumentando e as informações contidas em modelos de estudo desarticulados já não são mais suficientes para decidir seguramente por um tratamento reabilitador. Desse modo, como a reabilitação dos dentes envolve a devolução da função e da estética, é necessário registrar e analisar todas as referências bucais ainda existentes. Esses casos, que em geral envolvem próteses sobre implantes, grandes resoluções estéticas e reabilitações orais, são considerados de alta complexidade protética. Modelos de estudo montados em articulador semiajustável, encerramento diagnóstico e ensaios restauradores (*mock-ups*) são ferramentas valiosas para analisar cuidadosamente casos mais complexos, o que resulta em uma proposta de tratamento mais adequada.[23] A classificação de casos em graus de complexidade é extremamente importante e didática, uma vez que elucida, simplifica e padroniza o atendimento clínico (Figura 1.17). Todavia, ela não impede que se faça um enceramento diagnóstico para a definição da forma desejada em uma coroa unitária, ou se opte pela montagem em articulador em casos de próteses parciais removíveis ou fixas que apresentem um plano oclusal adequado.

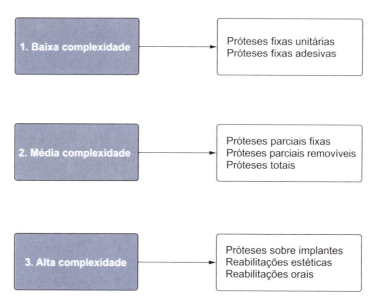

Fluxograma 1.3 Grau de complexidade protética.

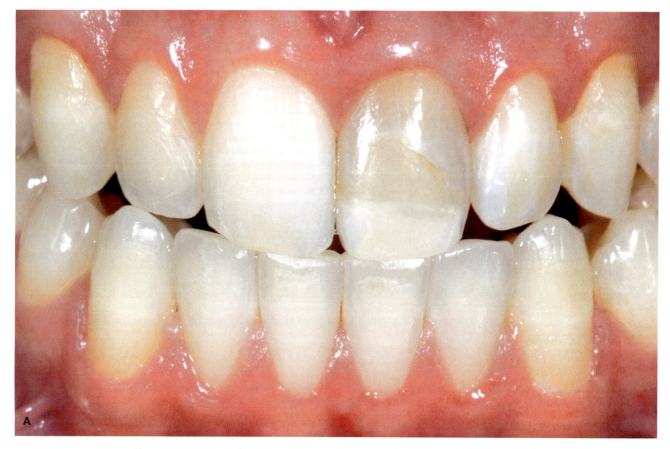

Figura 1.17 A. Caso clínico que apresenta baixa complexidade protética. (*continua*)

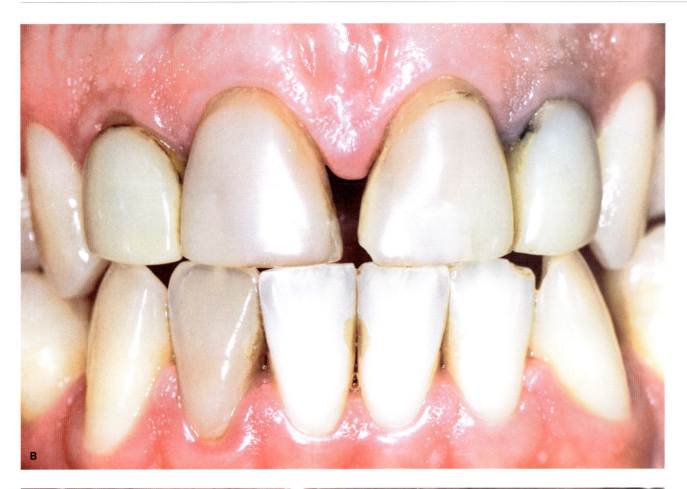

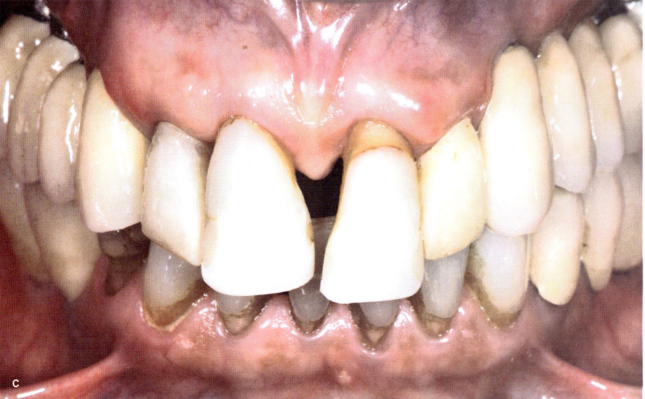

Figura 1.17 (*Continuação*). Casos clínicos de média (**B**) e alta (**C**) complexidades protéticas.

- Montagem dos modelos em articulador semiajustável: Este aparelho é capaz de reproduzir as posições e os movimentos básicos da mandíbula, auxiliando o profissional na análise adequada da oclusão e no planejamento de casos de média e alta complexidades, bem como, viabilizando etapas clínicas e laboratoriais necessárias à confecção dos trabalhos protéticos.

Passos para a montagem dos modelos em articulador semiajustável

Preparo do arco facial e garfo

- O arco facial e o garfo são os dispositivos empregados para a montagem do modelo superior. Ao utilizar este conjunto, referencia-se a posição espacial que a maxila ocupa em relação à base do crânio. A decisão pelo uso ou não do arco facial é um tema controverso. Observa-se que o importante não é como o modelo superior é montado, mas sim que a relação harmoniosa entre a maxila e a base do crânio seja reproduzida.[24] Para dispensar o uso do arco facial e do garfo, foram desenvolvidas bases inclinadas conhecidas por mesas de Camper. A referência que estas mesas utilizam é o alinhamento do plano oclusal do modelo com o plano de Camper (plano que vai do trágus à asa do nariz). Quando o paciente apresenta um plano oclusal adequado, sem áreas edêntulas, extrusões, giroversões ou apinhamentos, o uso desta mesa é oportuno. Contudo, na maioria dos casos de média e alta complexidades, observa-se que, com a perda das referências bucais, muitas vezes é difícil equilibrar o modelo de estudo sobre esta mesa, pois, geralmente, o alinhamento do plano oclusal do paciente está comprometido. Nestes casos, o uso do garfo e do arco facial torna-se indispensável, porque é necessária uma referência segura durante a montagem do modelo superior (Figura 1.18).
- Inicialmente, o garfo deve ser preparado com godiva, sendo que três pontos são registrados (dois posteriores e um anterior; Figura 1.19 A). Com a godiva ainda na fase plástica, leve o garfo à boca do paciente, conferindo para que a haste do garfo coincida com a linha média (Figura 1.19 B e C). Para estabilizar o garfo, é possível pedir ao paciente para segurá-lo com as duas mãos; porém, o profissional não poderá contar com sua ajuda durante o posicionamento das olivas. O ideal é o paciente ocluir em um único ponto de godiva posicionado na região anterior inferior. Este procedimento permitirá que o paciente fique com as mãos livres. Quando a godiva esfriar, remova os excessos com o auxílio de um estilete, deixando presentes apenas as pontas das cúspides e bordas incisais (Figura 1.19 D).

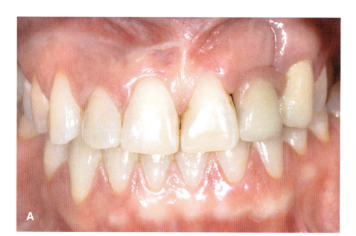
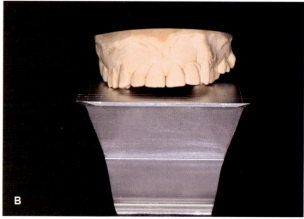

Figura 1.18 Neste caso clínico, inicialmente não se observa uma curvatura acentuada do plano oclusal. Todavia, quando o modelo superior é posicionado sobre a mesa de Camper, ele é orientado em função do alinhamento dental existente no modelo, e a relação existente entre a maxila e a base do crânio é alterada. Portanto, nessas condições, a necessidade do uso de arco facial e garfo para a montagem do modelo superior no articulador é primordial, pois o planejamento do caso só será efetivo se reproduzir a situação real.

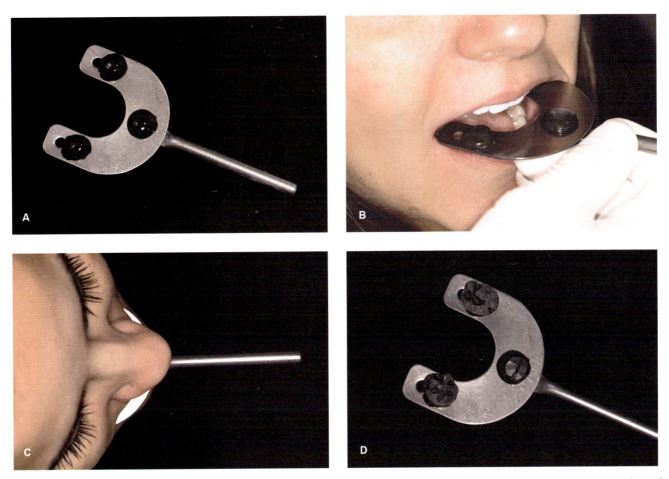

Figura 1.19 **A** e **B**. Garfo preparado com 3 pontos de godiva (Kerr, EUA), depois levado à boca. **C**. Conferência do posicionamento do garfo em função da linha média. **D**. Excessos de godiva devidamente removidos.

- Antes da montagem do arco, é necessário testar o assentamento passivo do modelo superior sobre o garfo a fim de verificar se não ocorre a existência de básculas. Caso ocorra, um novo registro deve ser feito.
- Leve novamente o garfo à boca do paciente e peça a ele para mantê-lo em posição (Figura 1.20 A). Posicione o arco facial e com a ajuda do paciente adapte as olivas nos meatos acústicos externos fazendo suave pressão para dentro e para frente (Figura 1.20 B e C). Ao colocar o arco facial, é importante conferir se as engrenagens se encontram posicionadas para baixo em relação ao garfo e voltadas para a haste da conexão. A engrenagem conectada à haste do garfo deve apresentar-se mais próxima possível da boca do paciente (Figura 1.20 D).
- A seguir, posicione o indicador do násio na depressão nasal e aperte os parafusos de fixação do indicador e do arco facial, seguindo pelos parafusos das engrenagens (Figura 1.20 E).
- Verifique a distância intercondilar assinalada na parte anterossuperior do arco facial (Figura 1.20 F). Os três números presentes (1, 2, 3) correspondem às medidas (pequena, média e grande). Depois, afrouxe os parafusos do indicador do násio e do arco facial, mantendo presas as engrenagens.

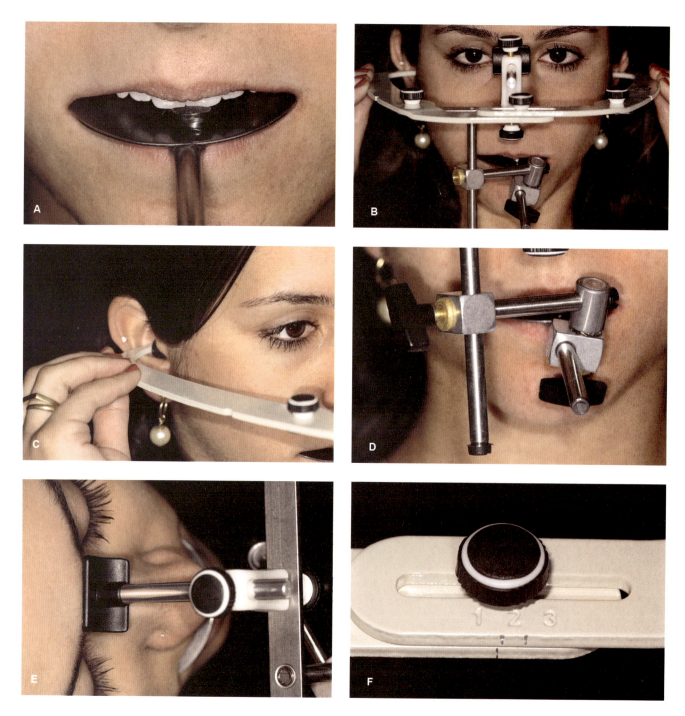

Figura 1.20 A. Garfo posicionado na boca. B e C. Posicionamento do arco facial e das olivas auriculares. D. Posicionamento correto das engrenagens em relação à haste e ao garfo. E. Indicador do násio devidamente localizado na depressão nasal. F. Verificação da distância intercondilar, nesse caso, pequena.

Montagem do modelo superior

- O articulador deve ser ajustado de acordo com a distância obtida com o arco facial. Para tal, utilize os espaçadores presentes no ramo superior do articulador (sem espaçador: medida pequena; um espaçador: medida média; dois espaçadores: medida grande). De acordo com esta medida, faça o ajuste correspondente no côndilo presente no corpo do articulador.
- A seguir, regule o guia condilar do articulador em 30° e os ângulos das cavidades glenoides direita e esquerda em 15°, enquanto o arco facial é encaixado no articulador com a ajuda das olivas (Figura 1.21 A). Alguns modelos de articuladores já vêm com a distância intercondilar média e os ângulos de 30° e 15° já programados, dispensando a regulagem.
- Após posicionar o modelo superior sobre o registro no garfo, cheque seu assentamento correto e o espaço suficiente entre a base do modelo e a placa de montagem. O modelo deve apresentar-se devidamente recortado, e três cavilhas devem ser confeccionadas na base do modelo para possibilitar futuras remontagens. Dependendo da placa de montagem, as cavilhas são desnecessárias, pois as placas têm um formato de trilho, que permite a remoção e reposicionamento do modelo. Para evitar um possível movimento vertical do garfo, pode-se utilizar um acessório conhecido por guia telescópico expansivo que dá sustentação ao modelo superior.
- A área correspondente às cavilhas deve ser lubrificada com isolante para gesso ou vaselina sólida (Figura 1.21 B). Utilize uma pequena quantidade de gesso especial tipo IV para unir o modelo superior à placa de montagem, com o objetivo de minimizar a alteração dimensional resultante da presa do gesso (Figura 1.21 C). Após a presa, remova o arco facial e complete a área restante com gesso comum (Figura 1.21 D).

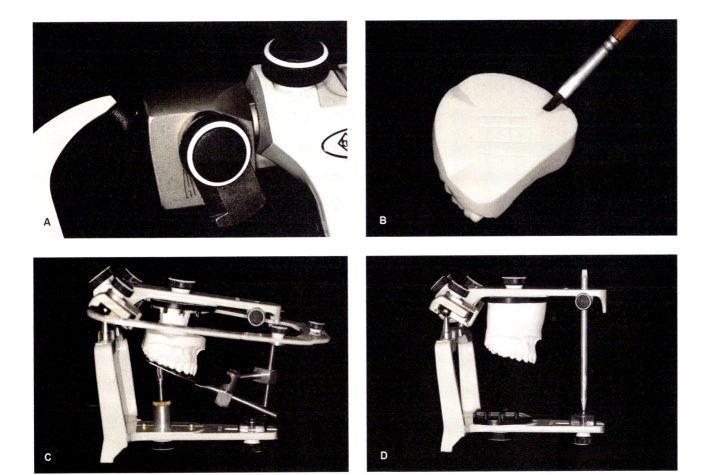

Figura 1.21 A. Arco facial devidamente encaixado no ramo superior do articulador. **B.** Lubrificação com vaselina nas cavilhas. **C.** Modelo superior preso à placa de montagem com uma pequena porção de gesso especial tipo IV. **D.** Modelo superior adequadamente montado no articulador (Bio-Art, Brasil).

Montagem do modelo superior com a mesa de Camper

- A mesa de Camper deve ser parafusada no ramo inferior do articulador. Depois, posicione o modelo superior sobre a mesa, assegurando que a linha média do modelo coincida com o alinhamento do pino incisal. Uma porção de gesso especial deve ser utilizada para unir o modelo superior à placa de montagem. Após a presa, complete o restante com gesso comum (Figura 1.22).

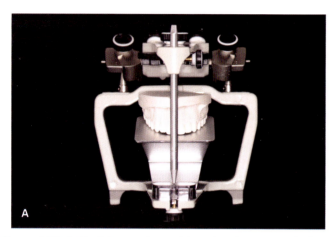
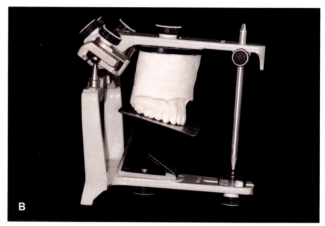

Figura 1.22 **A**. Modelo superior posicionado sobre a mesa de Camper e centralizado com o pino incisal. **B**. União do modelo à placa de montagem.

Construção do desprogramador e registro da relação cêntrica

- Diferentes técnicas têm sido descritas para o registro da relação cêntrica. *Jig* de Lucia e tiras de Long são os desprogramadores mais divulgados na literatura e muito utilizados em função de sua praticidade.[25,26]
- Para confeccionar um *jig*, inicialmente o paciente deve estar deitado, e com sua cabeça confortavelmente posicionada sobre o encosto da cadeira. Antes de iniciar as manobras clínicas, roletes de algodão devem ser colocados entre os dentes anteriores com o objetivo de estimular uma desprogramação inicial (Figura 1.23 A).
- Resina acrílica é manipulada em um pote Dappen. Na fase plástica, leve uma esfera de resina sobre os incisivos centrais superiores previamente lubrificados com vaselina sólida. Caso esses dentes não estejam presentes, o *jig* deve ser realizado nos dentes mais próximos. A resina é conformada ocupando a metade da face vestibular e toda a face palatina destes dentes (Figura 1.23 B). Na face palatina, o desprogramador deve adquirir uma forma triangular para possibilitar que apenas um único contato ocorra na aresta formada. O *jig* deve ser removido e recolocado inúmeras vezes para evitar que se prenda aos dentes. Durante as remoções, ele deve ser transportado para um recipiente contendo água fria a fim de minimizar o calor residual da polimerização da resina.
- Após a obtenção do dispositivo, sua estabilidade deve ser verificada. O *jig* não deve ficar solto ou apresentar báscula; caso isto aconteça, é importante reembasá-lo antes de iniciar os ajustes no desprogramador.
- O ajuste deve ser realizado com o auxílio de uma pinça Muller e fitas de contato com pequena espessura (Figura 1.23 C). O ponto de contato deve ficar sempre na aresta do *jig*, permitindo a aproximação entre a maxila e a mandíbula, porém, não deve existir contato dental (Figura 1.23 D). A mandíbula deve ser manipulada para conferir o contato com o desprogramador. A técnica mais utilizada para a manipulação é a bilateral de Dawson, pois, nesta técnica, o controle da mandíbula é realizado com as duas mãos. A manipulação deve ser feita quando o côndilo ainda está dentro da cavidade glenoide, portanto, é importante que o paciente mantenha sua boca discretamente aberta para evitar deslocamentos (Figura 1.23 E).
- O desenho final do *jig* na face palatina é uma aresta em plano inclinado até o contato cêntrico. A partir deste contato, o plano transforma-se em uma aresta plana que permite liberdade funcional da mandíbula, sem exercer pressão sobre os côndilos[27] (Figura 1.23 F).
- Uma vez obtido o *jig*, o registro da relação cêntrica é realizado com uma lâmina de cera 9. Recorte a lâmina em sua região anterior para permitir espaço para o

desprogramador. Com a lâmina posicionada, a mandíbula deve ser manipulada até tocar o contato estabelecido no *jig*. Com o registro em posição, remova todos os excessos laterais com o auxílio de uma espátula LeCron, até que permaneça apenas o registro entre os dentes (Figura 1.23 G a I).

- O registro pode ser realizado com cera 9, refinado com pasta zincoenólica, confeccionado com muralhas de cera montadas em placas de resina acrílica ou com silicone para registros. Independentemente do material de registro utilizado, o importante é que ele se apresente íntegro, e que nenhuma perfuração seja observada (Figura 1.23 J).

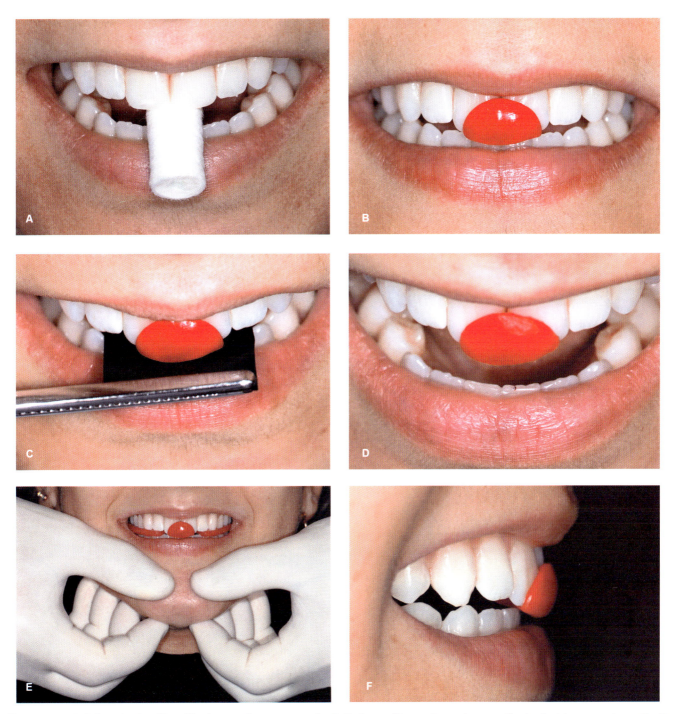

Figura 1.23 A. Rolete de algodão utilizado para desprogramação. **B**. Resina acrílica conformada na região dos incisivos superiores. **C** e **D**. Ajuste do *jig* com o auxílio de uma fita oclusal fina (Accu-Film, EUA). Um único contato deve estar presente. **E**. Manipulação pela técnica bilateral de Dawson. **F**. Formato final do *jig*. Observe a aresta plana formada a partir do contato dental. (*continua*)

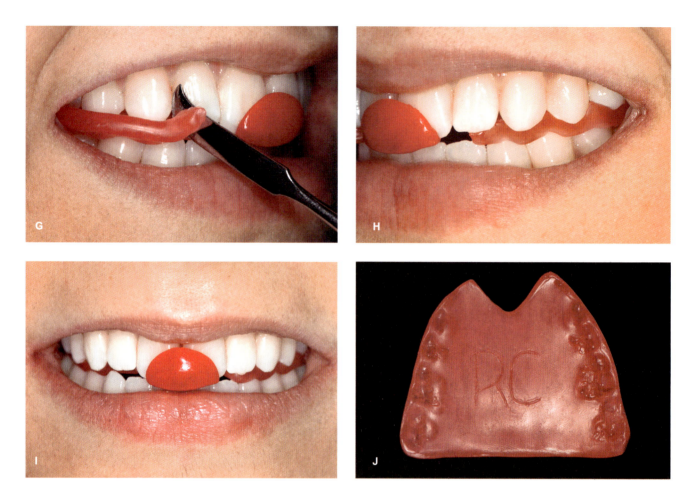

Figura 1.23 (*Continuação*). **G**. Excessos de cera do registro removidos com uma espátula LeCron. **H** e **I**. Registro devidamente recortado. **J**. Registro da relação cêntrica concluído.

Relação cêntrica e máxima intercuspidação habitual

- A relação cêntrica é descrita como a posição em que os côndilos estão localizados superoanteriormente nas fossas glenoides, apoiados nas vertentes posteriores das eminências articulares e com os discos articulares adequadamente interpostos[28] (Figura 1.24). Essa posição óssea independe do contato dentário e pode ser determinada pela manipulação mandibular. Apesar das divergências existentes entre os pesquisadores sobre qual a posição exata que os côndilos ocupam dentro da cavidade glenoide, existe um consenso de que essa localização não é tão relevante quanto o fato de a relação cêntrica ser uma posição de referência fisiológica, reprodutível e estável; e que se deve usufruir dos benefícios da utilização dessa posição no diagnóstico, no planejamento e no tratamento dos casos.
- A máxima intercuspidação habitual é uma posição de acomodamento mandibular, em que ocorre o maior número de contatos dentários, independentemente da posição dos côndilos na cavidade glenoide (Figura 1.25). É uma posição muito variável, pois pode mudar de acordo com a idade e com os tratamentos dentários realizados, e na maioria dos casos de baixa complexidade é a posição de eleição para a confecção dos trabalhos protéticos.[29]

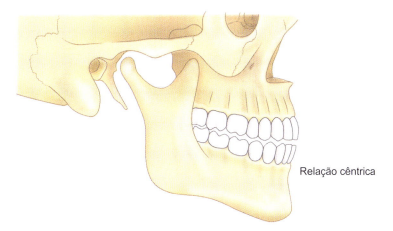

Figura 1.24 Na posição de relação cêntrica, os côndilos encontram-se adequadamente posicionados. Por ser uma posição óssea, geralmente observa-se um contato dentário prematuro.

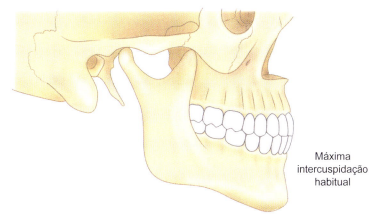

Figura 1.25 Na máxima intercuspidação habitual ocorre o engrenamento dentário máximo, porém os côndilos podem ou não estar na posição de relação cêntrica. Observe como a mandíbula se encontra mais anteriorizada quando comparada com a Figura 1.24.

Verificação da dimensão vertical

- Dimensão vertical é a distância existente entre a maxila e a mandíbula no sentido vertical. Ela pode ser medida quando a mandíbula se encontra em repouso muscular (dimensão vertical de repouso [DVR]; Figura 1.26 A), ou quando os dentes estão em oclusão (dimensão vertical de oclusão; Figura 1.26 B).[30] Nos casos de alta complexidade, é comum encontrar pacientes que perderam dimensão vertical de oclusão porque a mandíbula se aproximou da maxila de forma patológica, diminuindo o espaço existente entre os dentes (Figura 1.26 C e D). Esse processo adaptativo é conhecido como "dimensão vertical reduzida ou perdida", em função de uma nova relação vertical que a mandíbula estabelece com a maxila. Em virtude da perda da dimensão vertical, ocorre um aumento no espaço funcional livre (EFL). A língua começa a ocupar espaços que antes não eram dela, e o paciente passa a falar de forma alterada, podendo gerar um quadro doloroso provocado por atividade muscular exacerbada.[31]
- A reabilitação dentária desses casos deve considerar o restabelecimento da dimensão vertical. Essa restituição emprega a reconstrução da forma, da altura e do posicionamento dos dentes ou estruturas dentárias perdidas, com o objetivo de devolver a harmonia do sistema e, consequentemente, as funções fonéticas, funcionais e estéticas.[32]
- Inicie avaliando a DVR. Por ser uma posição de repouso muscular e considerada imutável, é importante que o paciente esteja relaxado quando se mede essa posição. Ele deve manter seus lábios entreabertos, sem nenhum toque dentário, em um estado similar ao de sonolência, em que um tônus muscular mínimo esteja mantido. Com um compasso de Willis, mede-se a distância entre a base do queixo e a base do nariz, marcando essa distância na ficha clínica (Figura 1.27 A).

- Logo após, peça ao paciente que feche a boca tocando todos os dentes, e meça novamente com a régua. Nesse momento, está sendo registrada a dimensão vertical de oclusão atual (DVO atual; Figura 1.27 B). A diferença existente entre a DVR e a DVO atual é o espaço funcional livre atual (EFL atual). Para uma fonética adequada, a distância a ser respeitada geralmente é de 2 a 4 mm.[32] Portanto, se a diferença entre essas medidas for muito superior a 4 mm, significa que se está diante de um quadro de dimensão vertical reduzida.
- Na reabilitação de casos com perda de dimensão vertical, esse é o momento para estabelecer uma dimensão vertical de oclusão proposta (DVO proposta). Pode-se modificar a altura do desprogramador, determinando a dimensão vertical de oclusão que se pretende utilizar durante o planejamento. O *jig* vai receber mais resina acrílica na sua face palatina, modificando sua altura, porém a forma inicial do desprogramador deve ser mantida. O controle da altura deve ser conferido pelo compasso de Willis, até chegar à dimensão vertical desejada. Para conferir a dimensão vertical proposta, é importante realizar testes fonéticos[33] (sons sibilantes, como pronunciar "Mississípi" ou contar de 60 até 70), com o *jig* em posição, verificando se não existe toque no desprogramador durante o teste. Assim, o *jig* e o registro obtidos servirão de "referência", tanto para a reprodução da relação cêntrica quanto para a obtenção da DVO proposta.

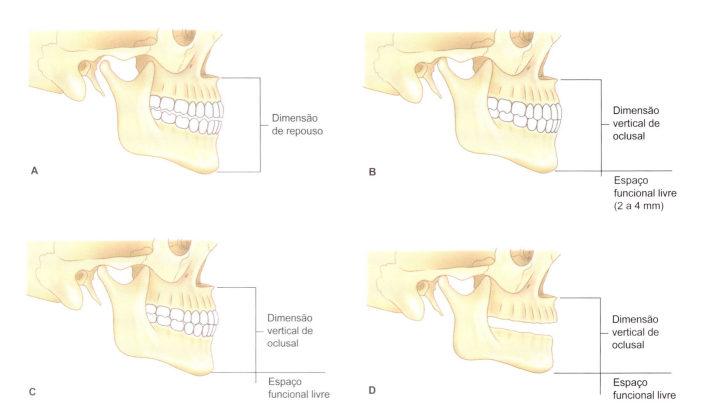

Figura 1.26 **A.** Dimensão vertical de repouso. Observe a relação vertical entre a maxila e a mandíbula. **B** a **D.** Desenhos esquemáticos demonstrando como a mandíbula aproxima-se da maxila quando se perde a dimensão vertical. **B.** Dimensão vertical de oclusão entre a maxila e a mandíbula preservada e mantendo um espaço funcional livre (EFL) adequado de aproximadamente 2 a 4 mm. **C.** Mandíbula aproxima-se da maxila em função de desgastes dentários, o que resulta em aumento do EFL. **D.** Perda dental total que resultou em uma grande aproximação da mandíbula em relação à maxila, causando, além de uma grande perda de dimensão vertical, o aumento do EFL.

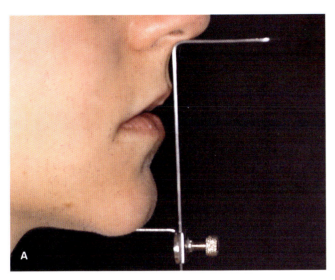
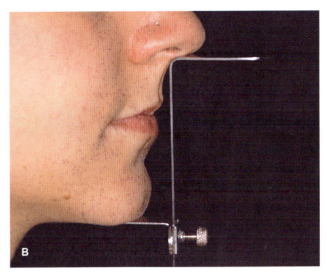

Figura 1.27 **A.** Medida da dimensão vertical de repouso (DVR): 55 mm. Os lábios não se tocam e a mandíbula se encontra em repouso. **B.** Medida da dimensão vertical de oclusão atual (DVO atual): 52 mm. A paciente toca os dentes. A diferença entre a DVR e a DVO atual é de 3 mm (EFL), mostrando, neste caso, que a dimensão vertical de oclusão está mantida.

Montagem do modelo inferior

- O registro da relação cêntrica é utilizado para a montagem do modelo inferior. O pino incisal do articulador deve ser posicionado na marca zero, principalmente nos casos em que uma dimensão vertical de oclusão proposta foi registrada simultaneamente à relação cêntrica. As regulagens são mantidas em medidas médias (inclinação da cavidade glenoide em 30° e os ângulos de Bennett direito e esquerdo em 15°). Com o articulador invertido, posicione o registro sobre o modelo superior e coloque o modelo inferior sobre o registro. Essa articulação deve ser passiva para não deformar o registro obtido. Como no modelo superior, o modelo inferior deve apresentar-se devidamente recortado e três cavilhas devem ser realizadas na sua base para permitir uma possível remontagem. O espaço entre o modelo inferior e a placa de montagem deve ser conferido antes da confecção das cavilhas. Prendem-se os modelos articulados pelo registro com borrachas ou palitos presos com cera pegajosa, godiva ou cola quente.
- A área correspondente às cavilhas deve ser isolada. Uma pequena quantidade de gesso especial tipo IV é utilizada para a união do modelo inferior à placa de montagem (Figura 1.28 A). Quando o gesso tomar presa, preenche-se o restante da área com gesso comum (Figura 1.28 B).

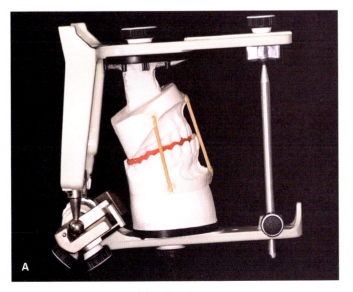
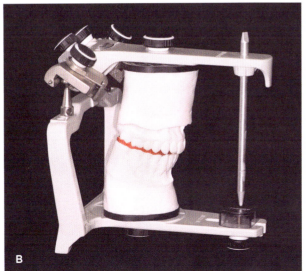

Figura 1.28 **A.** Com os modelos devidamente presos, uma pequena quantidade de gesso especial tipo IV é utilizada para a união. **B.** Modelos superior e inferior adequadamente montados no articulador semiajustável.

Personalização da mesa incisal

- Nos casos de alta complexidade, a personalização da mesa incisal é um procedimento complementar a ser realizado antes do enceramento diagnóstico. Os principais objetivos da personalização são compensar as trajetórias retilíneas do articulador semiajustável, registrar as trajetórias dos movimentos protrusivo e laterais e reproduzir essas trajetórias no enceramento diagnóstico.[34,35] Esta etapa só será realizada caso seja possível a personalização dos ângulos da guia condilar e de Bennet no articulador.
- A mesa incisal dos articuladores semiajustáveis pode ser encontrada em duas formas: uma mesa incisal metálica ajustável ou uma mesa incisal acrílica. Nas mesas ajustáveis, basta fazer a regulagem com o auxílio das inclinações obtidas pelos movimentos. Os dentes anteriores do modelo serão colocados nas posições de topo (protrusiva e lateralidades), e o pino anterior é posicionado de encontro à mesa e à inclinação da plataforma; a trajetória do movimento, no entanto, continua sendo retilínea.
- A individualização da trajetória dos movimentos mandibulares pode ser obtida pela personalização da mesa incisal acrílica. Adapte uma lâmina de chumbo de uma película radiográfica à mesa com o auxílio de uma fita adesiva (Figura 1.29 A). Coloque resina acrílica sobre a mesa e, com a ponta do pino lubrificada por vaselina, inicie os movimentos quando a resina estiver na fase plástica. Sempre a partir do centro da mesa incisal, movimente o modelo inferior nas três direções (protrusão, lateralidades direita e esquerda). O pino incisal descreverá na resina a trajetória desses movimentos (Figura 1.29 B).
- Enceramento diagnóstico: nesta etapa do planejamento, será realizada uma montagem da proposta protética. Ela é essencial para a visualização do resultado protético final, especialmente em casos de alta complexidade, sendo uma ferramenta de comunicação importante entre paciente, cirurgião-dentista e técnico de laboratório (Figura 1.30). Por meio do enceramento diagnóstico, pode-se sistematizar todas as etapas e oferecer ao paciente um plano de tratamento e as possíveis opções reabilitadoras para seu caso.[36,37]

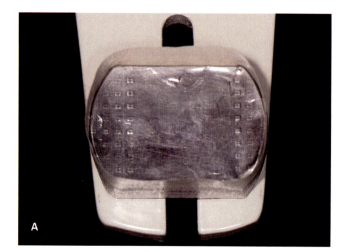
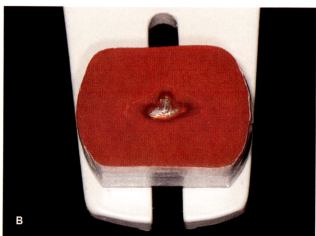

Figura 1.29 A. Mesa incisal acrílica preparada com uma lâmina de chumbo e fita adesiva. **B.** Após a realização dos movimentos protrusivo e de lateralidades direita e esquerda, é possível visualizar as trajetórias individualizadas na mesa.

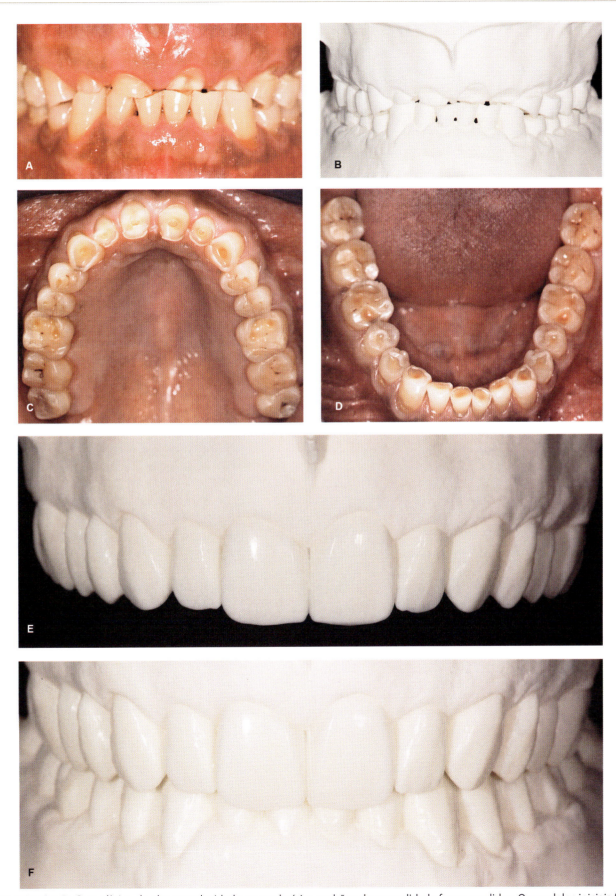

Figura 1.30 A a D. Caso clínico de alta complexidade no qual vários padrões de normalidade foram perdidos. Os modelos iniciais foram montados em um articulador semiajustável. E e F. Enceramento diagnóstico. É possível visualizar a devolução dos padrões de normalidade, viabilizando um planejamento protético adequado. (Enceramento diagnóstico realizado pela TPD Ana Clair Bellei, Florianópolis, SC.)

Passos para o enceramento diagnóstico

Análise dos modelos de estudo montados em articulador semiajustável

Um estudo correto dos modelos deve ser realizado para se visualizar a condição inicial do paciente. Com bons modelos articulados podem-se verificar:

- Discrepâncias entre a relação cêntrica e máxima intercuspidação habitual.
- Localização, tamanho e influência das prematuridades e interferências oclusais.
- Trajetória dos movimentos excursivos (protrusão e lateralidades).
- Presença de facetas de desgaste, diastemas e dentes fraturados.
- Relações intermaxilares, tamanho e posição das arcadas.
- Forma e posição dentárias.
- Relação intercuspídea.
- Forma e tamanho de áreas edêntulas.
- Curvas de Spee e de Wilson.
- Plano oclusal.
- Presença de sobremordidas e mordidas abertas.
- Presença de mordida cruzada uni ou bilateral.

Preparo dos modelos para o enceramento

- Antes de se iniciar o enceramento, os modelos de estudo devem ser duplicados ou obtidos novos modelos. Os modelos montados em articulador serão utilizados para o enceramento, enquanto o outro jogo servirá de arquivo da situação inicial.
- Como os modelos foram montados com o pino incisal na marca zero, a posição do pino servirá de referência durante o enceramento. Qualquer modificação na posição deve ser anotada diretamente no pino com uma lapiseira.
- As áreas com pônticos e dentes com indicações para exodontia devem ser removidas com o auxílio de brocas. Os dentes com envolvimento protético podem ser preparados ou encerados por acréscimo. Nos casos com envolvimento de áreas com perdas ou defeitos teciduais (moles e duros), pode-se simular a reconstrução de perdas ósseas ou recontornos gengivais para auxiliar em cirurgias ósseas compensatórias ou mucogengivais estéticas.

Técnica empregada

- A técnica utilizada é a do enceramento progressivo (Figuras 1.31 e 1.32). Sempre que possível, deve-se iniciar o enceramento diagnóstico pelos dentes anteriores superiores, seguidos pelos anteriores inferiores. Assim, determinam-se as guias anterior e laterais, bem como a dimensão vertical, antes de se iniciar o enceramento dos dentes posteriores.
- Concluído o enceramento, devem ser conferidas a estabilidade oclusal na relação cêntrica e a liberdade funcional nas posições excêntricas. A superfície encerada deve ser polida e modelos do enceramento podem ser obtidos para arquivar a proposta final.
- Ensaio restaurador: recentemente, o ensaio restaurador (também conhecido como *mock-up*) vem sendo cada vez mais utilizado no planejamento de casos estéticos.[38] Geralmente ele é feito em resina bisacrílica, sobre os dentes não preparados, na fase de diagnóstico. Por meio dessa estratégia, o dentista e o paciente conseguem, diretamente em boca, visualizar e discutir a proposta protética que foi concebida no enceramento diagnóstico (Figuras 1.33 e 1.34).

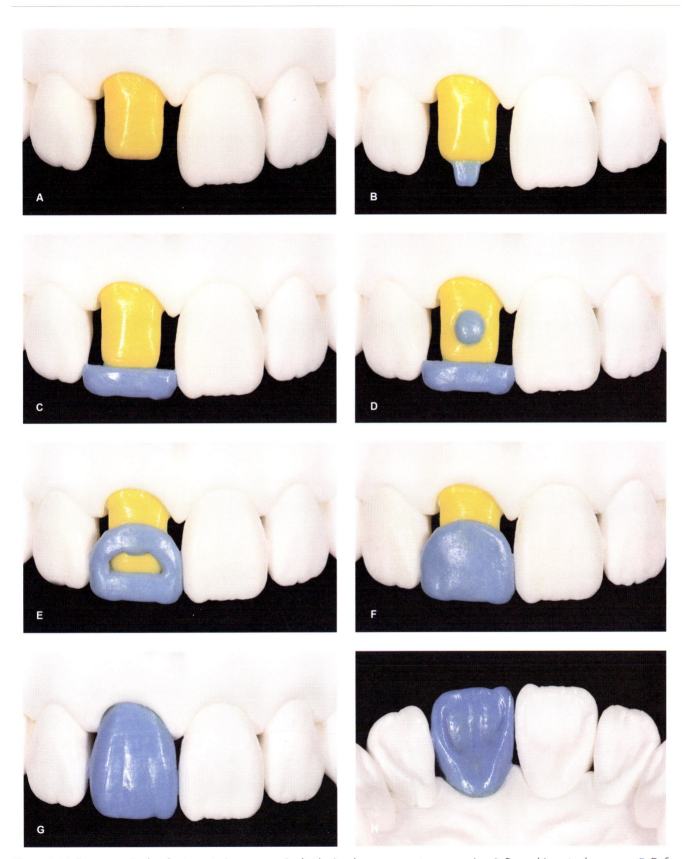

Figura 1.31 Enceramento dos dentes anteriores por meio da técnica do enceramento progressivo. **A**. Preenchimento do preparo. **B**. Definição da altura incisal. **C**. Definição da borda incisal. **D**. Definição da referência do contorno vestibular. **E**. Definição do ponto de contato. **F**. Preenchimento iniciado na face vestibular. **G** e **H**. Enceramento concluído.

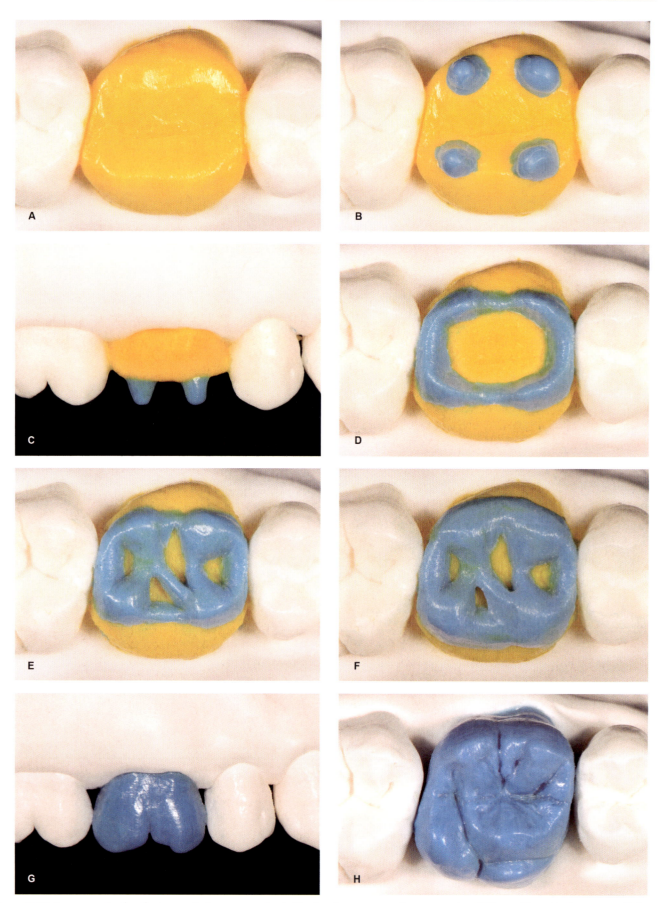

Figura 1.32 Enceramento dos dentes posteriores por meio da técnica do enceramento progressivo. A. Preenchimento do preparo. B. Levantamento dos cones, responsáveis pelas cúspides oclusais. C. Altura dos cones. D. Definição do perímetro oclusal. E. Definição das vertentes internas. F. Definição das vertentes externas. G e H. Enceramento concluído.

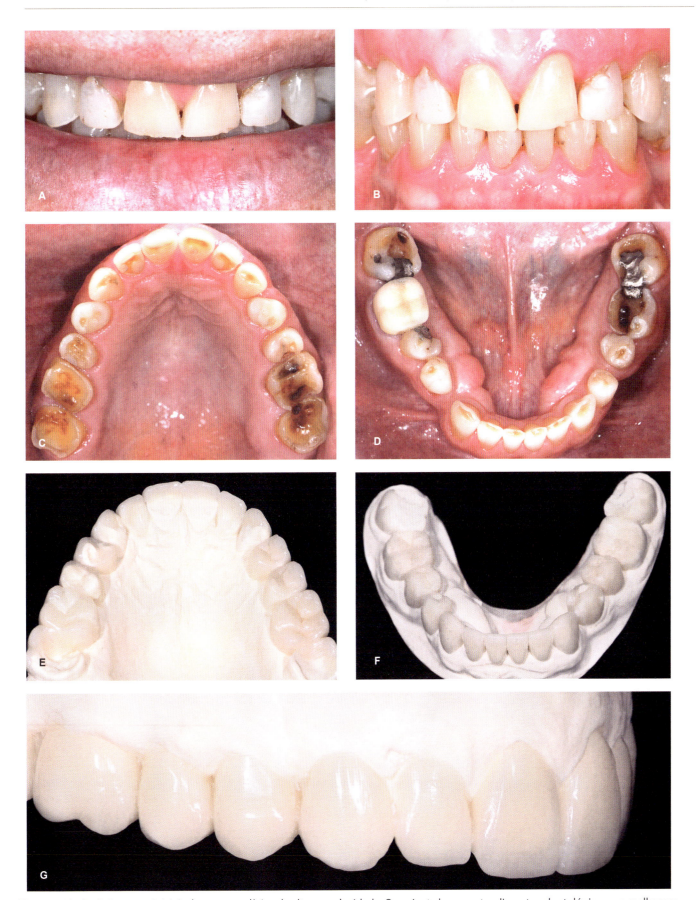

Figura 1.33 A e **B**. Imagens iniciais de um caso clínico de alta complexidade. O paciente buscou atendimento odontológico para melhorar a estética do seu sorriso. **C** e **D**. Nas fotografias oclusais superior e inferior, é possível observar grande desgaste dental, principalmente nos dentes posteriores. **E** a **G**. O enceramento diagnóstico foi realizado para recuperar a anatomia, referências de normalidade e estética. Observe que o enceramento das faces oclusais dos últimos molares não foi realizado, para servir de referência durante a confecção do *mock-up*.

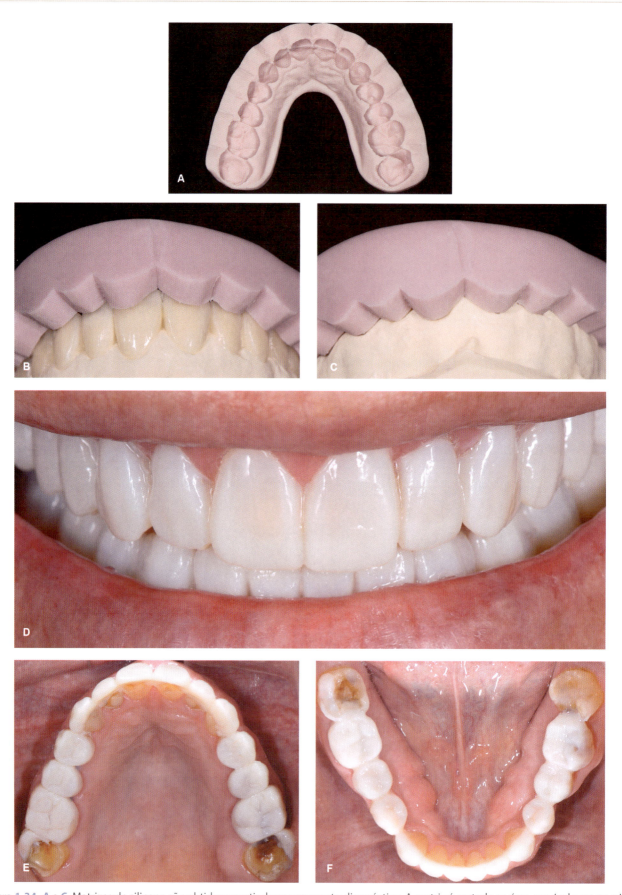

Figura 1.34 **A** a **C**. Matrizes de silicone são obtidas a partir do enceramento diagnóstico. A matriz é cortada na área cervical para possibilitar a remoção do excesso de resina bisacrílica durante a confecção do *mock-up*. **D** a **F**. *Mock-up* feito em resina bisacrílica sobre os dentes não preparados. A forma obtida pelo *mock-up* auxilia o paciente na visualização da proposta reabilitadora, além de orientar o profissional nas etapas clínicas subsequentes.

Definição das opções de tratamento protético

Após a conclusão das etapas de planejamento, pode-se indicar uma proposta reabilitadora, pois se dispõe da condição inicial e da visualização final do caso a ser reabilitado. A definição da melhor opção de tratamento é baseada na particularidade e na complexidade de cada caso clínico, garantindo, dessa forma, um trabalho personalizado (Fluxograma 1.4 e Figura 1.35).[39]

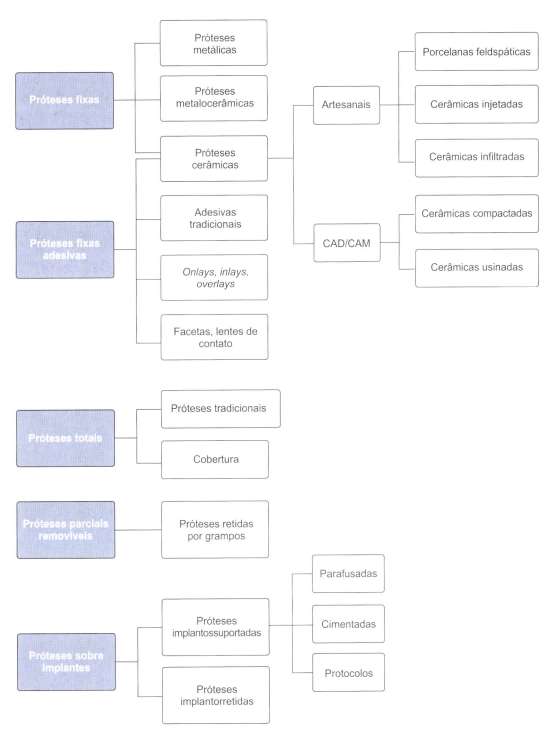

Fluxograma 1.4 Classificação das próteses odontológicas.

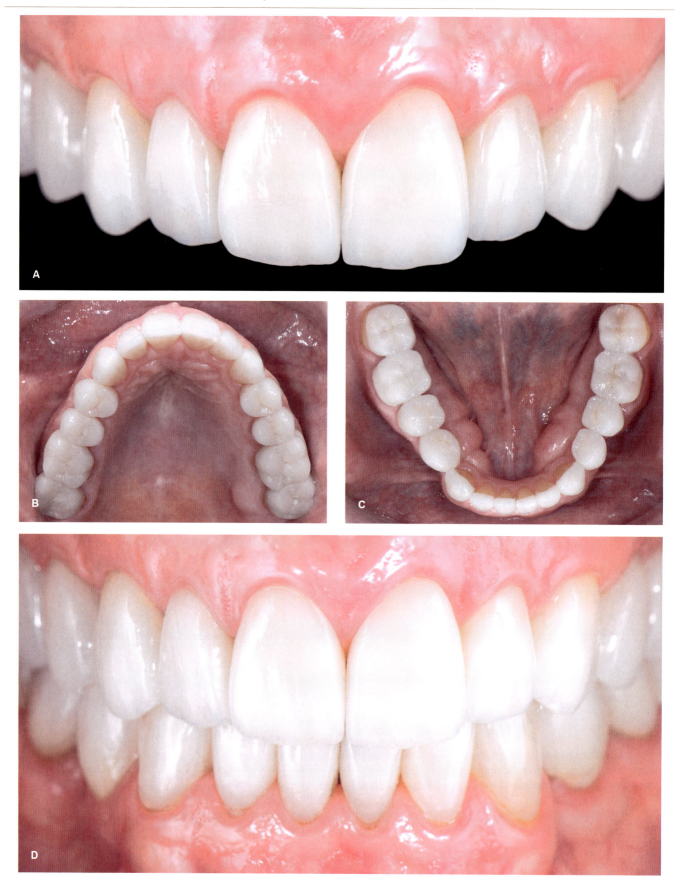

Figura 1.35 Reabilitação oral estética realizada com próteses cerâmicas adesivas. O resultado estético coincide com a forma obtida durante o enceramento diagnóstico e a confecção dos *mock-ups*, reforçando como a etapa de planejamento é fundamental para alcançar um desfecho previsível. Caso realizado em parceria com o Professor Roberto Ramos Garanhani, Curso de Especialização em Prótese Dentária, Zenith Educação Continuada, Florianópolis, SC. (Trabalho confeccionado pelo TPD Alexandre Santos, Laboratório Studio Dental – Curitiba/PR.)

REFERÊNCIAS BIBLIOGRÁFICAS

1. Roumanas ED. The social solution denture esthetics, phonetics and function. J Prosthodont. 2009;18:112-5.
2. Cooper LF. The current and future treatment of edentulism. J Prosthodont. 2009;18:116-22.
3. Pjetursson BE, Tan K, Lang NP, Brägger U, Egger M, Zwahien M. A systematic review of the survival and complication rates of fixed partial dentures after observation period of at least 5 years. Clin Oral Implants Res. 2004;15:625-42.
4. Walton TR. An up 15-year longitudinal study of 515 metal-ceramics FPDs: Part 2. Modes of failure and influence of various clinical characteristics. Int J Prosthodont. 2003;16:117-82.
5. Pjetursson BE, Lang NP. Prosthetic treatment planning on the basis of scientific evidence. Int J Oral Rehabil. 2008;35:72-9.
6. Bresciano M, Romeo G. Diagnostic and technical approach to esthetic rehabilitations. J Esthet Restor Dent. 2003;15:204-16.
7. Winter RR. Interdisciplinary treatment planning: why is this not a standard of care? J Esthetic Restor Dent. 2007;19:284-8.
8. Omar D, Duarte C. The application of parameters for comprehensive smile esthetics by digital smile design programs: A review of literature. Saudi Dent J. 2018;30:7-12.
9. Cochran MA. Art and science. Oper Dent. 2007;32:205-6.
10. Jivraj S. Treatment planning: an art or a science? J Calif Dent Assoc. 2008;36:563-4.
11. Hasanreisoglu U, Berksun S, Aras K, Arlan I. An analysis of maxillary anterior teeth: facial and dental proportions. J Prosthet Dent. 2005;94:530-8.
12. Fradeani M. Reabilitação estética em prótese fixa. Análise estética. Uma abordagem sistemática para o tratamento protético. São Paulo: Quintessence; 2006.
13. Libby G, Arcuri MR, La Velle WE, Hebl L. Longevity of fixed partial dentures. J Prosthet Dent. 1997;78:127-31.
14. Miyamoto T, Morgano SM, Kumagai T, Jones JA, Nunn ME. Treatment history of teeth in relation to the longevity of the teeth and their restorations: outcomes of teeth treated and maintained for 15 years. J Prosthet Dent. 2007;97:150-6.
15. Ioannidis G, Paschalidis T, Petridis HP, Anastassiadou V. The influence of age on tooth supported fixed prosthetic restoration longevity. A systematic review. J Dent. 2010;38:173-81.
16. Garbelotto LGD, Volpato CAM, Zani IM, Fredel MC. Zircônia na prótese dentária. Int J Braz Dent. 2010;6:142-50.
17. Fondriest J. Documentation *versus* artistic photography. Quint Dent Tech. 2008;127-33.
18. Coleman RM, Hembree JH, Weber FN. Dimensional stability of irreversible impression material. Am J Orthod. 1979;75:438-46.
19. Leung KCM, Chow TW, Woo ECW, Clark, RKF. Effect of adhesive drying time on the bond strength of irreversible hydrocolloid to stainless steel. J Prosthet Dent. 1999;81:586-90.
20. Bergman B. Disinfection of prosthodontic impression materials: a literature review. Int J Prosthodont. 1989;2:537-42.
21. Beyerle MP, Hensley DM, Bradley DV Jr, Schwartz RS, Hilton TJ. Immersion disinfection of irreversible hydrocolloid impressions with sodium hypochlorite. Part I: Microbiology. Int J Prosthodont. 1994;7:234-8.
22. Fugazzotto PA. Evidence-based decision making: replacement of the single missing tooth. Dent Clin N Am. 2009;53:97-129.
23. Simon H, Magne P. Clinically based diagnostic wax-up for optimal esthetics: the diagnostic mock-up. J Calif Dent Assoc. 2008;36:355-62.
24. Ferrario VF, Sforza C, Serrao G, Schmitz JH. Three-dimensional assessment of the reliability of a postural face-bow transfer. J Prosthet Dent. 2002;87:210-5.
25. Becker CM, Kaiser DA, Schwalm C. Mandibular centricity: centric relation. J Prosthet Dent. 2000;83:158-60.
26. Pokorny PH, Wiens JP, Litvak H. Occlusion for fixed prosthodontics: a historical perspective of the gnathological influence. J Prosthet Dent. 2008;99:299-313.
27. Small BW. Centric relation bite registration. Gen Dent. 2006;54:10-1.
28. Okeson JP. Tratamento das desordens temporomandibulares e oclusão. Porto Alegre: Artes Médicas; 2000.
29. Shanahan TEJ. Physiologic vertical dimension and centric relation. J Prosthet Dent. 2004;91:206-9.
30. Sheppard IM. Vertical dimension measurements. J Prosthet Dent. 2006;95:175-80.
31. Misch C. Objective VS subjective methods for determining vertical dimension on occlusion. Quintessence Int. 2000;31:280-2.
32. Harper RP. Clinical indications for altering vertical dimension of occlusion. Quintessence Int. 2000;31:275-80.
33. Turrell AJ. Clinical assessment of vertical dimension. J Prosthet Dent. 2006;96:79-83.
34. Re GJ, Nelson SJ. Custom incisal guide table fabrication. J Prosthet Dent. 1997;77:454.

35. Carrier DD. A laboratory technique for custom incisal guidance. J Prosthet Dent. 2001;86:551-2.
36. Kahng LS. Patient-dentist-technician communication within the dental team: using a colored treatment plan wax-up. J Esthet Restor Dent. 2006;18:185-95.
37. Doan PD, Goldstein GR. The use of a diagnostic matrix in management of the severely worn dentition. J Prosthodont. 2007;16:177-81.
38. Koubi S, Gurel G, Margossian P, Massihi R, Tassery H. A simplified approach for restoration of worn dentition using the full mock-up concept: clinical case reports. Int J Periodont Rest Dent. 2018;38:189-97.
39. McGarry TJ, Nimmo A, Skiba JF, Ahlstrom RH, Smith CR, Koumjian JH, Arbree NS. Classification system for partial edentulism. J Prosthodont. 2002;11:181-93.

2 Próteses Fixas

INTRODUÇÃO

Prótese fixa é a restauração parcial ou total da coroa clínica de dentes perdidos ou comprometidos, confeccionada com materiais biocompatíveis, capazes de restabelecer a forma, a função e a estética, com consequente saúde e conforto. Ela recebe esse nome por se apresentar fixa aos dentes pilares, não podendo ser removida pelo paciente (Figura 2.1).

OBJETIVOS

Vários objetivos podem ser alcançados com o uso dessa opção protética:

- Restabelecimento da função: em uma prótese fixa, quando se obtém a forma e a posição dentárias, recupera-se a função oral. Ela resulta de um duplo equilíbrio: função mastigatória, conferida por um engrenamento adequado entre as faces oclusais; e função fonética, que associa um alinhamento harmonioso entre os dentes anteriores e as curvaturas de Spee e Wilson, favorecendo o posicionamento ideal da língua durante a fala.
- Estética: resulta do equilíbrio de uma gama de fatores como forma, contorno, cor e textura superficial. Durante a seleção de uma opção protética, deve-se considerar a localização do dente a ser restaurado. Uma coroa metálica pode ser utilizada em dentes posteriores, porém, culturalmente, a reconstrução de dentes anteriores implica no uso de materiais estéticos.
- Conforto: está intimamente relacionado com a devolução da função oral e da estética. Quando o paciente apresenta saúde bucal, sua autoestima é valorizada e os resultados alcançados pelo trabalho protético convergem para seu conforto social e psicológico.

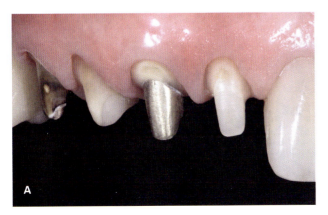
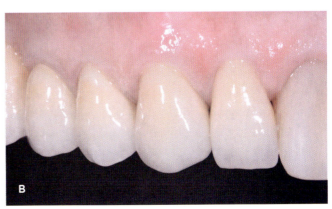

Figura 2.1 **A**. Dentes pilares preparados para receber próteses fixas unitárias. **B**. Caso reabilitado com próteses metalocerâmicas. (Trabalho confeccionado pela TPD Elaine Facioli, Florianópolis, SC.)

INDICAÇÕES

- Pacientes adultos, em geral situados na faixa etária entre 30 e 90 anos de idade.
- Pacientes com boas condições de saúde e higiene bucal.
- Pequenos espaços protéticos.

CONTRAINDICAÇÕES E LIMITAÇÕES

- Pacientes jovens, pois apresentam limitações inerentes que contraindicam esses trabalhos, como:
  - Erupção incompleta (em geral não há suporte coronário suficiente para uma prótese fixa).
  - Rizogênese incompleta (o suporte radicular é questionável).
  - Polpa ampla (possibilidade de endodontia intencional).
- Dentes conoides: preparos invasivos nesses dentes podem levar à endodontia intencional.
- Necessidade de preparo em dentes hígidos para viabilizar uma prótese fixa: atualmente, existe a possibilidade de confeccionar próteses sobre implantes, o que preserva a integridade e a vitalidade dos dentes adjacentes.
- Espaço protético amplo: quanto maior o espaço protético, maior a probabilidade de sobrecarregar os elementos de suporte, pois as cargas geradas na região dos pônticos irão somar-se àquelas aplicadas aos pilares e poderão ultrapassar seus limites de tolerância fisiológica.
- Hábitos de higiene inadequados: favorecem o surgimento de cáries, doenças gengivais e periodontais, diminuindo a longevidade do trabalho protético.

COMPONENTES DA PRÓTESE FIXA

Os componente da prótese fixa estão retratados na Figura 2.2 e podem ser divididos em:

- Dentes pilares ou de suporte: dentes que receberão os retentores.
- Espaço protético: espaço edêntulo que será ocupado pelo pôntico.
- Retentores: parte da prótese que se encarrega da fixação aos dentes pilares.
- Pônticos: parte da prótese fixa que substitui anatômica, estética e funcionalmente os dentes perdidos.
- Conectores: área de união entre pônticos e retentores.

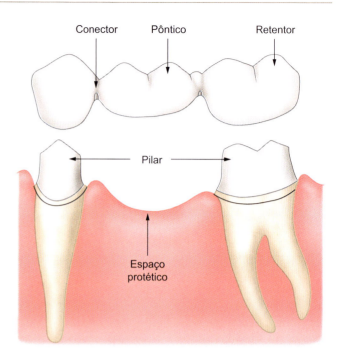

Figura 2.2 Componentes de uma prótese fixa.

CLASSIFICAÇÃO DAS PRÓTESES FIXAS

As próteses fixas podem ser classificas de acordo com:

- Localização na boca:
  - Anteriores: envolvem incisivos e caninos.
  - Posteriores: envolvem pré-molares e molares.
  - Mistas: envolvem dentes dos segmentos anterior e posterior, podendo ser uni e bilaterais (quando incluem a linha média).
- Número de retentores:
  - Prótese unitária: restauração indireta que objetiva repor a estrutura dental perdida por meio de coroas unitárias, *inlays, onlays, overlays* ou facetas cerâmicas.
  - Prótese fixa: restauração indireta que objetiva devolver os dentes perdidos com o auxílio de retentores e pônticos.
- Tipo de conexão:
  - Rígida: o pôntico está unido aos retentores por um ponto de solda, uma fundição em monobloco ou a usinagem de uma infraestrutura metálica ou cerâmica.
  - Semirrígida: o pôntico une-se ao retentor por meio de um encaixe de semiprecisão. O objetivo desta conexão articulada é aliviar a transmissão das forças mastigatórias ao dente pilar, tornando-o independente durante o ato mastigatório.

PREPARO DENTAL

Processo de desgaste estratégico de esmalte e/ou dentina que obedece a passos operatórios preestabelecidos. Apesar de o preparo ser academicamente orientado em etapas sucessivas, é importante compreender que o desenho final do preparo realizado sobre o dente pilar deve respeitar o espaço mínimo requerido pelo futuro material restaurador, as características mecânicas ou adesivas necessárias para obter a retenção e a estabilidade da reconstrução protética, bem como os requisitos biológicos, por exemplo, a definição de um término cervical adequado e bem localizado.[1]

Princípios biomecânicos dos preparos

Preservação da estrutura dental

Acreditava-se que esse princípio fosse mais relevante para dentes vitalizados; porém, com o advento dos implantes odontológicos, prepara-se cada vez menos dentes nessa condição.

A preservação da estrutura dental também é um fator importante para dentes desvitalizados. Nestes, a estrutura remanescente é imprescindível para favorecer técnicas adesivas em reconstruções coronárias e/ou radiculares, bem como para diminuir o risco de fratura do dente pilar e manter a longevidade do trabalho restaurador. Quanto mais estrutura coronária e radicular for removida, maior a probabilidade de fragilidade dos pilares. O excesso de desgaste aumenta a quantidade de material restaurador, melhorando a solidez estrutural da restauração; contudo, tanto a altura quanto a largura do dente preparado são diminuídas, o que pode comprometer a retenção e a resistência da restauração.

Por outro lado, um desgaste insuficiente preserva o dente pilar, mas compromete a prótese, podendo levar a fraturas do material de revestimento estético, ou, ainda, à possibilidade de obter próteses com comprometimento do perfil anatômico. A quantidade ideal de desgaste deve ser guiada por um planejamento que envolva tanto a escolha prévia quanto as solicitações funcionais e estéticas da restauração protética. Assim, é importante compreender que, além de substituir a estrutura dental ausente, a futura restauração protética deve preservar e proteger a estrutura dental remanescente (Figura 2.3).

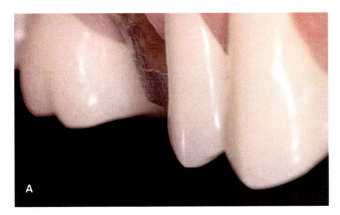
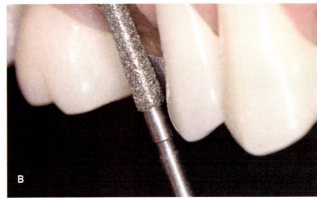
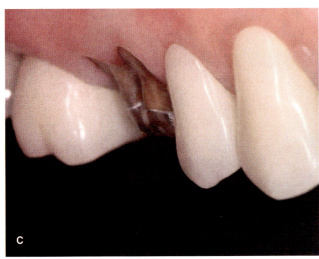
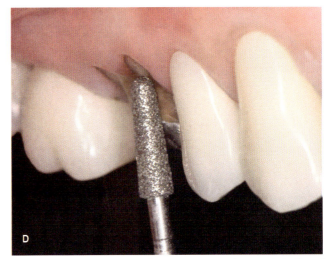

Figura 2.3 **A** e **B**. Preparo expulsivo. A broca posicionada na face vestibular do preparo demonstra claramente o grande grau de inclinação, o que certamente comprometerá a retenção do futuro trabalho. **C** e **D**. Preparo corrigido de acordo com o eixo de inserção, recriando a área de retenção friccional.

Preservação do periodonto e integridade marginal

O selamento marginal do preparo depende de uma boa adaptação cervical da peça protética. Desse modo, o desenho, a localização e a qualidade do término cervical devem ser compreendidos para que a saúde gengival seja preservada.

Desenho do término cervical

A forma do término cervical é definida pela ponta ativa da broca utilizada, e sua escolha se faz em função do material restaurador escolhido. Términos mais utilizados, indicações, vantagens e desvantagens estão apresentados no Quadro 2.1

Localização do término cervical

A localização do término influencia diretamente a adaptação dos provisórios, os procedimentos de moldagem, o modelo de trabalho, a construção e os ajustes das peças protéticas e procedimentos de fixação definitiva. A linha externa do término cervical deve estar posicionada onde as margens da restauração protética possam ser avaliadas pelo profissional e higienizadas pelo paciente. Quanto mais profunda for a localização do término cervical dentro do sulco gengival, maior será a dificuldade de higienização diária e mais intensa será a resposta inflamatória. Para compreender onde o término pode ser posicionado, é necessário relembrar como a gengiva marginal é constituída (Figura 2.4).

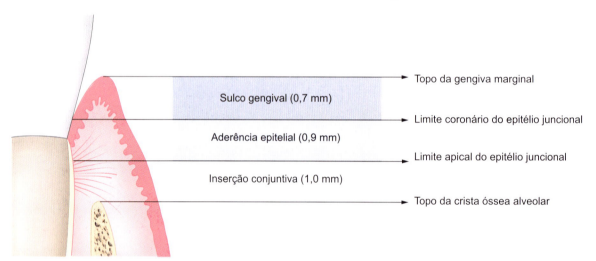

Figura 2.4 Anatomia da gengiva marginal.

A distância existente entre o limite coronário do epitélio juncional e o topo da crista óssea alveolar é denominada "espaço biológico". Essa distância é a principal referência para a localização do término cervical no momento do preparo. Trata-se de uma área que deve ser preservada para a manutenção da saúde gengival.[2] Portanto, o aprofundamento máximo do término cervical depende diretamente do tamanho do espaço biológico. Como esse espaço é uma referência variável de paciente para paciente, de dente para dente e de face para face, pode ser uma iniciativa perigosa estabelecer numericamente quanto o término deve ser aprofundado. São consideradas condutas clínicas adequadas para localizar o término cervical com segurança: medir o sulco gengival em toda a sua extensão com o auxílio de uma sonda periodontal (Figura 2.5), proteger o espaço biológico com um fio retrator (de espessura predeterminada pela calibragem do sulco), realizar o aprofundamento intrassulcular do término cervical com a broca escolhida mediante proteção do tecido gengival com protetores metálicos.

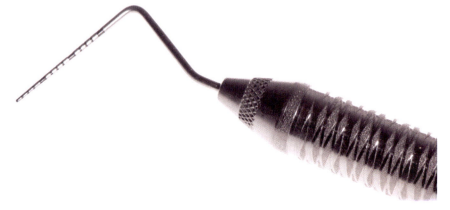

Figura 2.5 Sonda periodontal.

Quadro 2.1 Tipos de términos cervicais.

Tipo	Variações	Descrição do término cervical	Desenho do término	Brocas	Desenho das brocas	Indicações	Vantagens	Desvantagens
Ombro ou degrau	Reto ou 90°	Ângulo de 90° entre a parede gengival e a parede axial do preparo.		Cilíndricas ou troncocônicas com extremidade plana.		Coroas de porcelana feldspática.	Excelente resultado estético. Possibilita espaço para um bom contorno da restauração.	Preparo requer habilidade do operador. Dificulta o escoamento do cimento. A adaptação da margem cervical é crítica.
	Inclinado ou 50°	Ângulo de 130° entre a parede gengival (inclinada) e a parede axial, sendo que na margem cervical da coroa, este ângulo corresponde a 50°.		Cilíndricas ou troncocônicas com ponta em formato ogival.		Coroas metalocerâmicas.	Devido ao formato da broca é possível chegar próximo do sulco gengival sem provocar sangramento. Boa precisão das margens cervicais da prótese.	Confecção da prótese exige habilidade do técnico. Possibilidade de sobrecontorno cervical, pois, metal e cerâmica devem permanecer próximos à linha do término.
Chanfro	Chanferete	Segmento de círculo entre a parede gengival e a parede axial.		Cilíndricas ou troncocônicas com ponta arredondada.		Coroas metálicas. Face palatal ou lingual das coroas metalocerâmicas.	Preservação da estrutura dentária.	Término não bem definido quando a broca é empregada em maior profundidade.

(*continua*)

Quadro 2.1 *(Continuação)* Tipos de términos cervicais.

Tipo	Variações	Descrição do término cervical	Desenho do término	Brocas	Desenho das brocas	Indicações	Vantagens	Desvantagens
Chanfro	Chanfro	Segmento de círculo, porém, com profundidade maior que o chanferete.		Cilíndricas ou troncocônicas com ponta arredondada.		Coroas metalocerâmicas. Coroas cerâmicas.	Término nítido e fácil de ser confeccionado.	Acabamento crítico do término cervical, pois pode criar uma aresta irregular de esmalte no ângulo cavo-superficial, que prejudica a adaptação clínica da infraestrutura.
	Chanfro profundo	Similar ao chanfro, porém, em maior profundidade.		Cilíndricas ou troncocônicas de ponta arredondada.		Coroas metalocerâmicas com término cerâmico em área estética. Coroas cerâmicas.	Término nítido e fácil de ser confeccionado.	Acabamento crítico como no chanfro. Lesões gengivais durante o preparo, devido ao volume da broca.

A localização do término cervical pode ser (Figura 2.6):

- Supragengival: o término cervical do preparo fica posicionado aquém da margem gengival.
- Gengival: o término fica no nível da margem gengival.
- Intrassulcular: o término cervical fica dentro do sulco gengival, porém respeitando o espaço biológico.

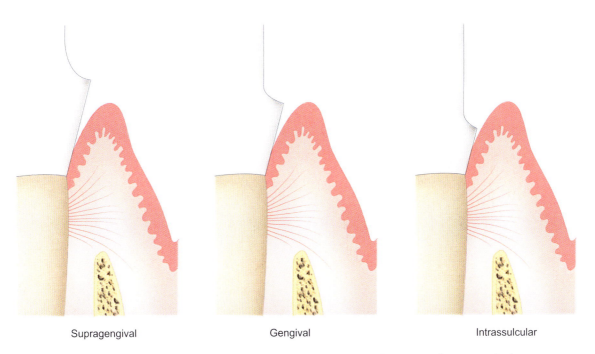

Figura 2.6 Localizações do término do preparo. **A**. Supragengival. **B**. Gengival. **C**. Intrassulcular.

Sempre que possível, o término cervical deve ficar supragengival. Todavia, na presença de cáries, restaurações extensas na região cervical ou exigências estéticas, o término precisa ser posicionado dentro do sulco gengival. Nessas situações, a localização ideal é a intrassulcular, pois preserva o espaço biológico e ao mesmo tempo devolve a forma com excelência estética.[2]

Qualidade do término cervical

Outro aspecto a ser considerado é a qualidade da adaptação marginal. De nada adianta cuidar para que o término não invada o espaço biológico se a qualidade da adaptação entre o término do preparo e a margem cervical da coroa protética for duvidosa. Quando o acabamento do término cervical for imperfeito e a linha do término não estiver estabelecida de modo nítido e uniforme, a reprodução dessa área pelo modelo de trabalho e, consequentemente, pela margem cervical da coroa torna-se deficiente.

Cuidado deve ser tomado para que o acabamento do término seja realizado em baixa rotação com a broca para o término proposto, em um diâmetro maior, de preferência o dobro da espessura do término. Metade da ponta ativa da broca será posicionada na área do término, enquanto a outra metade ficará para fora do preparo. Para que o acabamento seja realizado sem traumatismos gengivais, um fio para afastamento deve ser inserido antes do acabamento, e instrumentos de proteção gengival são utilizados simultaneamente com a broca em atividade. Recortadores manuais também podem ser aplicados, desde que sua ponta ativa tenha a mesma forma do término cervical proposto[3] (Figura 2.7).

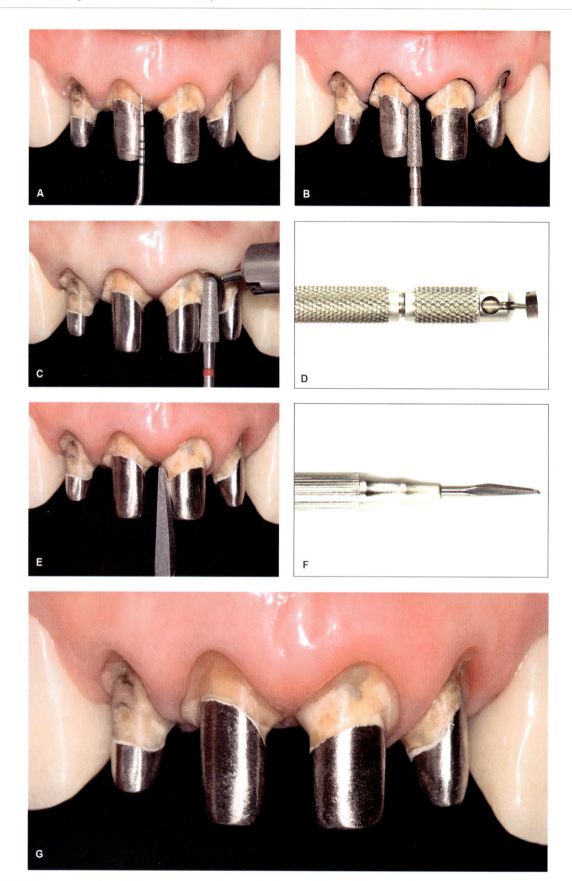

Figura 2.7 **A.** Com uma sonda periodontal, meça o sulco gengival antes de iniciar o preparo do término cervical. **B.** Durante o preparo, o sulco gengival deve estar protegido com um fio para afastamento. **C** e **D.** Protetores gengivais auxiliam na manutenção da integridade tecidual. **E** e **F.** Recortadores de margem são utilizados durante a etapa de definição e acabamento do término. Observe como o formato da ponta ativa do recortador é compatível com o término do preparo em chanfro profundo. **G.** Preparos concluídos.

Por outro lado, o contorno das restaurações deve ser o mais próximo do dente natural, para evitar futuros problemas gengivais e periodontais. Um subcontorno pode desenvolver uma área de retração gengival em decorrência da falta de uma barreira mecânica para o escape dos alimentos. Já um sobrecontorno pode provocar uma área de inflamação gengival que pode evoluir, dependendo da sua localização, para uma retração gengival ou uma bolsa periodontal (Figura 2.8). Nos casos em que se deseja corrigir o contorno de um dente por meio do acréscimo de material, o tecido gengival precisa ser condicionado corretamente com o auxílio de provisórios, antes da confecção da peça protética definitiva, para que o nicho tecidual adquira a forma da futura prótese.[3]

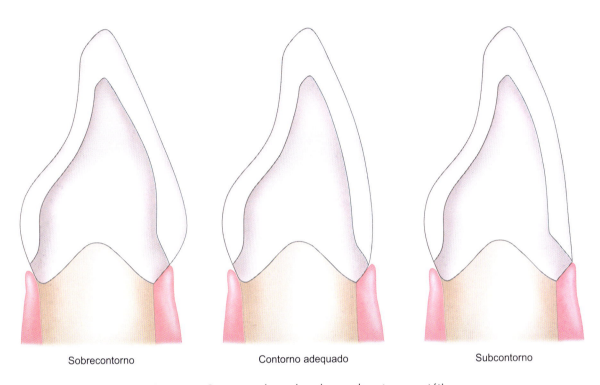

Figura 2.8 Contorno adequado, sobre e subcontorno protéticos.

Avaliação dos pilares

Nas próteses fixas, as forças que normalmente o dente ausente absorvia serão transmitidas aos dentes pilares através dos pônticos, conectores e retentores. O ideal é que o pilar seja um dente vitalizado. Contudo, um dente endodonticamente tratado, assintomático, com evidência radiográfica de bom selamento e obturação completa dos canais pode ser utilizado. Os dentes pilares devem ser avaliados considerando-se três fatores:[4]

- Proporção coroa-raiz: é a medida que vai da crista óssea alveolar até a superfície oclusal comparada com o comprimento da raiz intraóssea. A proporção ideal é 1:2, porém essa relação é pouco encontrada. A proporção 2:3 é a proporção mais realista, e a proporção 1:1 é a mínima aceitável para que um dente sirva de suporte, pois, à medida que o osso alveolar se aproxima da região apical, o braço de alavanca aumenta, gerando forças prejudiciais aos dentes pilares (Figura 2.9).
- Configuração radicular: é um fator importante na avaliação periodontal de um dente pilar. Raízes mais largas no sentido vestibulolingual são preferíveis às com secção arredondada. Dentes multirradiculares com raízes divergentes apresentam melhor suporte do que aqueles com raízes convergentes, unidas ou de forma cônica. Os dentes unirradiculares com contornos irregulares ou curvatura no terço apical da raiz são preferíveis aos que apresentam conicidade perfeita (Figura 2.10).

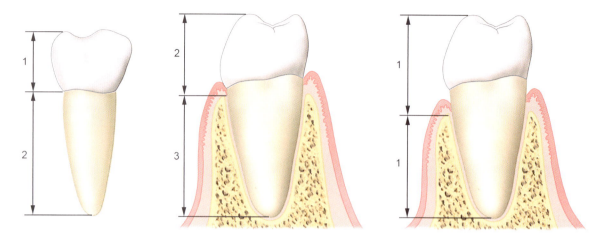

Figura 2.9 Proporções coroa-raiz.

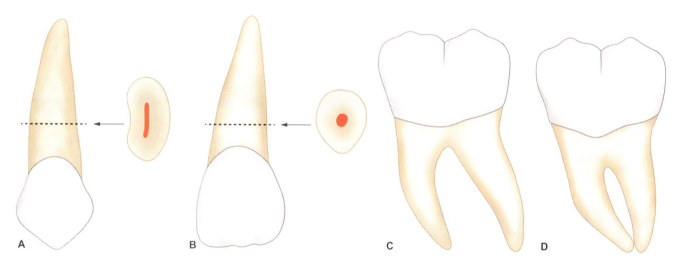

Figura 2.10 Configurações radiculares. Raízes com secção irregular (**A**) oferecem mais resistência do que raízes com secção arredondada (**B**). Dentes multirradiculares com raízes divergentes (**C**) apresentam mais capacidade de suporte do que aqueles com raízes fusionadas (**D**).

De acordo com a configuração radicular, os dentes podem ser avaliados qualitativamente em sete grupos (da maior para a menor qualidade):

1. Primeiros molares superiores.
2. Segundos molares superiores e primeiros e segundos molares inferiores.
3. Caninos superiores.
4. Primeiros pré-molares superiores.
5. Segundos pré-molares superiores e caninos inferiores.
6. Incisivos centrais superiores e pré-molares inferiores.
7. Incisivos laterais superiores, incisivos inferiores e terceiros molares superiores e inferiores.

Área da superfície periodontal

Para que a área edêntula possa ser restaurada com êxito, sua extensão e a capacidade dos dentes pilares de resistir à carga adicional devem ser avaliadas. Em 1921, Ante descreveu uma lei ainda válida até hoje: "A área da superfície das raízes dos dentes pilares deve ser igual ou superior à dos dentes que serão substituídos por pônticos"[4] (Figuras 2.11 a 2.13).

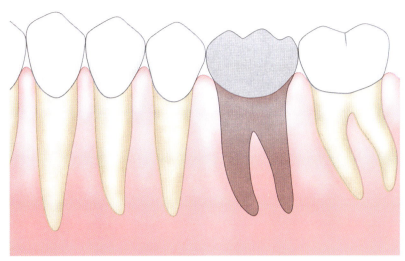

Figura 2.11 A soma do perímetro radicular do segundo molar e do segundo pré-molar é maior que a do primeiro molar a ser recolocado. O ligamento periodontal dos dois dentes é capaz de suportar a carga adicional do dente ausente.

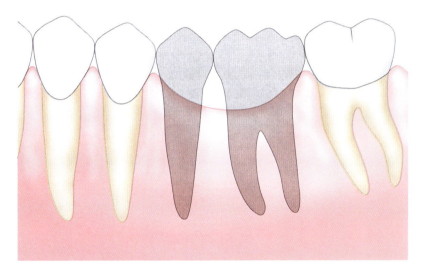

Figura 2.12 Os dois dentes pilares podem suportar a carga adicional, porém se aproximam do limite funcional.

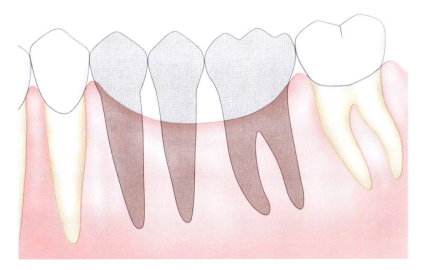

Figura 2.13 Qualquer prótese que substitua mais de dois dentes deve ser considerada um trabalho de alto risco.

Função oclusal

Um dente preparado que receberá uma restauração protética será submetido à função mastigatória e, consequentemente, às forças oclusais. A determinação do espaço oclusal do preparo deve ser realizada considerando-se duas etapas. Inicialmente, o preparo deve ser avaliado estaticamente. Para tal, o paciente será orientado a fechar a boca na posição de máxima intercuspidação habitual (MIH), para se verificar se existe espaço interoclusal suficiente entre o preparo e os dentes antagonistas.

Após essa observação, o paciente deve ser manipulado na posição de relação cêntrica (RC) e o espaço oclusal deve ser novamente conferido. Como em muitas situações existe dificuldade de determinar visualmente o espaço oclusal necessário para o material restaurador, uma maneira eficaz é mensurar as paredes do provisório com o auxílio de um espessímetro (Figura 2.14). Depois da determinação oclusal estática, o paciente deve ser auxiliado a realizar os guias de desoclusão anterior e laterais. O preparo deve ser novamente analisado quando o paciente deslizar a mandíbula em direção aos dentes anteriores. Muitas vezes, a visualização é realizada apenas no final do movimento, com os dentes na posição de topo. Porém, a conferência do espaço deve ser feita durante todo o movimento. Mais uma vez, a mensuração do provisório é um meio valioso para se determinar a espessura das áreas funcionais.

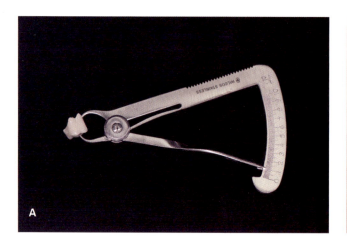
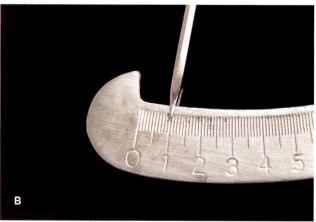

Figura 2.14 **A**. Espessímetro utilizado para medir a espessura da prótese provisória na face oclusal. **B**. O espaço mensurado é de 1 mm, o que significa que a face oclusal pode necessitar de um desgaste maior.

Estética

Durante o preparo de um dente que será restaurado proteticamente, deve-se ter em mente o resultado estético desejado. Essa conduta é conhecida por planejamento estético. Considerar a localização, a visibilidade do dente na arcada, a altura da linha do sorriso, a espessura da margem gengival, a presença de pinos e núcleos metálicos, a cor do substrato e dos dentes adjacentes e a presença da área incisal translúcida são variáveis importantes durante esse planejamento. O desenho final do preparo deve prever essas variáveis, para que o material selecionado possa devolver a estética com excelência. De nada adianta utilizar novos materiais estéticos se o preparo não estiver adequado para tal tecnologia. Embora seja necessário um técnico capacitado para realizar uma prótese com detalhes anatômicos, cor, textura e caracterizações adequados, a viabilidade de um trabalho estético depende do domínio do cirurgião-dentista durante todas as etapas clínicas.

Biomecânica dos preparos

Para que o trabalho protético devolva a harmonia funcional e estética ao paciente com longevidade, é necessário que a prótese resista às forças resultantes dos movimentos funcionais. Portanto, na realização de um preparo dental, o desenho final do preparo determinará se a prótese permanecerá ou não na boca depois de cimentada. Na utilização de agentes cimentantes convencionais, a retenção e a estabilidade do trabalho protético dependem diretamente do paralelismo das superfícies e/ou da incorporação de meios auxiliares como sulcos e caixas.

A retenção é a característica mecânica do preparo que impede o deslocamento da prótese no sentido contrário à sua via de inserção (Figura 2.15).

Alguns fatores podem influenciar a retenção:[1,5]

- Grau de inclinação das paredes: a retenção mais eficaz é aquela resultante de paredes virtualmente paralelas. Apesar de estar garantida por essas paredes, uma retenção exagerada prejudicará a remoção da prótese durante os sucessivos ajustes, além de dificultar uma fixação adequada da peça. Geralmente, uma inclinação discreta das paredes axiais minimiza as dificuldades operacionais de paredes extremamente paralelas, sem a perda real da retenção. Essa inclinação possibilita uma melhor visão do preparo, evitando desgastes profundos e compensando imprecisões nos procedimentos de execução laboratorial. Quando se utiliza uma broca cônica e se localiza o seu eixo paralelo ao eixo de inserção do preparo, o resultado é uma inclinação de 2 a 6º em todas as superfícies axiais preparadas. Duas paredes opostas, cada uma com 3º de inclinação, resultarão no total de 6º, o que, na realidade, é uma inclinação possível, sem o comprometimento da retenção.
- Área superficial do preparo: a área de superfície pode ser calculada pela quantidade de estrutura preparada que ficará sob a prótese. Quanto maior a área preparada, maior a retenção. A presença de sulcos e caixas aumenta essa área, o que também ocorre quando se condicionam quimicamente o esmalte e a dentina, porque mais prismas e túbulos dentinários estarão expostos durante os procedimentos adesivos.
- Eixo de inserção: é uma linha imaginária, pela qual a restauração será inserida ou retirada do preparo. Deve ser mentalmente visualizada pelo operador antes do início do preparo para que todas as características desejadas sejam obtidas respeitando sua direção. Esse eixo pode ser realizado em um ou vários dentes simultaneamente. Durante o preparo de um único dente, todas as paredes axiais, caixas e sulcos devem estar paralelos a esse eixo. Quando são preparados múltiplos pilares, o eixo que foi definido no primeiro preparo deve ser copiado para os restantes, de modo a se obter uma única trajetória de inserção para todos os pilares da futura prótese. Preparos exageradamente cônicos apresentam a possibilidade de vários eixos de inserção, favorecendo o deslocamento da prótese quando submetida à mastigação.
- Rugosidade superficial: alguns cimentos, como o fosfato de zinco, têm desempenho influenciado pelo princípio do embricamento mecânico. A rugosidade da superfície preparada aumenta o embricamento entre o cimento e a superfície, melhorando a efetividade da fixação. Porém, é importante lembrar que superfícies rugosas limitam os procedimentos de moldagem e obtenção dos modelos. Dessa forma, se a escolha for asperizar a superfície do preparo, este procedimento só deve ser realizado antes da cimentação definitiva.

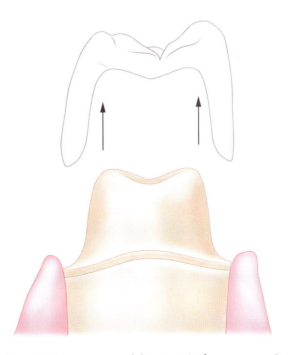

Figura 2.15 Paredes axiais do preparo, paralelas entre si, oferecem retenção à coroa protética.

A estabilidade ou a resistência é a característica mecânica do preparo, capaz de impedir o deslocamento das próteses diante das forças oclusais (Figura 2.16).

Alguns fatores podem influenciar a estabilidade:[1,5]

- Altura e paralelismo das paredes: quanto maiores a altura e o paralelismo das paredes preparadas, maior é a resistência ao deslocamento provocado pelas forças oclusais. Para estabelecer um espaço oclusal suficiente na reconstrução protética, a altura dos dentes envolvidos deve ser considerada. É diferente preparar um dente longo ou um dente curto. Essa diferenciação pode ser analisada sob dois ângulos: o dente a ser preparado e o material restaurador. O dente a ser preparado inicialmente pode parecer curto, porém, se ele for submetido a um preparo minimamente invasivo, é provável que as paredes axiais resultantes não sejam tão curtas. Outro exemplo é a observação da distância inter-rebordos. Se o paciente apresentar dentes desgastados associados a perda de dimensão vertical, provavelmente, os preparos não envolverão nenhum desgaste na face oclusal, o que, em geral, não resulta em preparos curtos. É importante ter em mente que, apesar das características clínicas dos dentes que serão envolvidos no preparo, é fundamental conhecer previamente o trabalho protético a ser realizado. Uma vez identificados o material restaurador a ser utilizado, o espaço interoclusal necessário para a reconstrução, a altura real das paredes axiais e a localização do término cervical, pode-se classificar os dentes envolvidos em curtos ou longos:
  - Dentes curtos: se, após uma redução adequada da superfície oclusal, a altura das paredes axiais for insuficiente para criar uma área efetiva de retenção friccional, se está diante de dentes curtos (Figura 2.17 A). Esse problema pode ser minimizado preparando previamente os dentes envolvidos em um modelo de estudo. Assim, podem ser evidenciadas as áreas nas quais serão efetuados os desgastes necessários para o material restaurador escolhido, a predefinição de paredes axiais paralelas e a possível inclusão de elementos auxiliares de retenção, como caixas e sulcos.
- Dentes longos: no preparo de dentes longos, a situação é mais favorável. Existe facilidade de se estabelecerem os princípios mecânicos necessários porque há área suficiente a ser preparada. Contudo, alguns aspectos podem complicar o preparo desses dentes. Geralmente, dentes longos apresentam a exposição de uma área radicular estrangulada que, durante a definição do término cervical, resulta em um preparo muito longo e fino. Durante o preparo de dentes vitalizados, a permeabilidade e o estrangulamento dessa área podem indicar a necessidade de uma endodontia intencional. Para dentes vitalizados ou não, um preparo muito longo pode ser prejudicial na inserção do trabalho protético, necessitando de redução considerável na altura e/ou de aumento na inclinação das paredes axiais, para que não haja comprometimento do eixo de inserção (Figura 2.17 B).
- Meios auxiliares: a confecção de sulcos e caixas aumenta a estabilidade e a retenção de preparos clássicos, diminuindo a possibilidade de deslocamento do trabalho protético diante das forças oclusais. Esse fato pode ser explicado pela presença de pequenas áreas de travamento que se formam quando se utiliza esses recursos.

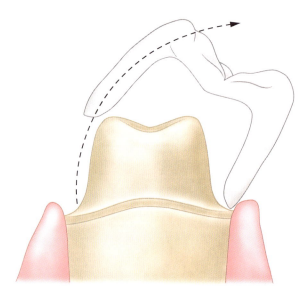

Figura 2.16 Paredes axiais do preparo, paralelas entre si, impedem o deslocamento da coroa protética.

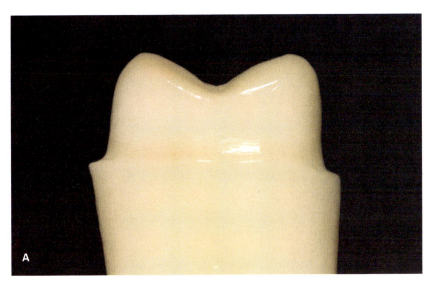
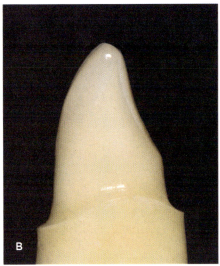

Figura 2.17 Preparo em dente curto (A) e longo (B).

Solidez estrutural

O preparo deve promover um mínimo de desgaste na estrutura dentária. Por outro lado, deve possibilitar que a prótese restaure adequadamente a forma com uma espessura mínima de material suficiente para resistir às forças mastigatórias, sem que haja deformação de sua estrutura.[4] Alguns fatores influenciam a solidez estrutural da restauração.

- Preparo da face oclusal: deve seguir os planos inclinados da superfície oclusal, considerando-se um maior desgaste nas cúspides de contenção cêntrica, para que possam ser reproduzidas anatômica e estruturalmente as áreas que serão submetidas às cargas funcionais (Figura 2.18).
- Profundidade do preparo: a profundidade adequada de desgaste deve ser calculada em função do tipo de material restaurador e da forma anatômica ideal. A definição dessas variáveis se faz por meio de um planejamento detalhado. Obter bons modelos de estudo antes de realizar o preparo é importante para se viabilizar a execução de um enceramento diagnóstico nos casos mais complexos. Esse enceramento dará a visão final da forma a ser obtida e alertará para as possíveis dificuldades operacionais durante a execução da restauração protética.

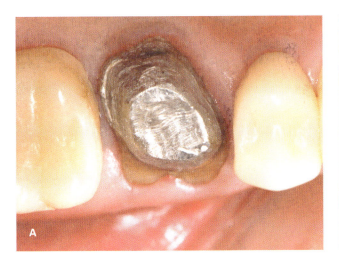
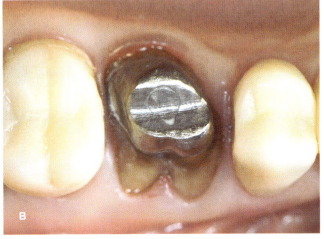

Figura 2.18 Condição da face oclusal antes (A) e depois (B) de um preparo adequado. A face oclusal deve apresentar planos inclinados para que a reprodução da anatomia oclusal seja obtida na coroa protética.

CLASSIFICAÇÃO DAS PRÓTESES ODONTOLÓGICAS

Com base na estratégia laboratorial empregada para a sua confecção, as próteses odontológicas podem ser classificadas em (Fluxograma 2.1):

- Próteses monolíticas: confeccionadas em um único material (metal ou cerâmica), por meio de estratégias laboratoriais, como a fundição de metais e a estratificação, injeção ou usinagem de cerâmicas.
- Próteses bilaminares: confeccionadas com dois materiais (um de infraestrutura e outro de cobertura), que criam uma interface entre si. Nessa estratégia, uma infraestrutura metálica ou cerâmica (em dissilicato de lítio ou zircônia) é recoberta por um material estético, geralmente uma porcelana feldspática.

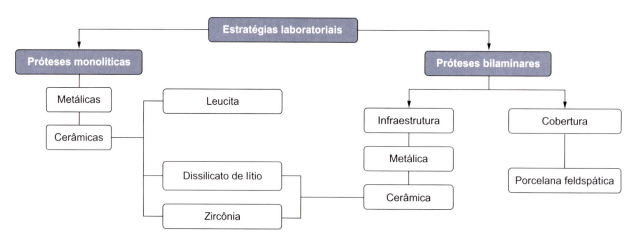

Fluxograma 2.1 Classificação das próteses.

Em função do uso cada vez mais frequente de cerâmicas na confecção das próteses odontológicas, durante a definição da profundidade de desgaste e do desenho dos preparos, devem ser levados em consideração os seguintes aspectos:

- Estratégia laboratorial empregada: preparos para próteses bilaminares necessitam de desgastes mais invasivos, uma vez que dois materiais são empregados na confecção da prótese. Por outro lado, preparos mais conservadores podem ser utilizados para coroas monolíticas.
- Cor do substrato: em substratos de cor favorável (dente natural ou resina composta), a profundidade do preparo pode ser conservadora, respeitando o material cerâmico selecionado. Contudo, quando um substrato com cor desfavorável está presente (núcleos metálicos ou dentes escurecidos), é necessário uma maior profundidade de desgaste (para uma estratégia monolítica) ou o uso de uma infraestrutura cerâmica mais opaca (para a estratégia bilaminar; Figura 2.19 A).
- Potencial adesivo do dente pilar: ao preparar dentes que receberão próteses fixadas por cimentos adesivos, como *inlays, onlays, overlays,* facetas ou coroas cerâmicas, o desenho e a profundidade do preparo devem considerar quanto tecido dental está presente antes do preparo. Sempre que possível, esmalte e dentina devem ser preservados, uma vez que a sua presença é fundamental para estabelecer uma adesão duradoura ao futuro trabalho reabilitador (Figura 2.19 B). Desta forma, os preparos dentais podem apresentar um desenho "personalizado" em função de quanto tecido dental está viável para adesão (ver também Capítulo 3).

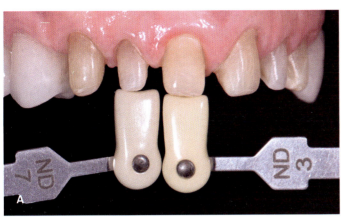
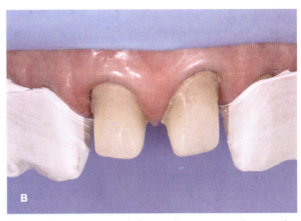

Figura 2.19 A. A cor dos substratos deve ser informada ao técnico, pois ela é determinante para a definição do sistema cerâmico e da estratégia laboratorial que serão utilizados. B. A manutenção de tecidos dentais após o preparo aumenta o potencial adesivo dos dentes pilares, o que confere longevidade às próteses instaladas.

CLASSIFICAÇÃO DOS PREPAROS DENTÁRIOS

Com base na extensão e na área preparada, os preparos dentários podem ser classificados em:

- Preparos coronários (Fluxograma 2.2): realizados em toda a porção coronária ou em parte dela.
- Preparos intrarradiculares (Fluxograma 2.3): envolvem a porção radicular, e o preparo é realizado dentro do conduto radicular.

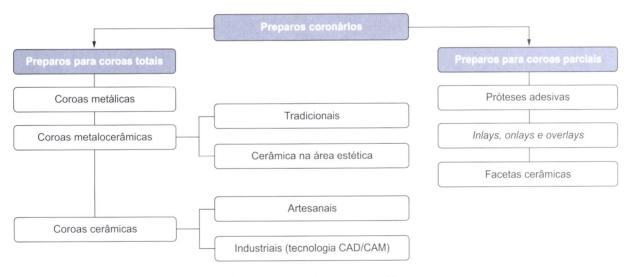

Fluxograma 2.2 Preparos coronários.

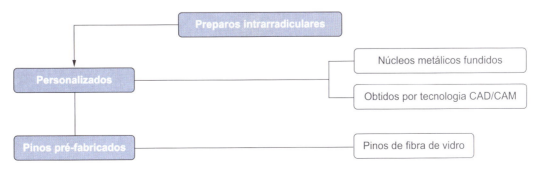

Fluxograma 2.3 Preparos intrarradiculares.

INSTRUMENTO DE TRABALHO

Brocas e pontas diamantadas são amplamente utilizadas na Odontologia para a remoção da estrutura dental durante as etapas do preparo. Esse é o princípio do corte, em que as lâminas de uma broca ou os grânulos de diamante de uma ponta diamantada desgastam gradativamente uma superfície. Assim como se acredita que o preparo é um procedimento que envolve o desgaste da estrutura dentária, convencionou-se que as brocas são instrumentos utilizados apenas para cortar. Antes no entanto da realização de qualquer preparo, é necessário conhecer e compreender a função desse instrumento. As brocas disponíveis no mercado têm formas e inclinações variadas e, além de serem excelentes instrumentos de corte, um dos seus principais objetivos é medir. Isso significa que uma broca possui dupla função: enquanto está acionada, é um instrumento de corte; e quando está parada, é um instrumento de medida.[3]

- Brocas como instrumento de corte: para que as brocas possam realizar essa função, elas devem estar conectadas a uma caneta de alta rotação com um bom sistema de refrigeração. Esse sistema garante que o aquecimento durante o preparo possa ser minimizado pela água. Existem, porém, outras formas eficazes de controlar o aquecimento. Uma delas é realizar o corte com velocidade controlada. Não adianta desgastar a estrutura remanescente com uma velocidade exagerada, pois, além de gerar calor, não se consegue visualizar o desenho do preparo, e a superfície resultante do corte poderá ficar com uma aparência rugosa e ondulada. A velocidade do corte deve ser média e controlada pelo discreto acionamento do motor, com a finalidade de proporcionar que cada etapa seja realizada cuidadosamente. Equipamentos como contra-ângulos multiplicadores são extremamente eficazes no controle da velocidade de corte, assim como auxiliam na obtenção de um acabamento excepcional dos preparos dentários.

- Brocas como instrumento de medida: a escolha da broca definirá o desenho final do preparo. Inicialmente, a broca parada sobre o dente a ser preparado deve ser utilizada para definir o eixo de inserção. Em um segundo momento, seu desenho auxilia na visualização da profundidade do preparo, na conferência do término cervical, na área de retenção friccional, bem como no paralelismo entre os pilares preparados (Figura 2.20).

- Eixo de inserção: o eixo de inserção de um preparo deve ser definido antes de os desgastes serem realizados. Geralmente, esse eixo é perpendicular ao plano oclusal. Se for conveniente, um eixo paralelo ao posicionamento que o dente ocupa na arcada (longo eixo do dente) também pode ser utilizado, e, muitas vezes, ele coincide com o eixo perpendicular ao plano oclusal. Como esse eixo é imaginário, é importante exercitar sua visualização na boca. Esse exercício é de extrema importância, porque a tendência é a de apoiar a broca na inclinação da parede dental a ser preparada e, nesse caso, o preparo resultante leva em consideração o eixo dentário existente, e não o eixo de inserção da futura prótese (Figura 2.21).

- Posicionamento das mãos do operador: após a definição do eixo de inserção, a mão que mantém a caneta de alta rotação em movimento deve trabalhar como um torno, ou seja, ser mantida paralela à posição predeterminada pelo eixo definido durante o preparo das paredes axiais. Se a mão do operador mudar constantemente de posição, a definição do eixo de inserção em preparos clássicos será prejudicada e o desenho do término cervical já não será mais o mesmo. É importante apoiar-se em uma área próxima ao dente a ser preparado (Figura 2.22). Outra possibilidade é a mão oposta dar apoio à mão operante, dirigindo a caneta de alta rotação com a manutenção do dedo indicador sobre a base da caneta.

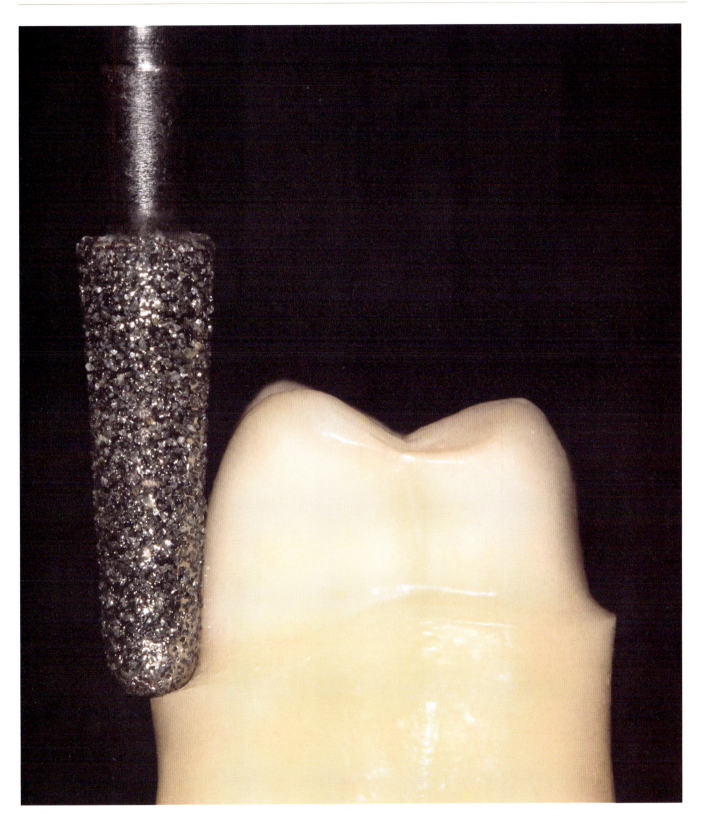

Figura 2.20 A broca serve de instrumento de medida para a forma do término cervical, a inclinação, a profundidade e a definição do eixo de inserção do preparo. Observe como metade da broca está sobre o preparo, enquanto a outra está fora. Como a broca tem uma ponta ativa arredondada, o término resultante desse desgaste é um chanfro profundo. Outro fato importante é que o preparo resultante será controlado pela expulsividade da broca, pois o seu posicionamento segue o eixo de inserção escolhido.

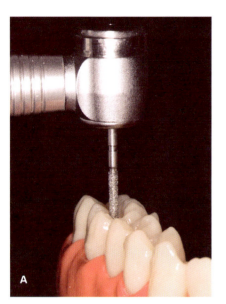 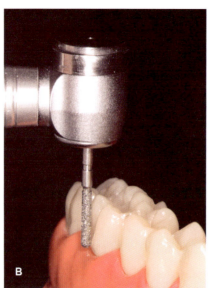 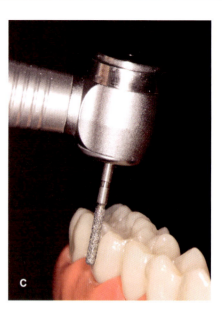

Figura 2.21 **A**. Para definir o eixo de inserção, posiciona-se a broca perpendicular ao plano oclusal. **B**. Com o eixo definido, a broca é conduzida para a face vestibular. Apenas a porção inferior da broca toca o dente a ser preparado. **C**. Se a broca for apoiada na face vestibular, o eixo de inserção passa a considerar a anatomia dessa face, e não mais o plano oclusal. O resultado desse eixo será um preparo demasiado expulsivo.

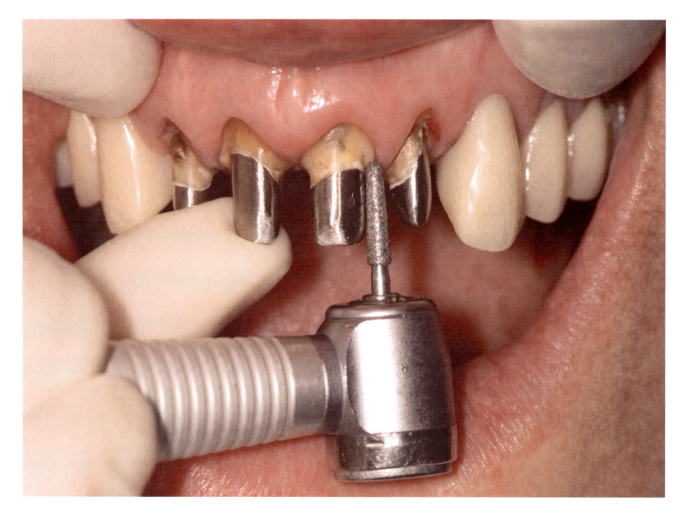

Figura 2.22 Para definir um eixo de inserção adequado, o apoio da mão operante é imprescindível. Observe como o operador posiciona as mãos durante o preparo, apoiando-se em regiões estáticas.

PREPARO PARA COROA MONOLÍTICA

Coroas monolíticas são próteses confeccionadas em um único material (metal ou cerâmica), e podem ser obtidas a partir de preparos minimamente invasivos. Atualmente, essa nomenclatura ficou mais difundida em função de coroas totais obtidas em zircônia a partir da usinagem de blocos pré-sinterizados e pigmentação externa. Preparos minimamente invasivos visam a preservar ao máximo a estrutura dentária, ao mesmo tempo que devem oferecer espaço suficiente para o futuro material restaurador.

Técnica da silhueta

Nesta técnica, a metade mesial do dente é preparada e serve de comparação com a área não preparada, possibilitando ao operador a visualização da quantidade e da profundidade do desgaste realizado. O preparo para uma coroa monolítica envolve os passos descritos a seguir:

- Definição dos sulcos de orientação cervicais.
- Definição dos sulcos de orientação axiais – 1ª inclinação.
- Definição dos sulcos de orientação axiais – 2ª inclinação.
- Definição dos sulcos de orientação oclusais.
- Desgaste proximal.
- União dos sulcos de orientação.
- Preparo do restante do dente.
- Localização e posicionamento do término cervical.
- Acabamento e polimento.

1º passo | Sulcos de orientação cervicais (vestibular e lingual; Figura 2.23)

- Estabelece o término cervical do preparo.
- Broca: 1012.
- Profundidade: meia broca.
- Inclinação: 45° em relação à superfície a ser desgastada até a haste metálica da broca tocar o dente.
- Localização: 1 mm acima da margem gengival.

2º passo | Sulcos de orientação axiais no terço mediocervical (vestibular e lingual): 1ª inclinação (Figura 2.24)

- Estabelece a quantidade de desgaste nas superfícies axiais.
- Broca: 3145.
- Profundidade: meia broca.
- Inclinação: perpendicular ao plano oclusal.
- Localização: dois sulcos, um no centro do dente e o outro próximo à face proximal mesial.

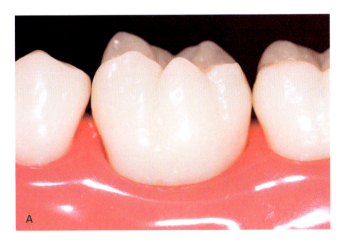 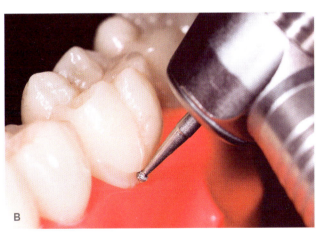

Figura 2.23 A. Dente a ser preparado. B. Inclinação adequada da broca esférica (1012, KG Sorensen, Brasil) sobre a área a ser preparada. (*continua*)

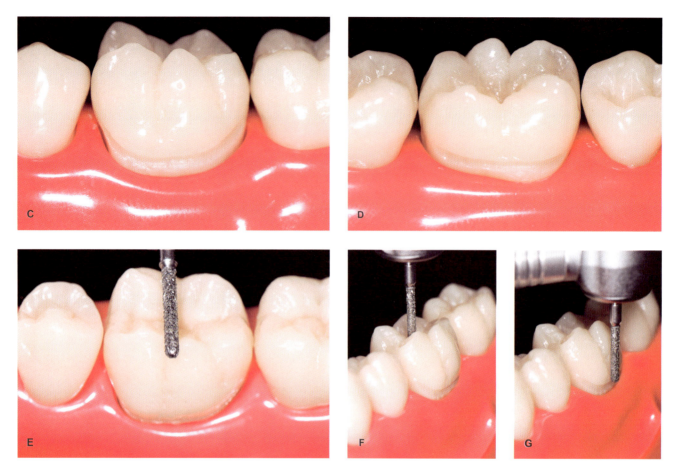

Figura 2.23 (*Continuação*) **C** e **D**. Sulcos de orientação cervicais vestibular e lingual concluídos. **E**. Antes de iniciar o passo seguinte, confira o plano oclusal. **F**. Depois, posicione a broca cilíndrica (3145, KG Sorensen, Brasil) perpendicular a esse plano. **G**. Transfira a broca com a mesma inclinação para a face vestibular.

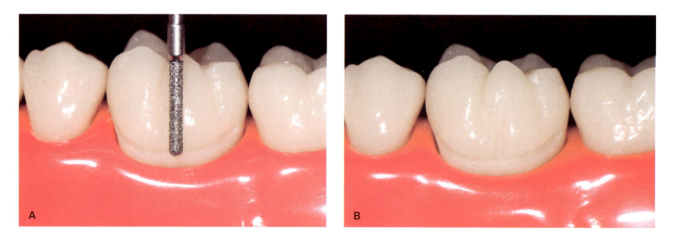

Figura 2.24 A e **B**. Definição do primeiro sulco de orientação no centro da face vestibular. (*continua.*)

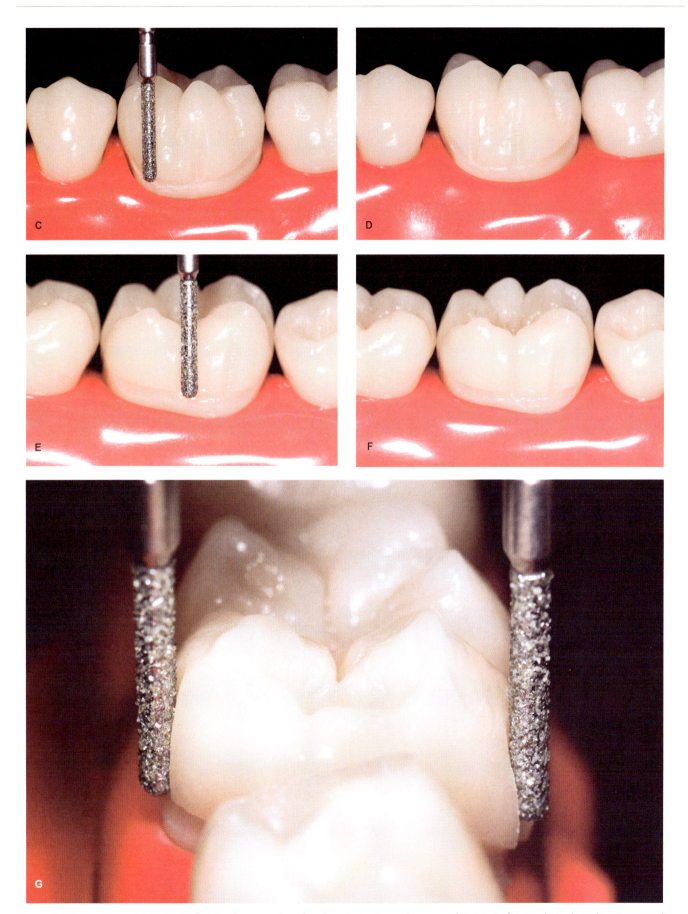

Figura 2.24 (*Continuação*) **C** e **D**. Definição do segundo sulco de orientação na área mesial. **E** e **F**. Definição dos sulcos de orientação linguais. **G**. Se o eixo de inserção foi respeitado, é possível observar o paralelismo entre os sulcos vestibular e lingual.

3º passo | Sulcos de orientação axiais no terço médio-oclusal (vestibular e lingual): 2ª inclinação (Figura 2.25)

- Estabelece a quantidade de desgaste nas superfícies axiais.
- Broca: 3145.
- Profundidade: meia broca, e na cúspide de contenção funcional aprofundar todo o diâmetro da broca.
- Inclinação: acompanha a inclinação do dente.
- Localização: acompanha os dois sulcos de orientação já realizados.

4º passo | Sulcos de orientação oclusais (Figura 2.26)

- Estabelece a quantidade de desgaste oclusal.
- Broca: 3145.
- Profundidade: todo o diâmetro da broca.
- Inclinação: acompanha os planos inclinados das cúspides.
- Localização: dois sulcos (um intercuspídeo e outro na aresta).

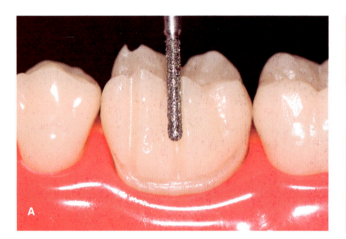
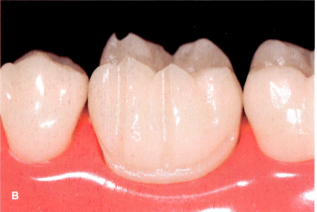
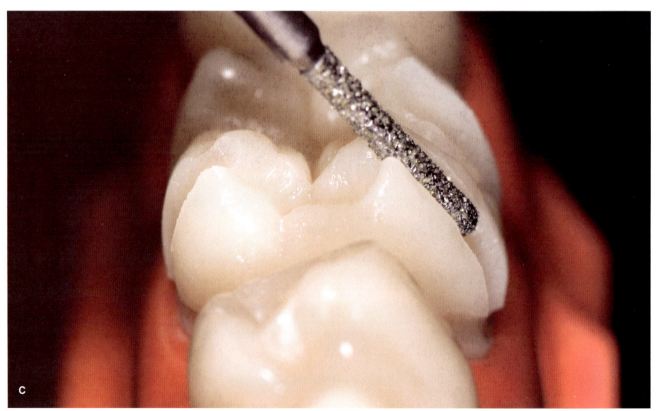

Figura 2.25 **A** e **B**. Definição dos sulcos referentes à segunda inclinação. **C**. Observe como a broca segue a inclinação natural dessa área.

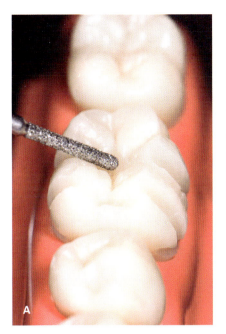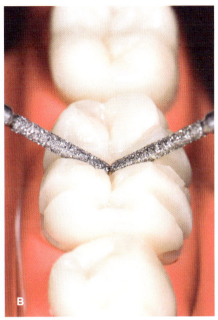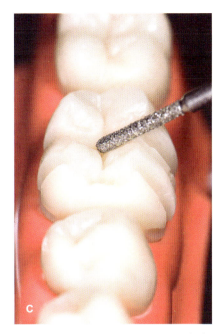

Figura 2.26 A a C. Definição dos sulcos de orientação oclusais. Observe como o posicionamento da broca acompanha a anatomia da face.

5º passo | Desgaste proximal (Figura 2.27 A a D)

- Elimina a convexidade natural dessa área.
- Broca: 3203.
- Inclinação: perpendicular ao plano oclusal, acompanhando a margem gengival.
- O dente adjacente deve ficar protegido com a matriz de aço.
- Deve-se desgastar até permitir a passagem da broca 3145.
- O desgaste proximal também é conhecido por *slice* ou corte em fatia. Por meio desta redução, obtém-se o acesso para que a broca responsável pelo preparo (broca 3145) possa passar livremente pela região.

6º passo | União dos sulcos de orientação (Figura 2.27 E a I)

- Broca: 3145.
- 1ª inclinação: unir os sulcos de referência nas faces vestibular e lingual, passando por proximal. Atenção para a configuração dessa área, pois ela apresenta uma depressão no sentido vestibulolingual, que abriga a papila gengival.
- 2ª inclinação: unir os sulcos de referência nas faces vestibular e lingual.
- Face oclusal: unir os sulcos de referência oclusais. Observe o dente preparado em oclusão para avaliar se o espaço obtido no desgaste foi suficiente para a reconstrução da anatomia e da função oclusal.

7º passo | Preparo do restante do dente (Figura 2.28 A a C)

- Após os passos anteriores, a metade do dente está preparada, o que possibilita avaliar os procedimentos realizados até o momento, comparando-os com a parte intacta do dente.
- Repetir os passos 2 a 6.

8º passo | Localização e definição do término cervical (Figura 2.28 D e E)

- Término em chanferete.
- Broca 3145.
- Inclinação: broca paralela à parede axial.
- Localização: no término cervical, com metade da ponta da broca.
- Profundidade: depende do sulco gengival; deve-se medir o sulco com sonda periodontal e posicionar fio de afastamento para proteger a gengiva marginal.

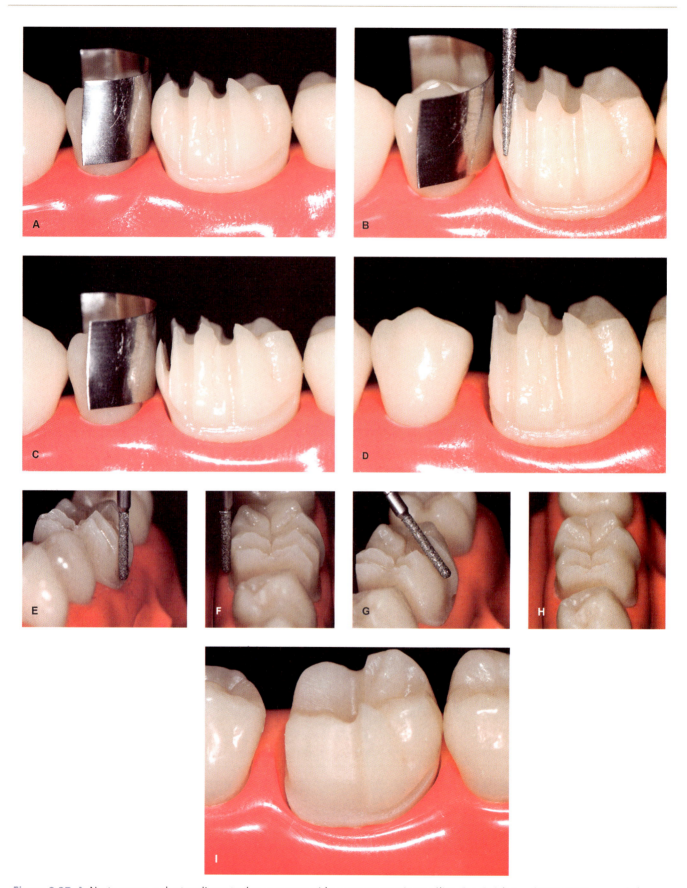

Figura 2.27 A. Neste passo, o dente adjacente deve ser protegido por uma matriz metálica. **B** e **C**. A broca (3203, KG Sorensen) deve ser posicionada para permitir que o corte seja executado. Não posicionar a broca entre a matriz metálica e o dente, pois, além de danificar a broca, o corte poderá desgastar a matriz e consequentemente o dente adjacente. **D**. Desgaste proximal concluído. É importante conferir se a broca responsável pelo preparo passa livremente pela região. **E** e **F**. União dos sulcos de referência da 1ª inclinação. **G** e **H**. União dos sulcos de referência da 2ª inclinação. **I**. Sulcos oclusais unidos.

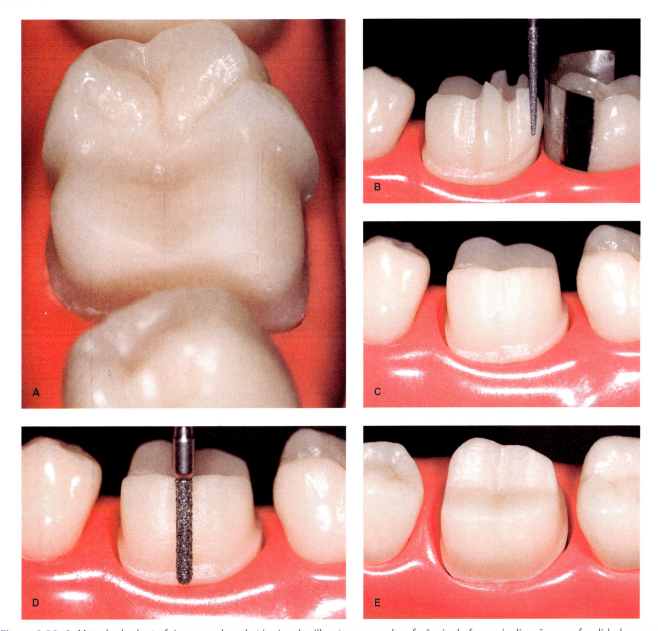

Figura 2.28 A. Metade do dente foi preparada pela técnica da silhueta e serve de referência de forma, inclinação e profundidade para o restante do preparo. **B** e **C**. Os mesmos passos são realizados para a outra metade do dente, até o desgaste completo. **D** e **E**. A broca com término em chanferete é posicionada no eixo de inserção do preparo e o término cervical é localizado nesse passo.

9º passo | Acabamento e polimento (Figura 2.29 A e B)

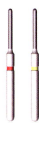

- Alisamento das paredes axiais, oclusais, término cervical e ângulos internos.
- Brocas: 3145 F e 3145 FF.
- Brocas multilaminadas com o mesmo formato das brocas utilizadas no preparo também podem ser utilizadas.
- Empregando brocas com granulações finas e extrafinas, promove-se o alisamento de todo o preparo, removendo as imperfeições existentes. Uma vez acabada a superfície, ela deve ser polida para facilitar as etapas clínicas, como obtenção de provisório e moldagem definitiva.

Características finais do preparo (Figuras 2.29 C e D e 2.30)

- Paredes axiais planas e lisas com convergência para oclusal, apresentando inclinação dupla.
- Presença de área de retenção friccional no terço mediocervical.
- Maior redução oclusal nas cúspides de contenção cêntrica e menor nas cúspides de contenção não cêntrica.
- Ângulos arredondados.
- Preparo com redução axial de 0,5 mm.
- Término cervical em chanferete.

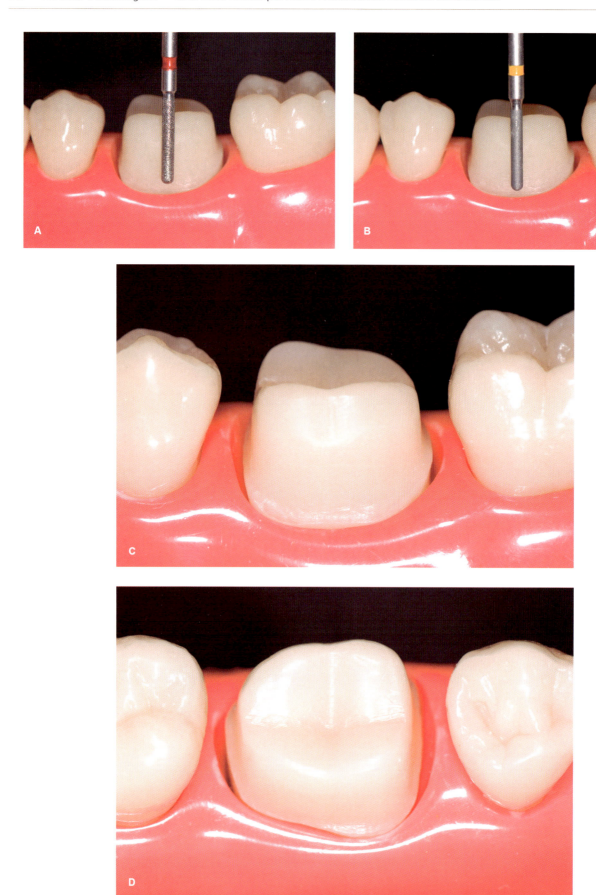

Figura 2.29 As paredes do preparo são acabadas (A) e polidas (B) com brocas de granulação decrescente (3145 F e FF, KG Sorensen, Brasil). C e D. Preparo concluído.

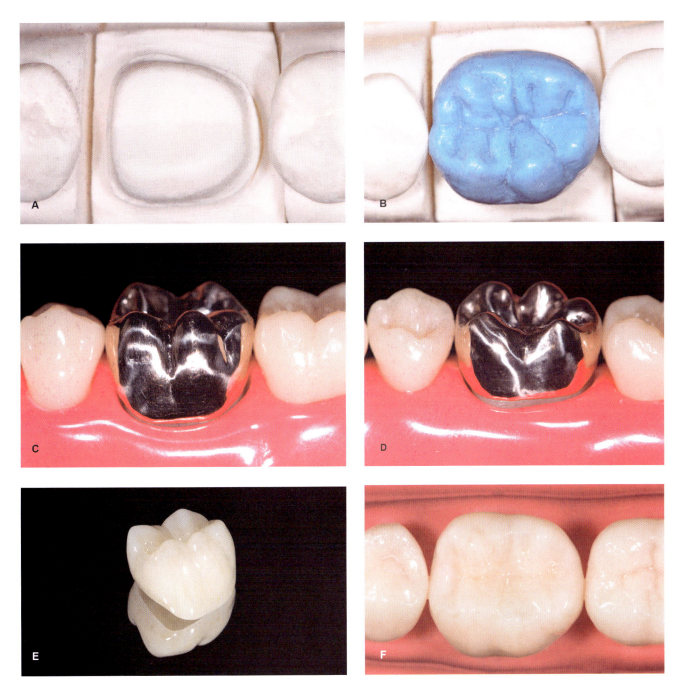

Figura 2.30 **A**. Modelo definitivo. **B**. Enceramento da coroa. **C** e **D**. Coroa metálica. (Ney-Oro, Dentsply Ceramco, EUA. Trabalho confeccionado pelo TPD José Luiz Batista, Laboratório Dental Art, Florianópolis, SC.) **E** e **F**. Coroa usinada em zircônia. (TT, Upcera-Dental, China. Trabalho confeccionado pelo TPD Carlos Prux Landmeier, Centro de Escaneamento Dental, São José, SC.)

PREPARO PARA COROA METALOCERÂMICA

Coroas metalocerâmicas são próteses bilaminares, cuja infraestrutura metálica é recoberta por cerâmica, com exceção do terço cervical palatino/lingual, em que uma cinta metálica discreta pode ficar aparente. O preparo dos dentes difere entre os dentes anteriores e posteriores e envolve os passos descritos a seguir.

Preparo para coroa metalocerâmica em dentes posteriores

1º ao 7º passos

- Proceder de modo semelhante ao preparo para coroa monolítica.

8º passo | Sulcos de orientação axiais na face vestibular: 1ª e 2ª inclinações (Figura 2.31 A a D)

- Estabelece a quantidade de desgaste necessária para a cerâmica.
- Broca: 4138.
- Profundidade: meia broca.
- Inclinação: acompanhar as duas inclinações já realizadas.
- Localização:
  - Um no centro do dente.
  - Um na face proximal mesial coincidindo com o centro da cúspide.
  - Um na face proximal distal coincidindo com o centro da cúspide.

9º passo | sulcos de orientação oclusais (Figura 2.31 D e E)

- Estabelece a quantidade de desgaste necessária para a cerâmica.
- Broca: 4138.
- Profundidade: meia broca.
- Inclinação: acompanhar os planos inclinados das cúspides vestibulares e palatais.
- Localização: um intercuspídeo e dois nas arestas.

10º passo | União dos sulcos de orientação e preparo do restante do dente (Figura 2.32 A e B)

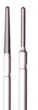

- Broca 4138.
- A união dos sulcos de orientação deve ser feita respeitando as inclinações predefinidas durante a definição dos sulcos de orientação.

11º passo | Localização e definição do término cervical (Figura 2.32 C e D)

- Término em chanfro na área estética (proximomesial a proximodistal passando por vestibular): broca: 4138.
- Término em chanferete no restante do preparo: broca 3145.
- Inclinação: broca paralela à parede axial.
- Localização: no término cervical, com metade da ponta da broca.
- Profundidade: depende do sulco gengival, deve-se medir o sulco com sonda periodontal e posicionar fio de afastamento para proteger a gengiva marginal.

12º passo | Acabamento e polimento (Figura 2.32 E a G)

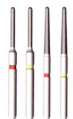

- Alisamento das paredes axiais, oclusais, término cervical e ângulos internos.
- Brocas: 3145F, 3145FF, 4138F e 4138FF.

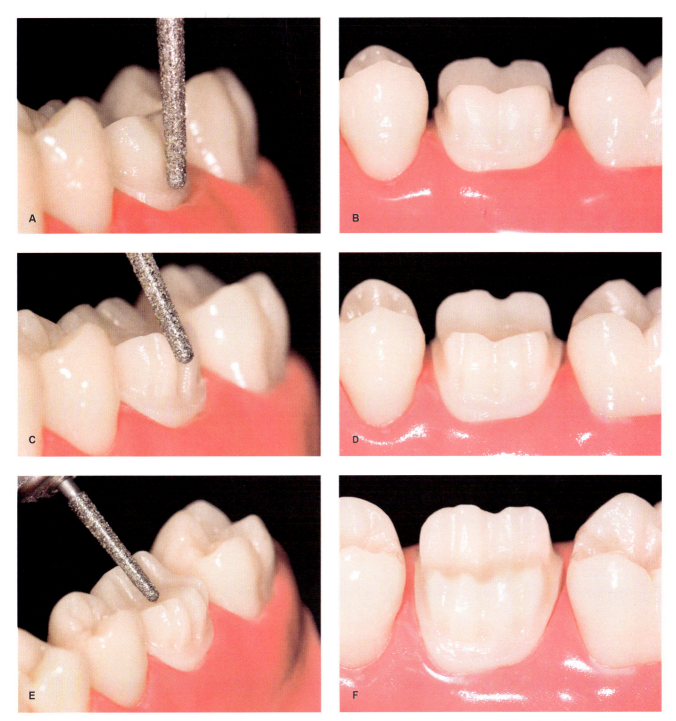

Figura 2.31 **A** e **B**. Sulcos de orientação da 1ª inclinação. **C** e **D**. Sulcos de orientação da 2ª inclinação. **E** e **F**. Sulcos de orientação oclusais.

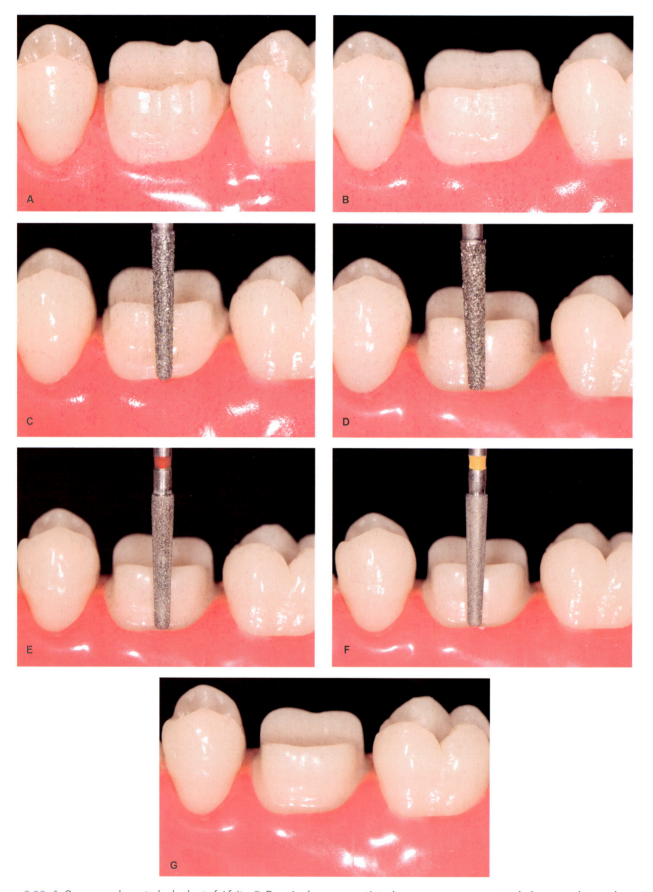

Figura 2.32 **A**. O preparo da metade do dente foi feito. **B**. Depois, deve-se repetir todos os passos para o outro lado e completar o desgaste. **C** e **D**. A localização do término cervical é feita com uma broca em formato de chanfro (4138, KG Sorensen, Brasil). Observe como a broca é posicionada no eixo de inserção já definido pela 1ª inclinação. **E** e **F**. Brocas com granulação decrescente utilizadas para o acabamento e polimento. **G**. Preparo concluído.

Características finais do preparo para coroa metalocerâmica em dentes posteriores (Figura 2.33)

- Paredes axiais planas e lisas com convergência para oclusal, apresentando inclinação dupla.
- Presença de área de retenção friccional no terço cervical.
- Desgaste oclusal com 2 mm.
- Ângulos internos arredondados.
- Preparo com redução axial de 1,5 mm na face vestibular e 0,5 mm na face palatina/lingual.
- Término em chanfro na área estética e chanferete no restante do preparo.

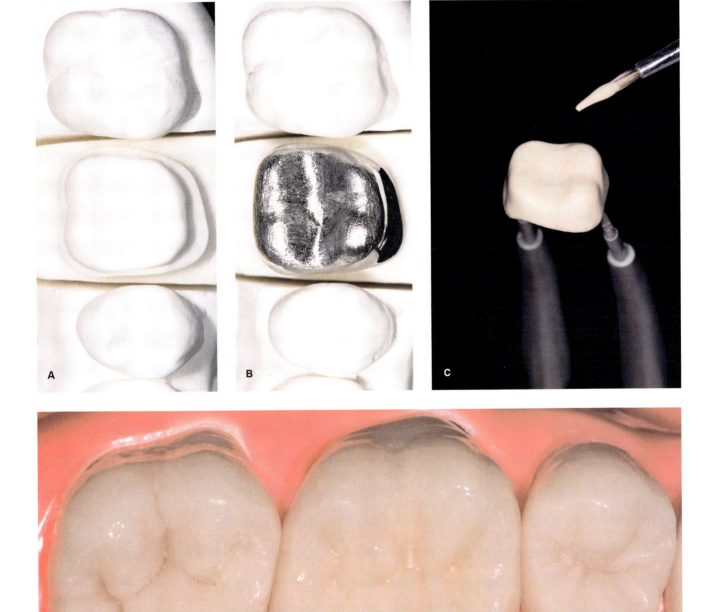

Figura 2.33 A. Modelo de trabalho troquelado. B. Infraestrutura metálica. C. Aplicação da cerâmica opaca. D. Coroa metalocerâmica. (Trabalho confeccionado pelo TPD José Luiz Batista, Laboratório Dental Art, Florianópolis, SC.)

PREPARO PARA COROA METALOCERÂMICA EM DENTES ANTERIORES

O preparo dos dentes anteriores envolve os passos descritos a seguir:

- Definição do sulco de orientação cervical.
- Definição dos sulcos de orientação axiais – 1ª inclinação.
- Definição dos sulcos de orientação axiais – 2ª inclinação.
- Definição dos sulcos de orientação incisais.
- Desgaste proximal.
- União dos sulcos de orientação.
- Preparo do restante do dente.
- Desgaste da concavidade palatina.
- Localização e posicionamento do término cervical.
- Acabamento e polimento.

1º passo | Sulco de orientação cervical (apenas na face vestibular; Figura 2.34 A e B)

- Estabelece um sulco de orientação para o desgaste vestibular.
- Broca: 1012.
- Profundidade: meia broca.
- Posicionamento: 45° em relação à superfície a ser desgastada até a haste metálica da broca tocar o dente.
- Localização: 1 mm acima da margem gengival.

2º passo | Sulcos de orientação axiais no terço mediocervical (vestibular): primeira inclinação (Figura 2.34 C a F)

- Estabelece a quantidade de desgaste nessa superfície.
- Broca: 3145.
- Profundidade: todo o diâmetro da broca.
- Inclinação: paralela ao terço médio da face vestibular (define o eixo de inserção).
- Localização:
  - Um no centro do dente.
  - Um próximo à face proximal mesial.

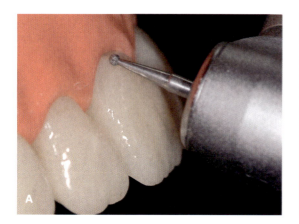
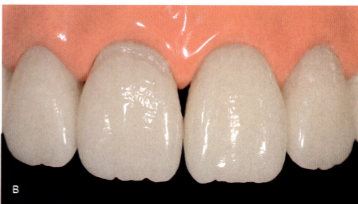
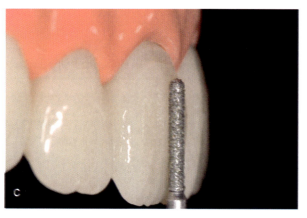
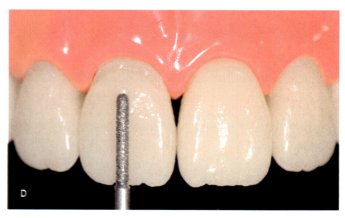

Figura 2.34 A. Broca esférica utilizada para a confecção do sulco cervical. **B.** Sulco de orientação cervical vestibular. **C** e **D.** Broca definindo o eixo de inserção na face vestibular, posicionada paralela ao terço médio do dente. (*continua*).

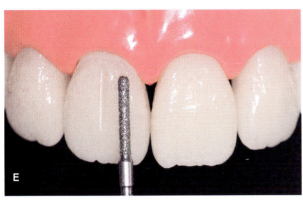
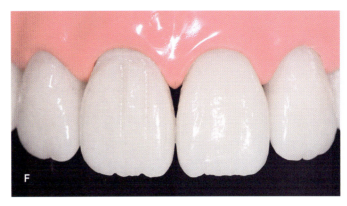

Figura 2.34 (*Continuação*) E e F. Confecção dos sulcos de orientação da 1ª inclinação.

3º passo | Sulco de orientação axial no terço mediocervical (palatino): 1ª inclinação (Figura 2.35 A e B)

- Estabelece a quantidade de desgaste nessa superfície.
- Broca: 3145.
- Profundidade: meia broca.
- Inclinação: paralela aos sulcos de orientação já realizados na face vestibular.
- Localização: no centro da face palatina.

4º passo | Sulcos de orientação axial no terço medioincisal (vestibular): 2ª inclinação (Figuras 2.35 C a E e 2.36)

- Estabelece a quantidade de desgaste nessa superfície.
- Broca: 3145.
- Profundidade: todo o diâmetro da broca.
- Inclinação: acompanha a inclinação do dente (do terço médio para o incisal).
- Localização: acompanha os dois sulcos já realizados.

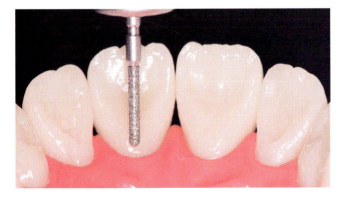
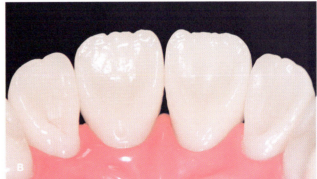
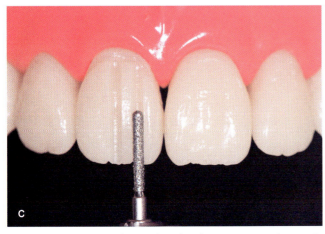
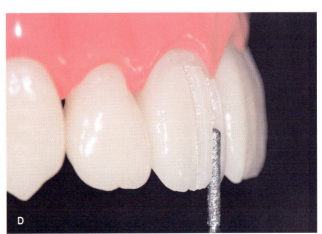

Figura 2.35 A e B. Confecção do sulco de orientação palatino. C e D. Confecção dos sulcos de orientação vestibulares da 2ª inclinação.

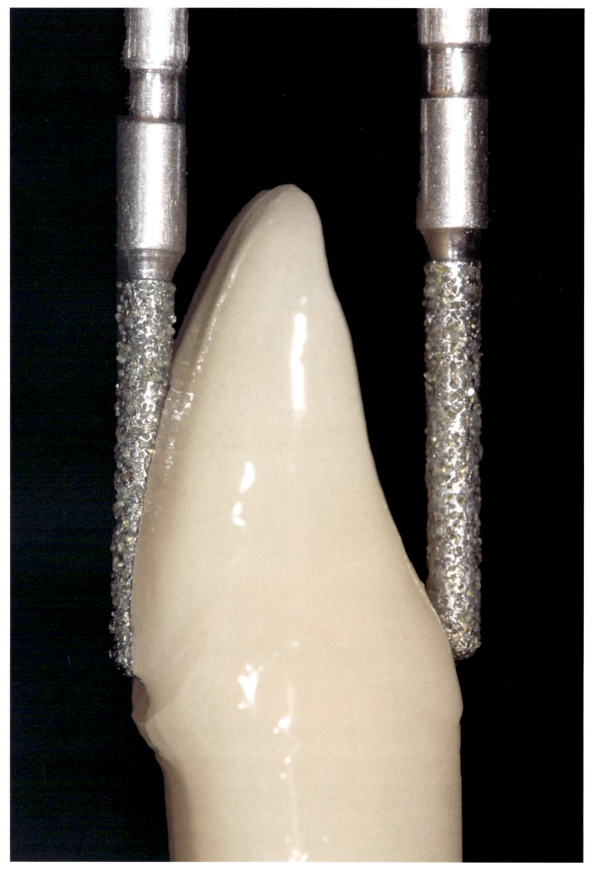

Figura 2.36 Paralelismo obtido entre os sulcos vestibulares e palatino.

5º passo | Sulcos de orientação incisais (Figura 2.37 A e B)

- Estabelece a quantidade de desgaste incisal.
- Broca: 3145.
- Profundidade: uma broca e meia.
- Inclinação: 45° para a face palatina.
- Localização: acompanha os sulcos vestibulares.

6º passo | União dos sulcos de orientação incisais (Figura 2.37 C e D)

- Une os sulcos de orientação incisais.
- Broca: 3145.
- Inclinação: 45° para a face palatina.

7º passo: desgaste proximal (Figura 2.38 A a D)

- Broca: 3203.
- Inclinação: perpendicular ao plano oclusal, acompanhando a margem gengival.
- O dente adjacente deve ficar protegido com a matriz de aço.
- O desgaste deve ser realizado até permitir a passagem da broca 3145.

8º passo | União dos sulcos de orientação (Figura 2.38 E a H)

- Broca: 3145.
- 1ª inclinação: unir os sulcos de referência na face vestibular, passando por proximal, até encontrar o sulco de referência palatino. Esse desgaste resulta na criação da área de retenção friccional que definirá o futuro eixo de inserção.
- 2ª inclinação: unir os sulcos de referência da face vestibular.

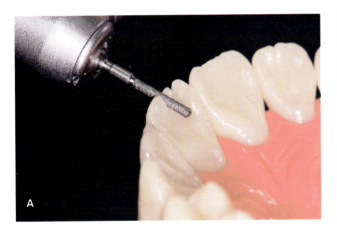
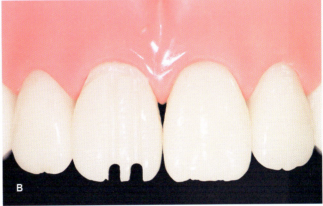
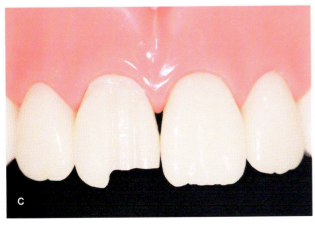
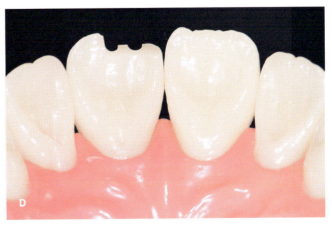

Figura 2.37 **A**. Posicionamento da broca na face incisal para a confecção dos sulcos. **B**. Sulcos de orientação incisais. **C** e **D**. União dos sulcos de orientação incisais.

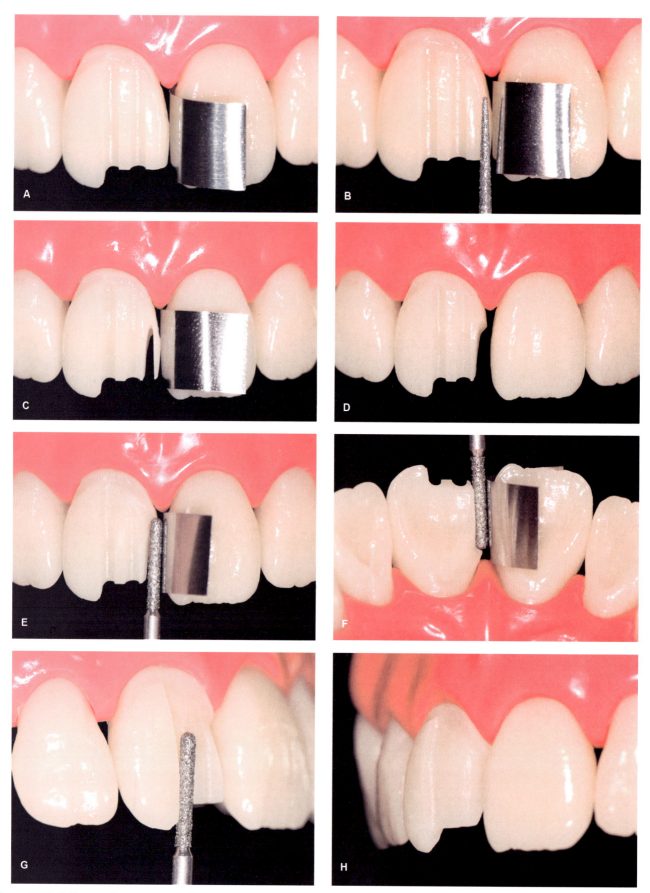

Figura 2.38 **A.** Dente adjacente protegido por uma matriz metálica. **B** e **C.** Broca adequadamente posicionada para desgastar a face proximal. **D.** Desgaste proximal concluído. **E** e **F.** União dos sulcos referentes à 1ª inclinação nas faces vestibular e palatina. **G** e **H.** União dos sulcos axiais na 2ª inclinação, na face vestibular.

9º passo | Preparo do restante do dente (Figura 2.39 A e B)

- Após os passos anteriores, a metade do dente estará preparada, o que permitirá avaliar os procedimentos realizados até o momento, comparando a metade do dente feita com a parte intacta dele.
- Repetir os passos 2 a 8.

10º passo | Desgaste da concavidade palatina (Figura 2.39 C e D)

- Broca: 3168.
- Profundidade: considerar a condição oclusal do paciente.
- Acompanha a anatomia da face palatina.

11º passo | Localização e definição do término cervical (Figura 2.39 E e F)

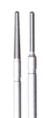

- Término em chanfro na área estética (Face vestibular e 1/3 interproximal): broca 4138.
- Término em chanferete no restante do preparo: broca 3145.
- Inclinação: paralela às paredes axiais.
- Localização: no término cervical, com metade da ponta da broca.
- Profundidade: depende do sulco gengival; medir o sulco com sonda periodontal e posicionar fio de afastamento para proteger a gengiva marginal.

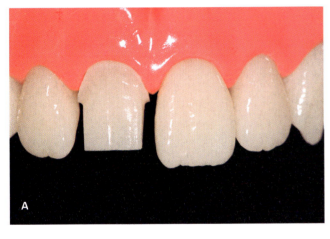
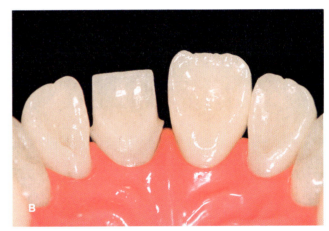
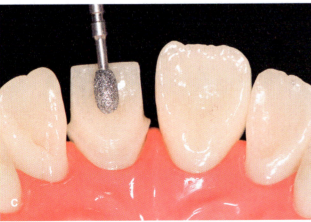
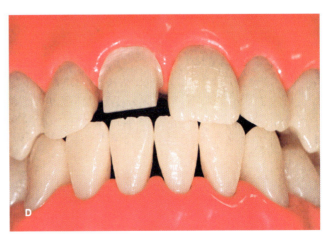

Figura 2.39 **A** e **B**. Todos os passos devem ser realizados na outra metade do dente. **C**. Desgaste da face palatina (Broca 3168, KG Sorensen, Brasil). **D**. A profundidade do desgaste deve considerar a oclusão do paciente. (*continua*)

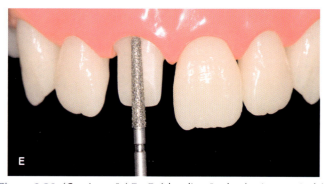
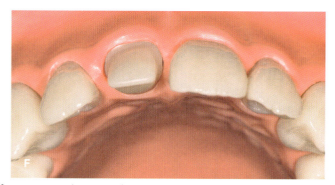

Figura 2.39 (*Continuação*) **E** e **F**. A localização do término cervical é feita com uma broca em formato de chanfro. Observe como a broca é posicionada no eixo de inserção já definido pela 1ª inclinação.

12º passo | Acabamento e polimento (Figura 2.40 A e B)

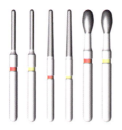

- Alisamento das paredes axiais, oclusais, término cervical e ângulos internos.
- Brocas 3145F e 3145FF.
- Brocas 4138F e 4138FF.
- Brocas 3168F e 3168FF.

Características finais do preparo para coroa metalocerâmica em dentes anteriores (Figuras 2.40 C e D e 2.41)

- Face vestibular em dois planos.
- Face palatina em dois planos.
- Área de retenção friccional no terço cervical de todo o preparo.
- Ângulos internos arredondados.
- Preparo com redução axial de 1,5 mm na face vestibular.
- Término em chanfro na área estética (proximomesial a proximodistal passando por vestibular) e chanferete na face palatina/lingual.

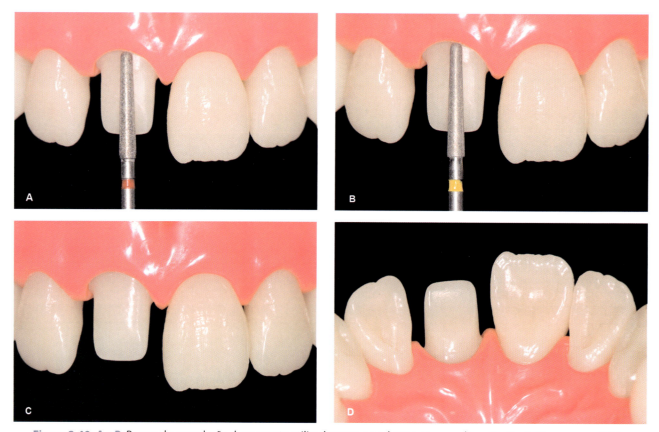

Figura 2.40 A e **B**. Brocas de granulação decrescente utilizadas para o acabamento e o polimento. **C** e **D**. Preparo concluído.

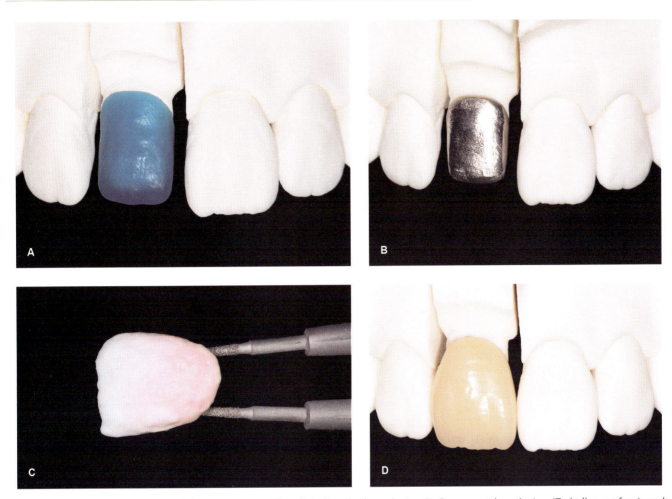

Figura 2.41 A e B. Enceramento e infraestrutura metálica. C. Aplicação da cerâmica. D. Coroa metalocerâmica. (Trabalho confeccionado pelo TPD José Luiz Batista, Laboratório Dental Art, Florianópolis, SC.)

VARIAÇÃO PARA COROA METALOCERÂMICA COM CERÂMICA NA ÁREA ESTÉTICA

Quando a estética é fator primordial, uma modificação na porção cervical das coroas metalocerâmicas tradicionais pode ser realizada. Para tal modificação, o preparo deve receber um chanfro profundo na área de visibilidade estética (que compreende um terço da face proximal mesial, a face vestibular e um terço da face proximal distal). Dessa forma, a infraestrutura metálica não recobrirá todo o término cervical do preparo, permitindo que a margem cervical da coroa na área estética receba apenas cerâmica. Essa coroa é conhecida como coroa de Vryonnes ou coroa metalocerâmica com ombro,[6] em função de que, inicialmente, esse preparo foi descrito com a confecção de um ombro em 90° na área estética. Atualmente, o ombro é substituído por um chanfro profundo para facilitar os procedimentos laboratoriais.

1º passo ao 10º passo

- Semelhante ao preparo para coroa metalocerâmica anteriormente descrito.

11º passo | Localização e definição do término cervical (Figura 2.42 A e B)

- Término em chanfro profundo na área estética (1/3 mesial, vestibular e 1/3 distal): broca 4137.
- Término em chanferete no restante do preparo: broca 3145.
- Inclinação: paralela às paredes axiais.
- Localização: no término cervical, com metade da ponta da broca.
- Profundidade: depende do sulco gengival; medir o sulco com sonda periodontal e posicionar fio de afastamento para proteger a gengiva marginal.

12º passo | Acabamento e polimento (Figura 2.42 C a G)

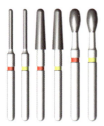

- Alisamento das paredes axiais, oclusais, término cervical e ângulos internos.
- Brocas 3145F, 3145FF, 4137F, 4137FF, 3168F e 3168FF.

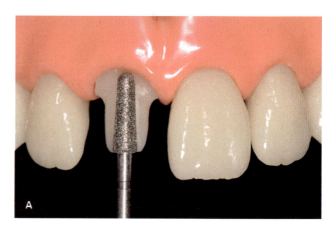
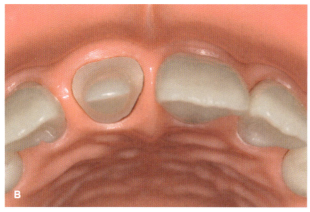
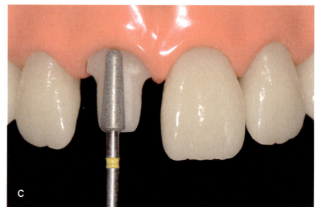
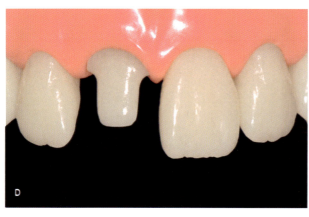
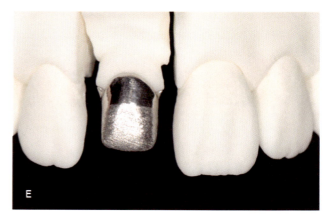
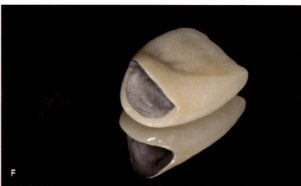
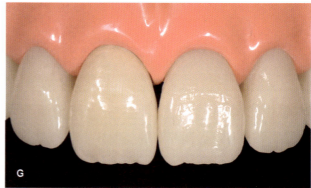

Figura 2.42 A e B. A localização do término cervical é feita com uma broca em formato de chanfro profundo (4137, KG Sorensen, Brasil). A broca é posicionada no eixo de inserção definido na 1ª inclinação. **C**. Brocas utilizadas para o acabamento e polimento do preparo. **D**. Preparo concluído. **E e F**. Infraestrutura metálica e prótese concluída. Observe a presença de cerâmica na margem cervical na coroa. **G**. Prótese concluída. (TPD José Luiz Batista, Laboratório Dental Art, Florianópolis, SC.)

RETENTORES INTRARRADICULARES

São peças protéticas fixas intrarradiculares, destinadas a reconstruir a base de um dente pilar para prótese fixa. A necessidade de um retentor intrarradicular está diretamente relacionada à quantidade de estrutura dental remanescente, bem como às exigências estéticas e funcionais. A resistência do dente que necessita ser reconstruído não é melhorada pela instalação de um retentor, porém, na maioria das vezes, é preciso que haja algum sistema de reconstrução para que a base seja criada e ofereça retenção para a futura prótese.[7]

Características ideais de um retentor intrarradicular

- Ser biocompatível.
- Preservar a dentina radicular.
- Possuir boa relação custo-benefício.
- Ser resistente à corrosão, no caso de núcleos e pinos metálicos.
- Evitar tensões demasiadas à raiz.
- Prover união química e mecânica com o material restaurador e/ou de preenchimento.

Aspectos determinantes na escolha e confecção de retentores intrarradiculares[8]

- Condição do tratamento endodôntico: independentemente do retentor intrarradicular utilizado, é imprescindível que um tratamento endodôntico de qualidade tenha sido realizado previamente. Apenas a comprovação radiográfica de ausência de lesão periapical não é um indicativo seguro de que o remanescente pode receber um retentor intrarradicular. Adequada compactação do material obturador, preenchimento total dos canais, endodontia selada sem contato com o meio externo e ausência de dor são fatores a ser conferidos antes da confecção de um retentor.
- Condição da estrutura dentária remanescente: quanto mais estrutura dentária estiver presente, maior a possibilidade de utilização de sistemas dependentes da adesão. À medida que a estrutura vai sendo perdida, a adesão torna-se comprometida, levando, muitas vezes, ao uso de sistemas tradicionais ou um pino de fibra modelado.
- Localização dos dentes na boca: dentes anteriores implicam maior exigência estética que os posteriores. Portanto, o uso de sistemas estéticos como pinos de fibra de vidro está amplamente indicado nessas áreas. Em regiões posteriores, onde não existe tanta exigência estética, o maior envolvimento funcional, em geral, leva a indicar um sistema tradicional.
- Extensão do trabalho protético a ser realizado: em casos pequenos, envolvendo um a três elementos dentais, pinos pré-fabricados têm sido utilizados com sucesso. Porém, em casos com próteses extensas e complexas, núcleos metálicos fundidos permitem a construção de uma base eficaz para a instalação do futuro trabalho reabilitador.

Basicamente, existem dois tipos de retentores intrarradiculares: núcleos personalizados e pinos pré-fabricados. Esses sistemas apresentam características e indicações diferentes. Neste capítulo, são apresentados os núcleos metálicos fundidos. Núcleos personalizados em fibra e pinos pré-fabricados são mostrados no Capítulo 3.

NÚCLEOS METÁLICOS FUNDIDOS

São retentores personalizados compostos de uma porção radicular (pino) que se aloja no preparo intrarradicular previamente realizado e de uma porção coronária (base) que servirá de pilar para a futura prótese (Figura 2.43).

Indicações

- Dentes desvitalizados que possuam a sua porção coronária perdida ou comprometida.
- Pilar de próteses unitárias ou fixas.
- Reabilitações com indicação de múltiplos retentores intrarradiculares.
- Necessidade de modificar a inclinação da coroa clínica.

Contraindicações

- Áreas com alta exigência estética.
- Raízes com dilacerações violentas.
- Raízes finas e curtas que não venham a resistir aos esforços mastigatórios.

Vantagens

- Melhor adaptação clínica, em função de ter sido confeccionado a partir do preparo intrarradicular.
- Peça única, sem a necessidade de preenchimento da porção coronária (base).
- Radiopacidade.
- Menor película de cimento.

Desvantagens

- Necessidade de procedimentos e custos laboratoriais, aumentando o número de sessões clínicas.
- Inestético.
- Possibilidade de corrosão decorrente do uso de ligas alternativas às nobres.
- Pode levar a fratura radicular, em função do efeito de cunha que ocorre dentro do canal radicular durante os esforços mastigatórios.

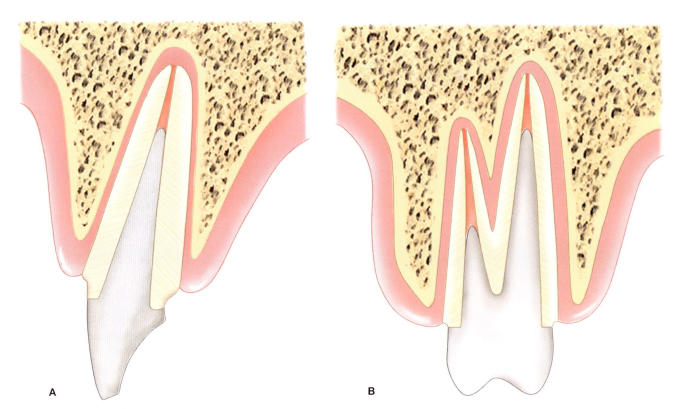

Figura 2.43 Esquema de núcleos metálicos fundidos em dente anterior (A) e posterior (B), apresentando suas porções radicular (pino) e coronária (base).

Preparo intrarradicular para núcleos metálicos fundidos

O preparo intrarradicular é realizado em dentes que apresentam indicação para núcleos personalizados. Para a execução desse preparo, seis passos estão descritos a seguir.

1º passo | Análise endodôntica

- O preparo intrarradicular só deve ser realizado se o tratamento endondôntico estiver adequado (Figura 2.44).
- Fazer uma radiografia periapical inicial para constatar a qualidade do tratamento endodôntico. De posse dessa radiografia, as seguintes condições devem ser avaliadas: 1) repleção completa do canal; 2) compactação adequada da guta-percha; e 3) ausência de lesão periapical (Figura 2.45).
- Em casos que apresentam lesões periapicais, a confirmação de que a endodontia está adequada e que a lesão está em regressão é fundamental. Radiografias de acompanhamento podem ser necessárias.

2º passo | Regularização e preparo do remanescente

- Inicialmente, remova a dentina cariada ou restos de material restaurador, eliminando-se as arestas, retenções e estruturas de esmalte sem suporte dentinário.
- Depois, regularize a porção coronária (Figura 2.46 A) e prepare o término cervical com o formato proposto pela futura prótese (Figura 2.46 B).
- Nesse momento, o término cervical deve ser localizado acima ou no nível gengival, uma vez que preparos intrassulculares podem dificultar a colocação adequada de um lençol de borracha para o isolamento absoluto da área.

3º passo | Esvaziamento endodôntico

- O esvaziamento endodôntico deve ser realizado após o isolamento absoluto da área, que tem por objetivo proteger a integridade da guta-percha, bem como, evitar a presença de umidade dentro do canal.
- Uma nova radiografia é necessária para auxiliar no cálculo do esvaziamento, lembrando que ela deve ser feita após o preparo do dente remanescente.
- De posse da radiografia, o cálculo para o esvaziamento endodôntico é realizado. O comprimento ideal do pino deve ocupar 2/3 do comprimento radicular, desde que o tratamento endodôntico remanescente mantenha 4 a 5 mm de material obturador em sua porção apical. Dessa forma, a raiz é dividida em três terços. Os dois primeiros terços são esvaziados, dando espaço ao futuro pino. A endodontia será mantida no terço restante, cuidando para que ela apresente no mínimo 4 mm de guta-percha, a fim de preservar o selamento endodôntico (Figura 2.46 C).
- Para remover a guta-percha, calibre uma sonda exploradora (Weston n. 6) no comprimento calculado. Aqueça a ponta da sonda e proceda cuidadosamente com o aquecimento do material obturador (Figura 2.46 D). A sonda exploradora apenas aquece a guta-percha, empurrando-a contra as paredes do canal. Para remover a guta-percha, utilize limas endodônticas (Hedströen, 2ª série) de tamanho compatível com o diâmetro do canal (Figura 2.46 E). As limas devem ser colocadas sobre a guta-percha aquecida, e giradas lentamente a fim de cortar e remover o material (Figura 2.46 F).
- Nos casos em que não for possível realizar o isolamento absoluto, faça um isolamento relativo efetivo, com rolos de algodão e sugadores potentes, a fim de evitar a contaminação do tratamento endodôntico. Como o material obturador não deve ficar em contato com umidade, utilize bolinhas de algodão para vedar a entrada do preparo, sempre que ele estiver aberto. Preferencialmente, a remoção da guta-percha deve ser feita após a conclusão dos procedimentos endodônticos, pelo mesmo profissional que realizou o tratamento. Contudo, como muitas vezes isso não é possível, cuidados devem ser tomados para que a integridade endodôntica seja mantida. O uso de brocas na etapa do esvaziamento deve ser abolido para evitar possíveis desvios, perfurações ou deslocamento da guta-percha. Em caso de dúvida quanto ao comprimento final do preparo, novas radiografias devem ser feitas com o instrumento endodôntico posicionado dentro do preparo, verificando-se a necessidade ou não de completar o esvaziamento (Figura 2.46 G e H).

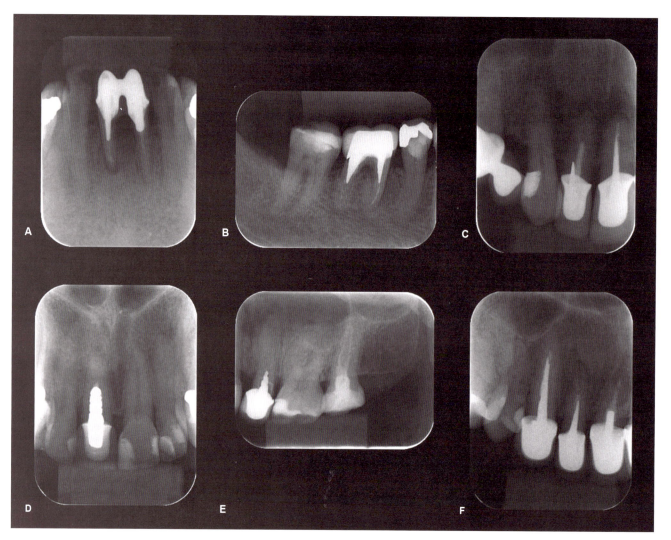

Figura 2.44 Radiografias de dentes que receberam núcleos metálicos fundidos, porém, a qualidade endodôntica não foi respeitada. **A** a **C**. Repleção endondôntica não completa. **D** a **F**. Núcleos cimentados desconsiderando a ausência do tratamento endodôntico.

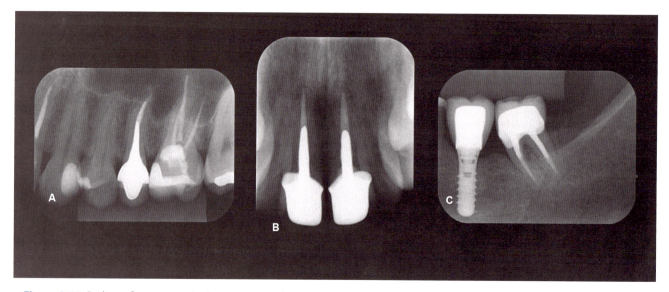

Figura 2.45 Radiografias mostrando dentes restaurados por retentores intrarradiculares que respeitam a qualidade endodôntica.

4º passo | Alargamento

O formato do pino é ditado pelo formato do canal radicular, ou seja, à medida que se aproxima da porção apical, o diâmetro do pino diminui. O diâmetro do pino deve apresentar até o máximo de 1/3 do diâmetro radicular, devendo em sua extremidade apical possuir no mínimo 1 mm de diâmetro para oferecer resistência ao metal. Desta forma, o alargamento só deve ser feito quando for necessário ajustar o formato do canal radicular, ou aumentar a entrada do canal. Para o procedimento:

- Com brocas Largo 1, 2 ou 3 (o tamanho é selecionado em função do diâmetro do preparo) proceda com o alargamento do preparo (Figura 2.46 I). A broca deve ser ativada somente quando já estiver dentro do canal, e sua porção ativa deve tocar levemente as paredes a serem desgastadas. Uma pressão exagerada nas paredes pode criar sulcos indesejados.
- Certifique-se de que a forma final do preparo contemple dois aspectos:
  - O formato intrarradicular do preparo deve ser expulsivo, acompanhando a anatomia radicular (Figuras 2.46 J e 2.47 A).
  - Em uma visão oclusal, o formato externo do preparo acompanha o contorno externo da raiz (Figura 2.47 B).

5º passo | Regularização interna das paredes

Como será realizada uma moldagem ou modelagem para a obtenção do padrão em resina do futuro núcleo, é importante que as paredes internas do preparo intrarradicular não apresentem retenções para facilitar esses procedimentos clínicos. Para tanto:

- Utiliza-se uma lima endodôntica (Hedströen, 2ª série; Figura 2.46 K). Todas as paredes do preparo devem ser regularizadas de forma adequada, até que a lima saia livremente de dentro do canal. Nenhuma retenção nas paredes do preparo deve ser percebida durante o uso da lima. Além disso, a cada vez que a lima for removida do preparo, ela deve ser limpa em uma gaze com álcool para remover os restos de dentina que saem com ela. Esse passo é fundamental para que raspas de dentina não se acumulem no fundo do preparo.

6º passo | Arredondamento dos ângulos vivos

- Com uma broca diamantada esférica (1014), os ângulos que se formam entre a parede interna e a base do preparo devem ser arredondados (Figura 2.47 L). São ângulos vivos que podem interferir na modelagem do padrão (técnica direta), ou, se reproduzidos em gesso (técnica indireta), podem fraturar durante a confecção laboratorial do núcleo metálico (Figura 2.47 M).

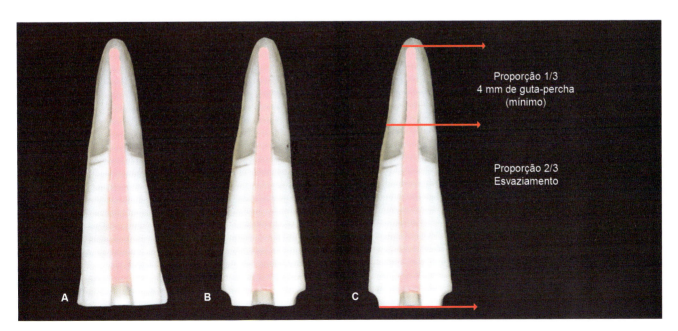

Figura 2.46 **A.** Regularização da porção coronária. **B.** Término cervical em chanfro. **C.** Cálculo para o esvaziamento respeitando a proporção do comprimento radicular. (*continua*).

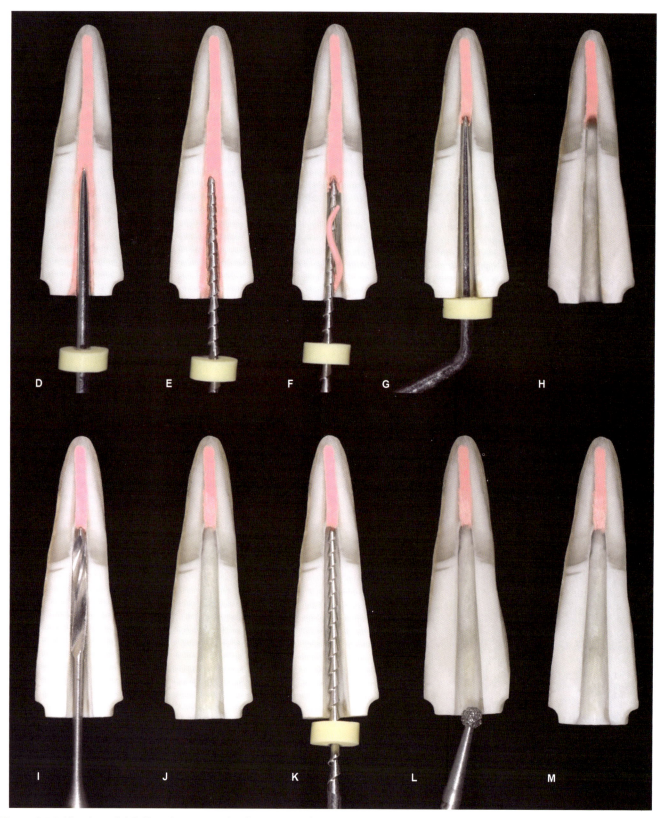

Figura 2.46 (*Continuação*) **D**. Esvaziamento realizado com a sonda aquecida. **E** e **F**. Remoção da guta-percha com lima endodôntica Hedströen de 2ª série. **G** e **H**. Esvaziamento realizado. Observe como o tratamento endodôntico remanescente foi mantido. Para confirmar o esvaziamento realizado, deve ser feita uma radiografia periapical. **I** e **J**. Alargamento realizado com uma broca Largo. Após o alargamento, o preparo apresenta-se expulsivo. **K**. Regularização interna da parede do preparo intrarradicular com limas. **L**. Com uma broca diamantada esférica, o arredondamento do ângulo é realizado. **M**. Preparo intrarradicular concluído com endodônticas Hedströen de 2ª série.

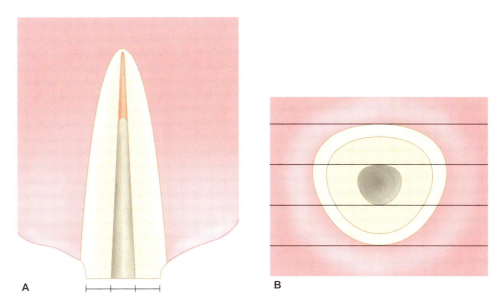

Figura 2.47 A e **B**. A abertura do preparo encontra-se no centro do dente e a forma oclusal do preparo acompanha o contorno externo da raiz.

- A reprodução dos canais radiculares após o preparo pode ser realizada por meio de duas técnicas:
  - Técnica direta: um padrão do futuro núcleo é obtido em resina acrílica, modelada diretamente sobre o preparo intrarradicular, e encaminhado ao laboratório para executar sua fundição em liga metálica.
  - Técnica indireta: um modelo de gesso é obtido a partir de um molde das áreas preparadas. O técnico esculpe o padrão de resina sobre o modelo de gesso resultante da moldagem, realiza a fundição da peça e confere seu ajuste no modelo antes de enviá-lo para prova clínica. Esta técnica é especialmente interessante quando são necessários vários núcleos na mesma arcada.

Técnica direta | Modelagem do padrão em resina acrílica

- Selecione e prove o pino acrílico. Verifique se o pino chega até ao final do preparo, ficando completamente solto dentro dele (Figura 2.48 A). Após a prova, o pino pode ser calibrado, marcando com grafite uma referência na face vestibular. Remova o pino e lubrifique o preparo interna e externamente com vaselina ou gel lubrificante à base de água (Figura 2.48 B e C).
- Pela técnica de Nealon (Figura 2.48 D e E), leve uma porção de resina acrílica de baixa contração com auxílio de um pincel (número 0) dentro do preparo (Figura 2.48 F). Uma vez preenchido (Figura 2.48 G), posicione o pino, cuidando para que ele chegue até a referência (Figura 2.48 H). Aguarde a presa inicial da resina e, depois, proceda à remoção do pino para verificar se ele reproduziu corretamente a parte interna do preparo. Certifique-se de que a porção modelada em resina não apresenta irregularidades. Pequenos defeitos podem ser corrigidos pelo acréscimo de resina e reposicionamento do pino dentro do preparo. Porém, pinos modelados com defeitos grandes devem ser descartados, e a modelagem deve ser refeita. A polimerização total da resina deve ocorrer com o pino posicionado dentro do preparo.
- Antes de iniciar a modelagem da base, calibre novamente a lima endodôntica utilizada para a regularização interna das paredes e confira o comprimento. Depois, posicione a lima calibrada contra o pino para verificar se realmente toda a porção radicular do preparo foi adequadamente modelada (Figura 2.48 I).
- Com o pino em posição, leve novas porções de resina acrílica com o pincel, posicionando-as ao redor do pino exposto para garantir um volume suficiente de material para a formação da base (Figura 2.48 J). Durante a presa, é possível acomodar a resina com uma espátula para restauração de resina composta, dando à base o formato escolhido. Após a presa da resina, a base deve ser preparada com o auxílio das brocas anteriormente citadas para o preparo dental (Figura 2.62 K). É aconselhável realizar um preparo adequado no padrão em resina antes de encaminhá-lo ao laboratório, porque é mais difícil e demorado dar forma ao núcleo já fundido (Figuras 2.48 L e 2.49).

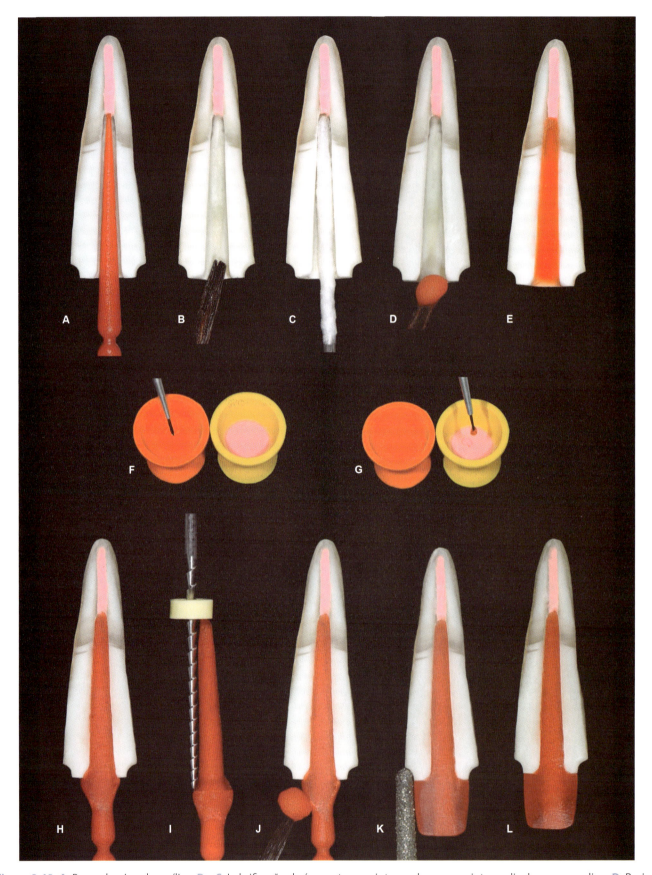

Figura 2.48 A. Prova do pino de acrílico. **B** e **C**. Lubrificação da área externa e interna do preparo intrarradicular com vaselina. **D**. Resina acrílica é levada ao preparo com o auxílio de um pincel. **F** e **G**. A técnica de Nealon (pincel) é empregada durante a modelagem do padrão em resina. **E** e **H**. Após o interior do preparo estar repleto de resina acrílica, o pino acrílico é posicionado (em H, padrão modelado em resina acrílica [Duralay, Reliance, EUA]). **I**. A conferência do comprimento modelado é feita com uma lima endodôntica. **J** e **K**. Construção e preparo da base do núcleo. **L**. Padrão modelado em resina acrílica (Duralay, Reliance, EUA).

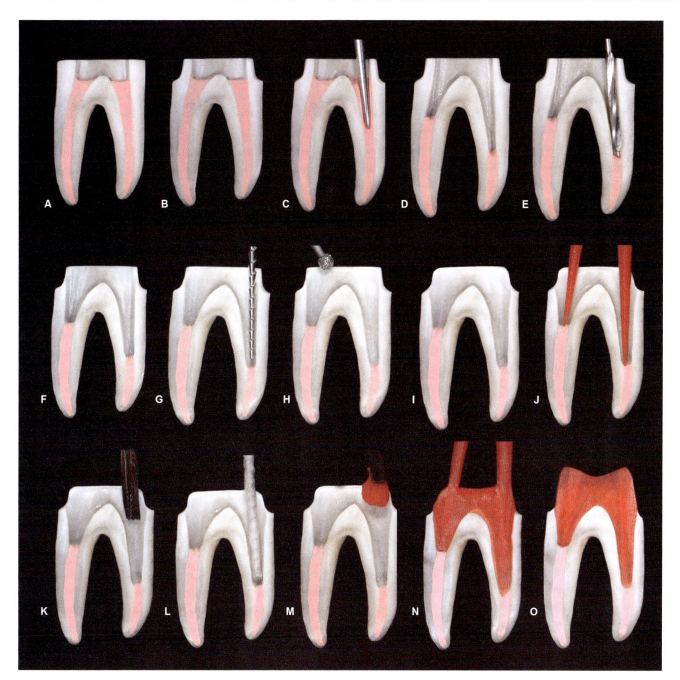

Figura 2.49 Sequência de preparo intrarradicular e modelagem do padrão do núcleo em um dente posterior. Observe que após a regularização do remanescente (A) e o preparo do término cervical (B), o esvaziamento é realizado em dois canais. No canal mais calibroso, 2/3 do tratamento endodôntico é esvaziado. No outro canal, 1/3 é esvaziado, enquanto o restante é mantido (C e D). Após o esvaziamento, as paredes internas são alargadas (E e F); a regularização é feita com limas Hedströen de 2ª série (G), e o arredondamento do ângulo vivo é feito com broca esférica (H e I). Dois pinos acrílicos são modelados após a lubrificação do preparo intrarradicular (J a N). O comprimento dos pinos é conferido e a porção da base é modelada e preparada com auxílio de brocas diamantadas (O). Quando os dentes posteriores apresentam raízes divergentes, é necessário confeccionar núcleos bipartidos, uma vez que não há como modelar o núcleo em uma peça única. Nesses casos, o profissional pode realizar um molde do preparo intrarradicular e encaminhá-lo ao técnico para a confecção das duas partes do núcleo bipartido.

Técnica indireta | Moldagem para a obtenção de modelos

Na técnica indireta, um molde ou modelo deve ser enviado ao laboratório. Para isso:

- Selecione e prove um pino acrílico. Como na técnica direta, verifique se o pino chega até o final, ficando totalmente solto dentro do preparo (Figura 2.50 A). Remova o pino do preparo e, com o pino seco, aplique o adesivo específico do material de moldagem; aguarde a sua total secagem.
- Seque o canal com cones de papel absorvente (Figura 2.50 B). Manipule silicone leve e, com o auxílio de uma broca Lentulo, leve-o para dentro do preparo (Figura 2.50 C). Imediatamente, posicione o pino e aguarde a polimerização do material (Figura 2.50 D).
- Em seguida, manipule simultaneamente silicones leve e pesado. O silicone leve deve ser aplicado sobre o pino posicionado, enquanto o silicone pesado deve ser utilizado para preencher a moldeira. A moldeira é posicionada sobre o pino e aguarda-se a polimerização total dos dois materiais (Figura 2.50 E e F). Um modelo de gesso especial deve ser obtido (Figura 2.51).
- Depois, o padrão de resina ou o modelo de gesso é enviado ao laboratório adequadamente embalado. O núcleo deve ser fundido em ligas nobres (ouro tipo III ou IV, ou prata-paládio). Todavia, em geral encontram-se núcleos fundidos em ligas alternativas às nobres (cobre/alumínio) que, apesar de serem econômicas, são propensas à corrosão em meio bucal.

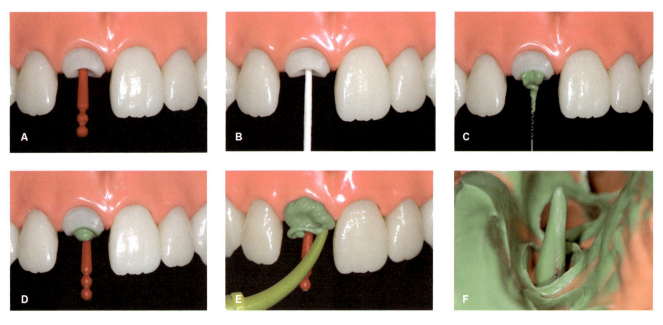

Figura 2.50 A. Prova do pino acrílico (Pinjet, Angelus, Brasil). **B.** A parte interna do preparo é seca com cones de papel absorvente. **C.** Silicone fluido levado para dentro do preparo com uma broca Lentulo. **D.** Pino em posição. **E.** Silicone fluido levado ao restante do preparo. **F.** Molde obtido em silicone fluido e pesado (Express, 3 M Espe, EUA).

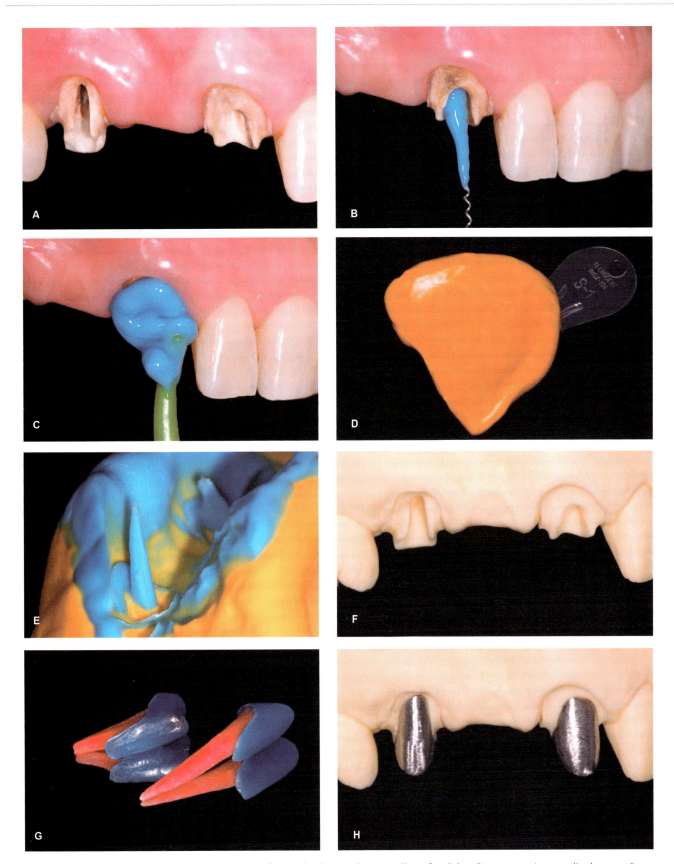

Figura 2.51 A. Caso clínico com indicação para a confecção de dois núcleos metálicos fundidos. Os preparos intrarradiculares estão prontos para serem moldados. **B.** Alguns silicones dispensam o uso do pino acrílico e podem ser conduzidos diretamente para dentro do preparo com o auxílio de uma broca Lentulo. **C** e **D**. O restante do preparo deve ser completado pelo material fluido. Silicone pesado é manipulado simultaneamente com o silicone fluido para ser conduzido à boca. **E** e **F**. Molde (Express XT, 3 M Espe, EUA) e modelo obtidos. **G.** Na técnica indireta, os padrões dos núcleos são encerados pelo técnico. **H.** Após a fundição dos padrões, os núcleos metálicos fundidos são ajustados no modelo.

Prova do núcleo

Ao receber o núcleo fundido, algumas etapas clínicas devem ser realizadas antes da sua cimentação:

- Remova o provisório e o cimento temporário, verificando se não existem restos de cimento dentro do preparo. Antes da prova, o núcleo deve ser avaliado visualmente. Bolhas positivas visíveis devem ser removidas com o auxílio de brocas antes da prova clínica.
- Introduza o núcleo no preparo, verificando sua adaptação clínica e justeza. Se o núcleo se assentou totalmente e não apresenta movimentos de báscula dentro do preparo, significa que houve boa adaptação clínica. Caso contrário, é necessário identificar a desadaptação com o auxílio de evidenciadores. Localizando o ponto de desadaptação, desgasta-se a região com brocas e realiza-se uma nova prova (Figura 2.52 A a D). Caso ela persista, deve-se repetir o procedimento de moldagem ou modelagem.
- Uma vez constatada a adaptação clínica, faça a constatação radiográfica (Figura 2.52 E). Uma radiografia periapical deve ser obtida para verificar se o pino preencheu toda a área preparada (Figura 2.52 F).
- Qualquer modificação na base do núcleo deve ser realizada antes da cimentação (Figura 2.52 G). Repreparo, acabamento e polimento devem ser feitos com o núcleo posicionado no preparo, com as mesmas brocas utilizadas para realizar o preparo convencional, ou com o núcleo fora do preparo, com discos de lixa progressivos. Após o repreparo, o núcleo deve ser acabado e polido com discos e borrachas para metal, para favorecer as etapas de moldagem e a obtenção de modelos (Figura 2.52 H). Repreparos pós-cimentação devem ser evitados ou minimizados, pois podem contribuir para degradar a película do agente cimentante.

Cimentação do núcleo

A fixação definitiva do núcleo deve respeitar as seguintes etapas:

- Preparo da bancada: antes do procedimento de cimentação, todos os instrumentais e materiais (placa de vidro grossa, espátula longa e flexível, cimento de fosfato de zinco, pontas de papel absorvente, pincel ou espátula para levar o cimento ao pino, broca Lentulo) devem estar disponíveis na bancada para viabilizar o procedimento clínico.
- Preparo do núcleo: a porção radicular do pino deve ser limpa por jateamento com óxido de alumínio, porém, deve-se tomar cuidado para não jatear a porção coronária que já se encontra polida. Em seguida, o núcleo deve ser levemente aquecido na chama da lamparina, imergido em um pote Dappen com álcool para ser desengordurado, seco e mantido em uma gaze limpa (Figura 2.53 A a C). Nesse momento, não se deve mais tocar na porção radicular do núcleo com os dedos.
- Preparo do paciente: um isolamento efetivo e bom controle salivar devem ser realizados para evitar a contaminação endodôntica. Limpe o preparo com uma solução detergente ou álcool e seque com pontas de papel absorvente (Figura 2.53 D). Após, o preparo deve ser mantido com uma bolinha de algodão para se manter seco até a cimentação.
- Cimentação: prepare o cimento de fosfato de zinco em uma placa de vidro grossa, de acordo com as recomendações do fabricante. Para realizar a espatulação, utilize uma espátula metálica longa e flexível. Caso se deseje aumentar o tempo de trabalho do cimento, resfrie a placa de vidro antes da cimentação. Contudo, antes de dispensar o cimento na placa resfriada, verifique se ela está seca. Leve parte do cimento manipulado para dentro do preparo com uma broca Lentulo (Figura 2.53 E). A broca é acionada em baixa rotação para que o cimento se espalhe em todas as paredes preparadas. Cimento também é colocado na porção radicular do núcleo com o auxílio de um pincel ou uma espátula n. 1 (Figura 2.53 F). Depois, o núcleo é introduzido no preparo e assentado lentamente para permitir o escape do excesso de cimento. Mantenha o núcleo pressionado por 5 min para evitar o efeito do ressaltamento. Se a parte incisal do núcleo provocar desconforto, coloque um rolete de algodão entre o metal e o dedo. O paciente não deve sentir dor ou desconforto durante o procedimento da cimentação. Caso isso ocorra, o pino deve ser imediatamente removido e a causa, investigada. Remova os excessos de cimento com uma sonda exploradora após a presa inicial (cerca de 7 min; Figura 2.53 G e H).

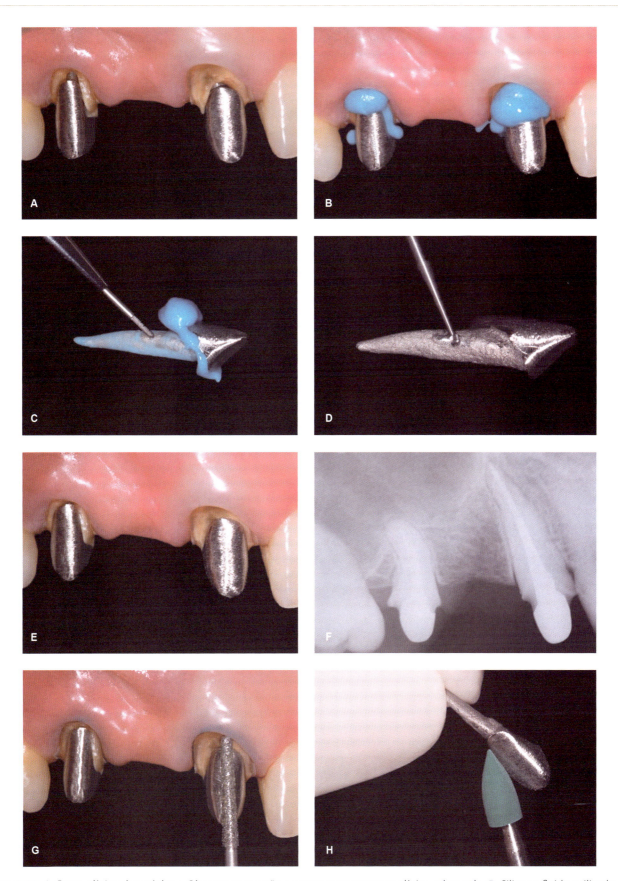

Figura 2.52 A. Prova clínica dos núcleos. Observe como não ocorreu assentamento clínico adequado. **B**. Silicone fluido utilizado para identificar as áreas de desadaptação. **C** e **D**. Ponto de desadaptação identificado e marcado com grafite. Remoção do ponto com uma broca carbide esférica. **E** e **F**. Assentamento clínico e radiográfico dos núcleos. **G**. Repreparo realizado antes da cimentação definitiva. **H**. Acabamento e polimento da porção coronária.

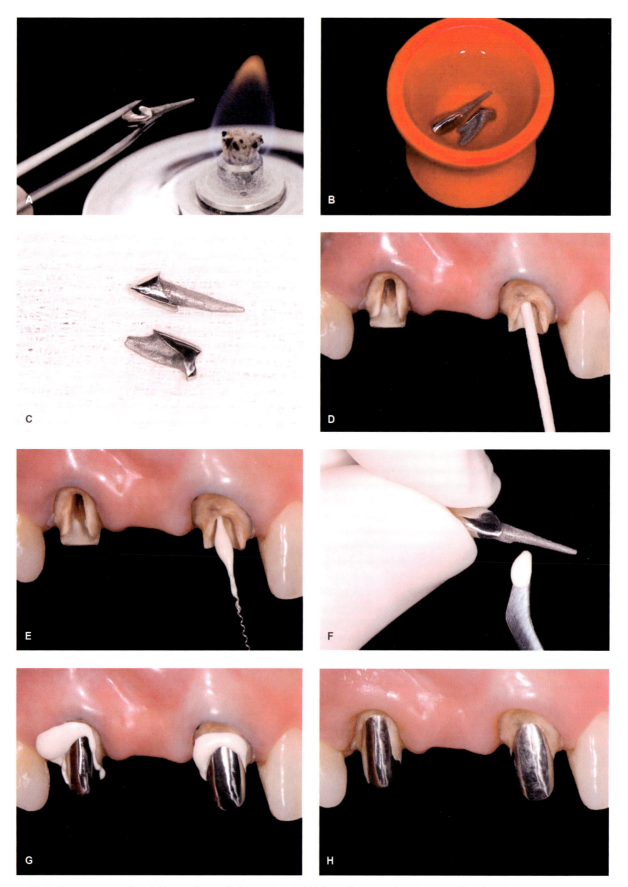

Figura 2.53 **A.** Aquecimento do núcleo na chama da lamparina. **B.** Núcleos desengordurados com álcool. **C.** Depois, são secos e mantidos sobre uma gaze seca. **D.** Secagem do preparo intrarradicular após a limpeza. **E.** Cimento levado ao preparo com uma broca Lentulo. **F.** Com uma espátula n. 1, leve uma porção de cimento ao pino. **G.** Núcleos imediatamente após a cimentação com fosfato de zinco. **H.** Núcleos metálicos fundidos cimentados (Palliag M, Dentsply Ceramco, EUA).

PRÓTESES TEMPORÁRIAS

Conhecidas popularmente como provisórias, são próteses de transição confeccionadas com resina acrílica ou bisacrílica, e servem de protótipo para a prótese definitiva (Figura 2.54). Quando empregadas, as próteses temporárias:[9,10]

- Auxiliam no diagnóstico, no planejamento e na devolução da normalidade dos casos.
- Auxiliam na avaliação dos pilares preparados quanto ao paralelismo e ao espaço requerido.
- Auxiliam na manutenção da estabilidade oclusal.
- Auxiliam na restituição e na avaliação da dimensão vertical.
- Mantêm a saúde gengival enquanto se aguarda a prótese definitiva.
- Auxiliam na terapêutica periodontal após cirurgias e raspagens.
- Protegem as papilas gengivais pela restauração dos pontos de contato interproximais.
- Auxiliam no condicionamento tecidual, mantendo a integridade da arquitetura gengival.
- Auxiliam para uma fonética adequada.
- Mantêm agentes terapêuticos em contato com a dentina nos preparos vitalizados.
- Auxiliam a seleção adequada da cor.
- Mantêm a estética, possibilitando ao paciente o convívio social.

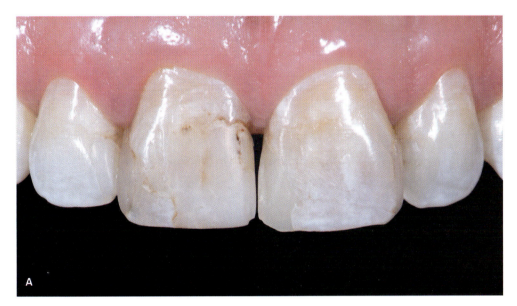

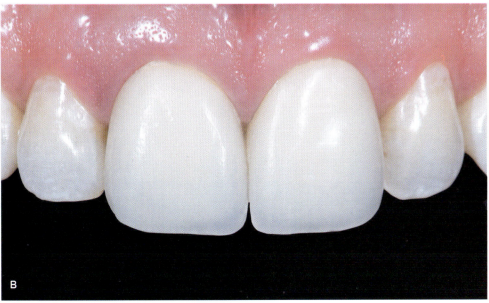

Figura 2.54 **A.** Imagem inicial do caso. **B.** Próteses temporárias instaladas nos dentes 11 e 21. A devolução da forma auxilia na visualização do padrão de normalidade, colaborando para uma resolução funcional e estética adequada. (Caso realizado em parceria com as CDs Caroline Freitas Rafael e Carolina Schaffer Morsch, Curso de Doutorado em Odontologia – UFSC.)

Técnicas para a confecção de próteses temporárias

Existem técnicas diferentes para a obtenção de próteses temporárias, e a escolha por uma delas depende do caso em questão. Quando se confecciona um elemento protético em que o tempo de espera entre o preparo e a cimentação da prótese definitiva é pequeno, a prótese provisória pode ser obtida com resina acrílica, resina bisacrílica ou uma faceta acrílica de estoque. Nos casos de alta complexidade, no entanto, a prótese temporária ficará em uso por 1 ano ou mais. Nesse período, conhecido por temporização, todas as dúvidas elencadas durante o planejamento até a definição de um tratamento adequado devem ser sanadas em função do comportamento das próteses provisórias na boca.[11] Por isso, próteses provisórias são conhecidas como protótipos. Se a normalidade do caso for devolvida e mantida pelo trabalho provisório, significa que suas características podem ser copiadas na confecção da prótese definitiva. Nesses casos, o uso de próteses temporárias acrílicas termopolimerizáveis com reforço interno de metal tem sido a opção clínica de eleição.

Técnica direta com facetas pré-fabricadas

- Após o preparo dental ter sido realizado, selecione um dente de estoque com a cor, a forma e o tamanho desejados. Remova a face palatina desse dente com o auxílio de uma broca de tungstênio (Maxicut), deixando uma faceta fina na face vestibular, mantendo porém as faces proximais e a borda incisal intactas (Figura 2.55 A e B).
- Adapte a área cervical da faceta ao término do preparo. Nessa técnica, o preparo do dente de estoque é a etapa mais crítica. O recorte deve ser cuidadosamente realizado a fim de que a faceta se assente o mais perfeitamente possível (Figura 2.55 C a F).
- Lubrifique o dente preparado e os dentes adjacentes com vaselina ou lubrificante à base de água. Com a técnica de Nealon (técnica do pincel), leve resina na cor selecionada para dentro da faceta e posicione-a sobre o preparo, orientando-se pelo término cervical. Depois, complete a face palatina com resina acrílica da mesma forma. Os excessos grosseiros da resina devem ser removidos com uma sonda ou espátula para resina composta. Aguarde a polimerização da resina para, então, retirar o provisório do preparo (Figura 2.56).
- O reembasamento deve ser realizado com a mesma resina antes utilizada. Lubrifique novamente a área e, ao término do preparo, leve resina com o pincel. Quando a resina entrar na fase plástica, molhe-a novamente com o pincel umedecido pelo monômero e conduza a prótese provisória até seu assentamento. Excessos grosseiros de resina devem ser removidos com uma espátula. Remova o provisório antes da presa total da resina. Após a presa final, marque a área referente ao sulco gengival, que foi copiada pela resina, com grafite 0,5 mm. Caso o reembasamento não tenha copiado efetivamente o término do preparo, o procedimento deve ser repetido (Figura 2.57 A a D).
- O recorte dos excessos deve ser feito com uma broca de tungstênio (Maxicut), cuidando para que toda a área excedente ao término cervical seja removida, inclusive a linha marcada pelo grafite. Nesse momento, o perfil de emergência deve ser respeitado, inclinando-se a broca para que o recorte não altere o perfil (Figura 2.57 E e F).
- Ajustes proximais e oclusais devem ser realizados para verificar a intensidade dos contatos interproximais e a ausência de contatos prematuros ou interferências oclusais. A definição da forma deve ser obtida nesse momento, reproduzindo os detalhes anatômicos e as texturas necessárias. Após os ajustes, realizam-se o acabamento e o polimento da prótese temporária com borrachas, escovas e feltros com pastas de polimento (Figura 2.58).

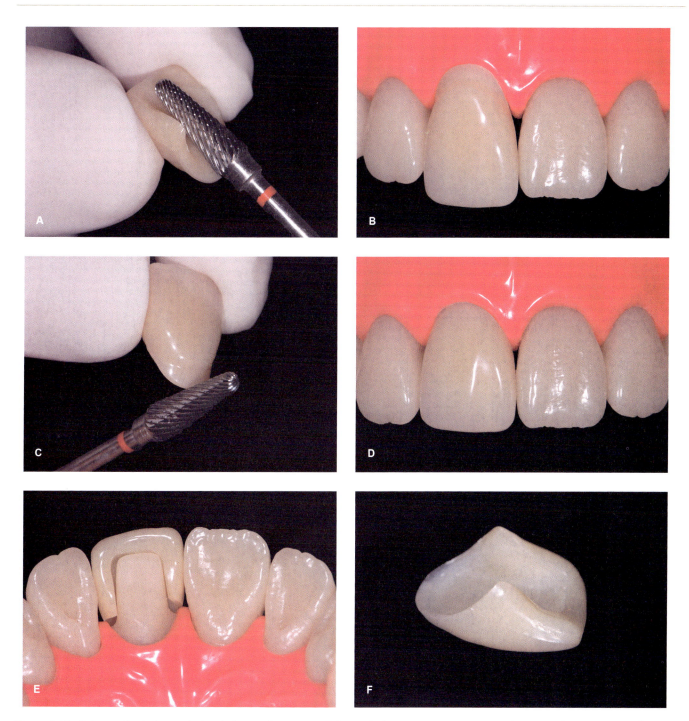

Figura 2.55 **A**. Remoção da face palatina da faceta de estoque. **B**. Prova da faceta no preparo. Apesar de encaixada ao preparo, a faceta é maior no sentido gengivoincisal. **C**. Desgaste do dente de estoque na região cervical com uma broca de tungstênio. **D**. A faceta é novamente provada no preparo. Assegure que a adaptação da faceta na região cervical seja a mais próxima do ideal. Desgastes excessivos comprometerão o resultado estético. **E**. Adaptação do dente de estoque. As faces proximais e a borda incisal da faceta foram mantidas. **F**. Desgaste concluído.

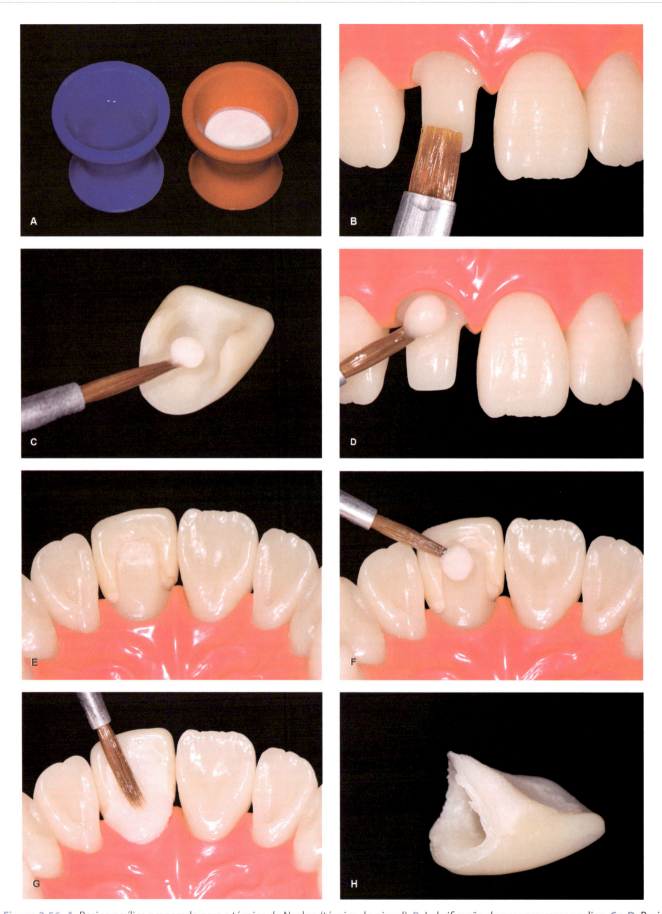

Figura 2.56 A. Resina acrílica preparada para a técnica de Nealon (técnica do pincel). B. Lubrificação do preparo com vaselina. C e D. Resina levada à faceta e ao preparo. E. Faceta posicionada sobre o preparo. F e G. Fechamento da face palatina com resina acrílica. H. Faceta preenchida.

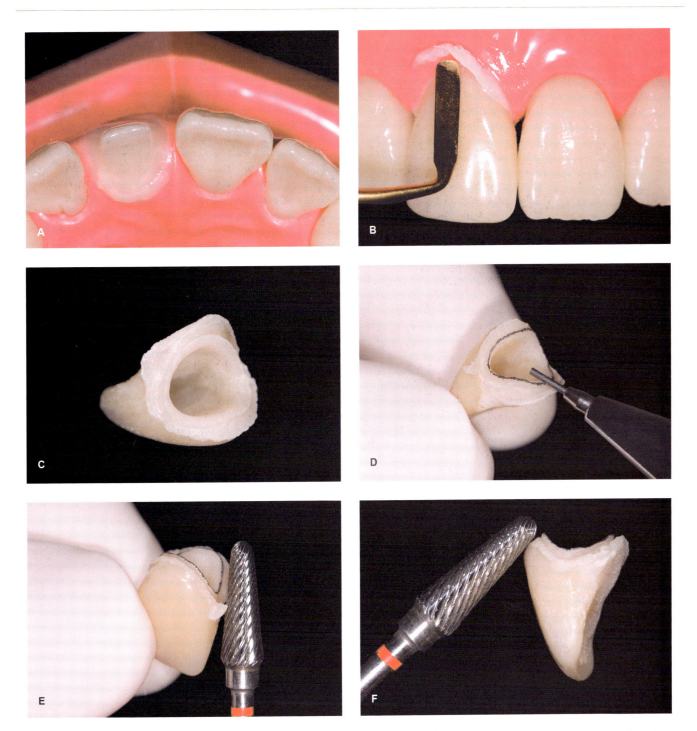

Figura 2.57 **A**. Resina posicionada no término cervical para o reembasamento. **B**. Após o reembasamento, os excessos grosseiros são removidos com uma espátula. **C**. Provisório logo após o reembasamento. **D**. A área referente ao sulco gengival é marcada com um grafite 0,5 mm para auxiliar no recorte dos excessos. **E**. O recorte é realizado com uma broca de tungstênio (Maxicut, Edenta, Suíça). **F**. O perfil de emergência deve ser feito durante o recorte.

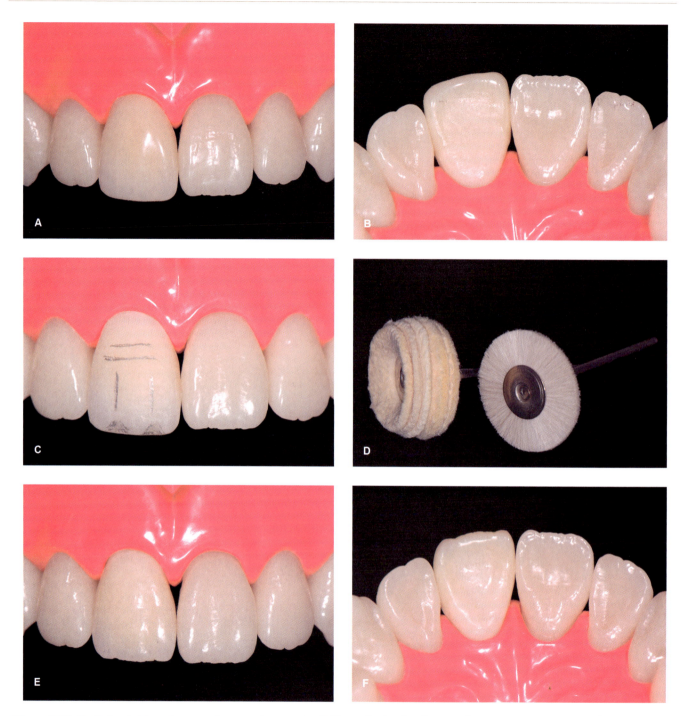

Figura 2.58 A e B. Provisório após o reembasamento e recorte. C. Marcação dos detalhes anatômicos e texturas para a definição da forma final. D. Escova e feltro utilizados no polimento (Edenta, Suíça). E e F. Prótese temporária concluída.

Técnica direta com facetas pré-fabricadas e pinos de estoque

- Realizado o preparo intrarradicular, um pino metálico de estoque deve ser provado dentro do preparo para verificar sua adaptação. Caso ela não ocorra, desgaste o pino com um disco de lixa ou Carborundum, até ele se adaptar no preparo. Se o pino se adaptou sem nenhum ajuste mas está folgado dentro do preparo, resina acrílica deve ser utilizada para estabilizar o pino antes da sua união com a faceta (Figura 2.59 A e B).
- Verifique se há espaço oclusal suficiente para o pino de estoque antes de preparar a faceta. Caso não haja, desgaste a porção superior do pino com um disco, cuidando para que a retenção seja mantida (Figura 2.59 C e D). Lubrifique o preparo intrarradicular com vaselina ou lubrificante à base de água. Leve uma porção de resina para dentro do preparo e reposicione o pino (Figura 2.59 E e F).

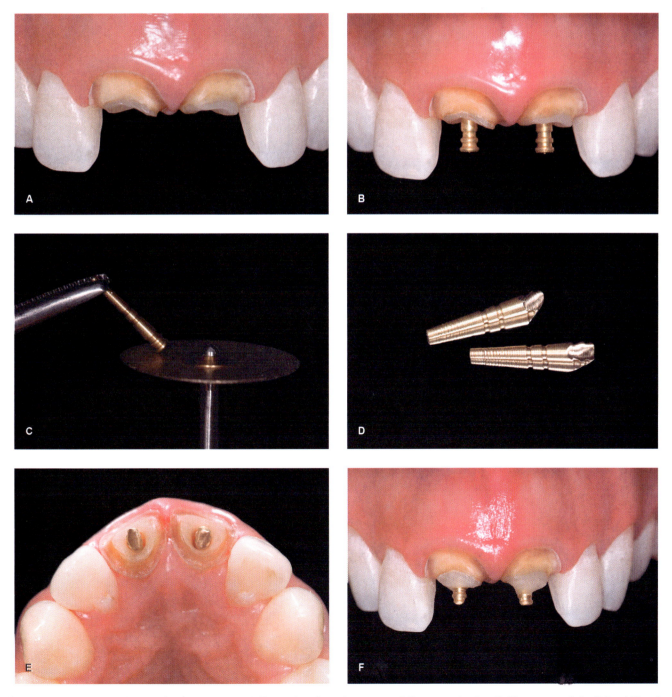

Figura 2.59 **A.** Preparos intrarradiculares prontos. **B.** Prova dos pinos de estoque. **C.** Desgaste do pino. **D.** Pinos em posição. **E.** Estabilização dos pinos de estoque aos preparos. **F.** Pinos ajustados.

- Desgaste a faceta de estoque até conseguir adaptá-la na região cervical do preparo intrarradicular e ao pino de estoque. Com auxílio do pincel, leve uma porção de resina no preparo e pino, então posicione a faceta. Toda a face palatina do provisório deve ser completada com resina. Após a presa da resina, remova o provisório (Figura 2.60 A a D).

- O reembasamento é feito como na técnica anterior, tomando-se porém cuidado para que a resina não escorra para dentro do preparo intrarradicular, evitando uma possível desadaptação da prótese provisória. O recorte, os ajustes, o acabamento e o polimento são semelhantes aos descritos na técnica direta (Figura 2.60 E a H).

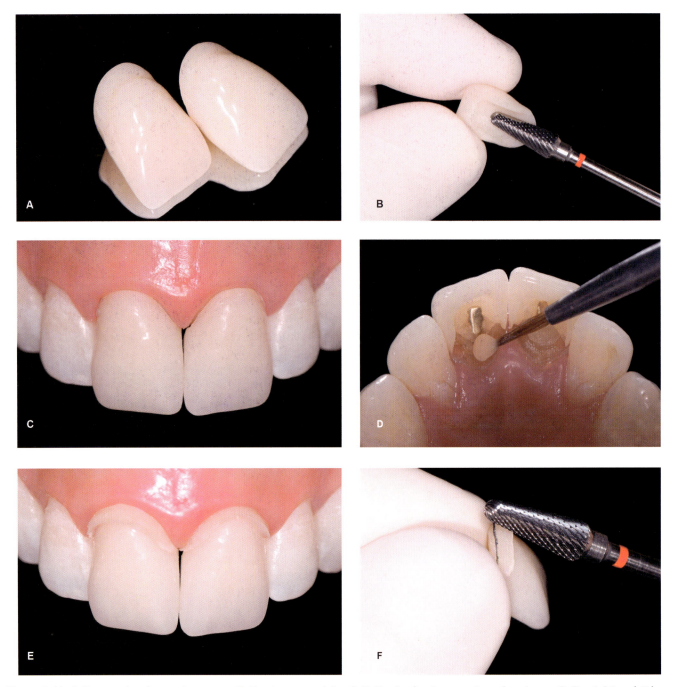

Figura 2.60 A. Recorte dos dentes de estoque. **B.** Facetas em posição. **C.** União das facetas aos pinos de estoque. **D.** Provisórios obtidos. **E.** Reembasamento. **F.** Desgaste dos excessos de resina. (*continua*)

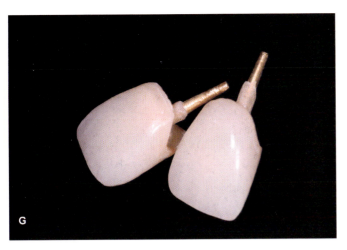
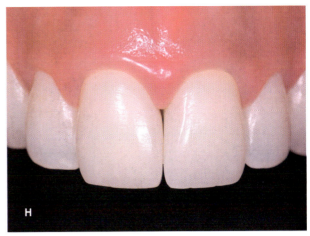

Figura 2.60 (*Continuação*) **G** e **H**. Visão final dos provisórios após o ajuste da forma.

Vantagens das técnicas diretas

- Facilidade maior de confeccionar e reparar.
- Modificação mais fácil do contorno e da forma.
- Fácil obtenção dos pontos de contato interproximais.
- Boa adaptação marginal e proteção pulpar.
- Boa estética.

Desvantagens das técnicas diretas

- Menor tempo clínico em boca.
- Menos resistência ao desgaste.
- Mudança de cor em função de alta porosidade.
- Irritação gengival em função do tempo em uso.
- Integridade marginal com durabilidade limitada.
- A ação do eugenol presente em alguns cimentos temporários dificulta a polimerização da resina em novos reembasamentos.

Técnica híbrida

- Faça um molde inicial do dente a ser preparado. Dentes adjacentes devem ser incluídos no molde para servirem de referência. Um modelo de gesso é obtido. Executa-se o enceramento das áreas comprometidas pelo técnico (Figura 2.61 A a D).
- Na sessão clínica, prepare o dente. Enquanto ele é preparado, o modelo de gesso com o enceramento deve permanecer em um gral de borracha com água para hidratar o gesso (Figura 2.61 E).
- Após o preparo, molde o modelo de gesso com silicone pesado e remova os excessos do molde com um estilete (Figura 2.61 F). Antes de iniciar a confecção da prótese provisória, teste se a matriz de silicone está se adaptando adequadamente na boca (Figura 2.61 G e H).
- Lubrifique o preparo e os dentes adjacentes com vaselina ou lubrificante à base de água. Prepare resina acrílica em um pote Dappen, na cor previamente selecionada, e coloque a resina dentro do molde, sem excesso. Quando a resina perder o brilho, leve o conjunto à boca.
- Retire o molde antes da polimerização total da resina para evitar geração de calor e retenções mecânicas decorrentes da contração da resina acrílica (Figura 2.62 A e B). Após a presa, remova os excessos grosseiros da provisória com uma broca de tungstênio (Maxicut) antes de iniciar o reembasamento.
- O reembasamento, os recortes, os ajustes, o acabamento e o polimento são feitos da forma anteriormente descrita (Figura 2.62 C a H).

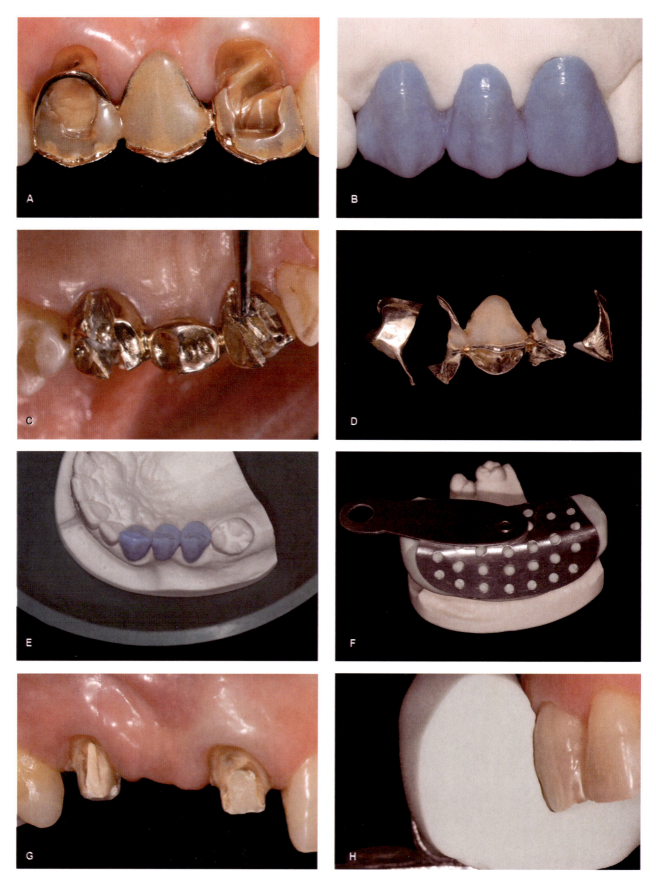

Figura 2.61 **A**. Imagem inicial do caso. **B**. Enceramento diagnóstico. **C** e **D**. Remoção da prótese fixa por corte. **E**. Modelo do enceramento em um gral de borracha com água para hidratar o gesso. **F**. Moldagem do modelo com silicone pesado. **G**. Preparos após a remoção da prótese fixa. **H**. Molde de silicone recortado e posicionado na boca.

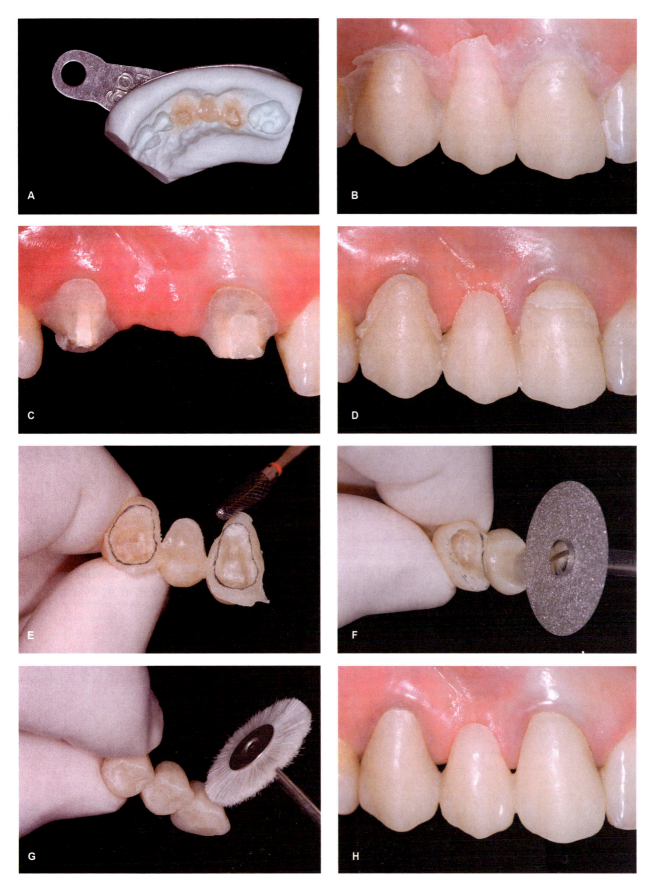

Figura 2.62 **A** e **B**. Provisório dentro do molde e na boca. **C** e **D**. Reembasamento do provisório, realizado simultaneamente no canino e no pré-molar. **E**. Remoção dos excessos do reembasamento até a linha marcada com uma broca Maxicut (Edenta, Suíça). **F**. Abertura das ameias com um disco de aço (Edenta, Suíça). **G**. Polimento com escova para polimento (Edenta, Suíça). **H**. Prótese fixa temporária concluída.

A técnica híbrida também pode ser feita com resina bisabrílica. Para isso, seguem-se estes passos:

- Após moldar o modelo do enceramento (Figura 2.63 A) com silicone pesado e leve (Figura 2.63 B), recorte os excessos cervicais (Figuras 2.63 C e D e 2.64 A e B) e prove o molde em boca para conferir o seu assentamento (Figura 2.64 C e D).
- Se houver resina composta no preparo, lubrifique o preparo e os dentes adjacentes com vaselina ou lubrificante à base de água (Figura 2.64 E). Resina bisacrílica deve ser levada ao fundo do molde com auxílio da ponta misturadora (Figura 2.64 F). Toda a área dos dentes preparados deve ser preenchida pela resina (Figura 2.64 G).
- O molde com resina bisacrílica deve ser acomodado sobre a área (Figura 2.64 H), e os excessos devem ser rapidamente removidos com a ponta de uma sonda exploradora antes da presa final da resina bisacrílica (Figura 2.65 A). Deve-se tomar cuidado para que o molde não se desloque durante a remoção dos excessos.
- Após a remoção do molde, a superfície do provisório apresenta uma aparência viscosa (Figura 2.65 B). Reparos ou reembasamentos necessários devem ser feitos ainda nessa etapa. A camada não polimerizada pode ser removida com álcool 70%.
- Recortes, ajustes, acabamento e polimento são feitos com brocas de discos de lixa, borrachas, escovas e feltros (Figura 2.65 C a G).

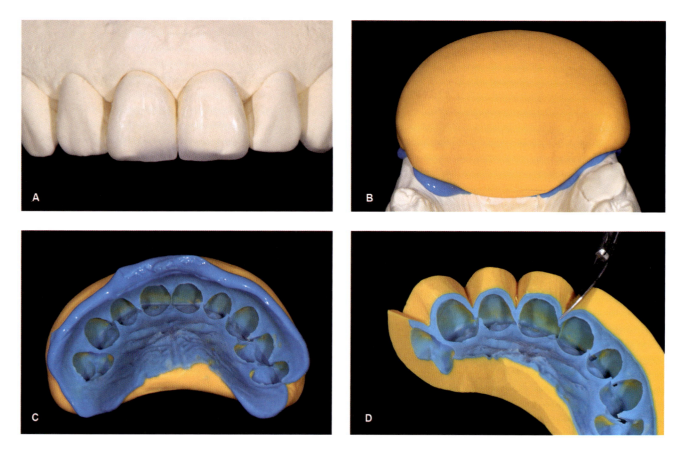

Figura 2.63 A. Enceramento diagnóstico. B. Moldagem do modelo encerado com silicone pesado e leve (técnica em duas etapas). C. Molde obtido. D. Recorte do molde com uma lâmina de bisturi. Na face vestibular, os excessos devem ser removidos contornando o arco gengival para permitir o escoamento da resina.

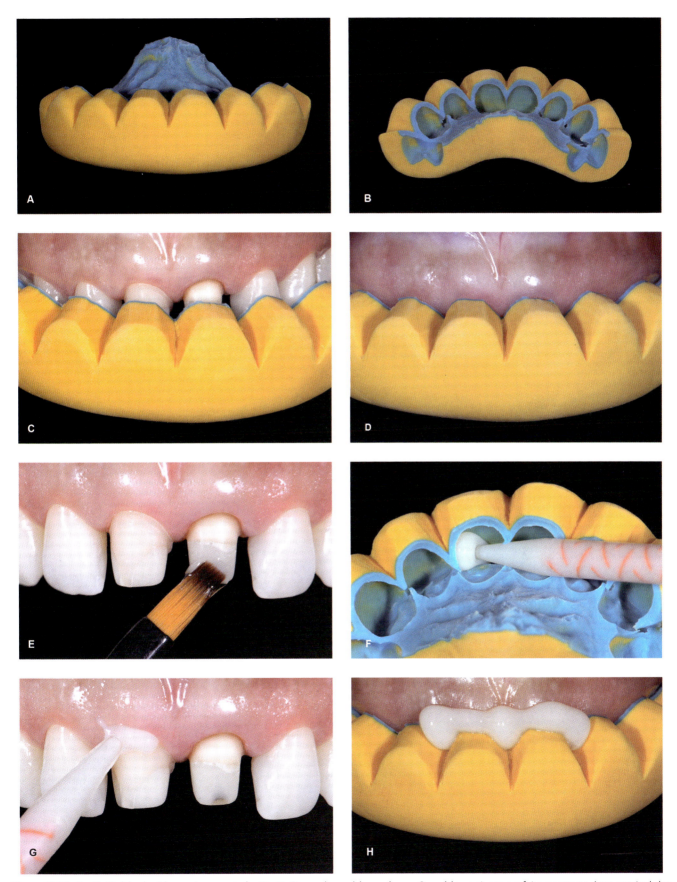

Figura 2.64 **A** e **B**. Molde devidamente recortado. **C** e **D**. Prova do molde em boca. O molde se ajusta perfeitamente na área cervical dos dentes. **E**. Aplicação de lubrificante à base de água sobre os preparos. **F** e **G**. Resina bisacrílica (Protemp, 3 M ESPE, EUA) levada ao interior do molde e à área cervical dos dentes preparados. **H**. O molde carregado é posicionado sobre preparos até o seu assentamento completo e mantido em posição sem pressão.

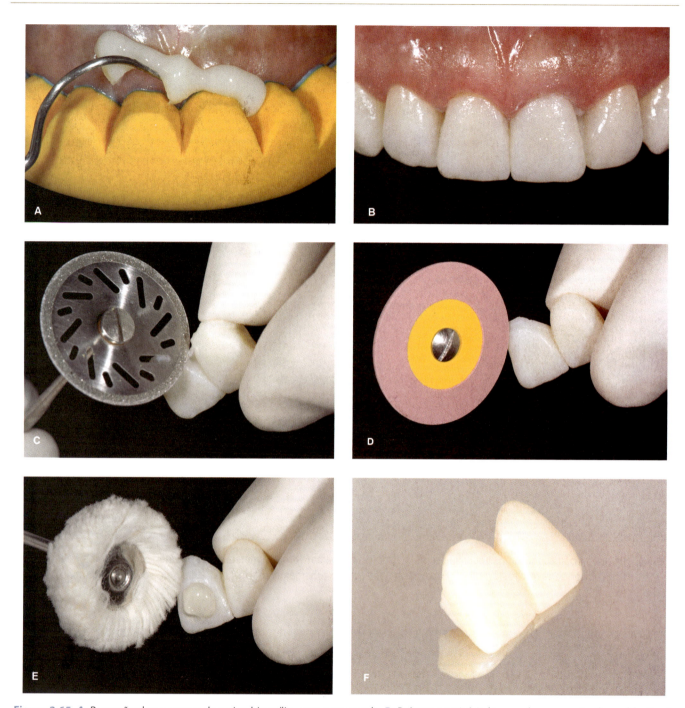

Figura 2.65 **A.** Remoção dos excessos de resina bisacrílica com uma sonda. **B.** Prótese provisória logo após a remoção do molde. **C** a **E.** Remoção dos excessos de resina, acabamento e polimento. **F.** Prótese provisória concluída. (*continua*)

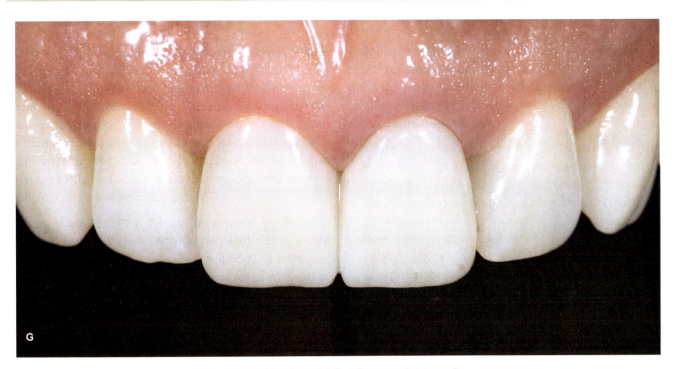

Figura 2.65 (*Continuação*) **G**. Prótese provisória em boca.

Técnica indireta com resina acrílica termopolimerizável

- Quando se utiliza essa técnica, em geral é empregada anteriormente a técnica direta, para que os preparos fiquem protegidos e o paciente permaneça confortável enquanto aguarda a confecção da prótese provisória indireta.
- Molde os preparos com silicone de condensação, obtendo um molde da arcada, e vaze em gesso de boa qualidade (tipo IV; Figura 2.66 A a D). O modelo resultante deve ser montado em articulador e articulado com seu modelo antagonista.
- No laboratório, uma infraestrutura metálica é encerada e fundida com liga metálica alternativa (Figura 2.66 E). O metal tem apenas o objetivo de reforço para a futura prótese provisória, não chegando até o término cervical do preparo. Toda a margem cervical da prótese provisória ficará em resina, para viabilizar futuros reembasamentos. A infraestrutura é assentada sobre o modelo, e o técnico realiza o enceramento dos dentes que servirão de referência durante a prensagem. O enceramento é incluído em uma mufla, e as etapas laboratoriais são processadas.
- Na etapa clínica, a prótese provisória resultante é provada na boca, tomando-se como referência os términos cervicais dos preparos realizados. Caso a provisória não se assente, coloque silicone de condensação fluido dentro dos retentores, leve à boca e, após a polimerização, verifique possíveis áreas de desadaptação, que devem ser ajustadas. Outra importante referência é a altura oclusal. Uma vez obtido o assentamento da prótese provisória sobre os preparos, verifique se, quando o paciente fecha a boca, a provisória não está alta. Como foi confeccionada em articulador, diferenças na altura oclusal devem ser mínimas.
- Nesse momento, a provisória está pronta para ser reembasada. O reembasamento deve ocorrer como descrito anteriormente, lembrando-se de que ele deve ser simultâneo em todos os dentes preparados. Recortes, ajustes, acabamento e polimento são semelhantes aos descritos na técnica direta (Figura 2.66 F a H).

Vantagens da técnica indireta

- Qualidade superior quando comparadas com próteses provisórias obtidas por técnica direta.
- Estética, resistência e durabilidade melhores.
- Possibilita a reabilitação de arcadas completas.
- Ajustes clínicos reduzidos.
- Permite visualização e modificações durante o enceramento.
- Menos quantidade de monômero livre.

Desvantagens da técnica indireta

- Custo alto em função das etapas laboratoriais.
- Necessidade do uso prévio de um jogo de provisórios pela técnica direta.

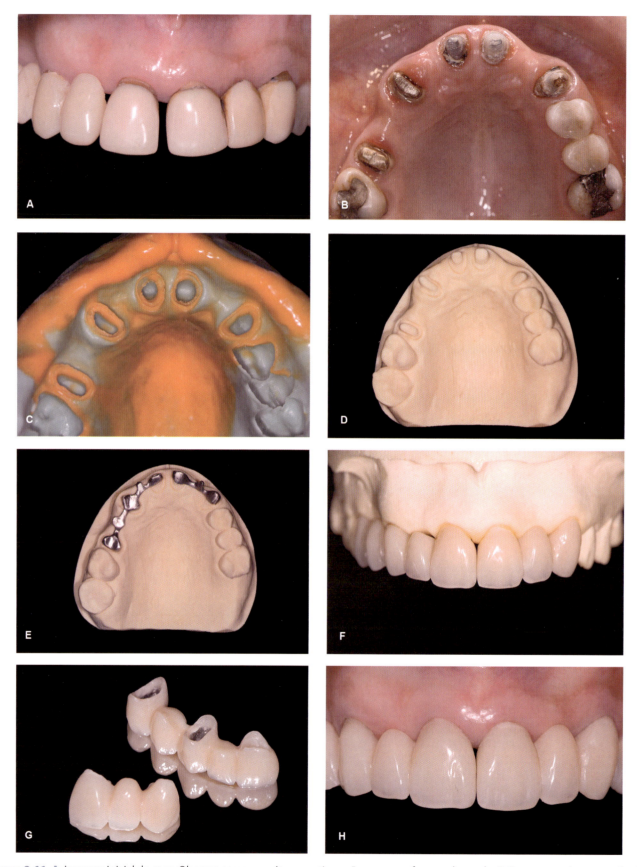

Figura 2.66 A. Imagem inicial do caso. Observe como as próteses antigas não possuem forma adequada. B. Preparos após a remoção das próteses. C e D. Molde e modelo em gesso. E. Infraestrutura metálica. F e G. Jogo de provisórios prensados. Observe que a infraestrutura metálica não recobre a margem cervical. H. Com as próteses temporárias instaladas na boca, a forma e a estética são prontamente restabelecidas, devolvendo as referências de normalidade necessárias para a confecção do trabalho definitivo. (Caso realizado pelo CD Ricardo Figueiredo Kikko, Curso de Mestrado em Odontologia – Prótese Dentária/UFSC.)

Cimentação temporária

É o ato clínico que tem por objetivo fixar temporariamente próteses provisórias ou definitivas, possibilitando ao operador realizar sua remoção, quando necessário. Para tal, utiliza-se uma substância moldável, que veda as partes envolvidas, mantendo-as unidas por tempo determinado. Os principais tipos de cimentos provisórios, suas indicações, contraindicações, vantagens e desvantagens estão apresentados no Quadro 2.2.

Técnica

- A prótese temporária que será cimentada deve apresentar boa adaptação cervical, estética, ajuste oclusal, além de acabamento e polimento excelentes (Figura 2.67 A e B). A superfície externa é isolada com vaselina, e, nos casos de próteses temporárias fixas, fio dental é posicionado para que se possa segurar a provisória durante a cimentação, além de auxiliar na remoção dos excessos de cimento nas áreas interproximais (Figura 2.67 C e D).
- Realize o isolamento relativo do dente preparado com roletes de algodão ou gaze. Proporcione e manipule o cimento escolhido, de acordo com as recomendações do fabricante. Com uma espátula n. 1, insira o cimento nas margens do provisório, cuidando para não preencher totalmente sua área interna (Figura 2.67 E). Posicione a prótese temporária no preparo limpo e seco até seu assentamento total, e mantenha-a com pressão digital até a presa inicial do cimento. Antes de remover os excessos, é necessário pedir para o paciente ocluir, conferindo se o provisório está em posição.
- Após a presa inicial, remova os excessos de cimento com a ponta de uma sonda exploradora, cuidando para que os restos que ficam dentro do sulco gengival sejam totalmente removidos (Figura 2.67 F a H).

Quadro 2.2 Cimentos temporários mais utilizados.

Cimentos provisórios	Indicações	Contraindicações	Vantagens	Desvantagens
Base de hidróxido de cálcio	Em preparos de dentes vitalizados	Na cimentação temporária de próteses definitivas com infraestrutura metálica, quando cimentadas sobre núcleos metálicos.	• Auxilia na dessensibilização da dentina após o preparo. • Não interfere na polimerização da resina autopolimerizável. • Promove um bom selamento marginal.	• É solúvel aos fluídos bucais. • Possui baixa resistência. • A limpeza da prótese provisória é dificultada pela grande espessura da película de cimento. • Pode oxidar em contato com superfícies metálicas.
Base de óxido de zinco (com e sem eugenol)	Em preparos de dentes vitalizados e desvitalizados	Próteses temporárias que ficarão um longo período sem serem removidas.	• Fácil aplicação em meio úmido. • Promove um bom selamento marginal. • Tem boas propriedades sedativas.	• O eugenol, presente em alguns cimentos, dificulta a polimerização da resina acrílica em novos reembasamentos. Em função desse problema, versões sem eugenol foram lançadas.

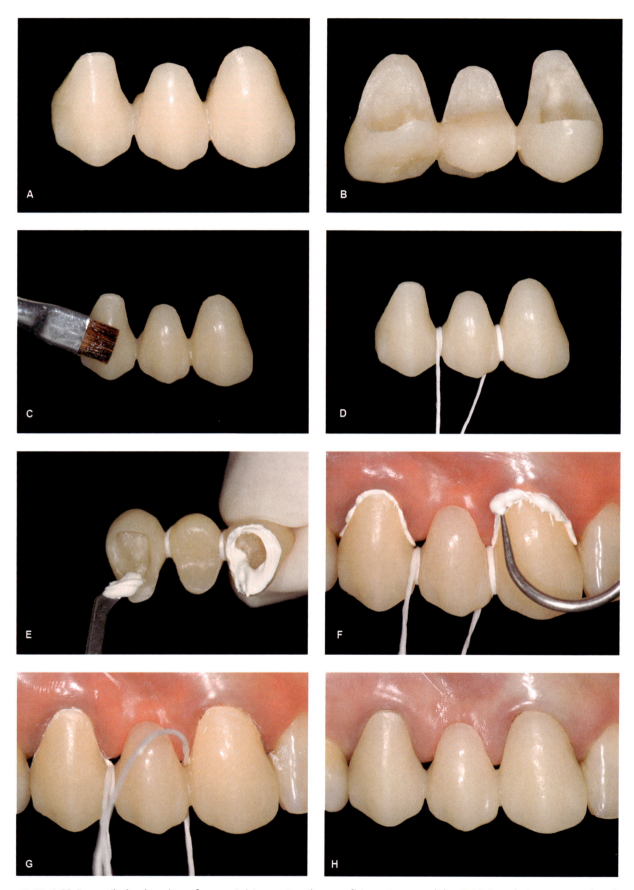

Figura 2.67 **A**. Visão vestibular da prótese fixa provisória, mostrando superfícies externas polidas. **B**. Visão palatina, mostrando a área do pôntico. **C**. Toda a superfície externa do provisório é lubrificada com vaselina. **D**. O fio dental adaptado ao provisório será utilizado para remover os excessos de cimento. **E**. Cimento temporário é colocado nas margens do provisório. **F** e **G**. Após a presa do cimento, os excessos são removidos com sonda exploradora e fio dental. **H**. Prótese provisória após a remoção dos excessos de cimento.

PÔNTICOS

São dentes artificiais de uma prótese fixa, que repõem os naturais faltantes, restabelecendo sua forma, função e estética. Em geral, estão presentes entre os retentores, e sua união a eles é feita por uma conexão rígida ou semirrígida.

Requisitos desejados para os pônticos

- Restaurar a função mastigatória e a fonética por meio da reposição dos dentes faltantes.
- Restabelecer os contatos oclusais e proximais para manter a saúde da área interproximal e contribuir na manutenção da estabilidade oclusal.
- Proporcionar estética e conforto ao paciente, principalmente nos casos que apresentam exigências estéticas, como: linha do sorriso alta e ameias interproximais amplas.
- Proteger e estimular os tecidos gengivais em função da criação de um contorno fisiológico.
- Ser confeccionado com um material biocompatível que possa ser altamente polido.
- Facilitar os procedimentos de higienização diária.[12]

Desenhos dos pônticos

Um pôntico pode ser confeccionado com formas diferentes, de acordo com as exigências estéticas, as características clínicas do caso e a habilidade do paciente quanto à higienização. Os desenhos mais conhecidos, suas principais características e indicações podem ser observados no Quadro 2.3.

Condicionamento tecidual

O condicionamento tecidual é considerado um procedimento reversível que permite um acompanhamento meticuloso do direcionamento gengival. Uma vez obtido o sítio gengival onde o pôntico com formato oval ficará posicionado, a futura restauração protética será responsável pela manutenção da papila interdental e arco gengival côncavo.[13]

Sabe-se que, à medida que o pôntico se afasta do rebordo alveolar, seu perfil de emergência torna-se incompleto, comprometendo o resultado estético, porque não existe possibilidade de se criar um perfil adequado sem que o pôntico saia efetivamente de dentro do alvéolo. Portanto, como existe a necessidade de um preparo prévio do sítio receptor para que o pôntico oval possa ser utilizado, diferentes técnicas de condicionamento tecidual são sugeridas (Quadro 2.4).

Independentemente da técnica utilizada, as restaurações temporárias têm um papel importante no remodelamento do sítio receptor. Elas devem estar altamente polidas, possibilitar sucessivos acréscimos de material e permitir que o paciente higienize abaixo da superfície convexa do pôntico (Figura 2.68 A e B). A profundidade apical é determinada pelos tecidos gengival e ósseo existentes, e durante a confecção do provisório deve haver contato íntimo entre ele e o tecido, para viabilizar a formação do perfil de emergência. Para confeccionar o trabalho definitivo, deve-se aguardar um mínimo de 4 a 6 meses após o condicionamento tecidual, pois o tecido deve apresentar estabilidade para ser moldado. Diferentes materiais, como ligas áuricas, resinas polidas e cerâmicas glazeadas demonstram um comportamento similar no tecido gengival sob o pôntico, reforçando que o sucesso do trabalho protético está intimamente relacionado à qualidade da superfície que entra em contato com o tecido[14] (Figura 2.68 C a E).

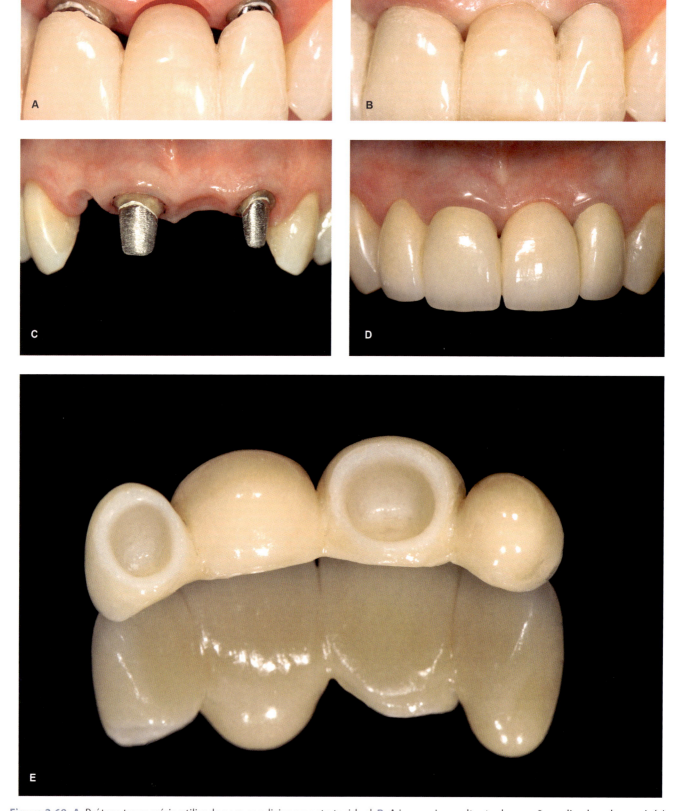

Figura 2.68 **A**. Prótese temporária utilizada para condicionamento tecidual. **B**. A isquemia resultante da pressão realizada pelo provisório entre 8 e 10 min. **C**. Áreas gengivais condicionadas. **D**. Prótese instalada. Veem-se os pônticos emergindo naturalmente do tecido gengival. **E**. Destaque do formato oval dos pônticos. Caso realizado pela CD Vanessa Hillesheim Antunes Teixeira, Curso de Graduação em Odontologia/UFSC. (TPD José Luiz Batista, Laboratório Dental Art, Florianópolis, SC.)

Quadro 2.3 Tipos de pônticos, principais características e aplicações clínicas.[13]

Tipos de pônticos	Ilustração	Características	Aplicações clínicas
Plano inclinado		• Face vestibular presente. • Forma da face lingual comprometida. • Pequeno contato vestibular com rebordo. • Espaços interproximas presentes. • Fácil higienização. • Resultado estético satisfatório.	• Próteses fixas anteriores e posteriores.
Sela		• Face vestibular presente. • Face lingual presente. • Amplo contato com todo o rebordo. • Espaços interproximais presentes. • Difícil higienização. • Bom resultado estético.	• Desenho em desuso.
Bala ou piriforme		• Forma da face vestibular comprometida. • Forma da face lingual comprometida. • Pequeno contato central com o rebordo. • Espaços interproximais presentes. • Fácil higienização. • Resultado estético satisfatório.	• Próteses posteriores fixas.
Higiênico		• Forma da face vestibular comprometida. • Forma da face lingual comprometida. • Nenhum contato com o rebordo. • Amplos espaços interproximais. • Fácil higienização. • Resultado estético insatisfatório.	• Próteses posteriores fixas.
Oval		• Face vestibular presente. • Face lingual presente. • Amplo contato com o rebordo. • Espaços interproximais presentes. • Fácil higienização. • Bom resultado estético.	• Próteses anteriores fixas em áreas de exigência estética.

Quadro 2.4 Técnica de condicionamento tecidual.[13]

Técnicas	Intervenções	Descrição das técnicas	Indicações
Compressão gradual controlada	Protética	Uma restauração temporária com um pôntico com formato oval na sua face cervical é posicionada sobre o tecido gengival para modelá-lo por pressão, gerando isquemia leve. Essa isquemia deve desaparecer após 5 min. Caso isso não ocorra, é necessário remover resina da porção cervical do pôntico para diminuir a pressão sobre o tecido. Incrementos de 1 mm de resina acrílica ou composta devem ser acrescentados na face cervical a cada nova consulta, e devem ter intervalos de 1 a 2 semanas. O pôntico deve ser bem polido para que a resposta tecidual seja a desejada. Geralmente, esse procedimento é realizado de 3 a 5 vezes até obter a configuração adequada do sítio receptor.	Áreas pequenas com espaços de 1 a 2 pônticos.
Escarificação	Cirúrgica (tardia) e protética	A restauração temporária é adaptada nos dentes pilares e com um lápis delimita-se o contorno gengival esperado. Após a anestesia, o tecido gengival é esculpido com brocas diamantadas em formato de pera, em alta rotação e com irrigação, criando papilas interdentais, arco côncavo regular e as concavidades que receberão os pônticos. A restauração temporária é assentada sobre a área cruenta sem pressionar, servindo de guia cicatricial. A área gengival estará definida após 12 dias.	Áreas que envolvam mais de 1 pôntico.
Eletrobisturi	Cirúrgica (tardia) e protética	Essa é uma técnica similar à escarificação, porém pontas de eletrobisturi são utilizadas em vez de brocas. Essa técnica apresenta desvantagens como: odor desagradável gerado pela necrose tecidual e dificuldade de controle no corte, além de ser contraindicada para portadores de marca-passo cardíaco.	Áreas que envolvam mais de um pôntico.
Extração atraumática e restauração temporária imediata	Cirúrgica (imediata) e protética	Nos casos em que a exodontia e a posterior confecção de uma prótese fixa estão indicadas, uma restauração temporária deve ser previamente planejada, para que esteja disponível durante o procedimento cirúrgico. Logo após a exodontia, o pôntico oval deve ser acomodado na ferida cirúrgica, podendo estender-se apicalmente até 3 mm. A cicatrização da área será realizada de acordo com a matriz oferecida pelo pôntico.	Áreas com extração dentária indicada.
Enxerto tecidual	Cirúrgica (prévia) e protética	Em casos de deformidades teciduais ou ósseas, enxertos teciduais prévios (ósseos e/ou gengivais) podem ser realizados. Nesses casos, para evitar a perda do enxerto, o ideal é realizar o condicionamento por compressão gradual após a cicatrização inicial, cerca de 3 meses após o enxerto.	Rebordos residuais com deformidades como falta de tecido mole e/ou ósseo.

MOLDAGEM DEFINITIVA

A moldagem é um conjunto de procedimentos clínicos realizados com a finalidade de se obter a reprodução negativa dos dentes preparados e estruturas adjacentes, por meio de um material moldável. A moldeira é o dispositivo utilizado para realizar o ato da moldagem. O molde é o produto resultante da moldagem, enquanto o modelo é resultante do molde.

Propriedades ideais de um material de moldagem[4]

- Facilidade de uso clínico.
- Tempo de trabalho e polimerização razoáveis.
- Estabilidade dimensional e memória elástica após a presa.
- Boa elasticidade, escoamento e resistência à remoção.
- Vida útil longa.
- Características favoráveis de manipulação (dosabilidade, miscibilidade e cromaticidade).
- Facilidade de vazamento e compatibilidade com os materiais para vazamento.

Principais materiais de moldagem

- Alginatos.
- Mercaptanas ou polissulfetos.
- Poliéteres.
- Silicones de condensação.
- Silicones de adição.

Técnicas

Existem diferentes técnicas para a obtenção de modelos de trabalho, e a indicação de cada uma delas depende do caso. Muitas vezes, o profissional habitua-se a utilizar apenas uma técnica de moldagem e acaba por acreditar que essa técnica é a melhor. A melhor técnica é aquela mais bem indicada. Métodos racionais, que protejam a aderência epitelial, muitas vezes associando diferentes técnicas e considerando a habilidade de cada profissional, parecem ser o procedimento mais sensato para a obtenção de moldes precisos.[15] Dessa forma, é importante conhecer os métodos existentes, suas vantagens, indicações e contraindicações para poder fazer o melhor emprego clínico (Quadro 2.5).

Moldagem com moldeiras individuais e complementar

Confecção da moldeira individual

- Um modelo dos preparos deve ser obtido para a confecção da moldeira individual. Faça um molde parcial com alginato e vaze em gesso-pedra tipo III. Além de auxiliar na confecção das moldeiras, esse modelo também serve para avaliação dos preparos realizados, criando uma nova oportunidade de corrigir os defeitos antes da moldagem definitiva (Figura 2.69 A).
- Realize um alívio uniforme em cera na espessura de 1 mm (correspondente à espessura de uma lâmina de cera n. 7), em todas as áreas preparadas, com exceção da área do término. Em seguida, o modelo deve ser lubrificado com vaselina líquida ou isolante para gesso (Figura 2.69 B).
- A moldeira individual é obtida com resina acrílica incolor por meio da técnica de Nealon (técnica do pincel). É importante que a resina da moldeira tenha uma cor diferente daquela que será utilizada no futuro reembasamento, para facilitar a visualização do alívio (Figura 2.69 C e D).
- Quando o preparo estiver recoberto pela resina, realizam-se retenções na região superior da moldeira. Elas devem ser confeccionadas na forma de hastes ou esferas, desde que ofereçam retenção suficiente para a remoção da moldeira individual com o molde complementar (geralmente em alginato; Figura 2.69 E).
- Após a presa, as moldeiras devem ser separadas do modelo com água fervente, para que toda a cera utilizada no alívio seja removida de dentro da moldeira. Caso cera fique impregnada na resina, o reembasamento e a aplicação do adesivo podem ficar prejudicados. Excessos de resina devem ser removidos com uma broca de tungstênio (Maxicut).

Quadro 2.5 Materiais, indicações, vantagens e desvantagens das técnicas de moldagem.

Técnica	Materiais utilizados	Indicações	Vantagens	Desvantagens
Moldeira individual e moldagem complementar	Mercaptana Poliéter	• Moldagem de múltiplos preparos. • Áreas gengivais recém-operadas. • Áreas gengivais finas. • Sulcos gengivais rasos.	• Dispensa o uso do fio para afastamento, o que diminui o risco de sangramento. • Técnica econômica. • Possibilita a visualização do molde do sulco gengival pela resina antes da moldagem propriamente dita. • A moldagem pode ser realizada em cada preparo individualmente.	• Técnica crítica que depende da experiência do operador. • Exige vazamento imediato em função da presença do alginato. • Presença de uma linha de união entre diferentes materiais de moldagem, o que pode criar um defeito no modelo definitivo.
Afastamento gengival com fios para afastamento	Silicone de adição	• Moldagem de *inlays, onlays, overlays,* coroas e facetas.	• Técnica prática e rápida. • O vazamento pode ser executado entre 1 h e até 14 dias após o procedimento de moldagem. • O molde pode sofrer múltiplos vazamentos. • O modelo obtido apresenta uma superfície uniforme. • O cartucho de automistura garante a proporção correta de base e catalizador. • O material apresenta-se em consistências variadas.	• Técnica mais onerosa em função da quantidade de material. • Necessidade do uso de dois fios para promover um afastamento efetivo. • O posicionamento do fio pode promover sangramento, o que dificulta a moldagem. • Fios impregnados com químicos podem favorecer o surgimento de recessões gengivais, em função de uso inadequado. • Não há como saber se o afastamento foi efetivo antes da moldagem. • O ato clínico exige dois operadores quando a técnica da dupla mistura é utilizada.

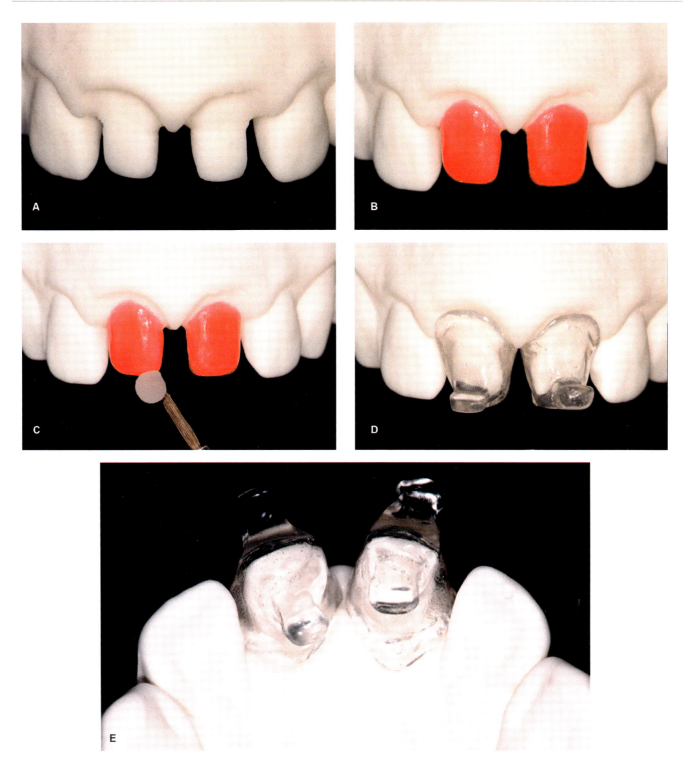

Figura 2.69 A. Modelo dos preparos. **B**. Alívio em cera. Observe como a área referente ao término cervical não é aliviada. **C**. Com o modelo lubrificado, leva-se resina acrílica incolor aos preparos. **D**. Moldeiras individuais. **E**. Retenções adicionais confeccionadas sobre as moldeiras.

Reembasamento da moldeira individual

- Antes de iniciar o reembasamento, prove a moldeira individual para verificar se ela entra e sai do preparo sem nenhuma retenção e identifique a face vestibular da moldeira (Figura 2.70 A). Faça um isolamento relativo adequado e lubrifique o preparo e dentes adjacentes com vaselina ou lubrificante à base de água (Figura 2.70 B).
- Por meio da técnica de Nealon (técnica do pincel), leve uma pequena porção de resina acrílica melhorada de cor diferente (p. ex., vermelho) ao término do preparo e sulco gengival (Figura 2.70 C e D). Aguarde a fase plástica para que a resina apresente resistência suficiente a fim de promover o afastamento gengival. Nesse momento, umedeça a resina com o pincel molhado no monômero e leve a moldeira individual em posição. A moldeira deve ser mantida com leve pressão digital (Figura 2.70 E). A gengiva ficará isquêmica em resposta ao afastamento mecânico promovido pela resina/moldeira. Depois, remova a moldeira e avalie se o sulco gengival foi copiado com continuidade (Figura 2.70 F). Caso esse objetivo não tenha sido alcançado, repita o reembasamento, pois o material de moldagem que será utilizado dentro da moldeira só penetrará no sulco gengival se o reembasamento for realmente efetivo.
- Com a moldeira devidamente reembasada, proceda com o recorte externo e o alívio interno. Inicialmente, marque a linha correspondente ao sulco gengival com grafite 0,5 mm (Figura 2.70 G). Faça o recorte externo com uma broca de tungstênio (Maxicut), removendo todos os excessos de resina até chegar à linha marcada (Figura 2.70 H). A linha que corresponde ao sulco gengival não deve ser removida, pois essa área é necessária para promover o afastamento mecânico do sulco gengival e permitir a entrada do material de moldagem.
- Cuidado para que a broca seja manuseada de forma adequada durante o recorte externo, a fim de não desgastar acidentalmente essa linha. Os excessos de resina que escorreram para dentro da moldeira agora são facilmente visualizados em função da diferença de cor entre as resinas. Utilize uma broca esférica (n. 6) em baixa rotação para fazer o alívio interno da moldeira. Proteja a face externa da moldeira com o dedo antes de iniciar o alívio, que deve ser efetuado até bem próximo à linha (Figura 2.71 A). É difícil saber exatamente quando o alívio está adequado, portanto o ideal é fazer uma prova clínica da moldeira individual. Quando posicionada sobre o preparo, a moldeira deve apresentar-se estável, pois está ajustada na região cervical. Todavia, quando se remove a moldeira, ela deve sair facilmente, pois está aliviada internamente. Assim, tem o espaço necessário para o material de moldagem (Figura 2.71 B e C).

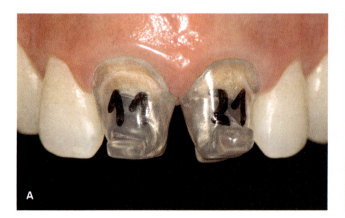
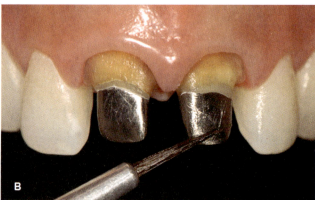

Figura 2.70 A. Moldeiras provadas na boca e identificadas na face vestibular. **B.** Lubrificação dos preparos. (*continua*)

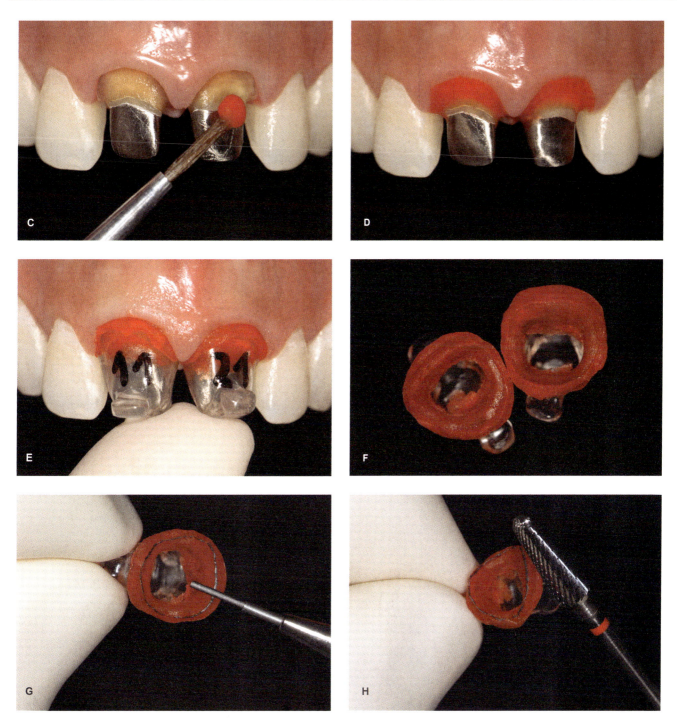

Figura 2.70 (*Continuação*) **C**. Resina acrílica (Duralay, Reliance, EUA) é conduzida ao término cervical do preparo. **D**. Todo o término cervical deve receber a resina, pois o reembasamento tem de ser feito em toda a área. **E**. No momento do reembasamento, mantenha a moldeira com leve pressão digital. Uma área gengival isquêmica será constatada em função do afastamento mecânico. **F**. Após o reembasamento, o sulco gengival é copiado com continuidade. **G**. Com um grafite 0,5 mm, marque a linha referente ao sulco gengival. **H**. Os excessos externos da moldeira são recortados com uma broca de tungstênio. Cuidado deve ser tomado para que a linha marcada seja mantida.

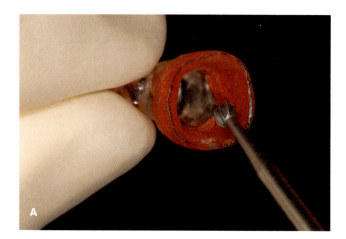
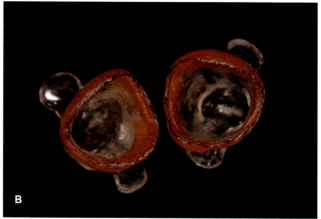
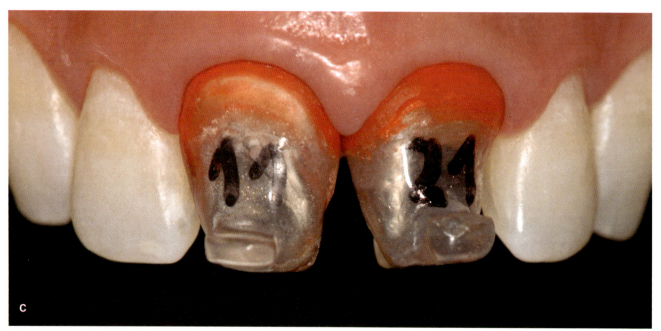

Figura 2.71 **A**. Com uma broca esférica, realiza-se o alívio interno da moldeira. **B** e **C**. Moldeiras individuais recortadas e aliviadas internamente.

Preparo da bancada e do paciente

Moldagens definitivas são procedimentos complexos e considerados irreversíveis, ou seja, caso os moldes não fiquem adequados, devem ser repetidos. Isso exige tempo clínico e torna os procedimentos de moldagem exaustivos para o profissional. Portanto, antes de iniciar uma moldagem, observe se tudo está disponível, para que o procedimento clínico seja o mais tranquilo possível:

- Prepare a bancada de trabalho com todos os materiais e equipamentos que serão necessários (moldeira metálica selecionada e personalizada adequadamente, espátulas, placas de vidro, material de moldagem previamente dosado, adesivo para moldeira, gral de borracha, luvas de reserva, resina acrílica, potes Dappen).

- Em seguida, aplique adesivo específico para o material de moldagem (mercaptana ou poliéter) na área interna e na metade da área externa da moldeira (Figura 2.72 A). O adesivo aplicado deve secar por 8 a 10 min antes do início da moldagem.

- Enquanto se aguarda a secagem, promova um isolamento relativo adequado com roletes de algodão e sugador. Os preparos a serem moldados devem estar limpos e secos. Fios para afastamento não são indicados nessa técnica, porém, nos casos de gengivas muito finas ou preparos em dentes inferiores (onde existe muita umidade), pode-se utilizá-los com o objetivo de manter o sulco gengival aberto e seco.

Moldagem propriamente dita

- Coloque o material de moldagem sobre a placa de vidro e, com uma espátula metálica rígida, manipule-o. Tanto a mercaptana como o poliéter devem ser manipulados de acordo com as recomendações do fabricante, cuidando para que a massa final apresente uniformidade de cor no fim. Coloque uma pequena porção de material dentro da moldeira com espátula n. 1 (Figura 2.72 B). Depois, leve o material de moldagem ao preparo e utilize leves jatos de ar para espalhá-lo (Figura 2.72 C). A moldeira deve ser acomodada sobre o preparo com leveza para permitir o escoamento do material e o seu assentamento completo (Figura 2.72 D). No momento em que ela alcança o sulco gengival, deve ser mantida em posição sem pressão excessiva. No caso de moldeiras individuais múltiplas, a moldagem deve ser feita por áreas. Por exemplo: caso haja três preparos contíguos, o reembasamento é feito individualmente, porém, no momento da moldagem, os preparos podem ser moldados consecutivamente. Depois de posicionadas, é importante as moldeiras estarem unidas entre si com resina acrílica, associada ou não a bastões de resina, antes da moldagem complementar (Figura 2.72 E).
- Depois da polimerização da mercaptana ou do poliéter, faça um molde complementar com a moldeira metálica previamente selecionada e personalizada (ver Capítulo 1). Esse molde é obtido em alginato, cuidando para que a moldeira individual não seja deslocada durante a moldagem (Figura 2.72 F).
- Após a geleificação do alginato, remova cuidadosamente o molde e faça uma avaliação criteriosa quanto a homogeneidade do material, reprodução clara de detalhes e ausência de defeitos visíveis, como bolhas, rompimentos ou defeitos em áreas críticas.[16] Caso exista algum problema visível, deve-se começar nova moldagem. Em função do alginato, após a desinfecção do molde, ele deve ser imediatamente vazado em gesso especial tipo IV e mantido em umidificador até a presa final do gesso.

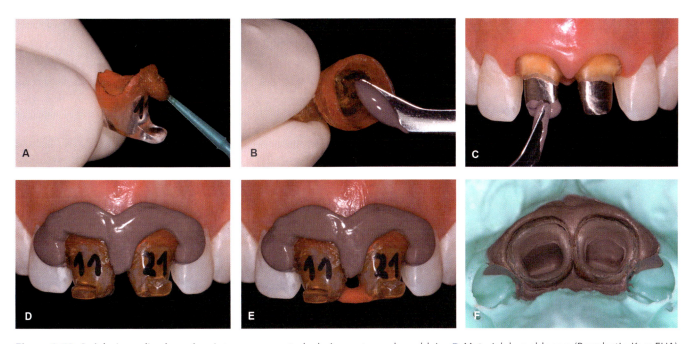

Figura 2.72 **A.** Adesivo aplicado na área interna e na metade da área externa da moldeira. **B.** Material de moldagem (Permlastic, Kerr, EUA) conduzido para dentro da moldeira com espátula n. 1. **C.** Material de moldagem conduzido ao preparo. **D.** Moldeiras com material de moldagem em posição. **E.** União das moldeiras com resina antes do molde complementar. **F.** Molde obtido. Observe como foi possível copiar efetivamente o término do preparo e o sulco gengival.

Moldagem com fio de afastamento e silicone de adição

Seleção e preparo da moldeira

Nessa técnica, uma moldeira metálica pré-fabricada ou uma moldeira plástica rígida perfurada pré-fabricada deve ser provada antes da moldagem. A moldeira deve cobrir toda a área nos sentidos anteroposterior e laterolateral, cuidando para que não encoste nos dentes, mantendo espaço suficiente para o material de moldagem.

Em função do material de moldagem a ser utilizado, não é necessário personalizar a moldeira, porque a massa de consistência pesada deslocará a cera da borda da moldeira, interferindo no resultado final do molde.

Preparo da bancada e do paciente

- Como na técnica anterior, prepare a bancada de trabalho com o material e instrumental que serão utilizados (moldeira selecionada, espátulas, fio para afastamento, silicone pesado previamente dosado, silicone leve na seringa de automistura e luvas de reserva).
- Com uma sonda periodontal milimetrada, meça o sulco gengival em todo o perímetro do dente a ser moldado para selecionar adequadamente os fios para afastamento a serem utilizados.
- Com o preparo limpo e seco, introduza lentamente o fio selecionado no sulco (Figura 2.73 A). O fio deve ser introduzido de mesial para distal, com um instrumento delicado, com cuidado para não provocar sangramentos. O excesso de fio deve ser cortado e removido. Um novo fio deve ser posicionado sobre o fio anterior, da mesma forma já descrita (Figura 2.73 B), porém com calibre superior ao primeiro fio, deixando uma ponta para fora do preparo, a fim de auxiliar na sua remoção no momento da introdução do material de moldagem leve. Aguarde 7 a 8 min para que o fio promova a abertura do sulco gengival.

Moldagem propriamente dita

- Manipule o silicone pesado de acordo com as recomendações do fabricante. A massa obtida deve ser acomodada na moldeira selecionada, conformando-a em um formato próximo ao da cavidade bucal. Enquanto o silicone pesado é manipulado, o segundo fio deve ser removido lentamente do sulco. À medida que se remove o fio, silicone fluido é posicionado sobre o primeiro fio (Figura 2.73 C). Esse processo ocorre simultaneamente, ou seja, o fio é retirado e o silicone é injetado, até o primeiro fio não ser mais visualizado. Como os dois materiais (silicones pesado e fluido) são manipulados ao mesmo tempo, essa técnica precisa ser realizada a quatro mãos.
- Silicone fluido ainda é levado ao restante do preparo e dentes adjacentes, e nesse momento a moldeira carregada de silicone pesado é posicionada na boca (Figura 2.73 D e E). Após a presa, remova a moldeira em um movimento único. Se o fio de afastamento ficar preso no molde, o vazamento em gesso será feito com o fio em posição. Caso o fio não saia do sulco, ou esteja solto no molde, não se deve tentar reposicioná-lo. O ideal é removê-lo e realizar o vazamento sem o fio. Todavia, se parte do fio estiver deslocada e a outra parte presa no material de moldagem, o ideal é cortar com uma tesoura afiada o fio solto e manter o fio que ficou preso (Figura 2.74 A e B). Moldes de silicone de adição podem ser vazados após 1 h até 14 dias depois da moldagem (Figura 2.73 F). O tempo de espera de pelo menos 1 h antes de realizar o vazamento se dá em função da necessidade de se aguardar a recuperação elástica do silicone e a liberação total do hidrogênio, que é um subproduto da reação de polimerização do material. Se esse tempo não for respeitado, o modelo resultante poderá apresentar bolhas e alterações dimensionais.[17]

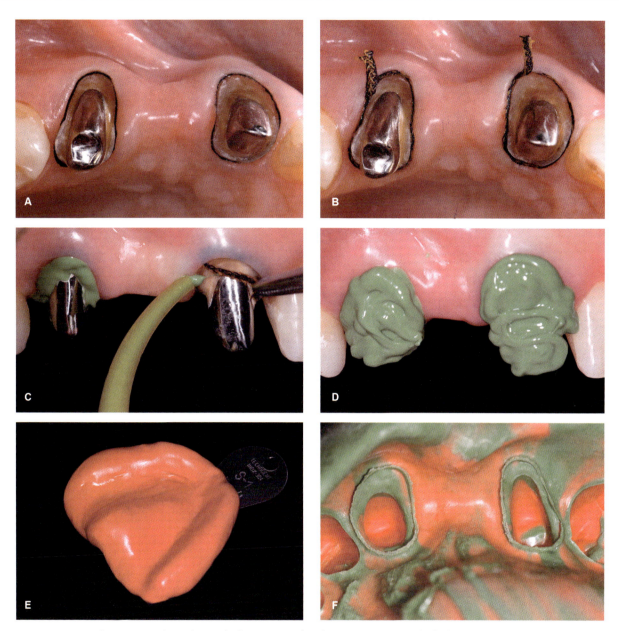

Figura 2.73 A. Primeiro fio posicionado. B. Segundo fio posicionado. Observe como parte do fio fica para fora do sulco. C. O segundo fio é removido lentamente e o material de moldagem fluido é injetado simultaneamente. D. Todo o preparo é recoberto pelo material fluido. E. Material de moldagem pesado acomodado na moldeira pré-selecionada. F. Molde obtido (Express, 3 M ESPE, EUA). Observe como é possível visualizar o sulco gengival copiado.

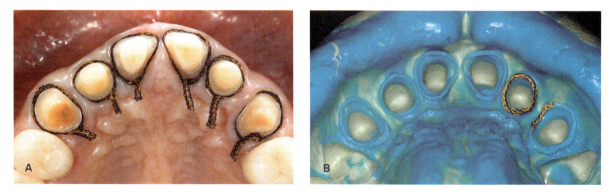

Figura 2.74 A. Preparos anteriores prontos para serem moldados pela técnica de moldagem com fio de afastamento e silicone de adição. B. Observe que, no molde obtido, o segundo fio ficou preso na região correspondente ao sulco do dente 12 e em parte do dente 13. O fio preso no silicone não deve ser removido. Fios soltos devem ser recortados com uma tesoura afiada.

MODELOS DE TRABALHO

O modelo de trabalho, obtido a partir da moldagem definitiva, é o principal elo entre o paciente e o técnico. Sobre esse modelo será construída a futura prótese, portanto, é preciso assegurar que ele apresente resistência, duplique todos os detalhes e seja preciso dimensionalmente, pois a qualidade do modelo influencia diretamente o resultado final da prótese.[18]

Requisitos para um bom modelo de trabalho

- Ser completo e vazado em gessos especialmente formulados para proporcionar uma superfície resistente e lisa.
- Ter uma base com espessura suficiente para ser manuseado com segurança durante os procedimentos laboratoriais.
- Não apresentar bolhas ou deformações.
- Possibilitar o recorte e o troquelamento para assegurar o acesso ao término cervical.

Desinfecção e preparo dos moldes

- Lave os moldes em água corrente para eliminar restos de saliva e/ou sangue. Depois, eles devem ser desinfetados com um *spray* de hipoclorito de sódio a 1% e mantidos em umidificador por 10 min.
- Novamente, os moldes são lavados em água corrente e secos com leves jatos de ar a fim de eliminar excessos de umidade, sem ressecá-los. Sua superfície deve estar seca, permanecendo contudo brilhante.

Vazamento dos moldes e obtenção de modelos

- Gesso especial tipo IV deve ser pesado e manipulado de acordo com as recomendações do fabricante.
- Com uma espátula de cera n. 7 ou um pincel, pequenas quantidades de gesso vão sendo colocadas sobre o molde do dente preparado. Essa manobra tem por objetivo diminuir a retenção de ar e, consequentemente, a formação de bolhas. O molde permanece sobre o vibrador até o gesso alcançar o fundo da superfície oclusal do preparo.
- Nesse momento, incline o molde para permitir que o gesso flua, deslocando o ar à medida que ele vai escoando para os outros dentes. Pequenas porções vão sendo acrescentadas até a conclusão de todo o vazamento.
- Quando todos os dentes estiverem completados por gesso, coloca-se mais gesso para finalizar o vazamento.
- Remova o molde vazado do vibrador e dê o formato adequado à base, cuidando para que o gesso não entre em contato com o metal da moldeira. O conjunto molde/modelo deve ser mantido em umidificador até a presa final do gesso. Nos moldes com mercaptana, utilize um redutor de tensão superficial (antibolhas) antes do vazamento (Figura 2.75).

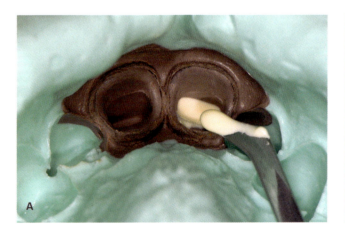
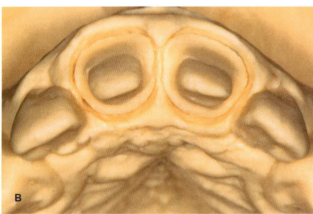

Figura 2.75 **A.** Vazamento do gesso em pequenas porções. **B.** Modelo de trabalho.

TROQUÉIS

São modelos individuais do dente preparado que fazem parte do modelo de trabalho e têm por objetivo permitir ao técnico o acesso ao término cervical para a confecção de um enceramento adequado e adaptação das margens da peça protética.

Requisitos para um troquel

- Ter pinos ou dispositivos que permitam o retorno à sua posição original.
- Manter-se estável no modelo, inclusive se este for invertido.
- Possibilitar o recorte para dar acesso ao término cervical.

Técnicas para obtenção dos troquéis

Podem ser utilizadas técnicas diferentes: pinos macho e fêmea, localizadores metálicos, canoplas de plástico e de gesso. O técnico utiliza uma dessas técnicas e obtém troquéis removíveis por meio do seccionamento do modelo de trabalho.

Exposição e delimitação do término cervical

Após a secção do troquel, é necessário que o término cervical seja totalmente exposto para possibilitar os procedimentos laboratoriais. O técnico pode realizar as etapas de vazamento do modelo, obtenção e secção do troquel, porém é importante que o cirurgião-dentista compreenda que a responsabilidade de expor o término cervical do preparo é dele, pois foi ele quem realizou o preparo e obteve o molde dessa área. Qualquer desgaste indevido ou alteração na forma do término cervical presente no modelo comprometerá a adaptação cervical desejada. Os passos são:

- Exponha o término cervical com uma broca de tungstênio, removendo o gesso correspondente ao tecido gengival. Cuide para que a porção lateral e não a ponta da broca seja utilizada, resultando em um desgaste reto (Figura 2.76 A a C).
- Quando estiver próximo do término cervical, utilize uma lâmina de bisturi n. 11 para destacar o gesso que recobre a área (Figura 2.76 D). Após a remoção do gesso, é possível visualizar uma área radicular abaixo da linha do término que não foi preparada, conhecida como "área de informação topográfica". Essa área localiza-se entre a linha do término do preparo e o fundo do sulco gengival que foi moldado e serve de referência para a construção do perfil de emergência da futura prótese, portanto não deve ser desgastada durante o procedimento de exposição do término cervical.[3]
- Delimite a linha do término cervical exposto com auxílio de um lápis de cera vermelho de ponta fina (0,5 mm). Não utilize grafite, pois ele pode contaminar o padrão de cera e, por ser um antifundente, impedir uma fundição adequada (Figura 2.76 E e F).
- Após a delimitação da linha, todo o preparo, com exceção da área do término cervical, poderá ser aliviado com um espaçador de troquel. Seu objetivo é criar um espaço predeterminado para a camada de cimento na área aliviada.[5]

Envio dos modelos troquelados ao laboratório

Modelos devidamente troquelados devem ser protegidos por plástico-bolha, identificados e armazenados em caixas plásticas ou de papel. Caso estejam montados em articulador semiajustável, os modelos devem ser removidos e protegidos individualmente. Uma solicitação de serviço deve ser devidamente preenchida (nome do paciente, trabalho solicitado, data para entrega, contatos telefônicos, *e-mails*) e enviada ao laboratório com os modelos.

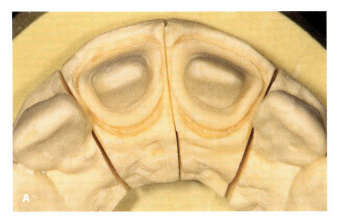
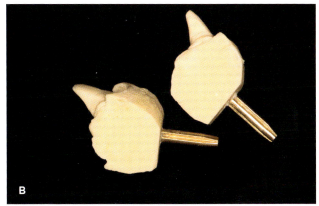

Figura 2.76 A. Modelo de trabalho seccionado. B. Troquéis obtidos. (*continua*)

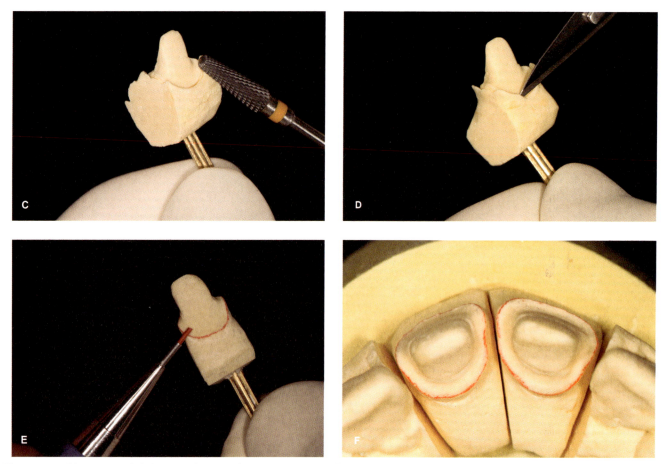

Figura 2.76 (*Continuação*) **C**. Recorte do troquel na área correspondente ao tecido gengival. **D**. Lâmina de bisturi destacando o gesso próximo ao término cervical. **E**. Delimitação do término cervical com lápis de cera vermelho. **F**. Troquéis obtidos.

LIGAS METÁLICAS

A escolha da liga é fundamental para obter infraestruturas precisas. Ligas à base de ouro são as ligas clássicas para próteses metálicas e metalocerâmicas. Em função do alto custo, outras ligas preciosas com menos conteúdo de ouro e à base de paládio foram desenvolvidas. Ligas não preciosas, principalmente à base de níquel-cromo, também são amplamente utilizadas, embora seu processamento laboratorial seja mais complexo, e estejam mais sujeitas à corrosão.[19]

Tipos de ligas[20]

- Ligas de metais nobres ou preciosos: incluem o ouro e os metais do grupo da platina (rutênio, ródio, paládio, ósmio, irídio, platina). Metais nobres são adequados para uso odontológico devido à alta resistência à corrosão, porém principalmente o ouro e o paládio são processados para ligas dentais, devido às suas boas propriedades biomecânicas na boca.
- Ligas de metais não nobres ou alternativas: em função do seu baixo custo, essas ligas à base de níquel, cobalto ou cromo são utilizadas em Odontologia como alternativas às nobres. As principais ligas não nobres são à base de níquel-cromo, cromocobalto e cobre-alumínio.

PROVA DA INFRAESTRUTURA

Após os procedimentos laboratoriais, o técnico encaminha a infraestrutura para a prova clínica. Nessa etapa, é importante que se comprovem clínica e radiograficamente o assentamento da peça e a sua adaptação cervical.

Prova clínica

- Antes de a infraestrutura ser levada ao preparo, seu interior deve ser analisado para verificar possíveis bolhas ou rugosidades decorrentes de erros no enceramento, na inclusão ou na fundição. Se existirem, devem ser removidas antes da prova.
- A infraestrutura é então posicionada sobre o preparo limpo e seco. Caso ocorra o assentamento clínico, a adaptação das margens cervicais deve ser conferida com uma sonda exploradora de ponta fina. Não deve haver desadaptações entre a margem da infraestrutura e a linha do término cervical. A infraestrutura também deve apresentar-se estável e ajustada ao preparo.

- Nos casos em que não ocorre um assentamento adequado da peça, a parte interna da infraestrutura é pincelada ou borrifada com um evidenciador de contato (Figura 2.77 A). Reposicione a infraestrutura sobre o preparo, aguarde alguns segundos e remova a peça. Caso seja visualizado algum ponto brilhante, ocorreu contato entre o preparo e o metal nesse local. Realize um desgaste nesse ponto com uma broca carbide esférica (Figura 2.77 B). O uso do evidenciador pode ser repetido caso não se consiga assentar a peça. Contudo, se muitos ajustes forem feitos, provavelmente será preciso desistir dessa peça e confeccionar um novo molde.
- Outro aspecto importante é observar se existe espaço suficiente entre a infraestrutura e os dentes antagonistas. Em caso de pouco espaço, um desgaste na face oclusal pode ser feito com discos de Carborundum, desde que o desgaste seja controlado por um espessímetro (Figura 2.77 C e D).
- No caso de infraestruturas de próteses fixas, a prova clínica se faz da mesma forma que nas coroas unitárias. Na maioria das vezes, se o modelo de trabalho estiver em boas condições e a prótese fixa não for muito extensa, o técnico funde a peça em monobloco (Figura 2.78 A). Caso a infraestrutura não se assente totalmente sobre os preparos, será preciso secioná-la (Figura 2.78 B).
- Um corte oblíquo com disco de Carborundum fino deve ser feito na região do pôntico (Figura 2.78 C). Após separar a peça, prove cada retentor isoladamente. Caso haja um bom assentamento clínico e radiográfico de cada retentor, inicie a união da infraestrutura.
- É necessário verificar se existe espaço suficiente para o procedimento laboratorial da soldagem (Figura 2.78 D). Esse espaço deve ser próximo a 0,2 mm (correspondente à passagem de um cartão de visitas). Espaços menores impedirão que a solda corra livremente, possibilitando a formação de áreas porosas, enquanto espaços muito grandes podem criar uma união fragilizada, passível de distorções.
- Com os retentores posicionados adequadamente, leve resina acrílica melhorada (de baixa contração e presa rápida) à região do corte pela técnica de Nealon (técnica do pincel; Figura 2.78 E). Pequenas quantidades de resina devem ser utilizadas, para evitar uma contração indesejável em função do volume de material.
- Novas porções de resina devem ser acrescentadas à região, sempre após a polimerização da porção anterior, até a infraestrutura estar completamente unida. Em seguida, verifique se não existe nenhum movimento de báscula e envie a infraestrutura ao laboratório para soldagem (Figura 2.78 F). Atualmente, em função dos avanços nas técnicas de fundição, cada vez menos soldagens são necessárias. É fundamental, no entanto, o técnico receber excelentes moldes/modelos para que as distorções inerentes aos processamentos laboratoriais sejam minimizadas.

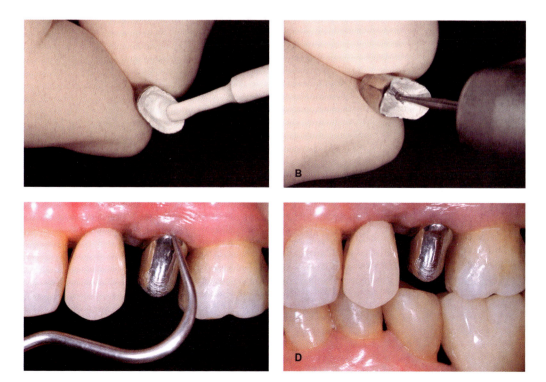

Figura 2.77 A. Evidenciador de contato aplicado dentro do *cooping*. **B**. Desgaste do ponto de desadaptação com broca carbide esférica. **C**. A adaptação clínica é conferida com uma sonda clínica de ponta fina. **D**. Espaço adequado entre o *cooping* e os dentes antagonistas.

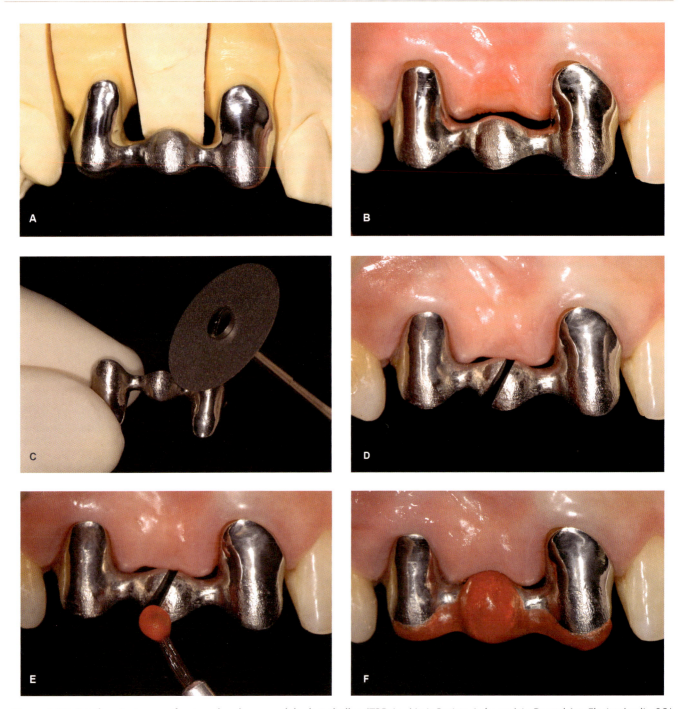

Figura 2.78 **A.** Infraestrutura confeccionada sobre o modelo de trabalho. (TPD José Luiz Batista, Laboratório Dental Art, Florianópolis, SC.) **B.** Prova clínica da infraestrutura. Observe a desadaptação evidente. **C.** A infraestrutura é seccionada com o auxílio de um disco de Carborundum fino. **D.** Após as provas clínica e radiográfica, confere-se o espaço para a solda. **E** e **F.** A infraestrutura é unida na boca com resina acrílica (Duralay, Reliance, EUA) e enviada ao laboratório.

Prova radiográfica

Uma vez constatado o assentamento clínico das infraestruturas de coroas unitárias ou próteses fixas, faça uma radiografia interproximal para avaliar a adaptação radiográfica (Figura 2.79). Observe se existem áreas de desadaptação, sobrecontorno ou espaços entre a margem da peça e a linha do término do preparo. Caso se constatem desadaptações radiográficas, elas devem ser conferidas e solucionadas antes de prosseguir o caso.

MOLDAGEM DE TRANSFERÊNCIA

Essa moldagem é realizada com o objetivo de transferir a posição das infraestruturas protéticas e sua relação com os tecidos moles, criando um modelo de transferência com informações teciduais que não estão mais presentes no modelo de trabalho, em função da exposição do término cervical.

- Com a infraestrutura em posição, faça um registro oclusal com uma lâmina de cera n. 7. Também é possível, principalmente nos casos mais extensos, registrar a posição maxilomandibular com resina acrílica sobre a infraestrutura. Esses registros possibilitarão a remontagem do modelo de transferência (Figura 2.80 A).

- Em seguida, faça uma moldagem convencional com alginato e moldeiras personalizadas. Com o molde obtido, confira se a infraestrutura está inserida no alginato (Figura 2.80 B). Lubrifique a parte interna da peça com vaselina e proteja a área externa das margens metálicas com cera n. 7 (Figura 2.80 C). Esse passo é importante para que o gesso não entre em contato com as margens metálicas da infraestrutura e dificulte sua remoção do modelo, levando o técnico a forçar a margem com um instrumento, o que pode danificar definitivamente essa área.

- Prepare retenções nas extremidades de um fio ortodôntico ou de um alfinete, com um alicate de uso ortodôntico. Resina acrílica é posicionada dentro da infraestrutura, e o fio ortodôntico é colocado dentro da resina (Figura 2.80 D). Após a presa da resina, gesso-pedra tipo III é vazado no molde (Figura 2.80 E).

- Dependendo da complexidade do caso, o modelo de transferência deve ser montado em articulador simples (oclusor) ou semiajustável (ASA; Figura 2.80 F). Os modelos fixados no articulador devem ser adequadamente embalados e encaminhados ao laboratório, com as informações referentes à cor, à forma e às caracterizações desejadas.

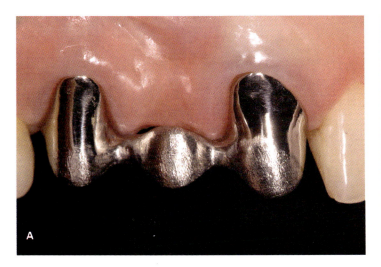
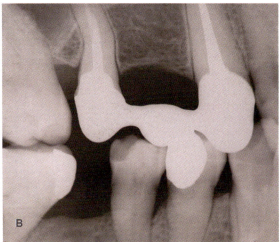

Figura 2.79 A. Assentamento clínico da infraestrutura soldada. B. Constatação radiográfica do assentamento clínico.

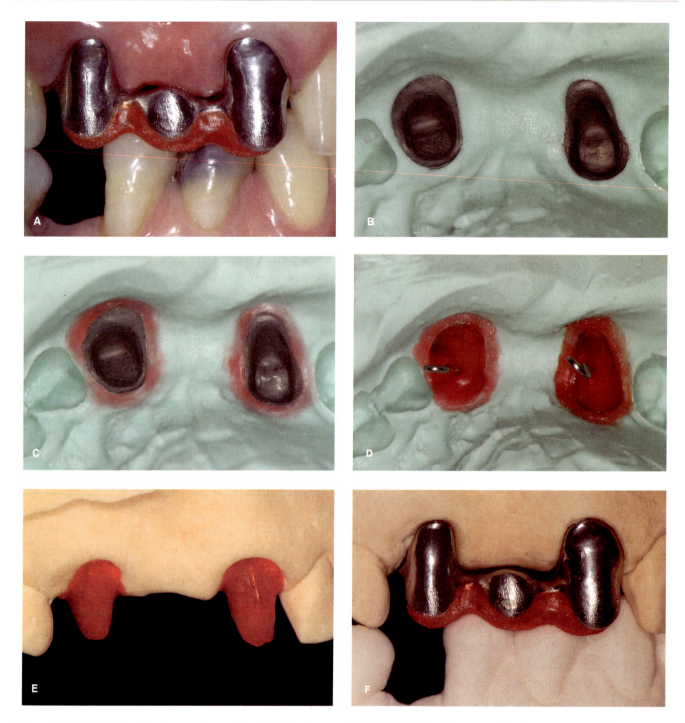

Figura 2.80 A. Registro oclusal em resina acrílica. B. Molde de transferência. C. Lubrificação e proteção das margens metálicas com cera n. 7. D. Vazamento com resina e colocação do fio ortodôntico. E. Modelo de transferência. F. Modelos articulados para serem enviados ao laboratório.

DETERMINAÇÃO DA COR, DA FORMA E DA TEXTURA

A obtenção da excelência estética é um dos principais desafios da clínica odontológica. Esse desafio é ditado por características como cor, forma e textura, que, quando reproduzidas adequadamente e somadas a fenômenos ópticos como translucidez, opalescência e fluorescência, são capazes de restabelecer a harmonia dos dentes perdidos ou comprometidos.

Cor

A cor não é uma característica do objeto, mas sim da reflexão da luz que ocorre a partir dele, sensibilizando os olhos. Em 1942, Munsell descreveu as três dimensões da cor, denominadas *matiz* (nome da cor), *valor* (brilho da cor) e *croma* (saturação da cor).[21] Até hoje, essas dimensões são parâmetros universais para a seleção visual da cor, e as escalas adotadas para esse fim têm sido reformuladas respeitando esses parâmetros.

As escalas de cor são compostas por amostras representativas da média das cores presentes na dentição humana, e sua aplicação clínica se faz por comparação visual dente a dente. Contudo, esse é um processo subjetivo de análise, pois é influenciado por uma série de variáveis que vão desde a interpretação da natureza tridimensional da cor até influências humanas e ambientais, tais como o daltonismo e a fonte de iluminação empregada. Diferentes escalas estão disponíveis para a seleção visual da cor[22] (Figura 2.81):

- VITAPAN® Clássica (Vita Zahnfabrik, Alemanha): anteriormente chamada de escala VITA Lumin Vacuum®, essa escala de cor ainda é o padrão de referência mundial em seleção visual. Porém, ela não oferece uma distribuição ordenada e uniforme de cores, e apresenta limitações quanto ao valor. Ela se encontra ordenada em quatro grupos de matizes: A (marrom); B (amarelo); C (cinza) e D (vermelho). Os números que acompanham as letras (de 1 a 4) correspondem à quantidade crescente de saturação. Recomenda-se que a seleção de cores inicie com dentes da escala que apresentam matizes diferentes com saturação média (p. ex., A2, B2, C2 e D2). Como o C é o matiz mais difícil de encontrar, inicia-se a seleção por ele. Uma vez escolhido o matiz, seleciona-se o croma, ou seja, se o dente possui mais ou menos saturação. Por exemplo, no caso de o matiz selecionado ser A, separam-se as amostras A1, A2, A3 e A4.
- VITAPAN® 3D-MASTER (Vita Zahnfabrik, Alemanha): essa escala apresenta uma maior variabilidade de cores dos dentes naturais em relação à escala clássica, permitindo a obtenção de matizes intermediários. As cores recebem outra classificação (1M, 2M, 3M, 4M e 5M). Seu manuseio, porém, é dificultado em relação à disposição das amostras na escala.
- VITA® Linearguide 3D-MASTER (Vita Zahnfabrik, Alemanha): é a versão reformulada da escala VITAPAN® 3D-MASTER. As paletas estão agrupadas em guias: valor (*Valueguide*) e croma/matiz (*Chroma/Hueguides*), simplificando consideravelmente a determinação e a comunicação da cor. Cores para dentes clareados também estão incluídas nessa escala.
- CHROMASCOP (Ivoclar Vivadent, Liechtenstein): essa escala possui cinco grupos de matizes (branco, amarelo, vermelho, cinza e marrom) e quatro intensidades, removíveis individualmente e classificadas numericamente.

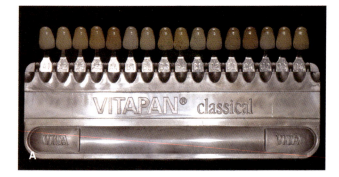
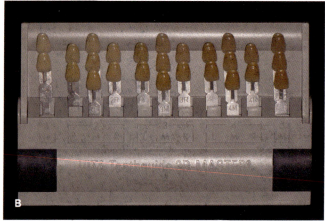
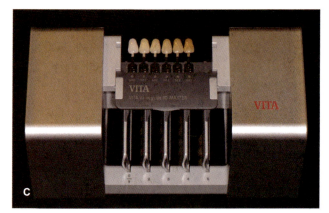
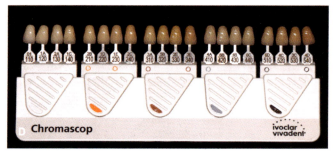

Figuras 2.81 **A**. Escala Vitapan Clássica. **B**. Escala Vita 3D Master. **C**. Escala Vita Linearguide. **D**. Escala Chromascop.

Seleção visual da cor[22]

A seleção visual da cor continua sendo o método mais utilizado em Odontologia. Ela é uma sequência de etapas simplificadas, e a opção desejada pode ser encontrada rapidamente com o auxílio de uma escala padronizada (Quadro 2.6). Para minimizar as limitações inerentes às escalas de cores, alguns cuidados devem ser observados durante a seleção da cor:

- Selecione a cor no início do procedimento, quando os dentes não se encontram desidratados e o profissional está descansado.
- Faça a seleção com rapidez, aceitando sempre a primeira decisão, pois pode ocorrer fadiga visual após 5 a 7 min.
- O paciente deve manter-se ereto para facilitar o posicionamento da escala em boca.
- Mantenha a escala no mesmo plano dos dentes anteriores, para que a luz que incide nesses dentes possa ser refletida no mesmo plano do observador.
- O paciente deve ser preparado com um protetor de cor clara, para que as cores das suas roupas não confundam o operador.
- Umedeça a escala e os dentes para facilitar a reflexão da luz.
- Durante a seleção da cor, descanse a visão olhando para um fundo cinza neutro entre as observações, o que auxiliará na dessensibilização das células fotorreceptoras, minimizando a informação já recebida e estimulando os receptores de visão colorida (cones) a discernir pequenas diferenças entre os matizes.
- Prepare um ambiente com quantidade e qualidade de luz adequada para a seleção.
- Após a seleção com fonte de luz natural indireta (entre 11 e 14 h), reavalie o comportamento óptico da cor escolhida em iluminantes artificiais diferentes (p. ex., luz incandescente e luz fluorescente), com o intuito de identificar uma possível alteração marcante que venha a inviabilizar a escolha realizada.
- Registre a cor escolhida de cada área dental e possíveis caracterizações em mapas cromáticos ou fotografias digitais, com o objetivo de minimizar problemas decorrentes da falta de comunicação adequada com o técnico.

Quadro 2.6 Seleção visual da cor utilizando a escala VITA® Linearguide 3D-Master (Vita Zahnfabrik, Alemanha).

Etapas clínicas	Seleção	Passo a passo
1. Determinação do valor	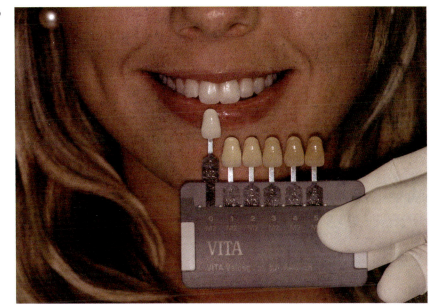	• Inicie utilizando o VITA® Valueguide. • Determine a seleção do valor, comparando-o com os dentes naturais. • O nível do valor poderá variar de 0 a 5.
2. Determinação do croma/matiz	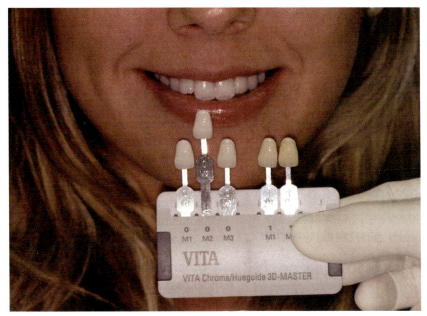	• A definição do croma e do matiz depende do valor obtido. • Caso o valor obtido tenha sido 1, utilize o VITA® Chroma/Hueguide 1, que corresponde ao valor escolhido. • Novamente, a seleção simultânea do croma e do matiz será realizada por comparação com os dentes naturais. • Cinco guias VITA® Chroma/Hueguide estão disponíveis e sincronizados com o guia VITA® Valueguide.

Seleção instrumental da cor[23,24]

A seleção instrumental tem sido desenvolvida e aprimorada com a finalidade de tornar a visualização da cor um processo rápido, objetivo e quantificável (Quadro 2.7). Colorímetros e espectrofotômetros são utilizados para capturar a luz refletida do objeto e registrar a cor de forma numérica (espaço de cor CIEL*a*b*, em que o L* indica a luminosidade, o a* representa a coordenada de cromaticidade a* com valores que vão do vermelho ao verde, e o b* representa a coordenada de cromaticidade b*, com os valores do azul ao amarelo). Os instrumentos projetados para o uso clínico auxiliam na seleção da cor diretamente em boca, transmitindo os dados obtidos ao técnico e minimizando as variáveis subjetivas da seleção visual. Alguns cuidados devem ser tomados durante a seleção instrumental da cor:

- Os dentes devem estar limpos e secos, pois na presença de placa bacteriana e saliva a cor real pode não ser registrada adequadamente pelo equipamento.
- Cuide para que a sonda de medição toque perpendicular e efetivamente na área selecionada. Dentes muito apinhados ou desalinhados podem comprometer a leitura.
- Faça pelo menos três leituras, que devem ser realizadas nos terços cervical, médio e incisal.
- Efeitos como opalescência, fluorescência, brilho superficial e manchas não são ainda registrados adequadamente por aparelhos de uso clínico. Portanto, a combinação de informações (seleção visual, seleção instrumental, modelos e fotografias digitais) possibilita reproduções mais precisas.

Quadro 2.7 Seleção instrumental da cor utilizando um dispositivo de mensuração intraoral (Easy Shade, Vita Zahnfabrik, Alemanha).

Etapas clínicas	Seleção	Passo a passo
1. Posicionamento da sonda de medição	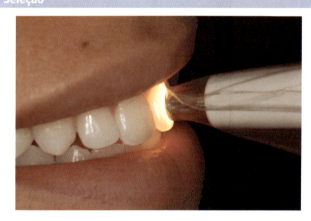	• Os dentes devem estar limpos e secos. • A ponta da sonda deve ser protegida por um filme plástico. • Posicione a sonda perpendicular à área a ser medida. • Acione o interruptor e a leitura ocorrerá em 1 a 2 s. • A leitura deve ser realizada nos terços cervical, médio e incisal.
2. Leitura da cor obtida	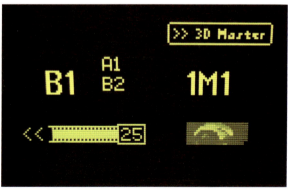	• O resultado estará registrado na planilha do aparelho. • Pode ser obtido de acordo com a cor da paleta, e pelo número da cor.
3. Conferência da cor	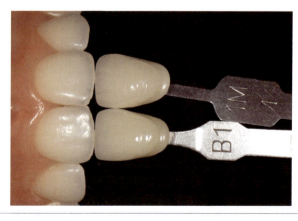	• Após o resultado, confira a cor obtida com a escala de cores.

Forma

A forma dos dentes naturais é definida tridimensionalmente pelo padrão oclusal do paciente. Na definição da forma, o clínico deve observar as referências presentes na boca para a reconstrução das estruturas perdidas. A altura, a largura e o comprimento dos dentes devem permitir uma proporção harmoniosa e estética entre os lábios e a face. Com base nessas referências, os dentes devem ser recriados nas próteses provisórias, servindo de referência para o trabalho restaurador.[25]

Apesar das frágeis evidências da correlação de forma dentária com gênero e forma do rosto, na ausência total ou parcial de dentes, os referenciais clássicos de forma (triangular, ovoide e quadrado) ainda são utilizados (Figura 2.82; ver "Seleção de dentes" no Capítulo 4).[26]

A percepção da forma dental também depende da interação das superfícies dentais curvas e retas com a luz. Por exemplo, quanto mais plana for a superfície dental, mais luz será refletida, dando a percepção de um dente maior. Se a intenção for que o dente pareça mais estreito ou mais curto, pode-se alterar as linhas dentais, aumentando a curvatura e reduzindo a área plana.

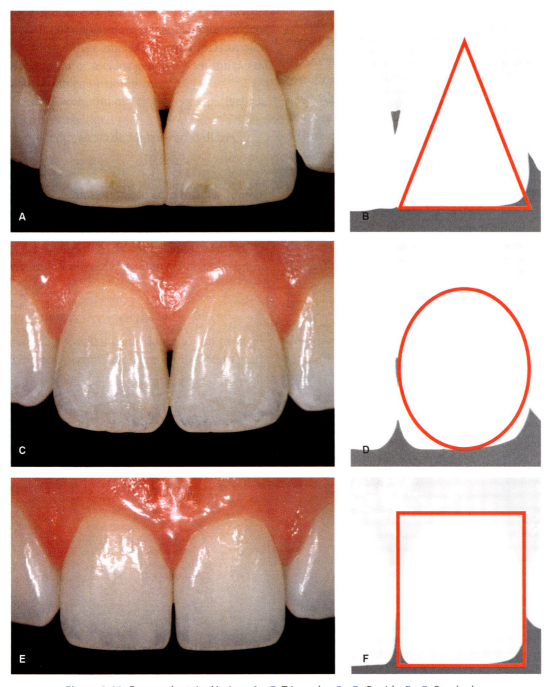

Figura 2.82 Formas dentais clássicas. **A** e **B**. Triangular. **C** e **D**. Ovoide. **E** e **F**. Quadrada.

Na avaliação da forma, alguns princípios de estética devem ser considerados (Figura 2.83):[27]

- Ameias incisais: o fundo escuro da boca oferece um contraste que evidencia a análise das ameias incisais dos dentes superiores. Essas ameias são mais evidentes entre os caninos e os incisivos laterais superiores, porém vão diminuindo gradativamente com a proximidade dos incisivos centrais superiores.
- Corredor bucal: o posicionamento axial do canino e dos dentes posteriores determina o corredor bucal. Como o canino está posicionado na zona de transição entre os dentes anteriores e posteriores, todas as faces distais dos dentes (inclusive a do canino) devem ficar visualmente escondidas em uma visão anterior centralizada.
- Curva do lábio inferior: a curva dos dentes anterossuperiores deve acompanhar a curvatura do lábio inferior, tanto durante o sorriso quanto em repouso.
- Área plana: quanto maior a área plana, maior ou mais robusto será o dente. Quanto menor essa área, mais delicados serão os dentes.
- Vértice para distal: também conhecido por zênite, o vértice dos incisivos deve estar posicionado distalmente em relação ao longo eixo dos dentes. Muitas vezes, em função do comprimento dos dentes, há deflexão dupla, ou seja, a região que corresponde à coroa estética dos dentes está posicionada em um plano mais posterior, criando um efeito óptico interessante que favorece o vértice para distal.
- Diferentes alturas de ameias cervicais: as ameias de dentes homólogos devem apresentar-se simétricas entre si. Porém, a assimetria pode estar presente entre incisivos centrais, laterais e caninos, pois dá naturalidade ao futuro trabalho.
- Posicionamento dos incisivos centrais superiores em relação ao lábio superior: quando os lábios superiores se encontram em repouso, é possível visualizar 1 a 2 mm do terço incisal dos incisivos superiores. Quando os lábios superiores estão na linha do sorriso alta, a margem cervical desses dentes geralmente se encontra visível.

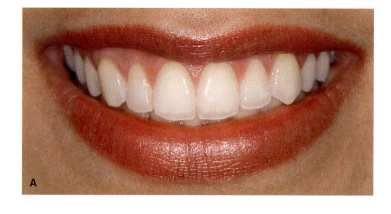

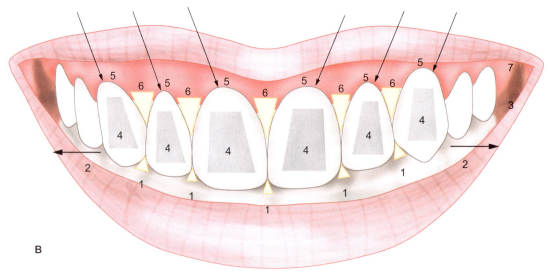

Figura 2.83 **A**. Paciente sorrindo. **B**. Esquema do caso anterior, destacando os princípios de estética: 1. Ameias incisais; 2. Corredor bucal; 3. Curva do lábio inferior; 4. Área plana; 5. Vértice para distal; 6. Alturas das ameias cervicais; 7. Posicionamento dos incisivos superiores em relação ao lábio superior.

TEXTURAS

Associada à cor e à forma, a morfologia superficial dos dentes exerce um papel importante na obtenção da excelência estética. Também conhecida por morfologia superficial, inclui o grau de rugosidade e/ou lisura da área avaliada. Pode ser classificada em alta, média ou leve. Dentes jovens geralmente apresentam alta texturização da superfície em função da riqueza de sulcos verticais, periquimáceas e lóbulos de desenvolvimento. Com o envelhecimento, um processo de desgaste contínuo faz com que essas características sejam gradativamente perdidas, dando lugar a uma superfície plana e lisa. O fato de a superfície se tornar mais lisa fará com que o dente pareça mais brilhante; portanto, a textura superficial tem sido considerada um determinante primário do valor, pois altera a forma e como a luz interage com a superfície.[28] A textura pode ser dividida em três subgrupos.

- Texturas verticais: são compostas por diferentes alturas de contorno dos lóbulos de desenvolvimento e cristas marginais. A luz que reflete dessas áreas dá o contorno visual do dente (Figura 2.84 A e B).
- Texturas horizontais: periquimáceas são consideradas texturas horizontais. Esses sulcos finos com formato ondulado são resultantes da deposição das camadas de esmalte. Elas se apresentam próximas entre si e frequentemente são encontradas no esmalte jovem, associadas às texturas verticais (Figura 2.84 C e D).
- Malformações: essas texturas incluem manchas, defeitos, fendas e outras alterações superficiais (Figura 2.84 E e F).

FENÔMENOS ÓPTICOS

Os dentes naturais são objetos complexos do ponto de vista óptico, pois, além de apresentarem parâmetros colorimétricos tais como matiz, croma e valor, associam fenômenos que influenciam diretamente a aparência dental. A compreensão desses fenômenos ópticos ajuda os profissionais envolvidos a reproduzirem de forma muito mais natural os elementos dentais nas próteses odontológicas. Dentre os principais fenômenos ópticos destacam-se:

- Translucidez: é a propriedade óptica que um objeto apresenta, em função de sua natureza, de permitir a passagem de luz através dele. Objetos podem ser transparentes (quando permitem a passagem total da luz), translúcidos (quando o objeto permite a passagem da luz, porém identificam-se tanto a cor do objeto quanto o que está por trás dele), ou opaco (quando o objeto bloqueia totalmente a passagem da luz; Figura 2.85 A e B). A identificação do grau de translucidez/opacidade dental e dos materiais restauradores é fundamental para o planejamento estético e a restauração protética de dentes comprometidos. O preparo dental em pacientes que apresentam dentes com grandes áreas translúcidas deve incluir maiores desgastes nas regiões incisais, assim como dentes escurecidos podem necessitar de materiais restauradores mais opacos para mascarar o substrato.[29]
- Opalescência: é o fenômeno de transmissão seletiva de ondas longas e reflexão de ondas curtas por um objeto transparente ou translúcido. Esse objeto permite que comprimentos de onda mais longos (amarelo, laranja e vermelho) transitem livremente dentro dele, enquanto comprimentos de onda mais curtos (violeta, índigo e azul) são refratados. Dessa forma, quando um objeto opalescente é observado sobre luz incidente, ele apresenta tons branco-violeta-azulados, e quando observado sobre luz transmitida apresenta tons vermelho-alaranjados (contraopalescência; Figura 2.85 C e D). O esmalte dental é um objeto opalescente, uma vez que sua estrutura cristalina possui partículas que permitem a transmissão seletiva das ondas eletromagnéticas, criando os efeitos visuais azulados e alaranjados principalmente na borda incisal, onde a dentina está ausente).
- Fluorescência: é a emissão de luz por uma substância que absorve luz de alta energia. Nos dentes naturais, ela é mais intensa na dentina, apresentando uma cor branco-azulada quando observada em luzes que contém radiação ultravioleta (UV; Figura 2.85 E). Nos materiais restauradores estéticos, como resinas compostas e cerâmicas, a fluorescência é obtida pela incorporação de óxidos de terras raras. O emprego de materiais fluorescentes permite a confecção de restaurações diretas e indiretas muito mais semelhantes aos dentes naturais[30] (Figura 2.85 F).

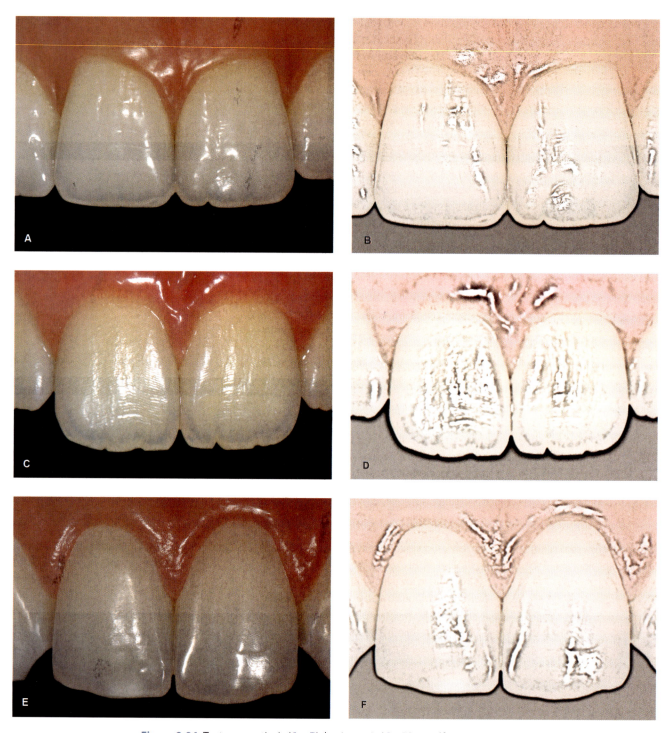

Figura 2.84 Texturas verticais (A e B), horizontais (C e D) e malformações (E e F).

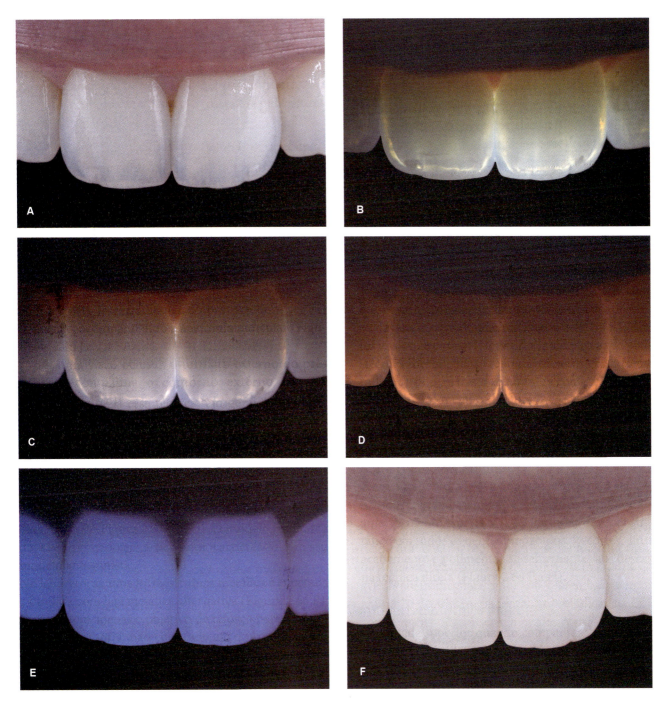

Figura 2.85 **A** e **B**. Detalhes de translucidez dental observados em diferentes fontes luminosas. **C** e **D**. Detalhes de opalescência e contra-opalescência dental em diferentes fontes luminosas. **E**. Detalhes de fluorescência dental. **F**. Visão dental com luz polarizada.

COMUNICAÇÃO DA COR, DA FORMA E DA TEXTURA

Uma comunicação precisa entre cirurgião-dentista e o técnico é um dos requisitos mais importantes para a obtenção da excelência de um trabalho estético. De nada adianta o profissional realizar bons preparos e moldes visando alcançar excelência estética se ele não fornece informações suficientes ao técnico. A comunicação com o laboratório pode ser realizada associando-se quatro abordagens:

Mapas cromáticos

Os dentes naturais são compostos por tonalidades diferentes. É necessário identificar as áreas que diferem da cor predominante, em especial nas regiões cervical e incisal. Todas essas informações, associadas à presença de áreas translúcidas, mamelões e manchas devem ser anotadas corretamente em um desenho.[23] Os mapas cromáticos são documentos eficazes na comunicação da cor e de suas variações ao laboratório (Figura 2.86).

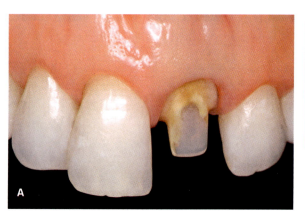
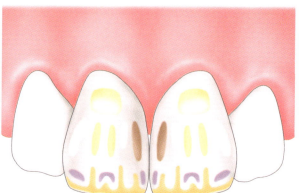

Figura 2.86 Dente a ser restaurado e respectivo mapa cromático.

Fotografias digitais

Atualmente, a fotografia digital é uma ferramenta utilizada na análise de efeitos estéticos importantes. Fotografias coloridas de dentes naturais podem ser utilizadas como referência para a seleção de cor, pois são excelentes métodos de comunicação com o laboratório, principalmente quando o técnico não está na mesma cidade do profissional e do paciente. A fotografia deve ser feita com o dente da escala que foi escolhido, ao lado do dente em questão (Figura 2.87 A). A identificação da cor selecionada deve estar presente na fotografia. Também é importante encaminhar ao técnico fotografias das cores mais próximas àquela selecionada. Caso restaurações de cerâmicas translúcidas sejam necessárias para a reabilitação do paciente, é importante fotografar os dentes preparados com a escala da cor em posição para que o técnico tenha a informação sobre a cor do substrato (Figura 2.87 B).[31]

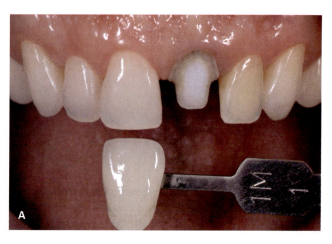
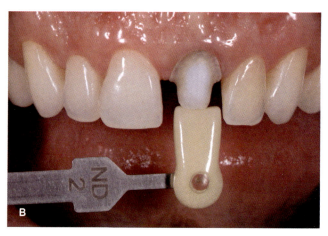

Figura 2.87 A. Fotografia digital com a escala posicionada. B. Fotografia da escala com o substrato.

Fotografias de áreas translúcidas são mais bem avaliadas com um fundo preto, que impede que a luz refletida de dentro da boca atinja novamente o esmalte, o que diminui a visualização dos halos azulados. O fundo preto, porém, não é útil para a seleção do matiz e croma, pois ele aumenta o brilho. Nesses casos, a fotografia deve ser realizada sem o fundo (Figura 2.88).[31]

Fotografias com filtros polarizadores removem o brilho natural do esmalte e permitem ao técnico a visualização mais detalhada das saturações e matizes presentes. O uso de lâmpadas negras ou filtros fluorescentes permite obter fotografias do grau de fluorescência dental, para que o técnico possa, durante a estratificação da cerâmica, empregar os pós fluorescentes de forma equilibrada (Figura 2.89).

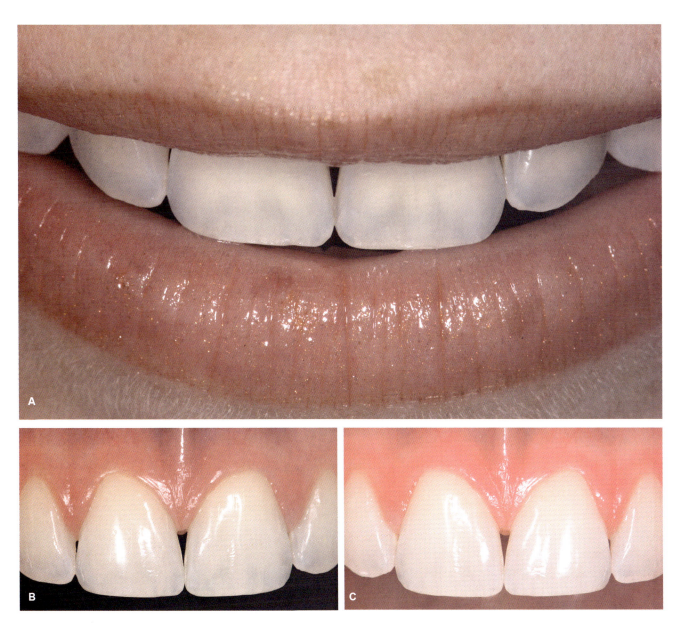

Figura 2.88 **A**. Áreas translúcidas observadas durante o sorriso. **B**. Fotografia dos dentes em fundo preto para observar as áreas translúcidas. **C**. Fotografia dos dentes, sem fundo, para observar o matiz e o croma.

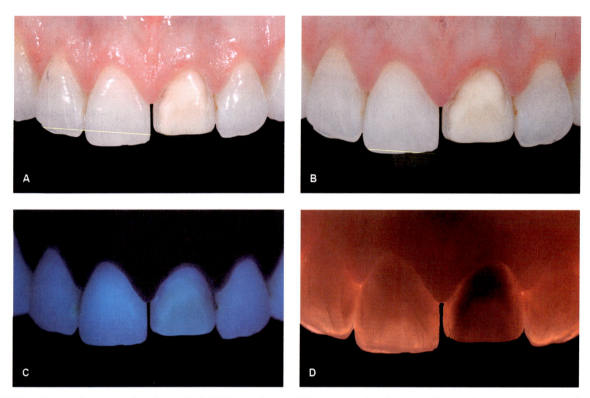

Figura 2.89 **A**. Fotografia convencional com *flash*. **B**. Fotografia com filtro polarizador. **C**. Fotografia com luz negra. **D**. Fotografia com luz transmitida.

Edição de imagens

Programas de edição de imagens podem ser empregados para a análise das dimensões da cor e características de forma e textura. A fotografia realizada é convertida digitalmente para escala de cinza (Figura 2.90). Como o valor é a qualidade (não a quantidade) do cinza na cor, uma fotografia de um objeto colorido em escala de cinza será a imagem de seu valor. Assim, é possível comparar o valor da escala com o do dente natural, confirmando ou não uma seleção correta do valor.

Outro recurso é aumentar o contraste (± 50%) e diminuir o brilho (± 50%) da foto digital. A imagem resultante possibilitará a visualização de áreas translúcidas na região incisal, formato dos mamelões, presença de halo opalescente na borda incisal, manchas brancas e trincas (Figura 2.91).[31]

Modelos de estudo

Modelos de estudo auxiliarão na duplicação das características da forma, da posição e da textura presentes nos dentes adjacentes ou das próteses provisórias. Apenas a descrição escrita de detalhes anatômicos pode ser insuficiente e não esclarecedora para o técnico. Modelos permitem que uma informação tridimensional seja obtida (Figura 2.92).

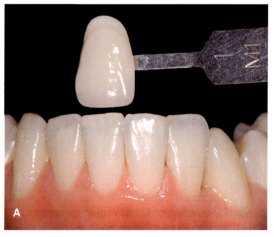
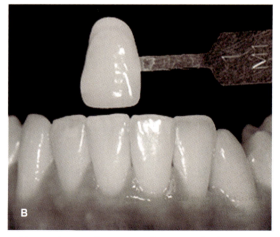

Figura 2.90 **A**. Fotografia da seleção de cor com a escala em posição. **B**. Mesma fotografia convertida em escala de cinza para análise do valor.

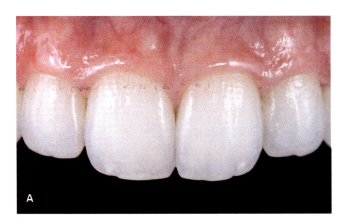
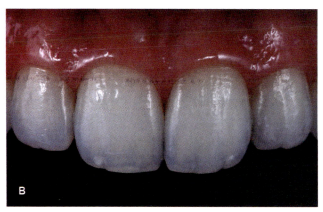

Figura 2.91 A. Fotografia sem tratamento digital. B. Tratamento digital para visualizar áreas translúcidas, manchas e trincas.

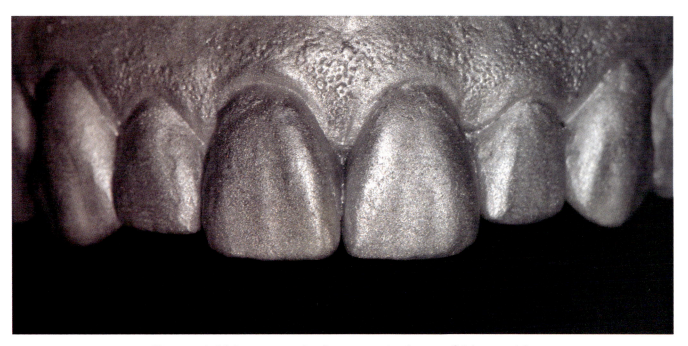

Figura 2.92 Pó de prata para visualizar as texturizações superficiais no modelo.

PROVA DA CERÂMICA

Em função dos avanços tecnológicos, laboratoriais e das técnicas para a comunicação da cor, atualmente o técnico de laboratório tem como reproduzir a cor, a forma e a textura das próteses odontológicas de forma muito similar às dos dentes naturais, minimizando consideravelmente, a necessidade de ajustes clínicos. Assim, na etapa clínica da prova da cerâmica devem-se avaliar:

- Ajuste dos contatos proximais: inicialmente verifique se ocorreu o assentamento clínico adequado da prótese. Caso isso não ocorra, uma fita de contato de espessura fina deve ser posicionada nas faces proximais da prótese para que o contato proximal seja evidenciado. Com uma ponta diamantada de granulação fina ou borracha abrasiva para cerâmica em baixa rotação, realize o desgaste do ponto marcado e teste a peça novamente na boca. O contato estará adequadamente ajustado quando um fio dental passar com leve pressão na área proximal (Figura 2.93 A e B).
- Ajuste do contato do pôntico com a mucosa: no caso de pônticos tradicionais (plano inclinado), o fio dental deve passar livremente abaixo dessa área. Caso isso não aconteça, moldar a área com silicone fluido, marcar as áreas de contato e realizar o desgaste até permi-

tir a passagem adequada do fio dental, mantendo contato discreto na região vestibular (Figura 2.94 A e B).
- Ajuste oclusal: o ajuste deve ser realizado com uma fita de contato de espessura fina na posição oclusal previamente estabelecida (RC ou MHI). A análise dos movimentos de lateralidade e protrusão também deve ser efetuada nesse momento (Figura 2.94 C).
- Pequenos ajustes de forma e textura: caso sejam necessários, pequenos ajustes devem ser realizados com o auxílio de discos e brocas diamantadas (Figura 2.94 D e E).
- Após todos os ajustes, a prótese pode ser fotografada novamente em posição para que o técnico possa realizar correções necessárias quanto à cor no momento do glazeamento (Figura 2.94 F).

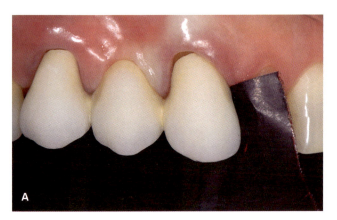
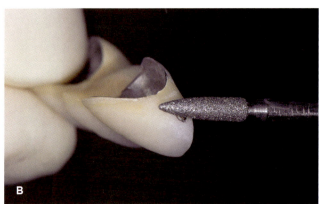

Figura 2.93 **A** e **B**. Ajuste do contato proximal (Accu-Film, Parkell, EUA).

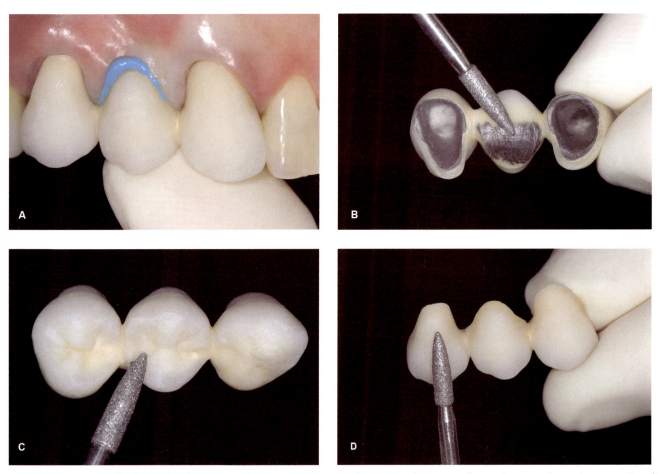

Figura 2.94 **A**. Silicone fluido é utilizado na área sob o pôntico. **B**. Ajuste do contato do pôntico (broca diamantada, KG Sorensen, Brasil). **C**. Ajuste oclusal. **D** e **E**. Refinamento da forma e textura (disco diamantado, Edenta, Suíça). *(continua)*

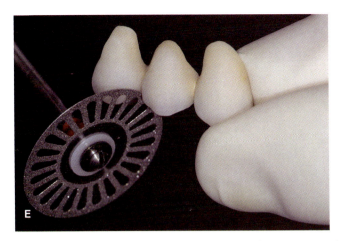
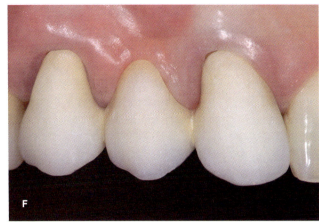

Figura 2.94 (*Continuação*) D e E. Refinamento da forma e textura (disco diamantado, Edenta, Suíça). F. Peça metalocerâmica ajustada.

CIMENTAÇÃO DEFINITIVA

A cimentação definitiva consiste na fixação da restauração protética ao pilar preparado, por tempo indeterminado, com um agente cimentante. Essa etapa é muito importante, pois qualquer falha durante a cimentação pode interferir no sucesso do trabalho protético. O cimento de fosfato de zinco é mais estudado e com mais tempo em uso em Odontologia, servindo como padrão de comparação para outros cimentos.[32] Neste capítulo, é apresentada a cimentação com fosfato de zinco. Cimentação adesiva está descrita no Capítulo 3.

Cimentação com fosfato de zinco

Cuidados prévios

- Quanto à peça protética:
    - A peça protética não deve conter resíduos em seu interior, devendo estar limpa e seca para receber o cimento. Jato de óxido de alumínio pode ser utilizado porque remove os resíduos de forma adequada, porém, quando for aplicado, a cerâmica precisa ser protegida.
    - Lubrifique as paredes externas com vaselina para facilitar a remoção do excesso de cimento, principalmente na margem cervical da prótese. Fios dentais devem envolver próteses fixas nas regiões interproximais para auxiliar na remoção dos excessos de cimento. Antes da cimentação, a peça preparada deve ficar sobre uma gaze seca (Figura 2.95 A).
- Quanto ao paciente:
    - Posicione adequadamente a cabeça do paciente para que ele esteja confortável.
    - Promova um isolamento relativo efetivo com roletes de algodão e sugador para controlar a umidade da região.
- Quanto ao dente pilar:
    - Remova a prótese temporária e todos os resíduos do cimento provisório. Realize uma profilaxia prévia da área, cuidando para não provocar sangramento.
    - Pilares vitalizados devem ser protegidos antes da cimentação. Solução de $CaOH_2$ ou flúor podem ser aplicados por tempo determinado, e os preparos devem ser lavados e secos.
    - Se necessário, utilize fios de afastamento gengival com o objetivo de manter o sulco seco durante a cimentação.

Cimentação propriamente dita

- Uma placa de vidro grossa deve ser resfriada por 30 min (± 18 a 23 °C) antes de ser utilizada. Remova a placa da geladeira e aguarde até a água não ficar mais condensada sobre ela. Seque a placa com papel absorvente. Coloque a quantidade recomendada de pó de acordo com as recomendações do fabricante e divida o pó para agregá-lo de forma gradativa. O líquido só deve ser dispensado na placa no início da manipulação para que não haja evaporação da água presente na sua composição. O frasco deve ser fechado imediatamente. Uma espátula longa e flexível (n. 24) é utilizada na manipulação. Manipule cada porção por cerca de 15 a 20 s no maior espaço possível da placa, totalizando 1 min e meio no final (Figura 2.95 B).

- Aplique uma pequena quantidade de cimento nas margens da coroa e na borda incisal do preparo com o auxílio de uma espátula n. 1 ou um pincel (Figura 2.95 C). A peça deve ser inserida lentamente para permitir o escape do cimento, auxiliando no seu assentamento. Martelos especiais para cimentação podem ser utilizados. Após o assentamento, mantenha a pressão digital constante sobre a peça por 5 a 9 min. Alguns dispositivos são sugeridos para a aplicação de pressão: madeira, roletes de algodão, discos de borracha.
- Os excessos grosseiros devem ser removidos com uma sonda exploradora. Os fios dentais são utilizados para remover os excessos interproximais. Cuide para que todo excesso de cimento seja removido de dentro do sulco gengival (Figura 2.95 D).
- Após a cimentação, reavaliar a oclusão e orientar o paciente quanto à higienização da área e à necessidade de acompanhamento (Figura 2.96 A a C). As Figuras 2.97 a 2.101 apresentam uma reabilitação oral clássica feita com próteses fixas.

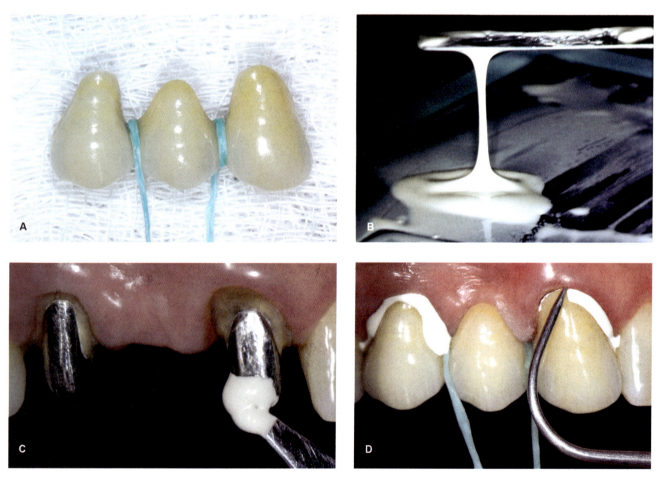

Figura 2.95 A. Prótese fixa preparada para a cimentação definitiva. **B.** Manipulação do cimento de fosfato de zinco. **C.** O cimento é levado aos preparos com espátula n. 1. **D.** Remoção dos excessos de cimento com sonda exploradora e fio dental.

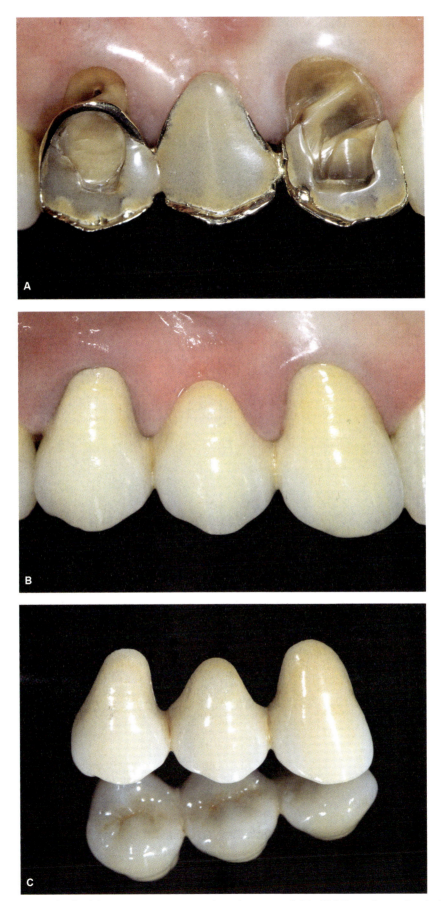

Figura 2.96 A e B. Imagens inicial e final do caso. C. Prótese metalocerâmica concluída. (IPS-Emax Ceram, Ivoclar Vivadent, Liechtenstein. Trabalho confeccionado pelo Laboratório Studio Dental – Curitiba/PR – Técnicos responsáveis Murilo Calgaro & Alexandre Santos.)

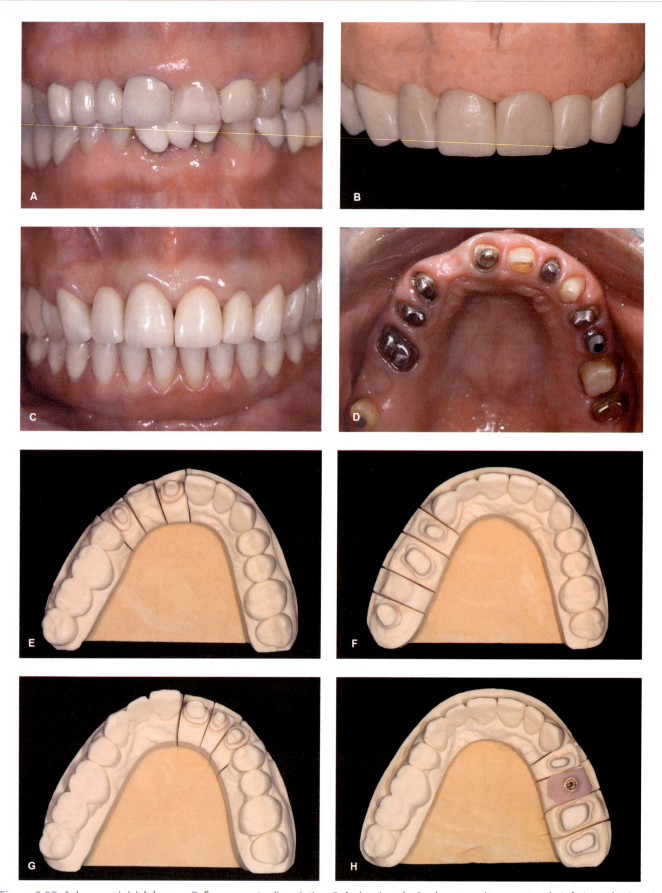

Figura 2.97 A. Imagem inicial do caso. **B**. Enceramento diagnóstico. **C**. Após a instalação de uma prótese protocolo inferior e de cirurgia para aumentar as coroas clínicas na arcada superior, a forma e a estética do caso são reabilitadas por próteses temporárias. **D**. Preparos dentários e sobre implante na arcada superior. **E** a **H**. Modelos de trabalho. Observe que, em função da extensão do caso, os preparos foram moldados em segmentos, facilitando os procedimentos clínicos.

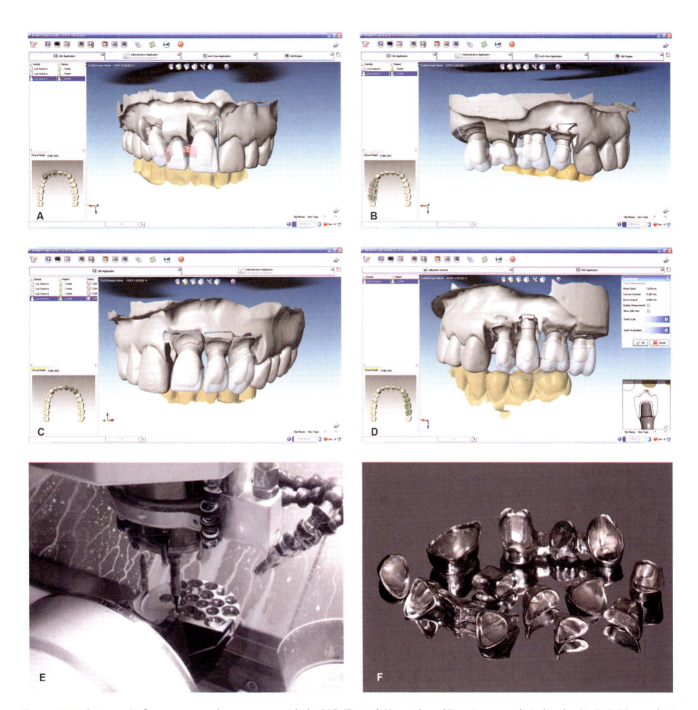

Figura 2.98 Os troquéis foram escaneados em uma unidade CAD (Dental Wings, Canadá), as imagens digitalizadas (**A**, **B**, **C**, **D**) e a relação com as respectivas próteses obtidas. **E**. Bloco metálico em cromocobalto sendo usinado por uma unidade CAM (Conexão, Sistemas de Prótese, Brasil). **F**. Infraestruturas metálicas obtidas.

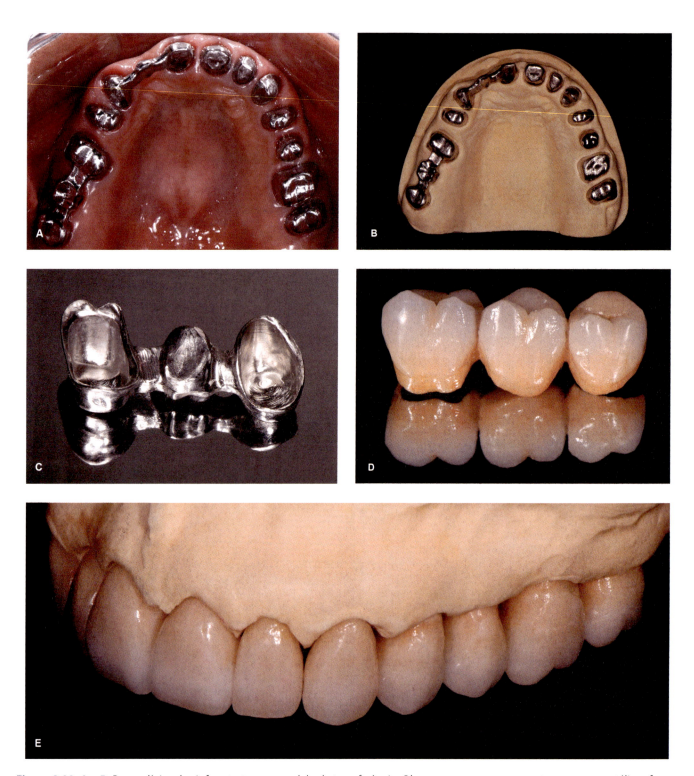

Figura 2.99 A e **B**. Prova clínica das infraestruturas e modelo de transferência. Observe que, nesse momento, as peças metálicas foram transferidas para um modelo único. **C**. Detalhe da infraestrutura metálica obtida pela usinagem de um bloco metálico. **D**. Detalhe da infraestrutura recoberta por cerâmica (Vita VMK Master, Vita Zahnfabrik, Alemanha). **E**. Próteses metalocerâmicas obtidas.

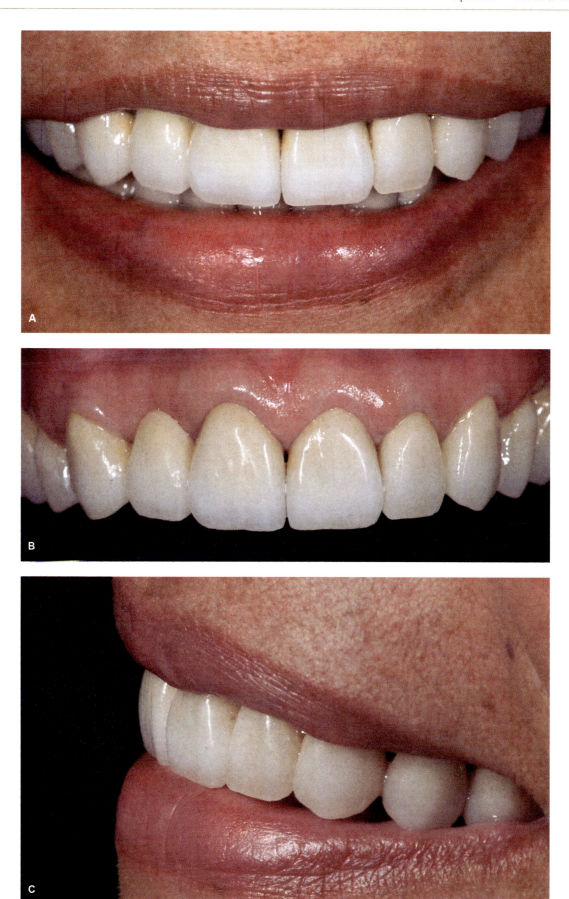

Figura 2.100 Próteses instaladas. Observe como foi possível alcançar a forma, a beleza e a naturalidade com trabalhos metalocerâmicos. (Trabalho confeccionado pelo TPD Carlos Maranghello, Laboratório Dell'Art, Porto Alegre, RS.)

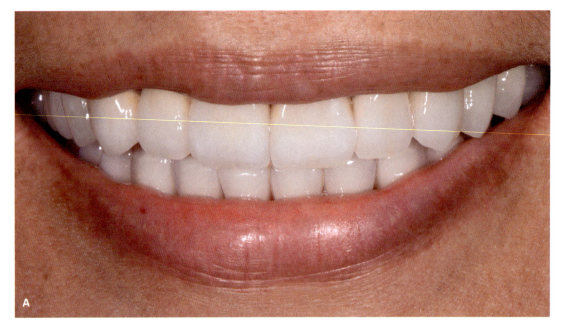
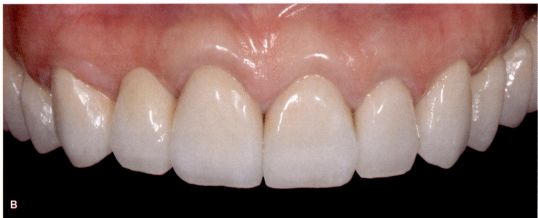
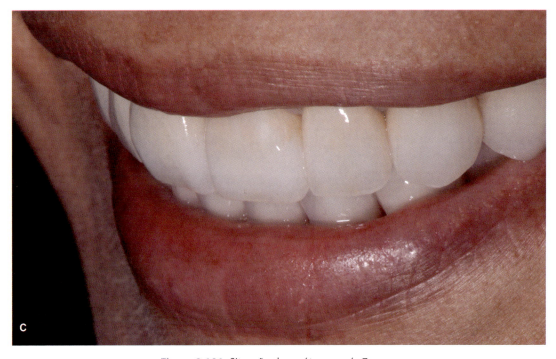

Figura 2.101 Situação das próteses após 7 anos.

REFERÊNCIAS BIBLIOGRÁFICAS

1. Gilboe DB, Teteruck WR. Fundamentals of extracoronal tooth preparation. Part I: Retention and resistance form. J Prosthet Dent. 2005;94:105-7.
2. Reitemeier B, Hänsel K, Walter MH, Kastner C, Toutenburg HJ. Effect of posterior crown margin placement on gingival health. Prosthet Dent. 2002;87:167-72.
3. Martignoni M, Schönenberger A. Precisão em prótese fixa. Aspectos clínicos e laboratoriais. São Paulo: Quintessence, 1998.
4. Shillingburg JR, Hobo S, Whitsett LD. Fundamentos em prótese fixa. São Paulo: Ed. Santos, 1996.
5. Potts RG, Shillingburg HT, Duncanson MG. Retention and resistance of preparations for cast restorations. J Prosthet Dent. 2004;92:207-12.
6. Vryones P. A simplified to the complete porcelain margin. J Prosthet Dent. 1979;42:592-3.
7. Theodosopoulou JN, Chochlidakis KM. A systematic review of dowel (post) and core materials and systems. J Prosthodont. 2009;18:464-72.
8. Lloyd PM, Palik JF. The philosophies of dowel diameter preparation: a literature review. J Prosthet Dent. 1993;69:32-6.
9. Pegoraro LF, Valle AL, Araújo CRP, Bonfante G, Conti PCR, Bonachela V. Prótese fixa. Porto Alegre: Artes Médicas, 2002.
10. Vahidi F. The provisional restoration. Dent Clin North Am. 1987;31:363-81.
11. Kaiser DA, Cavazos E Jr. Temporization techniques in fixed prosthodontics. Dent Clin North Am. 1985;29:403-12.
12. Becker CM, Kaldahl WB. Current theories of the crown contour, margin placement and pontic design. J Prosthet Dent. 2005;93:107-15.
13. Vasconcellos DK, Volpato CAM, Buso L, Bottino MA. Pônticos ovais: considerações biológicas, funcionais e estéticas. Int J Braz Dent. 2008;4:390-8.
14. Dylina TJ. Contour determination for ovate pontics. J Prosthet Dent. 1999;82:136-42.
15. Devan MM. Basic principles in impression making. J Prosthet Dent. 2005;93:503-8.
16. Samet S, Shohat M, Livny A, Weiss EI. A clinical evaluation partial dentures impressions. J Prosthet Dent. 2005;94:112-7.
17. Rubel BS. Impression materials: a comparative review of impression materials most commonly used in restorative dentistry. Dent Clin North Am. 2007;51:629-42.
18. Mezzomo CC et al. Reabilitação oral para o clínico. São Paulo: Quintessence, 1994.
19. Wataha JC. Biocompatibility of casting alloys: a review. J Prosthet Dent. 2000;83:223-34.
20. Wataha JC. Alloys for prosthodontic restorations. J Prosthet Dent. 2002;87:351-63.
21. Sproull RC. Color matching in dentistry. Part I. The three-dimensional nature of colour. J Prosthet Dent. 2001;86:453-7.
22. Brunetto J, Volpato CAM, Zani IM. Seleção visual da cor em odontologia. Rev Dental Press Est. 2010;7:82-100.
23. Chu SJ, Devigus A, Mieleszko AJ. Fundamentals of color: shade matching and communication in esthetic dentistry. Chicago: Quintessence Books, 2004.
24. Volpato CAM, Baratieri LN, Monteiro Jr S. Análise instrumental da cor em odontologia: considerações básicas. Rev Dent Press Est. 2005;2:21-31.
25. Fradeani M. Reabilitação estética em prótese fixa. Análise estética. Uma abordagem sistemática para o tratamento protético. São Paulo: Quintessence, 2006.
26. Worfart S, Menzel H, Kern M. Inability to relate tooth forms to face shape and gender. Eur J Oral Sci. 2004;112:471-6.
27. Bonfante G et al. Ajuste funcional e estético em prótese fixa metalocerâmica. Rev Bras Prótese – Periodontia – Oclusão. 1995;1:43-69.
28. Sulikoswki AV, Yoshida A. Surface texture: a systematic approach for accurate and effective communication. Quint Dent Tec. 2003;10-19.
29. Lee YK. Translucency of human teeth and dental restorative materials and its clinical relevance. J Biomed Opt. 2015;20:045002.
30. Volpato CAM, Pereira MRC, Silva FS. Fluorescence of natural teeth and restorative materials, methods for analysis and quantification: a literature review. J Esthet Restor Dent. 2018;30:397-407.
31. Miyashita E, Mesquita AMM, Vasconcellos DK. Seleção de cor. In: Dib LL, Saddy MM. (Org). Atualização clínica em odontologia. Porto Alegre: Artes Médicas, 2006.
32. Rosentiel SF, Land MF, Crispin BJ. Dental luting agents: a review of the current literature. J Prosthet Dent. 1998;80:280-301.

3 Próteses Fixas Adesivas

INTRODUÇÃO

A prótese fixa adesiva é uma modalidade de tratamento protético que se fixa aos pilares (esmalte, dentina, resina ou metal) por meio de um cimento adesivo à base de resina composta.

Classicamente, as próteses adesivas são conhecidas como restaurações metalocerâmicas ou metaloplásticas, em que pilares com preparos parciais conservadores recebem retentores metálicos fixados adesivamente ao esmalte, aos quais o dente faltante (pôntico) é unido por conectores rígidos. O preparo é realizado apenas nas faces proximais, palatinas/linguais e oclusais, e a face vestibular não recebe nenhum preparo. Nesse trabalho protético, a adesão se dá apenas entre o agente cimentante e o dente preparado (Figura 3.1).

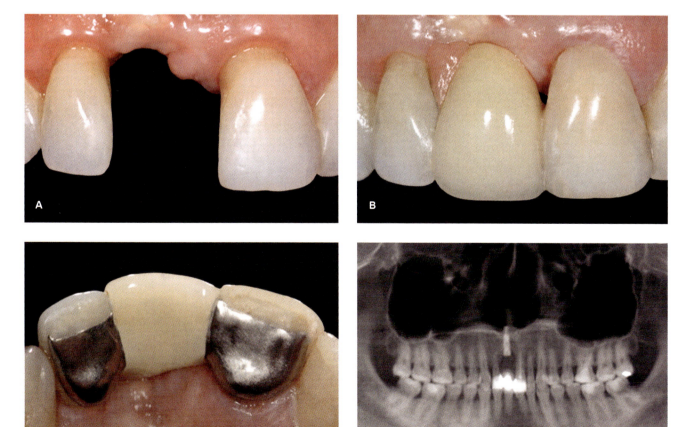

Figura 3.1 A. Situação inicial do caso: o paciente perdeu o dente 11 em virtude de uma agressão física. **B.** Visão vestibular e palatina da prótese adesiva após 5 anos. O objetivo da gengiva cerâmica artificial foi compensar a perda óssea em altura. **C.** Observe os retentores metálicos adesivos nos dentes 12 e 21. **D.** Radiografia panorâmica do caso mostrando a prótese adesiva e um implante osseointegrado que ficou sepultado por sua posição inadequada para a confecção de uma prótese sobre o implante.

As próteses adesivas clássicas representam um marco na Odontologia Estética, pois propiciaram o desenvolvimento de uma série de modalidades de restaurações protéticas fundamentadas no mesmo princípio: a adesão. *Inlays*, *onlays*, *overlays*, facetas e próteses cerâmicas resultaram dessa evolução, motivo pelo qual condutas clínicas modificadas, baseadas nos conceitos atuais da adesão, têm sido preconizadas para esses trabalhos.[1] Essas restaurações são associadas a cimentos adesivos translúcidos ou coloridos, porque modulam as características colorimétricas de peças translúcidas, otimizando o resultado estético[2,3] (Figura 3.2).

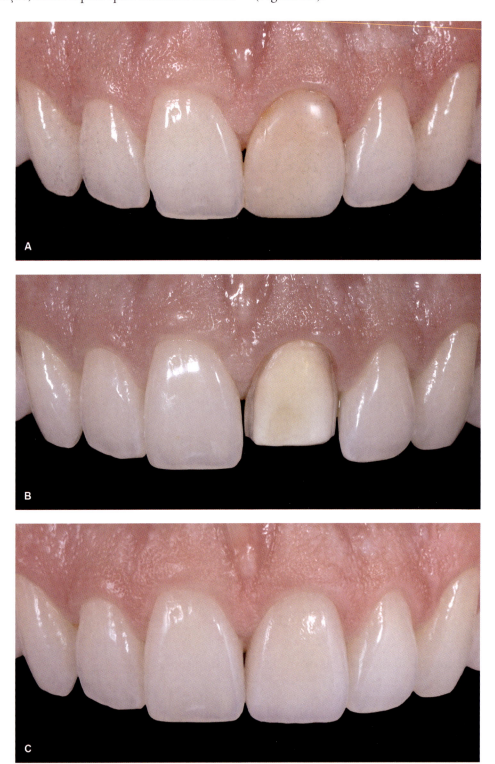

Figura 3.2 A. Situação inicial do caso: escurecimento do dente 21. **B.** Preparo para faceta cerâmica com redução da face incisal, baseado em conceitos de adesão, em que a preservação dos tecidos dentais é fundamental para a longevidade da restauração. **C.** Visão clínica após a cimentação adesiva da faceta cerâmica. (Trabalho confeccionado pelo TPD Alexandre Santos, Laboratório Studio Dental – Curitiba, PR.)

ADESÃO

A possibilidade de aderir materiais restauradores à estrutura dental por meio de sistemas adesivos, resinas compostas e cimentos resinosos ampliou as condutas restauradoras na Odontologia. Desde Buonocore (1955), as técnicas adesivas sofreram inúmeras mudanças. A durabilidade e a longevidade das restaurações, por exemplo, foram ampliadas, possibilitando executar atualmente tratamentos minimamente invasivos com resultados clínicos excelentes.

A adesão compreende um fenômeno que se dá pelo contato estreito entre duas superfícies. Microscopicamente, vários contatos devem ser estabelecidos entre elas. Se forem superfícies sólidas, a presença de um líquido é imprescindível para uma adesão adequada.[4]

Após o condicionamento ácido do esmalte, uma superfície microporosa é formada pela dissolução dos cristais de hidroxiapatita. O esmalte condicionado apresenta alta energia superficial, propiciando uma condição favorável e confiável para a penetração do agente adesivo nas microporosidades formadas (Figura 3.3 A e B). Como a dentina tem um alto conteúdo orgânico e uma estrutura tubular preenchida por fluidos que a mantêm úmida, apresenta um comportamento adesivo inferior ao do esmalte.[5]

Sempre que a dentina é preparada com brocas ou instrumentos manuais, componentes residuais orgânicos e inorgânicos formam uma lama dentinária (*smear layer*) que preenche os orifícios dos túbulos dentinários, diminuindo sua permeabilidade em até 86%. Na técnica descrita por Nakabayashi,[6] a dentina é parcialmente desmineralizada por condicionamento ácido para remover a lama dentinária, com consequente exposição de fibras colágenas (Figura 3.3 C e D). Essas fibras serão envolvidas pelo sistema adesivo, obliterando os túbulos dentinários abertos, o que resulta na formação de uma zona dentinária infiltrada por resina, conhecida como camada híbrida. Após o condicionamento, a dentina deve ser mantida úmida para que as fibras colágenas expostas não entrem em colapso. Caso isso ocorra, o agente adesivo não conseguirá penetrar nos espaços interfibrilares. Contudo, o excesso de água pode afetar negativamente a adesão na dentina, promovendo a separação entre as fases hidrófobas e hidrófilas dos componentes monoméricos, o que promove o selamento parcial dos túbulos dentinários e o comprometimento da integridade estrutural da camada híbrida.[7,8]

Os sistemas adesivos atuais interagem com o substrato de esmalte/dentina utilizando duas estratégias diferentes: remoção da lama dentinária (sistemas de condicionamento ácido total) e sua manutenção como um substrato para a adesão dentinária (sistemas autocondicionantes). A diferença entre as duas estratégias reside no fato de que a técnica de condicionamento ácido total utiliza gel de ácido fosfórico a 37%, que elimina a lama dentinária. O condicionamento remove a maioria dos contaminantes, produz rugosidade superficial para o embricamento micromecânico e forma retenções nos cristais minerais. Após essa etapa, aplicam-se um *primer* e um agente adesivo, que podem apresentar-se em frascos isolados ou associados (sistemas de condicionamento ácido total em 2 ou 3 passos). Na segunda estratégia, faz-se o condicionamento seletivo do esmalte, seguido de um *primer* autocondicionante aplicado na dentina, interagindo com a lama dentinária. Esse *primer* pode ser apresentado isoladamente ou associado ao adesivo (sistemas autocondicionantes em 1 ou 2 passos).[9] Mais recentemente, foram introduzidos os sistemas adesivos "universais", passíveis de serem utilizados com ou sem o condicionamento prévio da dentina com o ácido fosfórico a 37%, embora se recomende o uso do condicionamento do esmalte para melhorar o desempenho desses sistemas.[10,11]

No Quadro 3.1, está descrita a classificação atual dos sistemas adesivos.

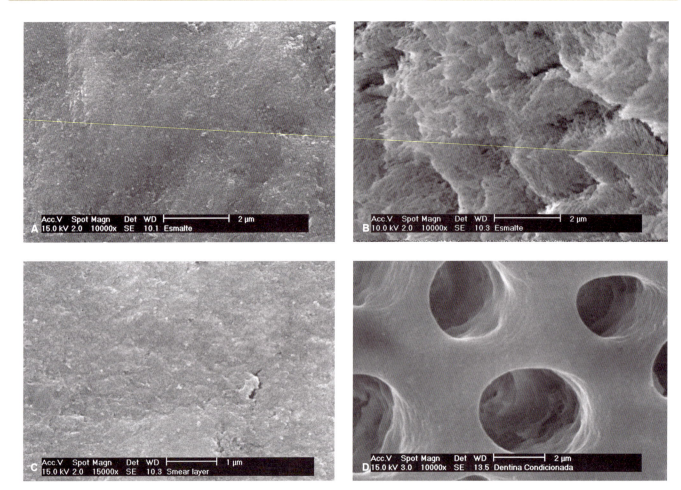

Figura 3.3 A. Micrografia do esmalte humano. B. Esmalte após o condicionamento ácido. Observe as microporosidades formadas pelo condicionamento. C. Micrografia da dentina humana. D. Dentina após condicionamento ácido. Note a desobliteração tubular. (Micrografias gentilmente cedidas pela Prof[a] Jussara Bernardon, Disciplina de Dentística, UFSC.)

Quadro 3.1 Classificação dos sistemas adesivos, marcas comerciais, fabricantes e países.

Sistemas adesivos	Exemplos	Fabricantes/Países
Sistemas de condicionamento ácido total em 3 passos	Adper Scotchbond Multiuso Optibond FL	3M/ESPE (EUA) Kerr (EUA)
Sistemas de condicionamento ácido total em 2 passos	Adper Single Bond 2 One-Step Plus	3M/ESPE (EUA) Bisco (EUA)
Sistemas autocondicionantes em 2 passos	Clearfil SE Bond	Kuraray (Japão)
Sistemas universais	Single Bond Universal Palfique Universal Bond	3M/ESPE (EUA) Tokuyama Dental (Japão)

PINOS DE FIBRA DE VIDRO

Trata-se de compósitos reforçados por fibras longitudinais, alinhadas paralelamente e envoltas em uma matriz de bisfenol-A glicidil metacrilato (BIS-GMA) e partículas inorgânicas, que apresentam excelente adesividade e são fáceis de manipular. Os pinos de fibra de vidro são fixados dentro do preparo intrarradicular com cimentos adesivos, cuja base é construída com resina composta, o que viabiliza a obtenção de um substrato favorável para a confecção de coroas cerâmicas (Figura 3.4). São bons transmissores de luz, favorecendo o uso dos agentes cimentantes de dupla polimerização. Quando associados a cimentos resinosos, formam uma estrutura única (pino/cimento/dente), que tem por objetivo proporcionar um bom vedamento do canal, dissipando adequadamente as forças oclusais.[12]

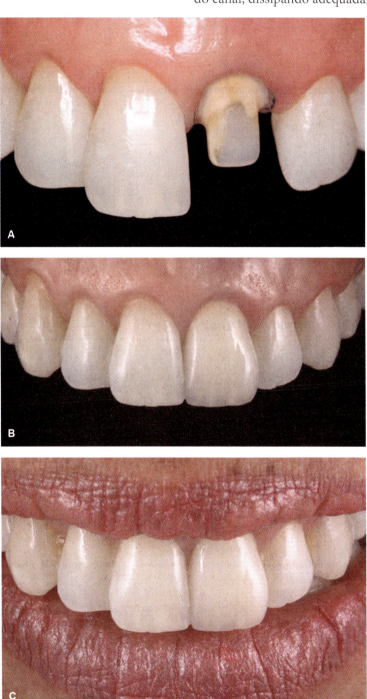

Figura 3.4 **A.** Reconstrução coronária do dente 21 realizada com pino de fibra de vidro (Whitepost DC, FGM, Brasil) e resina composta. **B** e **C.** Coroa cerâmica concluída, cuja infraestrutura foi confeccionada com zircônia (Metoxi Z-CAD, Suíça) e recoberta por cerâmica de cobertura (IPS-emax Ceram, Ivoclar Vivadent, Liechtenstein). (Trabalho realizado pelo Laboratório Studio Dental – Curitiba/PR – Técnicos responsáveis Murilo Calgaro e Alexandre Santos.)

Critérios para utilizar pinos pré-fabricados

- Quantidade de estrutura dental remanescente: quanto mais estrutura dentária remanescente estiver presente, melhor será a adesão ao pino. Dentes com maior destruição tecidual coronária precisam ser reconstruídos com núcleos metálicos ou anatômicos porque existe a necessidade de uma base sólida para realizar o preparo e obter retenção para a futura prótese.
- Localização do dente na arcada: por solicitações estéticas, dentes anteriores reconstruídos com pinos de fibra e resina composta criam um substrato mais favorável, do ponto de vista óptico, para um sistema cerâmico. Quando há pinos metálicos, os sistemas cerâmicos utilizados devem mascarar o fundo para um resultado estético adequado.
- Tipo de restauração protética: em próteses com cobertura total, nas quais a infraestrutura protética é metálica, a decisão por um núcleo metálico não cria um problema estético, porque o metal já está presente na infraestrutura. Porém, em casos em que as restaurações protéticas envolvem a seleção de uma cerâmica translúcida, o uso de um pino estético representa uma boa alternativa para garantir um substrato adequado.
- Oclusão: regiões que exigem grandes esforços mastigatórios precisam ser reconstruídas com bases eficientes que ofereçam retenção e resistência adequadas para o trabalho restaurador. Oclusões favoráveis (bom transpasse, estabilidade posterior efetiva, ausência de extrusões, guias eficazes) tornam possível o uso de pinos pré-fabricados, desde que associados a uma quantidade suficiente de tecido dental.
- Extensão do trabalho reabilitador: o comportamento mecânico de uma prótese fixa pequena comparado ao de uma prótese extensa é muito diferente. Nos grandes trabalhos fixos, que envolvem espaços edêntulos múltiplos, a dinâmica e a transmissão das forças são muito mais intensas do que em um trabalho unitário ou uma prótese pequena. Portanto, infraestruturas metálicas sobre bases de núcleos metálicos ainda constituem uma boa opção para próteses fixas extensas.

No Quadro 3.2, são resumidas as principais indicações para os sistemas pré-fabricados e personalizados.

Quadro 3.2 Indicações para pinos pré-fabricados e retentores personalizados.

Pinos pré-fabricados	Retentores personalizados
- Dentina coronária com altura e espessura mínima de 2 mm. - Áreas com envolvimento estético. - Reconstruções unitárias. - Próteses fixas pequenas. - Oclusão favorável.	- Destruições coronárias amplas. - Áreas sem muito comprometimento estético. - Próteses fixas extensas. - Oclusão desfavorável.

Preparo intrarradicular para pinos pré-fabricados (Figura 3.5)

- Remova a dentina cariada ou os restos de material restaurador, eliminando arestas, retenções e estruturas de esmalte sem suporte dentinário.
- Prepare o término cervical com o formato proposto pela futura prótese.
- Realize uma radiografia inicial para verificar a condição, a anatomia e o comprimento dos canais, lembrando que ela deve ser feita após o preparo do remanescente para auxiliar no cálculo do esvaziamento.
- Como nos retentores metálicos, o pino deve ocupar 2/3 do comprimento radicular, desde que o tratamento endodôntico remanescente mantenha 4 a 5 mm de material obturador para preservar o selamento endodôntico.
- Para o esvaziamento, utilize uma sonda exploradora (Weston nº 6) calibrada e limas endodônticas (Hedströen, 2a série). Sempre que possível, faça o isolamento absoluto da área. Nos casos em que não for possível utilizá-lo, realize um isolamento relativo efetivo para evitar a contaminação do tratamento endodôntico.
- Diferentemente dos retentores personalizados, a área esvaziada deve ser preparada no formato do futuro pino. Assim, selecione a broca correspondente ao tamanho do pino que será utilizado. Os *kits* com pinos pré-fabricados têm tamanhos diferentes e brocas correspondentes (em geral, 1, 2 e 3). Como são brocas rígidas, devem ser utilizadas apenas para dar formato ao preparo, evitando possíveis desvios e/ou perfurações decorrentes de seu emprego inadequado.
- Após o preparo intrarradicular, confira o comprimento obtido. Posicione a broca calibrada no preparo e faça uma radiografia. Caso o comprimento esteja adequado, teste o pino escolhido para verificar se ele ocupa adequadamente toda a área preparada.

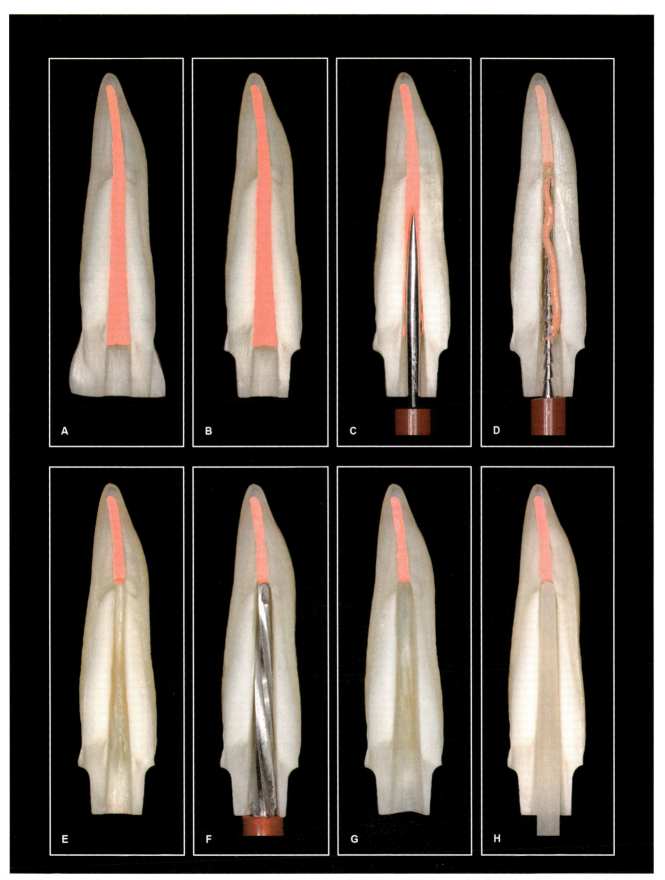

Figura 3.5 **A**. Regularização do remanescente coronário. **B**. Preparo do término cervical em chanfro. **C** e **D**. Esvaziamento endodôntico com sonda exploradora e lima endodôntica tipo Hedströen, 2ª série. **E**. Visão após o esvaziamento. **F**. Preparo intrarradicular com broca (Kit Whitepost DC, FGM, Brasil). **G**. Preparo intrarradicular pronto. **H**. Prova do pino de fibra de vidro (Whitepost DC, FGM, Brasil).

Cimentação do pino pré-fabricado

A fixação definitiva do pino de fibra de vidro deve respeitar as etapas descritas a seguir e ilustradas nas Figuras 3.6 a 3.8.

- Preparo do pino: ele deve ser cortado com um disco diamantado, tomando cuidado para que o corte seja uniforme (Figura 3.6 A). Teste-o para verificar se, após a construção da base, ele ficará totalmente recoberto por cimento e resina composta. Após o corte, o pino deve ser limpo com ácido fosfórico a 37% (Figura 3.6 B), lavado abundantemente, seco e mantido sobre uma gaze seca. Alguns fabricantes recomendam o tratamento superficial do pino com um agente de silanização (Figura 3.6 C), associado ou não ao sistema adesivo. O objetivo dessa conduta consiste em favorecer a união química do cimento resinoso à resina epóxica da composição do pino.
- Preparo do paciente: isolamento absoluto efetivo e controle salivar devem ser realizados para evitar a contaminação endodôntica e a ocorrência de umidade. Quando utilizar um cimento adesivo convencional de presa dual, condicione o preparo com ácido fosfórico a 37% (Figura 3.6 D), lave e seque com pontas de papel absorvente (Figura 3.6 E). Em seguida, aplique o agente adesivo dentro do preparo com um pincel ou aplicador descartável (Figura 3.6 F). O excesso deve ser removido para que não interfira na adaptação do pino. Se um cimento autoadesivo for empregado, a etapa de condicionamento ácido e aplicação de adesivo no interior do preparo torna-se dispensável (Figura 3.7).
- Cimentação do pino: com uma seringa ou a ponta de automistura (Figura 3.6 G), leve o cimento para dentro do preparo e posicione o pino até chegar à posição predeterminada, mantendo-o no local (Figura 3.6 H). Se necessário, remova os excessos antes da fotopolimerização. Fotopolimerize pelo tempo recomendado pelo fabricante (Figura 3.6 I). A porção referente à base do preparo deve ser reconstruída com resina composta (Figura 3.6 J).

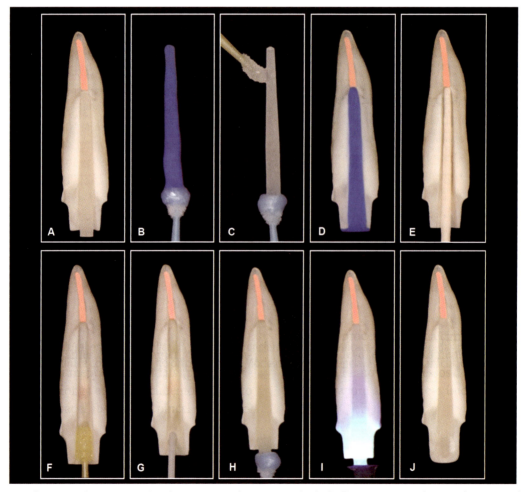

Figura 3.6 **A.** Prova do pino após o corte. **B.** Condicionamento do pino com ácido fosfórico 37%. **C.** Aplicação de agente silano na superfície do pino. **D.** Condicionamento do preparo com ácido fosfórico 37%. **E.** Secagem do preparo com cones de papel absorvente após a limpeza do ácido. **F.** Aplicação do agente adesivo. **G.** Cimento adesivo sendo inserido no interior do preparo. **H.** Pino de fibra cimentado no preparo. **I.** Fotopolimerização do cimento adesivo. **J.** Pino de fibra de vidro cimentado e base de resina composta.

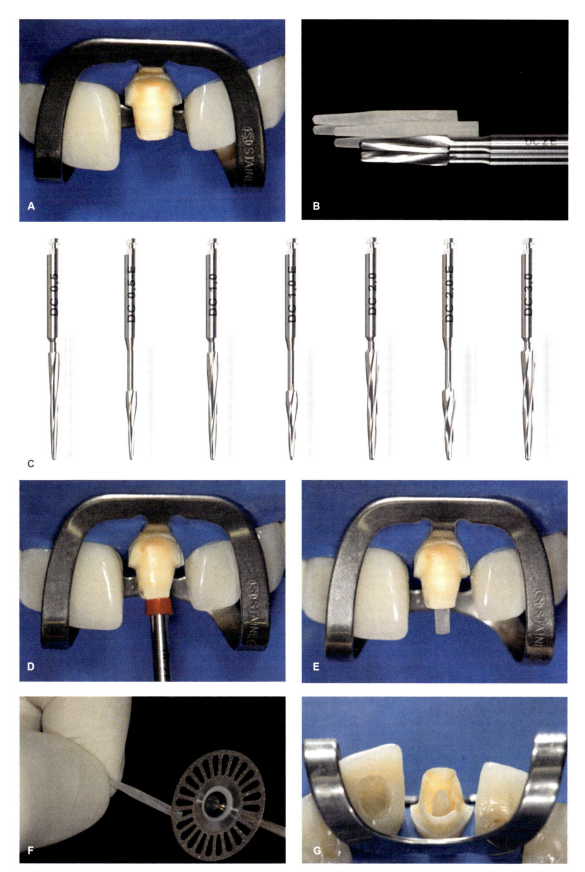

Figura 3.7 **A**. Dente que receberá o pino, adequadamente isolado com um lençol de borracha. **B**. Pino de fibra de vidro selecionado e broca correspondente (Whitepost DC, FGM, Brasil). **C**. Observe que o formato da broca acompanha o formato do pino, permitindo um preparo intrarradicular adequado (Fotografia gentilmente cedida por FGM Produtos Odontológicos, Brasil). **D**. Preparo feito com a broca calibrada. **E**. Prova clínica do pino de fibra de vidro. **F**. Pino sendo cortado com um disco diamantado. **G**. Prova do pino após o corte. (*continua*)

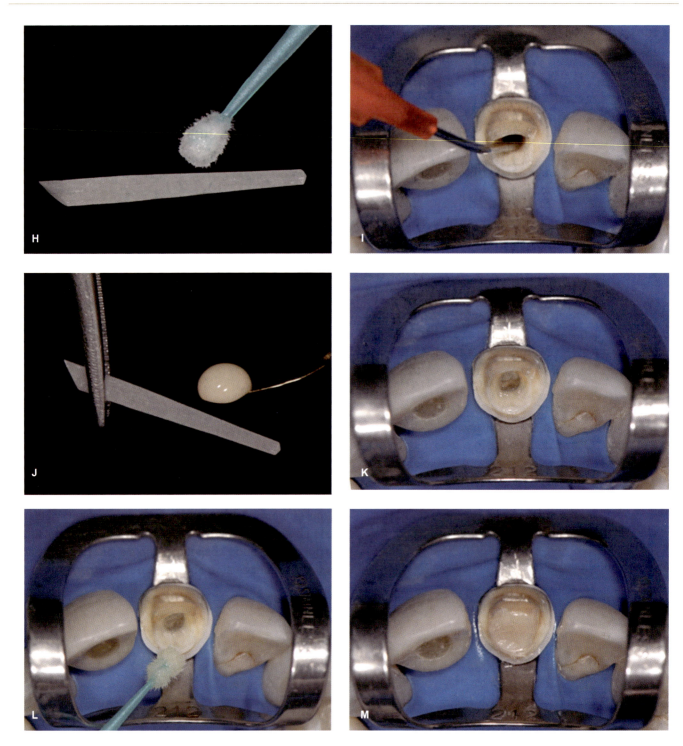

Figura 3.7 (*Continuação*) **H**. Após o condicionamento ácido, o agente de silanização é aplicado no pino. **I**. Cimento sendo levado ao interior do preparo após o jateamento dentinário. **J**. Aplicação do cimento autoadesivo no pino. **K**. Pino cimentado. **L**. Aplicação de adesivo após o condicionamento ácido. **M**. Reconstrução da base com resina composta.

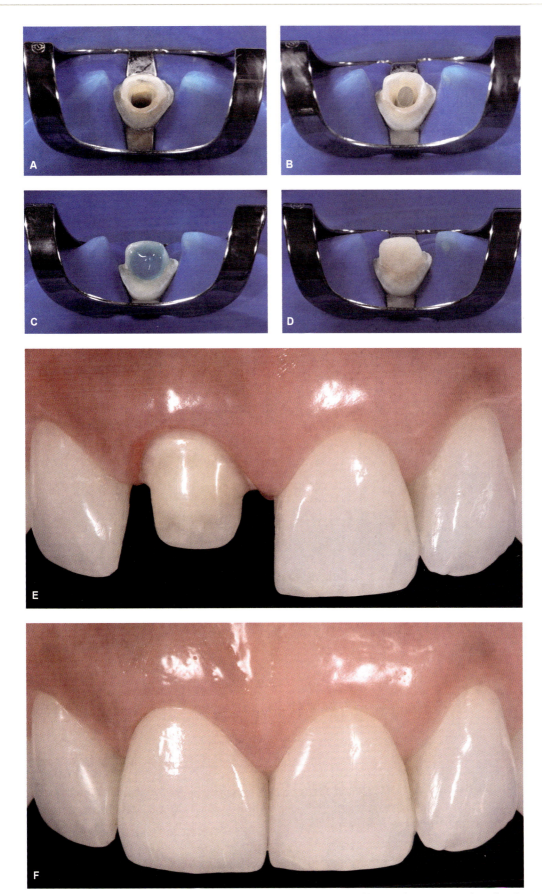

Figura 3.8 A a D. Cimentação adesiva de um pino de fibra de vidro (Whitepost DC, FGM, Brasil). **E.** Preparo dental após a cimentação do pino. **F.** Visão após a cimentação de uma coroa cerâmica. (Caso feito em parceria com a Profª Beatriz Mendes de Souza, Curso de Especialização em Prótese Dentária – UFSC. Trabalho confeccionado pela TPD Elaine Facioli, Florianópolis/SC).

NÚCLEOS ANATÔMICOS

O emprego de pinos de fibra de vidro modelados com resina composta diretamente sobre o preparo constitui uma técnica de reconstrução radicular que pode ser empregada em dentes com condutos largos e tamanho reduzido de férula. Essa técnica tem sido utilizada especialmente em dentes anteriores, para os quais a exigência estética é primordial. Para essa técnica, devem ser observadas as seguintes etapas:

- Preparo do pino: após o preparo intrarradicular estar concluído e o pino de fibra de vidro ter sido selecionado (Figura 3.9 A a D), limpe a superfície do pino com ácido fosfórico a 37% por 20 s, lave-a abundantemente com jatos de ar/água e seque. Aplique agente silano sobre a superfície do pino com um pincel descartável. Depois, aplique uma camada de adesivo em toda a superfície do pino e fotopolimerize-a por 30 s (Figura 3.9 E a J).
- Modelagem do pino: sempre que possível, realize o isolamento absoluto da área para evitar a contaminação endodôntica e a ocorrência de umidade. Depois, coloque a resina composta sobre o pino (Figura 3.9 K) e leve-o ao preparo previamente isolado com gel lubrificante à base de água, até alcançar o final do preparo. Essa etapa tem por objetivo copiar a forma do preparo intrarradicular, por meio da modelagem da resina. Preencha a base do preparo com resina composta e fotopolimerize o conjunto. Assim, obtém-se um núcleo personalizado. Pequenos ajustes podem ser feitos com discos de acabamento, a fim de garantir um adequado assentamento do núcleo (Figura 3.9 L a O).
- Preparo da porção radicular do núcleo anatômico: a porção radicular é jateada com óxido de alumínio (Figura 3.9 P). Depois, limpe a superfície com ácido fosfórico a 37% e lave. Aplique o agente silano e aguarde sua volatilização por 1 a 2 min (Figura 3.9 Q e R).
- Cimentação do núcleo anatômico: antes da cimentação propriamente dita, o preparo é jateado com óxido de alumínio e lavado abundantemente (Figura 3.9 S). Para realizar um jateamento seguro, proteja os dentes vizinhos com uma fita de politetrafluoretileno. Com o preparo limpo e seco com pontas de papel absorvente, insira lentamente o cimento resinoso dual autoadesivo no interior do preparo. Leve o núcleo ao preparo introduzindo-o lentamente para permitir o extravasamento do cimento. Após a remoção dos excessos de cimento, fotopolimerize por 1 min, com a ponteira do aparelho localizada no sentido longitudinal do pino (Figura 3.9 T a W). O preparo pode ser refinado logo após a fotopolimerização (Figura 3.9 X a Z).

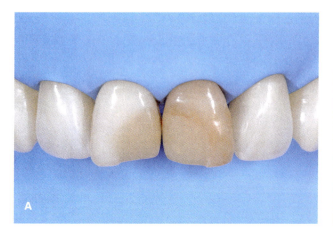 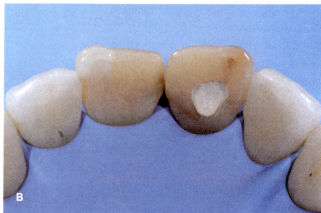

Figura 3.9 A e B. Isolamento absoluto para confecção de um núcleo anatômico. (*continua*)

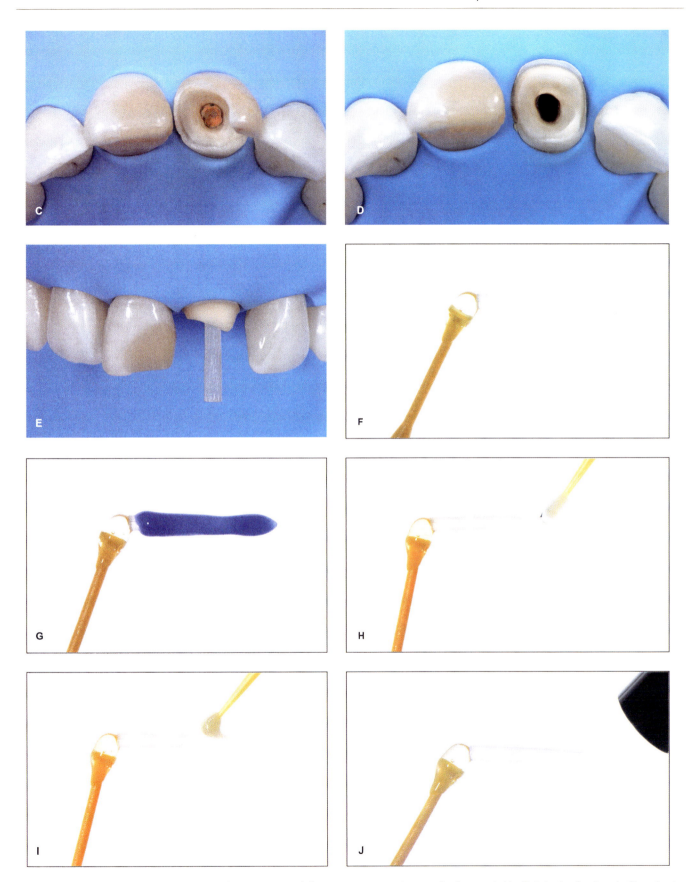

Figura 3.9 (*Continuação*) **C** e **D**. Remoção da restauração defeituosa e preparo intrarradicular concluído. **E**. Seleção do pino de fibra de vidro (White Post DC, FGM, Brasil). **F** a **J**. Preparo da superfície do pino de fibra de vidro: condicionamento ácido, aplicação do agente silano, aplicação do adesivo e fotopolimerização. (*continua*)

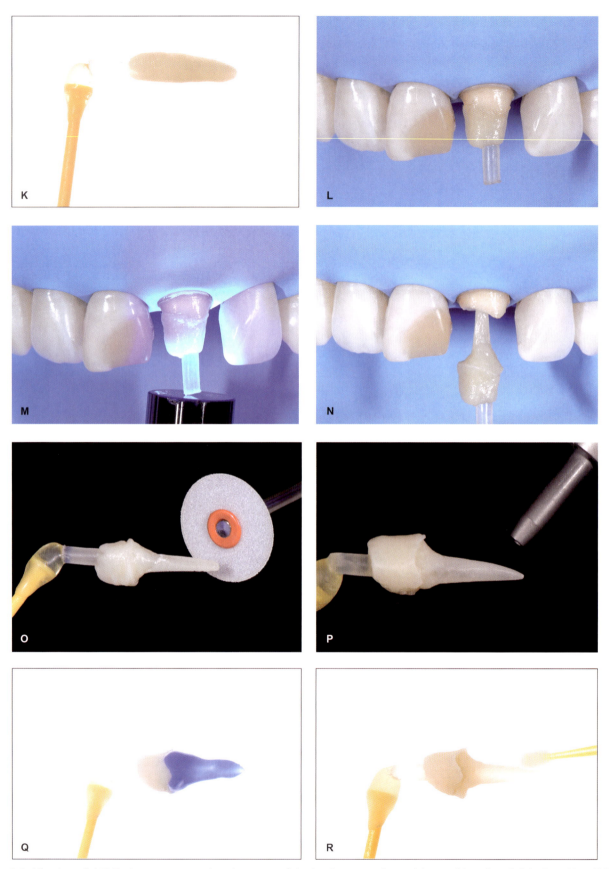

Figura 3.9 (*Continuação*) **K.** Resina composta colocada na superfície do pino antes da modelagem (Herculate Précis, Kavo Kerr, EUA). **L** e **M.** Pino levado ao preparo isolado com gel lubrificante e posterior fotopolimerização. **N** e **O.** Ajustes feitos com um disco de acabamento (Optidisc, Kavo Kerr, EUA) logo após a remoção do núcleo anatômico. **P** a **R.** Jateamento e condicionamento da porção radicular do núcleo. Aplicação do silano sobre a superfície limpa e seca. (*continua*)

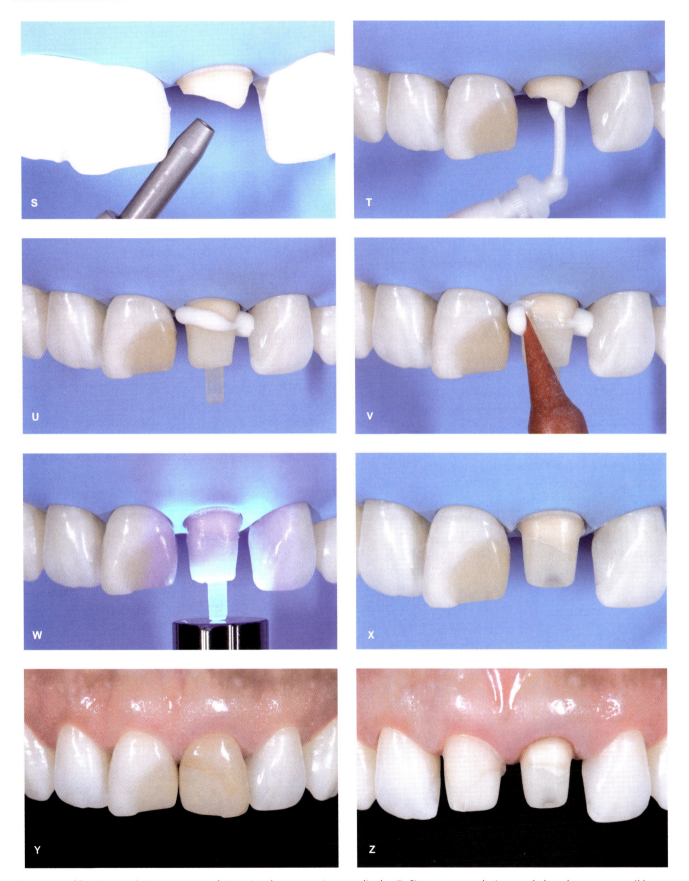

Figura 3.9 (*Continuação*) **S**. Jateamento do interior do preparo intrarradicular. **T**. Cimento autoadesivo sendo levado ao preparo (Maxcem Elite, Kavo Kerr, EUA). **U** a **W**. Núcleo anatômico colocado lentamente no interior do preparo. Os excessos de cimento são removidos e é feita a fotopolimerização por 1 min. **X**. Preparo coronário realizado após a fotopolimerização. **Y** e **Z**. Visão do caso clínico antes e após os preparos para coroas cerâmicas.

CERÂMICAS ODONTOLÓGICAS

Materiais cerâmicos resultantes de tecnologias e métodos de processamento laboratorial avançados têm sido desenvolvidos e amplamente utilizados na Odontologia por sua capacidade de devolver ao paciente, cada vez mais, um grande realismo estético. Esses biomateriais possibilitam a reflexão e a transmissão da luz de forma difusa e regular, reproduzindo com naturalidade a translucidez, a opacidade, a cor, o brilho e a textura dos dentes naturais (Figura 3.10).

Principais características das cerâmicas de uso odontológico

- Biocompatibilidade: cerâmicas são materiais quimicamente inertes quando em contato com o corpo humano, não tendo sido observada nenhuma reação de citotoxidade, oncogenicidade ou efeitos mutagênicos, motivo pelo qual são consideradas materiais biocompatíveis.[13]
- Durabilidade e estabilidade de forma e cor: quanto menor o grau de porosidade apresentado por um material, maior sua estabilidade de forma e cor. Materiais confeccionados laboratorialmente e submetidos a tratamentos térmicos como as cerâmicas, apresentam superfície mais homogênea e sem defeitos quando comparados com materiais de uso direto, o que resulta em boa durabilidade e estabilidade.
- Capacidade de mimetizar dentes e tecidos naturais: como os pós e blocos cerâmicos podem ser fabricados com matizes e tonalidades diferentes, as cerâmicas possibilitam a construção de próteses similares às variadas nuances da dentição natural.
- Propriedades ópticas favoráveis: fabricantes têm disponibilizado cerâmicas para a construção de infraestruturas, dentinas opacas e esmaltes translúcidos visando à obtenção simultânea de características ópticas, como cor, translucidez, opacidade e brilho. Além disso, agentes luminescentes são associados a pós cerâmicos para criar efeitos fluorescentes, melhorando a luminosidade das coroas cerâmicas.[14]
- Capacidade de serem formuladas para serem injetadas, infiltradas, compactadas e usinadas: a versatilidade dos materiais cerâmicos e dos processamentos laboratoriais diferenciados tem propiciado a confecção de peças protéticas com maior grau de precisão, para solucionar diversas opções de tratamento, assim como para facilitar os procedimentos clínicos e diminuir a necessidade de provas sucessivas.

Didaticamente, as cerâmicas de uso odontológico podem ser classificadas de acordo com sua composição e seu processo de fabricação (Fluxograma 3.1), podendo ser manufaturadas de forma artesanal ou por tecnologia CAD/CAM (*Computer-aided design/Computer-aided manufacturing*). As principais cerâmicas de uso odontológico, suas características mais relevantes e marcas comerciais estão apresentadas no Quadro 3.3.

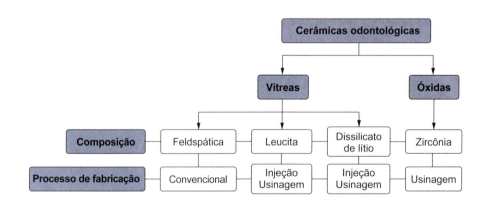

Fluxograma 3.1 Classificação das cerâmicas de acordo com a composição e o processo de fabricação.

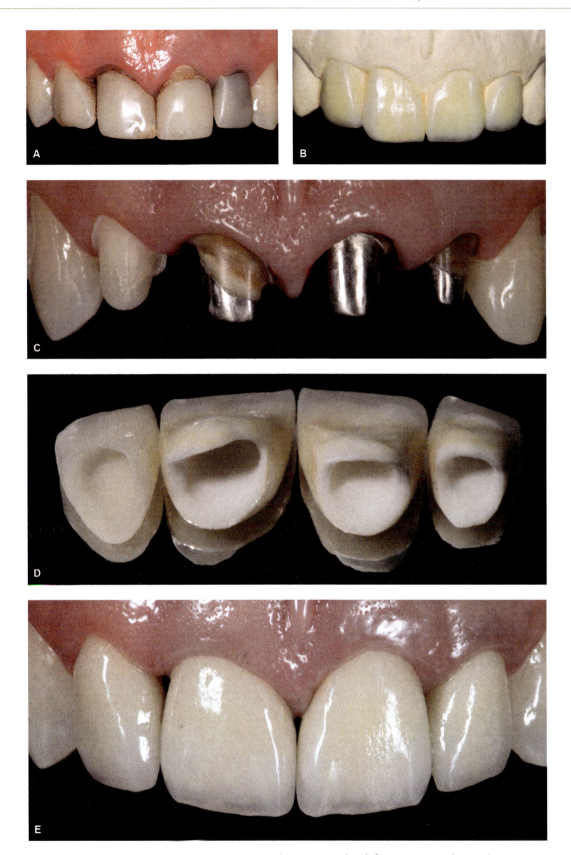

Figura 3.10 A. Situação inicial do caso. Observe as coroas provisórias cimentadas definitivamente sobre os dentes 11, 21 e 22 e o efeito estético associado. **B**. Enceramento diagnóstico. **C**. Após a remoção das coroas, os preparos foram feitos sobre os núcleos metálicos existentes. Um preparo mais conservador foi feito no dente 12, que já tinha uma faceta direta em resina composta. **D**. Coroas cerâmicas obtidas. As coroas confeccionadas para os preparos com núcleos receberam uma infraestrutura em zircônia a fim de mascarar o substrato desfavorável. **E**. Resultado estético obtido após a cimentação das coroas cerâmicas. (Trabalho realizado pelo TPD Carlos Maranghello, Laboratório Dell'Art, Porto Alegre/RS.)

Quadro 3.3 Tipos de cerâmicas, indicações, limitações, resistência flexural aproximada, características ópticas, cimentação, nomes comerciais, fabricantes e países.

Tipos	Cerâmicas	Indicações	Limitações	Resistência flexural aproximada	Características ópticas	Característica da superfície na cimentação	Nomes comerciais
Porcelanas	Porcelanas feldspáticas	• Inlays. • Onlays. • Overlays. • Facetas. • Cerâmicas de recobrimento em coroas metalocerâmicas e cerâmicas.	• Trabalhos extensos.	• 50–70 MPa.	• Alto grau de translucidez. • Potencial estético para simular opacidade, translucidez e fluorescência.	• Ácido-sensíveis.	• Vita VM 13, VMK Master (Vita Zahnfabrik, Alemanha). • Creation CC (Creation Willi Geller, Áustria). • Ceramco 3 e Duceram (Dentsply Sirona, EUA). • EX-3 (Noritake, Japão). • Initial (GC, Japão).
Vítreas	Leucita	• Inlays. • Onlays. • Overlays. • Facetas.	• Trabalhos extensos.	• 120 MPa.	• Alto grau de translucidez. • Potencial estético para simular opacidade, translucidez e fluorescência.	• Ácido-sensíveis.	• IPS-Empress (Ivoclar Vivadent, Liechtenstein).
	Dissilicato de lítio	• Onlays. • Overlays. • Coroas unitárias. • Próteses fixas anteriores até 3 elementos.	• Trabalhos extensos com mais de quatro elementos.	• 350 MPa.	• Translucidez variável, podendo ser baixa, moderada ou alta.	• Ácido-sensíveis.	• IPS-E.max (Ivoclar Vivadent, Liechtenstein).
Óxidas	Zircônia	• Coroas monolíticas. • Infraestruturas cerâmicas pequenas e longas. • Pilares para implantes.	• Potencial adesivo. • Envelhecimento em meio úmido.	• 700 MPa.	• Alto grau de opacidade com zircônias tradicionais. • Grau de translucidez moderado com zircônias translúcidas.	• Acidorresistentes.	• Lava Plus e Lava Esthetic (3 M-ESPE, EUA). • Ceramill (Amann Girrbach, Áustria). • VITA ZR (Vita Zahnfabrik, Alemanha) IPS e-max ZirCAD (Ivoclar Vivadent, Liechtenstein). • Prettau (Zirkonzahn, Itália).

SISTEMAS CERÂMICOS ARTESANAIS

Trata-se de sistemas de manuseio artesanal de pastilhas e pós cerâmicos que dependem diretamente da habilidade e do conhecimento do técnico de laboratório, podendo ser utilizados isoladamente ou associados a técnicas de processamento industrial (CAD/CAM).[15,16]

Os sistemas artesanais mais empregados na Odontologia estão descritos a seguir.

Porcelanas feldspáticas

As tradicionais porcelanas feldspáticas são vidros não cristalinos compostos basicamente por três matérias-primas: feldspato (cerca de 75 a 85%); quartzo (cerca de 12 a 22%); e caulim (cerca de 3 a 5%). Versões mais atuais adicionam leucita ou fluorapatita em sua composição. Geralmente, são utilizadas como revestimento estético em coroas metalocerâmicas e cerâmicas, bem como na confecção de *inlays*, *onlays* e facetas. O pó cerâmico é aglutinado por um líquido especial ou água destilada, e a massa resultante é estratificada em camadas com o auxílio de pincéis e/ou espátulas apropriadas. Depois, a peça é levada ao forno para a sinterização. De acordo com o volume, duas ou mais queimas serão necessárias para chegar até a forma final (Figura 3.11). As porcelanas feldspáticas são bastante conhecidas por sua excelente translucidez e variedade de cores.

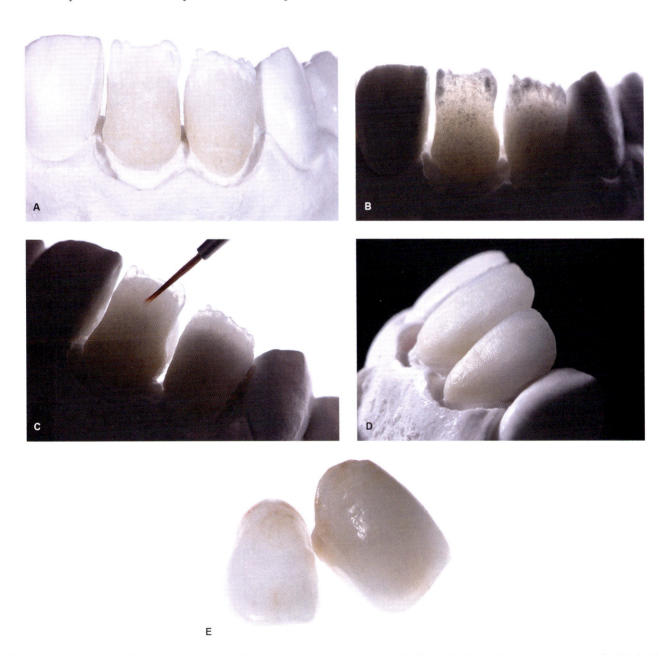

Figura 3.11 **A** a **C**. Estratificação de porcelana feldspática sobre infraestrutura de dissilicato de lítio. **D**. Forma e textura superficial definidas antes do glazeamento. **E**. Coroas cerâmicas concluídas.

Cerâmicas injetadas

Esse sistema cerâmico baseia-se no tradicional sistema de fundição metálica, embora o vidro não seja fundido como o metal, e sim injetado. O procedimento laboratorial consiste na execução da ceroplastia, seguido pela inclusão dos padrões de cera obtidos em anéis conformadores e revestimento refratário. A cera será eliminada em um forno convencional e, depois, os anéis conformadores serão levados a fornos de injeção, onde pastilhas cerâmicas pré-fabricadas são fundidas e injetadas sob calor (cerca de 1.150 °C) e pressão hidrostática a vácuo (cerca de 0,3 a 0,4 MPa). Após o processo completo da injeção, os anéis são resfriados até a temperatura ambiente, realiza-se a desinclusão com jatos de esferas de vidro e remove-se o conduto de alimentação.

Nesse sistema, é possível encontrar duas composições básicas: cerâmicas vítreas reforçadas por leucita ou por dissilicato de lítio. Na primeira, a leucita é responsável pelo reforço da cerâmica, associada à leucita resultante do processo de nucleação (fenômeno que ocorre pelo aumento da temperatura). Apesar de as cerâmicas injetadas com leucita apresentarem resistência flexural melhorada (cerca de 120 MPa) quando comparadas com as porcelanas feldspáticas, sua resistência não alcança patamares suficientes para aplicação em trabalhos extensos. Porém, ela exibe um grande potencial estético resultante de sua boa translucidez, o que permite a confecção de coroas unitárias, *inlays*, *onlays*, *overlays* e facetas. Na segunda composição, o alto conteúdo cristalino de dissilicato de lítio possibilita o aumento de volume de até 60%, sem comprometer expressivamente a translucidez do material, uma vez que esse cristal (0,5 a 5 μm) é menor que o da leucita.[17,18] A presença do dissilicato aumenta a resistência flexural (350 MPa), o que torna possível aplicá-lo em próteses parciais fixas com até três elementos. As pastilhas são fornecidas em várias cores e empregadas em duas técnicas laboratoriais distintas. Na primeira, a restauração é injetada no seu contorno final e, subsequentemente, pintada e glazeada (técnica da maquiagem; Figura 3.12). Quando apenas a infraestrutura cerâmica é injetada e recoberta tradicionalmente por uma cerâmica com coeficiente de expansão térmico mais baixo, a técnica é conhecida por estratificação.

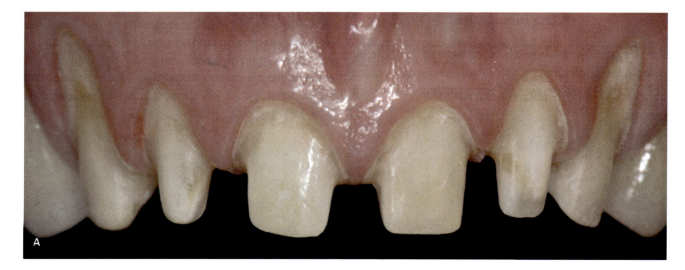

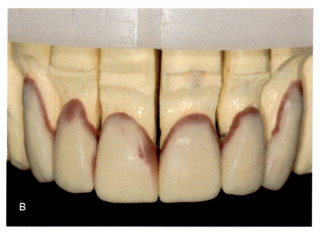

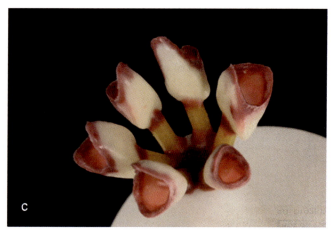

Figura 3.12 A. Preparos realizados. Observe como os substratos apresentam-se favoráveis para o uso de cerâmicas translúcidas. **B**. Enceramento das próteses no formato final. **C**. Enceramentos incluídos em anel de injeção cerâmica. (*continua*)

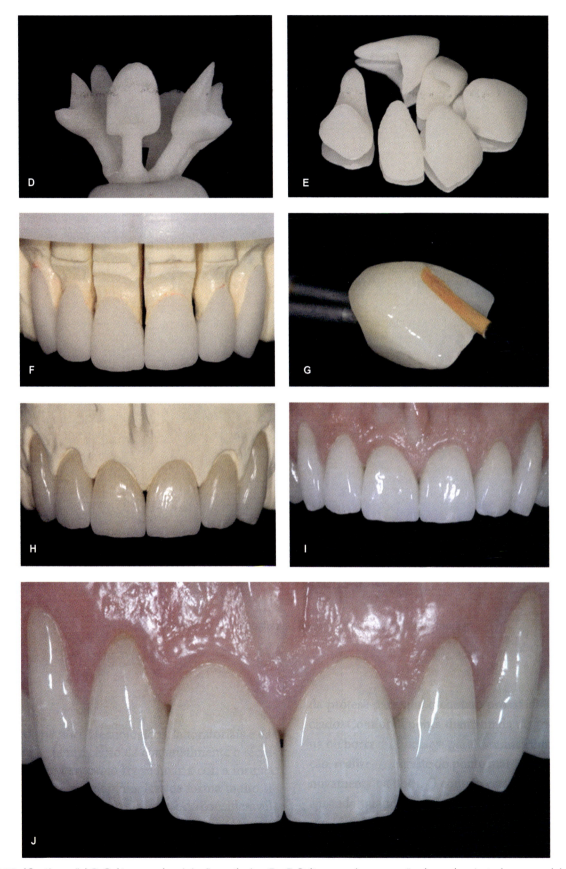

Figura 3.12 (*Continuação*) **D**. Próteses após a injeção cerâmica. **E** e **F**. Próteses após a remoção do anel e ajustadas ao modelo. Observe como as próteses obtidas são monocromáticas. **G**. Maquiagem realizada com pinturas extrínsecas. **H**. Próteses finalizadas no modelo. **I** e **J**. Próteses cerâmicas logo após a cimentação e após 6 anos em função (IPS Esthetic, Ivoclar Vivadent, Liechtenstein). (Técnico responsável Alexandre Santos, Laboratório Studio Dental – Curitiba/PR.)

SISTEMAS CERÂMICOS CAD/CAM

Correspondem a sistemas de manuseio de blocos cerâmicos que dependem de processamentos industriais alimentados por desenhos gerados no computador. Mais conhecidos como CAD/CAM (do inglês *computer-aided design/computer-aided manufacturing*), esses sistemas industriais ganharam espaço na Prótese Odontológica por permitirem a confecção, em larga escala, de peças cerâmicas com mais precisão, adaptação e qualidade.

Cerâmicas usinadas

Nesse sistema, blocos cerâmicos são usinados com discos e brocas diamantadas. A restauração é esculpida em blocos de cerâmica (cuja composição pode variar em vítreas ou óxidas) resultantes de processos industriais de compactação em alta temperatura e a vácuo. Uma leitura digital é obtida por meio de um *scanner* (unidade CAD). *Scanners* são mais comuns nas versões laboratoriais, situação em que se exigem moldes que serão digitalizados por *scanners* para moldes e/ou modelos. Mais recentemente, *scanners* intraorais têm possibilitado a obtenção de imagens digitalizadas do preparo, diretamente na boca (conhecidas como impressões digitais). A imagem resultante (da leitura do molde, modelo ou do preparo) é enviada para o computador, onde se define o desenho da peça. Com o desenho digital, o bloco cerâmico escolhido é posicionado na unidade CAM e submetido a um processo de desgaste (usinagem) realizado por brocas. O tempo do processo depende do tamanho da peça e do material escolhido, durando cerca de 10 a 30 min. Em geral, as peças resultantes de blocos pré-sinterizados são usinadas em um tamanho cerca de 20% maior que o ideal, prevendo a contração de sinterização a que serão submetidas. Já as peças resultantes de blocos totalmente sinterizados são usinadas no tamanho real, porém sofrem o estresse do processo de usinagem.

Zircônia

O avanço rápido das tecnologias digitais está intimamente relacionado com o potencial da zircônia como material restaurador. A zircônia é um material estrutural que oferece biocompatibilidade e propriedades ópticas promissoras, mas foi seu excelente desempenho mecânico que a tornou conhecida no meio odontológico, podendo ser utilizada na confecção de infraestruturas protéticas, coroas monolíticas e pilares para implantes.

A zircônia é uma cerâmica polimórfica. A partir da mesma composição, há três fases ou estruturas cristalográficas, caracterizadas por geometria e parâmetros dimensionais específicos: monoclínica, tetragonal e cúbica (Figura 3.13). Na temperatura ambiente até 1.170 °C, a zircônia apresenta uma estrutura monoclínica, entre 1.170 e 2.370 °C, transforma-se em zircônia tetragonal, e, acima de 2.370 °C, em zircônia cúbica. Óxidos são utilizados para estabilizar zircônias tetragonais e cúbicas em temperatura ambiente (p. ex., óxido de ítrio).[19] Quando a zircônia é submetida à tensão, partículas tetragonais próximas a trincas se transformam em monoclínicas (transformação t→m), resultando em um aumento de volume de cerca de 5%. Como resultado, uma tensão compressiva atua na ponta da trinca, contendo a sua propagação. Esse fenômeno é conhecido como "tenacificação por transformação", responsável pelo comportamento mecânico diferenciado desse material (Figura 3.14).

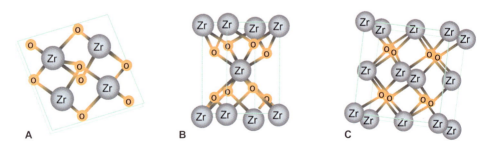

Figura 3.13 Fases cristalográficas da zircônia: monoclínica (A); tetragonal (B); e cúbica (C).

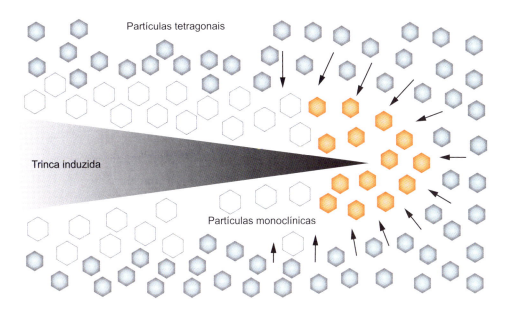

Figura 3.14 Esquema do processo de tenacificação por transformação.[20]

Atualmente, quatro gerações de materiais à base de zircônia têm sido comercializadas no mundo:[21]

- Primeira geração: zircônias tetragonais estabilizadas por ítria (3Y-TZP), que apresentam alto grau de opacidade, sendo indicadas para a confecção de infraestruturas e pilares para implantes (p. ex., Lava Frame, 3M ESPE, EUA; Vita YZ T, Vita Zahnfabrik, Alemanha; Prettau Zr, Zirkonzahn, Itália).
- Segunda geração: zircônias com redução na quantidade de alumina e alteração nos parâmetros de sinterização, resultando em um aumento discreto na translucidez (p. ex., Lava Plus, 3M ESPE, EUA; Vita YZ HT, Vita Zahnfabrik, Alemanha).
- Terceira geração: zircônias altamente translúcidas (*high-translucency zirconia*) e ultratranslúcidas (*cubic ultratranslucent zirconia*), com diferenças marcantes na microestrutura, como a variação na quantidade de ítria (4Y-PSZ e 5Y-PSZ) e a introdução de fase cúbica (p. ex., IPS e.max ZirCAD MT, Ivoclar Vivadent, Liechtenstein; Prettau 4 Anterior, Zirkonzahn, Itália; Katana ST/STML, Kuraray Noritake, Japão).
- Quarta geração: zircônias apresentadas em blocos graduados (*multilayered zirconia*) em cor, translucidez e/ou resistência (p. ex., Lava Esthetic, 3M ESPE, EUA).

Nas Figuras 3.15 a 3.17, o caso clínico foi solucionado com próteses bilaminares confecionadas com infraestruturas de zircônia.

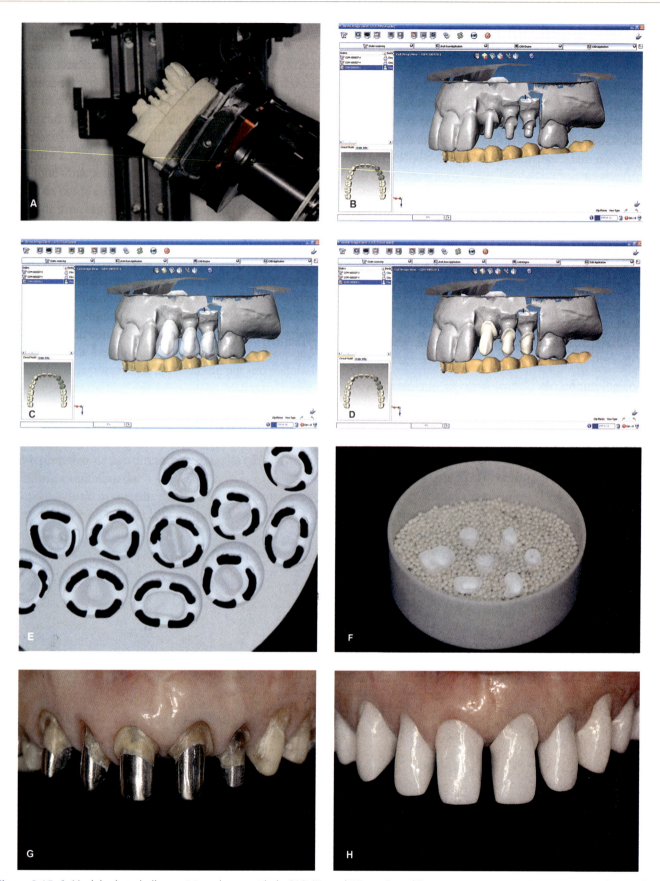

Figura 3.15 **A**. Modelo de trabalho posicionado na unidade CAD (Dental Wings, Canadá) para escaneamento. **B** e **C**. Imagens digitais dos preparos e desenhos das futuras coroas cerâmicas. **D**. Infraestruturas obtidas digitalmente após o desenho das coroas (TPD Cristiano Batista, Laboratório Dental Art, Florianópolis/SC). **E**. Infraestruturas usinadas em bloco cerâmico à base de zircônia (Ceramill Zi, AmannGirrbach, Áustria). **F**. Infraestruturas prontas para a sinterização. **G**. Preparos para coroas cerâmicas. **H**. Prova clínica das infraestruturas.

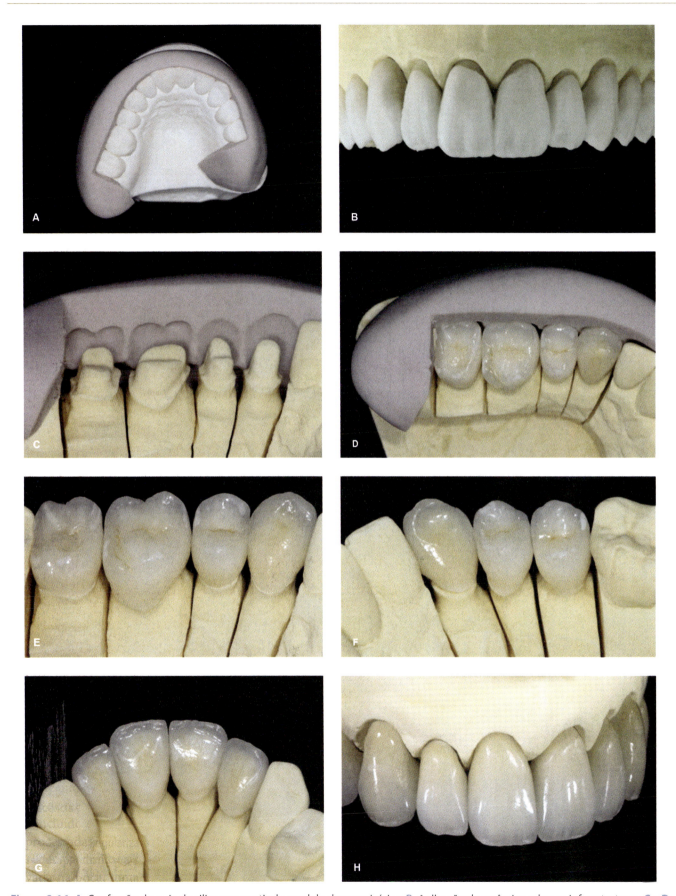

Figura 3.16 A. Confecção do guia de silicone a partir do modelo dos provisórios. **B.** Aplicação da cerâmica sobre as infraestruturas. **C** e **D.** O guia serve de referência para definir a forma e o contorno a ser alcançado. **E** a **I.** Próteses cerâmicas obtidas. (Laboratório Studio Dental – Curitiba/PR – Técnico responsável Alexandre Santos.)

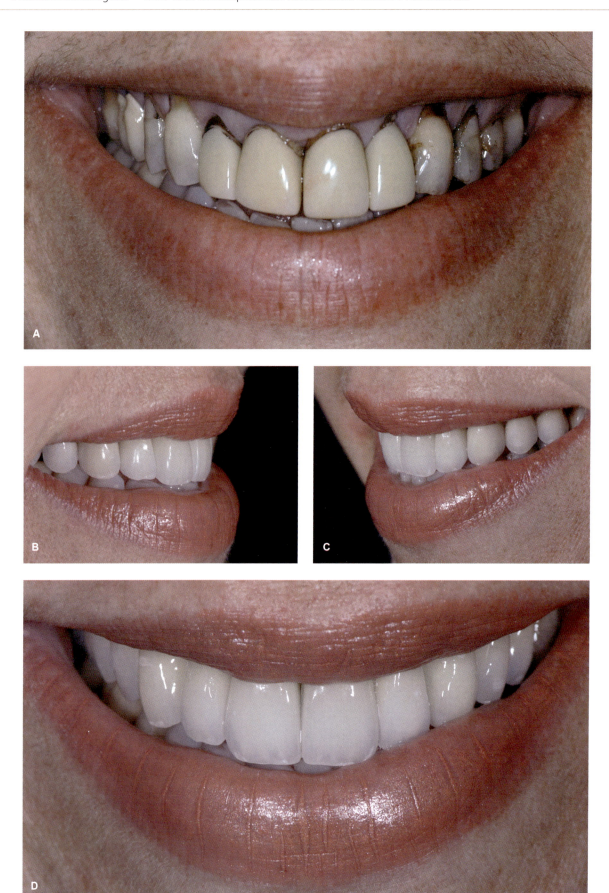

Figura 3.17 **A**. Imagem inicial do caso: o sorriso da paciente estava comprometido esteticamente pelas próteses antigas. **B** a **D**. As novas próteses devolveram o sorriso e a harmonia ao caso clínico.

RESTAURAÇÕES INDIRETAS

São peças protéticas que restauram áreas dentais perdidas ou comprometidas, situações em que a confecção de restaurações diretas já não é mais possível. Essas restaurações são confeccionadas no laboratório, em resina ou cerâmica, e unidas ao remanescente dental por meio de um cimento adesivo (Figura 3.19).[22]

Vantagens

As vantagens das restaurações indiretas são:

- Resultados anatômicos e estéticos superiores.
- Boas propriedades mecânicas.
- Lisura superficial.
- Radiopacidade similar à estrutura dental.

Desvantagens

As desvantagens da técnica incluem:

- Preparo expulsivo que exige a remoção de mais estrutura dentária.
- Necessidade de mais sessões clínicas.
- Confecção de moldes e modelos.
- Necessidade de ajustes após a cimentação.
- Fragilidade inerente à cerâmica antes de ser cimentada.

Classificação

As restaurações indiretas podem ser classificadas em:

- *Inlay:* quando não envolve nenhuma cúspide (Figura 3.18 A).
- *Onlay:* quando envolve uma ou mais cúspides (Figura 3.18 B).
- *Overlay:* quando envolve todas as cúspides (Figura 3.18 C).

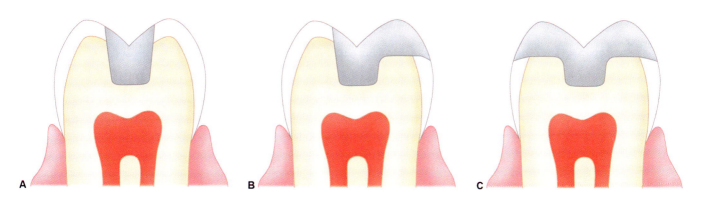

Figura 3.18 Esquema demonstrando um dente restaurado por uma restauração indireta do tipo *inlay* (A), *onlay* (B) e *overlay* (C).

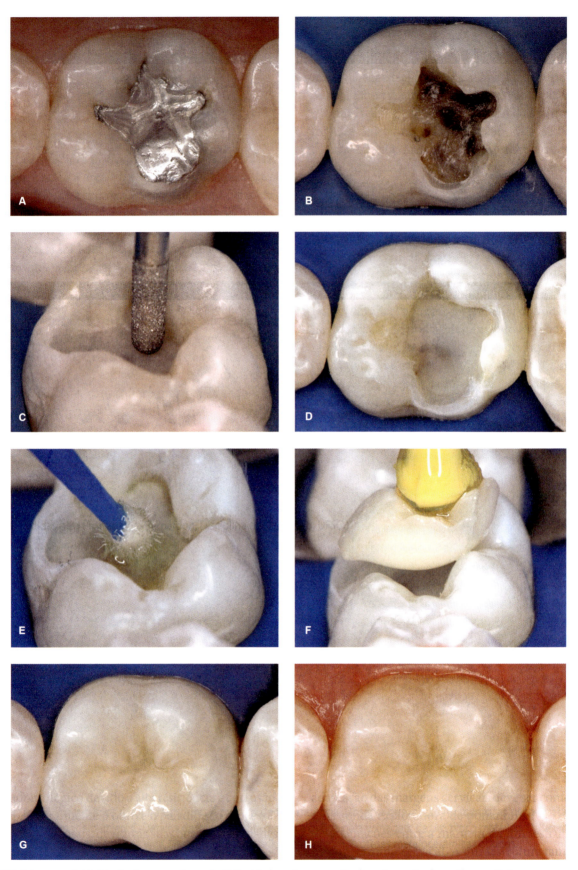

Figura 3.19 **A**. Imagem inicial do dente a ser restaurado. **B**. Cavidade após a remoção da restauração de amálgama. **C**. Preparo para *onlay* após remoção de cárie e preenchimento das paredes pulpar e axial com resina composta. **D**. Preparo concluído. **E**. Aplicação do agente adesivo na superfície dental Ocondicionada. **F**. Peça cerâmica com cimento sendo levada ao preparo. **G** e **H**. *Onlay* logo após a cimentação adesiva. (Caso realizado em parceria com o CD Fabiano Marson. TPD Sérgio Araújo, Laboratório Araújo Atelier Odontológico, Florianópolis/SC.)

Preparo para *inlays, onlays* e *overlays*

O preparo para restaurações indiretas não segue um protocolo rígido, uma vez que depende da quantidade e da qualidade de tecido dental viável para adesão. Assim, o desenho final do preparo é personalizado. Orientações importantes para alcançar um preparo adequado estão descritas a seguir.

Remoção do material restaurador antigo, tecido cariado e/ou esmalte sem suporte

- A remoção completa do material restaurador antigo, tecido cariado e/ou esmalte sem suporte é fundamental para que se possa avaliar quanto tecido dental está presente e qual a sua qualidade.
- A remoção de amálgama deve ser feita com uma broca nº 1046, atentando-se para não tocar no tecido dental. O amálgama que fica em contato com a parede dental precisa ser removido com uma lâmina de bisturi.
- Em casos de restaurações de resina composta ou de tecido cariado, remova-os com broca nº 1014. Brocas esféricas em baixa rotação e curetas afiadas também podem ser necessárias para a remoção da cárie.

Análise do remanescente dentinário

- É fundamental avaliar a quantidade e a qualidade do remanescente dentinário, pois o preparo a ser realizado depende desses parâmetros.
- Em relação à quantidade, quando o istmo oclusal da cavidade exceder 1/3 da distância intercuspídea, ou quando a cavidade envolver uma ou mais cúspides, estão indicadas restaurações indiretas.
- Se todas as cúspides estiverem presentes e a base de cada cúspide apresentar no mínimo 2 mm de estrutura dental, a indicação mais adequada será a confecção de um *inlay* (Figura 3.20 A a D).
- Caso a base da cúspide estiver enfraquecida (menos de 2 mm), a opção será envolver a cúspide no preparo, resultando em uma restauração do tipo *onlay* (Figura 3.20 E e F). Quando todas as cúspides forem envolvidas, um *overlay* será realizado.
- Em relação à qualidade, pode haver trincas na base das cúspides ou em áreas de contato proximal, gerando incerteza quanto ao desenho correto do preparo. O ideal é remover a área trincada, uma vez que a trinca pode aumentar após a cimentação da restauração, resultando em sensibilidade dentinária (em dentes vitais), comprometimento endodôntico e/ou perda da restauração indireta.

Reconstrução prévia com resina composta

- O uso de resina composta para a reconstrução das paredes antes do preparo tem por objetivo fazer com que áreas retentivas se tornem expulsivas, economizando tecido dental que seria preparado caso a reconstrução não fosse realizada.
- Cúspides enfraquecidas podem ser restauradas com resina composta antes do preparo, desde que a sua base apresente 2 mm de estrutura dental. A resina ficará entre o preparo e a restauração (Figura 3.20 G e H).
- A parede pulpar também pode ser nivelada com resina composta.

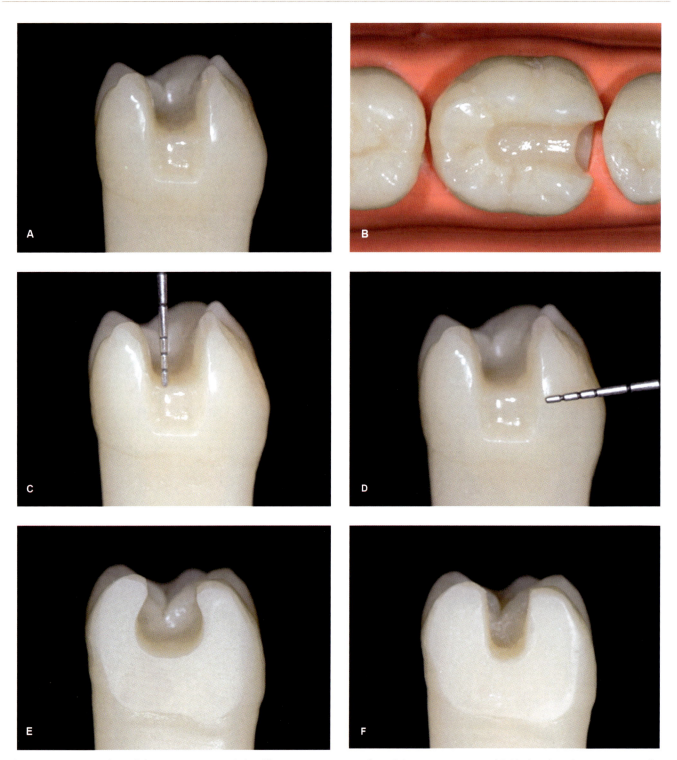

Figura 3.20 **A.** Visão lateral de um preparo para *inlay*. Observe como as paredes axiais apresentam expulsividade e ângulos internos arredondados. **B.** Visão oclusal do mesmo preparo. Mais da metade da distância intercuspídea está envolvida, porém as cúspides mantêm-se intactas. **C.** Profundidade mínima conferida com uma sonda periodontal. **D.** A base da cúspide também tem largura mínima de 2 mm. **E** e **F.** No caso de paredes fragilizadas, em que a base do preparo ainda apresenta largura mínima de 2 mm, o reforço da parede poderá ser feito com resina composta para evitar desgaste desnecessário da parede axial. (*continua*)

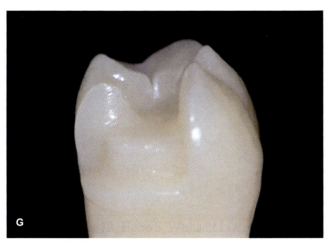
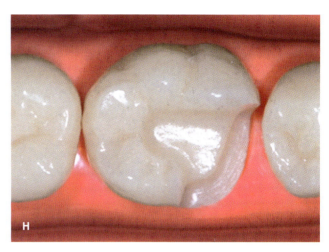

Figura 3.20 (*Continuação*) **G.** Quando a base da cúspide possuir menos de 2 mm de largura, ou trincas estiverem presentes, o preparo deve envolver essa parede, resultando em um preparo para *onlay*. **H.** Visão oclusal de um preparo para *onlay*. Observe um término em chanfro profundo na cúspide envolvida.

Preparo das paredes axiais e pulpar

- Todas as paredes axiais, independentemente do desenho final do preparo (*inlay*, *onlay* ou *overlay*) devem ser expulsivas no sentido gengivo-oclusal, visando a permitir a inserção e a remoção da peça protética.
- Com uma broca nº 3131, prepare todas as paredes axiais, mantendo a broca paralela ao eixo de inserção. Como a broca é tronco-cônica e tem a ponta arredondada, as paredes resultantes serão expulsivas com ângulos internos arredondados, enquanto o ângulo cavossuperficial ficará nítido.
- Dentes adjacentes devem ser protegidos com fita matriz quando o preparo for estendido para as áreas proximais. Lixas metálicas e/ou brocas com ponta fina são utilizadas para abrir áreas de contato proximal.
- A parede pulpar deve ficar plana. Se, durante o preparo da parede axial, a broca for mantida paralela ao eixo de inserção, um preparo plano da parede pulpar será alcançado.
- Se houver caixas proximais, devem ser preparadas de acordo com as mesmas orientações descritas.

Conferência da profundidade do preparo

- Uma espessura mínima de 1,5 mm é necessária para uma restauração cerâmica não fraturar em função. Meça a profundidade do preparo com uma sonda periodontal.

Definição do término cervical

- De preferência, o término cervical deve ficar em esmalte, no nível ou supragengival, com o intuito de facilitar os procedimentos de moldagem e a obtenção dos modelos. Términos nítidos, bem delimitados, com ângulos próximos a 90° entre a superfície interna do preparo e a face externa do remanescente devem ser confeccionados para garantir a solidez estrutural da peça protética.

Acabamento e polimento do preparo

- Com a mesma broca em baixa rotação, brocas de granulação decrescente ou recortadores de margem gengival, realize o acabamento e o polimento efetivos do preparo para facilitar as etapas subsequentes (Figura 3.21).

Características finais dos preparos

Os preparos devem ter as seguintes características finais:

- Redução oclusal de 1,5 mm.
- Redução axial mínima de 1,5 mm.
- Paredes expulsivas com 8 a 15°.
- Ângulos internos arredondados.
- Ângulo cavossuperficial nítido e sem bisel.
- Término em chanfro.
- Término em estrutura dental sadia (esmalte).

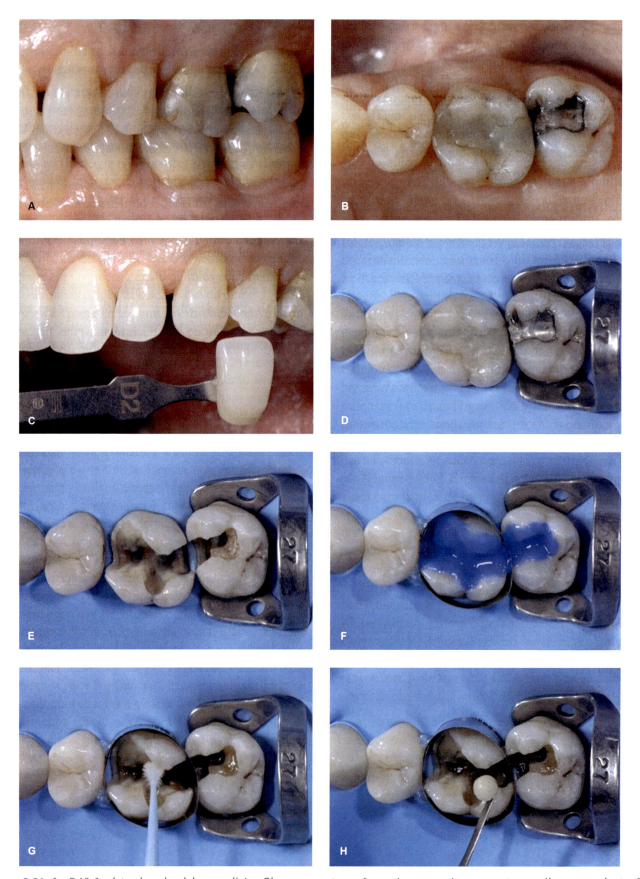

Figura 3.21 **A** e **B**. Visões lateral e oclusal do caso clínico. Observe as restaurações antigas em resina composta e amálgama nos dentes 26 e 27. **C** e **D**. A cor é selecionada com uma escala de cores antes do isolamento absoluto, feito para manter o campo operatório seco. **E**. Remoção completa das restaurações antigas, com atenção para não remover o tecido dental. **F** a **H**. Como as paredes fragilizadas serão restauradas com resina composta antes do preparo dental, procede-se com as etapas de condicionamento ácido, aplicação de agente adesivo e resina composta. (*continua*)

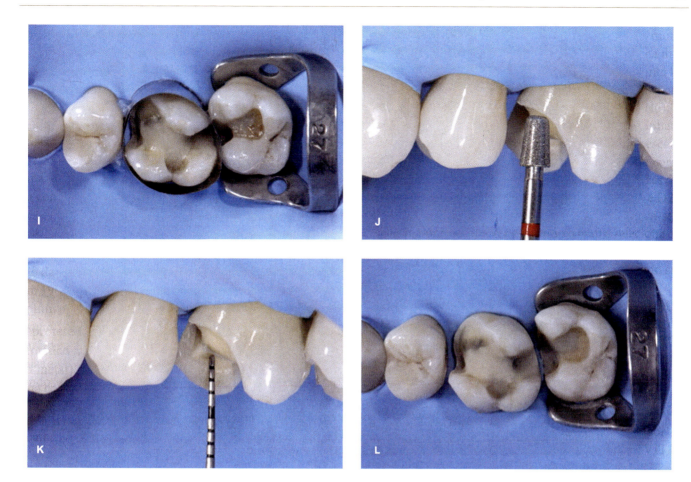

Figura 3.21 (*Continuação*) **I.** Cavidades logo após a reconstrução das paredes com resina composta. **J.** Preparo dental feito com uma broca tronco-cônica de ponta arredondada (3131F, KG Sorensen, São Paulo, SP). **K.** Medição da profundidade com uma sonda periodontal. **L.** Preparos dentais para *onlay* e *inlay* nos dentes 26 e 27, respectivamente.

Selamento dentinário imediato

Para obter sucesso clínico com restaurações indiretas que estejam cimentadas sobre preparos em dentina, é preciso executar um tratamento superficial adequado imediatamente após o preparo. O *selamento dentinário imediato*[23] é um procedimento de selamento da dentina recém-preparada, realizado antes da moldagem e da confecção da prótese provisória, visando a minimizar a contaminação dentinária por cimentos temporários, isolantes, saliva e sangue, além de auxiliar de modo considerável na resistência de união dos sistemas adesivos.

Técnica para selamento dentinário imediato

- Para limpar efetivamente a superfície a ser aderida, utilize um jato para uso bucal (óxido de alumínio). Atente-se para proteger os dentes adjacentes com fita protetora (veda rosca), lábios e língua com gaze, e os olhos com óculos de proteção. Realize o jateamento nas áreas preparadas e, logo depois, irrigue abundantemente com água para remover as partículas de óxido de alumínio.
- Realize o condicionamento com ácido fosfórico a 37% (Figura 3.22 A). Lave abundantemente para remover o ácido. Seque com cuidado para não ressecar a dentina.
- Aplique o *primer* e volatilize o solvente com aspiração e leves jatos de ar. Aplique o adesivo com um pincel. Aspire o excesso de adesivo com sugador plástico e fotopolimerize por 30 s (Figura 3.22 B a E).
- Remova o adesivo do esmalte com a mesma ponta diamantada utilizada para o acabamento do término do preparo (Figura 3.22 F).

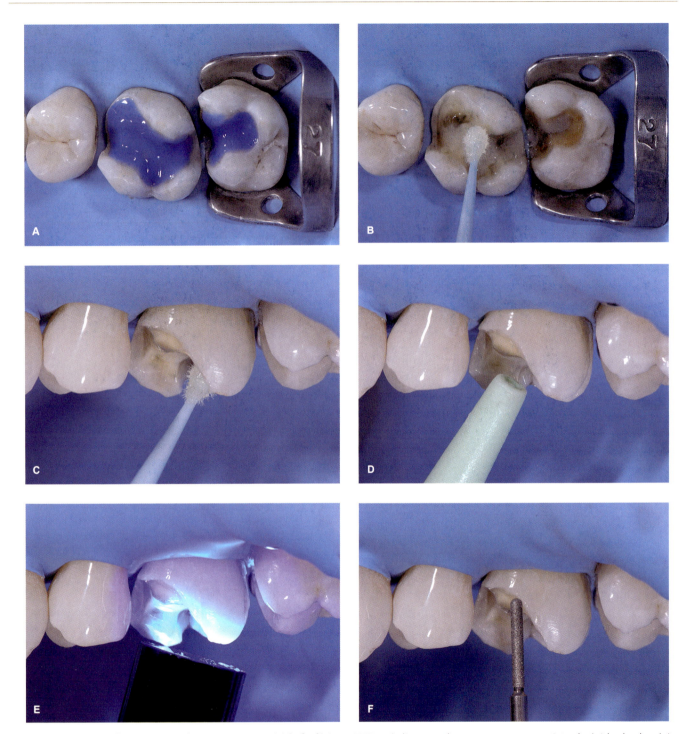

Figura 3.22 A. Condicionamento dos preparos com ácido fosfórico a 37% após limpeza dos preparos com um jato de óxido de alumínio. **B** a **D**. *Primer* e adesivo foram aplicados na superfície condicionada e os excessos de adesivo removidos por aspiração. **E.** Fotopolimerização realizada por 30 s em cada preparo. **F.** Remoção dos excessos de adesivo na área do término cervical com uma broca diamantada.

Próteses temporárias para *inlays*, *onlays* e *overlays*

A confecção de restaurações indiretas constitui um procedimento clínico e laboratorial rápido. Todavia, é importante que o paciente aguarde a restauração definitiva com uma restauração temporária. Essas restaurações podem ser confeccionadas com resina acrílica, bisacrílica ou composta, desde que se obtenham um bom selamento marginal e a manutenção dos contatos proximais e oclusais.

- Antes do preparo, obtenha um molde prévio da área para auxiliar na confecção do provisório. Caso o dente esteja muito destruído, é importante obter um modelo prévio para ser encerado.
- Pela praticidade, provisórios de resina bisacrílica têm sido amplamente utilizados em preparos parciais e podem ser confeccionados de acordo com a técnica descrita no Capítulo 2 (Figura 3.23).

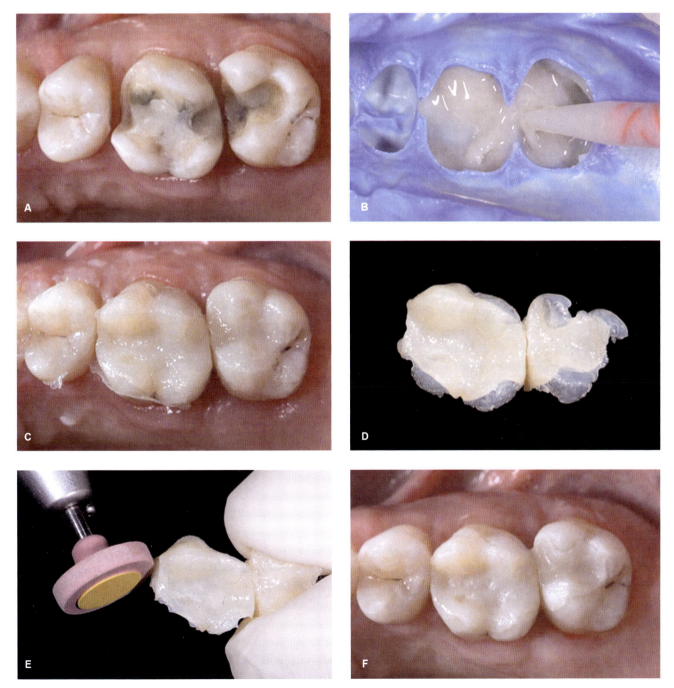

Figura 3.23 A. Preparos concluídos após a remoção do isolamento absoluto. **B.** Inserção da resina bisacrílica no interior do molde (em silicone de adição) antes da remoção das restaurações. O molde carregado com resina é levado aos dentes preparados. **C** e **D.** Visão das próteses temporárias logo após a remoção do molde e fora da boca. **E.** Remoção dos excessos de resina com uma ponta de acabamento (Diapol, EVE, Alemanha). **F.** Próteses temporárias em posição após acabamento e ajuste oclusal.

Moldagem, moldes e modelos

A moldagem de restaurações indiretas pode ocorrer simultaneamente (arcadas superior, inferior e registro oclusal) com silicone de adição, por meio da técnica de dupla mistura e em tempo único.

Descrição da técnica

- Prove uma moldeira plástica (*triple tray*) para verificar se ela cobre tanto a área a ser moldada quanto as áreas adjacentes. Como a moldagem será feita com o paciente em oclusão, com ambas as arcadas moldadas simultaneamente, é importante treinar o paciente para ele ocluir de maneira adequada antes de iniciar a moldagem. Marque referências, com grafite, entre os dentes superiores e inferiores para orientar o paciente a fechar a boca na posição correta.
- Em preparos intrassulculares, posicione o primeiro fio de afastamento com o auxílio de uma espátula apropriada. Corte o fio, atentando-se para que as duas pontas se encontrem, sem excessos. Sobre esse fio, posicione um segundo fio, com calibre maior, deixando uma ponta para fora para facilitar sua remoção. Em preparos supragengivais, é possível descartar o uso de fios de afastamento.
- O procedimento de moldagem é realizado a quatro mãos. O material pesado é manipulado e posicionado na moldeira em ambos os lados pelo auxiliar. O material de moldagem é levado com auxílio da seringa de automistura, iniciando pelas áreas cervicais. Se houver fios de afastamento, a remoção do primeiro fio deve ser realizada antes de iniciar a moldagem. Preencha o restante do preparo com material fluido e acomode a moldeira carregada sobre o preparo (Figura 3.24 A a H).
- Peça para o paciente ocluir, atentando-se para que as referências marcadas anteriormente se encontrem. Acomode o excesso do material de moldagem com os lábios do paciente. Aguarde a presa do material, remova o molde e realize os procedimentos de desinfecção antes do vazamento. Como o molde foi obtido com silicone de adição, ele poderá ser enviado ao laboratório para que o técnico realize o vazamento das arcadas e obtenha os modelos. Atualmente, as arcadas ou os modelos podem ser escaneados, com a obtenção de modelos digitais por *softwares* específicos (Figura 3.24 I a V).

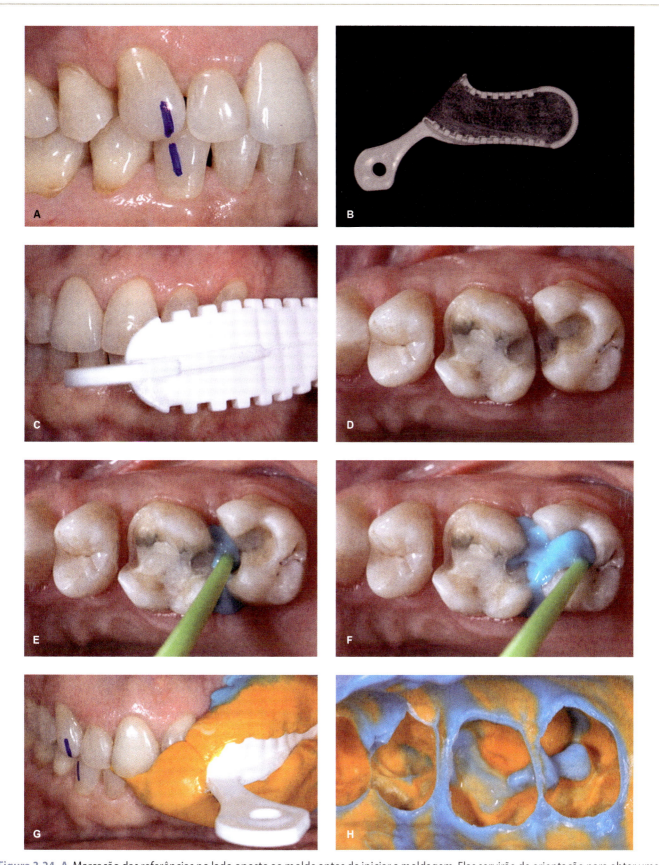

Figura 3.24 **A.** Marcação das referências no lado oposto ao molde antes de iniciar a moldagem. Elas servirão de orientação para obter uma oclusão adequada durante a moldagem. **B.** Moldeira plástica (*triple tray*; Moldex, Angelus, Brasil). **C.** Prova da moldeira: fundamental para saber a sua posição correta durante a moldagem. **D.** Preparos limpos e secos. Como os preparos apresentam términos supragengivais, o uso de fios de afastamento foi dispensado. **E** e **F.** Silicone de adição fluido levado ao término cervical e às paredes do preparo com auxílio de uma ponta de automistura. **G.** Posicionamento da moldeira carregada com silicone de adição pesado sobre os preparos. Nesse momento, solicita-se que o paciente oclua, atentando-se para que as referências marcadas se encontrem. **H.** Molde obtido (Express XT, 3 M Espe, EUA). (*continua*)

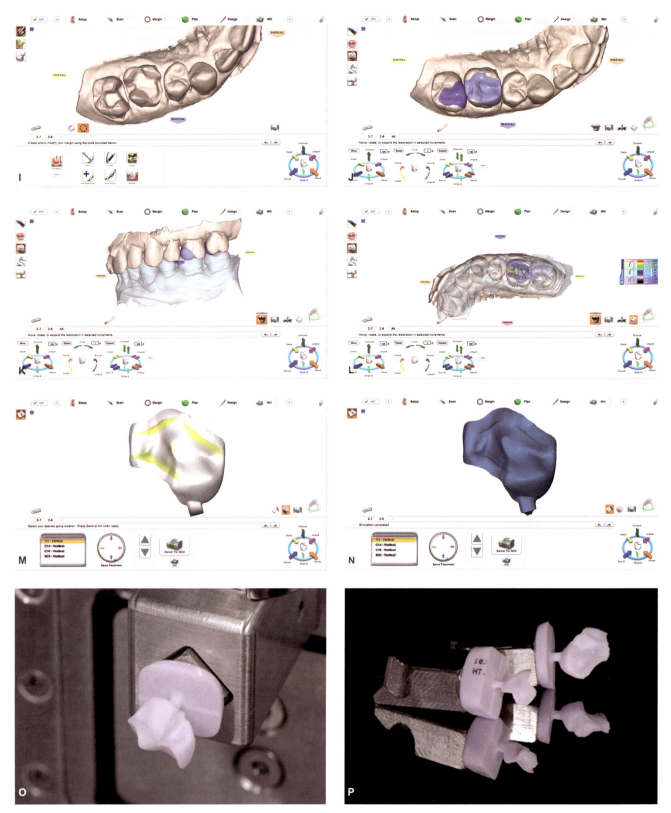

Figura 3.24 (*Continuação*) **I**. Modelo digital após escaneamento do modelo físico. **J** a **N**. Desenhos de restaurações indiretas no modelo digital. A definição da margem das restaurações e seu ajuste ao preparo, a relação com os dentes antagonistas e o ajuste oclusal foram elaborados no *software* (Planmeca Romexis, Planmeca Company, Finlândia). Desenho digital feito pela CD Cibele S. B. Estevam, Laboratório Digital, Zenith Educação Continuada, Florianópolis/SC. **O** e **P**. Blocos de dissilicato de lítio (HT, IPS E-max CAD, Ivoclar Vivadent, Liechtenstein) usinados (PlanMill, Planmeca, Finlândia) na forma determinada durante o projeto digital das restaurações. (*continua*)

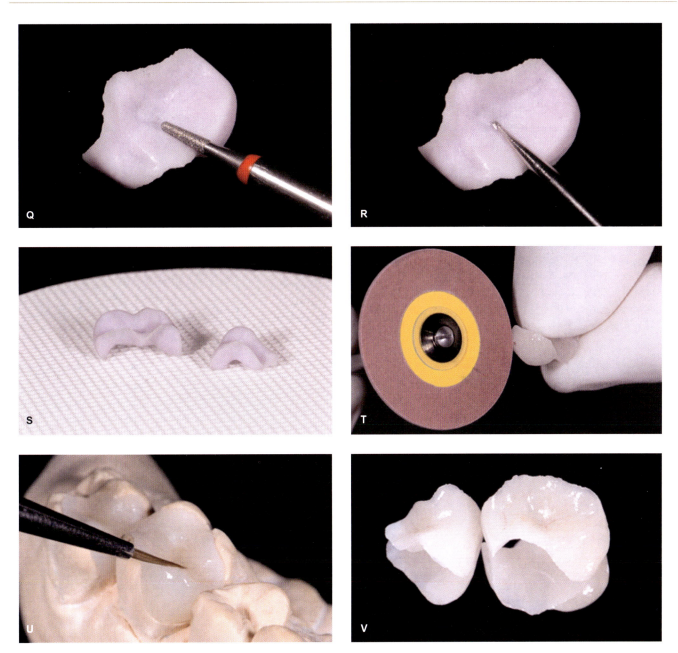

Figura 3.24 (*Continuação*) **Q** e **R**. Conferência e refinamento da anatomia e do ajuste oclusal das restauração indiretas antes da sinterização. **S**. Sinterização das restaurações indiretas em dissilicato de lítio em forno específico (Programat P310, Ivoclar Vivadent, Liechtenstein). **T**. Ajustes proximal e oclusal refinados e conferidos no modelo físico. **U**. Personalização das restaurações cerâmicas pela técnica da maquiagem. **V**. Restaurações indiretas do tipo *inlay* e *onlay* concluídas (TPD Sérgio Araújo, Laboratório Digital, Zenith Educação Continuada, Florianópolis/SC).

Cimentação adesiva
Descrição da técnica

- Prova clínica da peça: para checar o assentamento clínico da peça, remova a prótese temporária e confira se o preparo está efetivamente limpo. Posicione a restauração sobre o preparo atentando-se para não fazer pressão excessiva sobre ela. Ajustes proximais podem ser necessários, realizados com borrachas abrasivas. Solicite ao paciente que se mantenha com a boca entreaberta durante as provas, a fim de evitar que algum fechamento inesperado possa fraturar a restauração cerâmica. Ajustes oclusais discretos devem ser feitos preferencialmente após a cimentação.
- Estabilização da peça: a peça deve ser presa em um dispositivo de fixação, para que seja manuseada adequadamente durante o condicionamento, a silanização e a cimentação. Assim, evita-se manusear a peça com a mão, diminuindo a chance de contaminação da área condicionada.
- Condicionamento ácido da cerâmica: como as restaurações cerâmicas são confeccionadas com porcelanas feldspáticas ou cerâmicas vítreas, a área interna da peça cerâmica deve ser condicionada com ácido fluorídrico a 5 ou 10%, para favorecer a interação entre o cimento resinoso e a cerâmica. Depois, lave abundantemente com spray ar/água e seque bem (Figura 3.25 A e B).
- Silanização: o agente silano é aplicado na superfície condicionada e seco com leves jatos de ar para proporcionar a volatização do solvente (Figura 3.25 C).
- Aplicação do agente de união na peça: a superfície cerâmica silanizada receberá o agente adesivo, sendo que o excesso é removido por aspiração ou leves jatos de ar. O adesivo não deve ser fotopolimerizado para que não interfira no assentamento final da peça (Figura 3.25 D). É importante lembrar que, de acordo com o material de cimentação utilizado, protocolos diferentes têm sido recomendados pelos fabricantes. É importante segui-los, pois uma conduta adequada garante um bom resultado final.
- Isolamento absoluto: como a técnica de cimentação adesiva é sensível à umidade, o dente preparado deve ser isolado adequadamente com lençol de borracha (Figura 3.25 E).
- Profilaxia: o preparo é limpo para não interferir no processo de adesão dentinária. Faça uma limpeza efetiva com pedra-pomes. Jateamento da área com óxido de alumínio também auxilia na limpeza do preparo (Figura 3.25 F).
- Condicionamento ácido do preparo: gel de ácido fosfórico a 37% deve ser aplicado em todo o preparo. Após, lave com água até remover o ácido e seque (Figura 3.25 G). Em preparos proximais, os dentes adjacentes devem ser protegidos com uma fita matriz e cunha de madeira ou fita de politetrafluoretileno (veda rosca) durante o condicionamento.
- Aplicação do agente adesivo no preparo: adesivo é aplicado sobre o preparo (Figura 3.25 H). Aspire o excesso de adesivo com um sugador cirúrgico descartável.
- Cimentação: o cimento adesivo é aplicado diretamente na restauração (Figura 3.25 I). Após preencher o interior da peça com cimento, assente-a lentamente sobre o preparo para que os excessos de cimento possam fluir para fora deste (Figura 3.25 J). Remova os excessos grosseiros com sonda ou instrumentos com pontas de borracha e fio dental (Figura 3.25 K). Em seguida, realize a fotopolimerização com a peça mantida em posição (Figura 3.25 L). Excessos discretos podem ser removidos com lâmina de bisturi nº 12 após a fotopolimerização (Figura 3.25 M). O acabamento das margens da restauração podem ser feitos nesse momento com pontas ou discos de borracha (Figura 3.25 N). O polimento da região proximal também pode ser feito com tiras de lixa utilizadas para acabamento e polimento de restaurações diretas.
- Ajuste oclusal: remova o isolamento absoluto e inicie o ajuste oclusal. Brocas diamantadas de granulação fina ou extrafina são utilizadas nessa etapa. As áreas que foram ajustadas devem ser polidas com pontas de borracha para cerâmica (Figura 3.25 O e P).

Nas Figuras 3.26 a 3.29, é descrito um caso clínico solucionado com um *onlay* cerâmico.

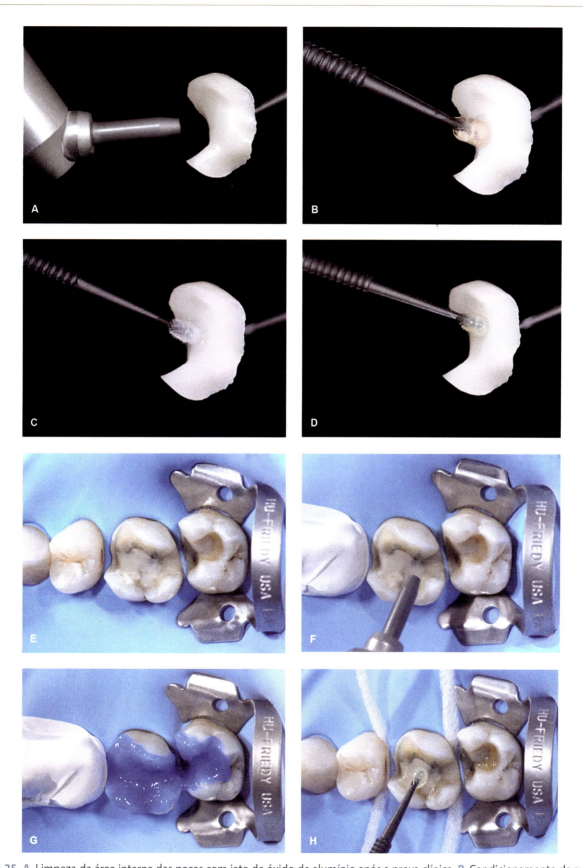

Figura 3.25 **A**. Limpeza da área interna das peças com jato de óxido de alumínio após a prova clínica. **B**. Condicionamento da superfície limpa com ácido fluorídrico, seguido por lavagem abundante com água e secagem. **C**. Aplicação do agente silano na superfície limpa e seca, mantida até a volatilização do solvente. **D**. Aplicação do adesivo na superfície, com aspiração do excesso. **E**. Isolamento absoluto dos dentes para garantir uma cimentação adesiva segura e livre de umidade. **F** e **G**. Preparos limpos com jateamento, além de condicionados, lavados e secos. **H**. Aplicação do adesivo nos preparos limpos e secos. Observe os dois fios dentais para auxiliar na remoção dos excessos de cimento após o assentamento das peças cerâmicas. (*continua*)

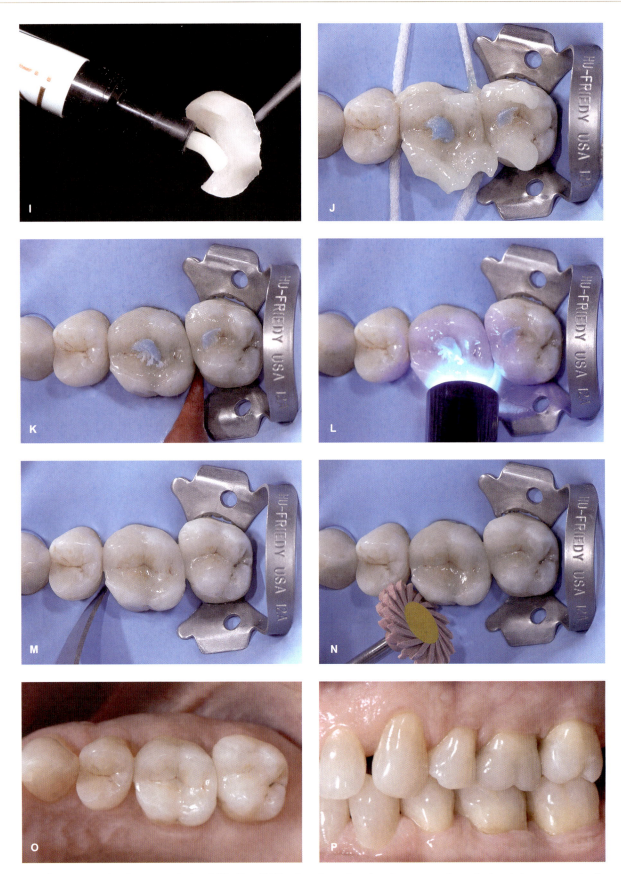

Figura 3.25 (*Continuação*) **I**. Cimento adesivo (NX3, Kerr, EUA) colocado no interior da restauração cerâmica. **J**. Assentamento das restaurações sobre os preparos dentais. **K**. Remoção dos excessos grosseiros de cimento com auxílio dos fios dentais e de um instrumento com ponta de borracha. **L**. Fotopolimerização após a remoção cuidadosa dos excessos de cimento. **M**. Utilização de uma lâmina de bisturi nº 12 para remover os excessos discretos de cimento nas áreas proximais. **N**. Margens da restauração/preparo polidas com um disco de borracha (Diapol, EVE, Alemanha). **O** e **P**. Restaurações cerâmicas cimentadas (visão oclusal e lateral).

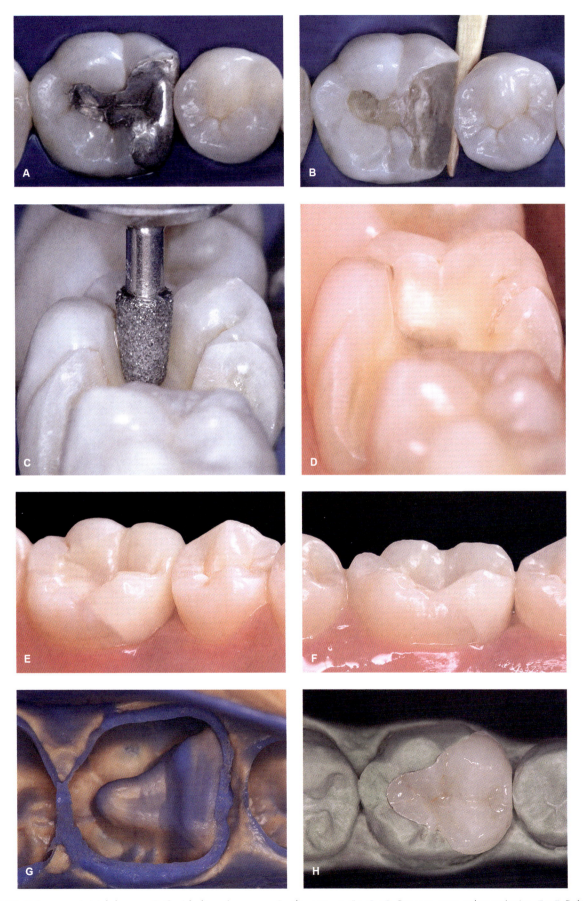

Figura 3.26 **A.** Imagem inicial do caso. **B.** Cavidade após a remoção da restauração. **C** e **D.** Preparo para *onlay* cerâmico. **E** e **F.** Prótese provisória instalada. Observe a adaptação perfeita do provisório. **G.** Molde obtido (Adsil, Vigodent, Brasil). **H.** Peça cerâmica obtida no modelo.

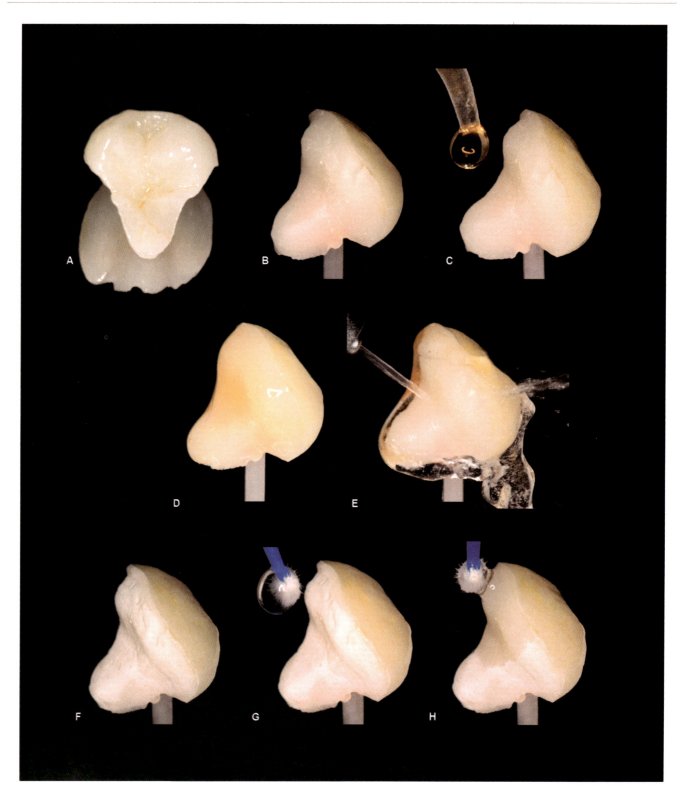

Figura 3.27 Mesmo caso clínico da Figura 3.26. **A**. Detalhe do *onlay* cerâmico. **B**. Peça estabilizada. **C** e **D**. Aplicação do ácido fluorídrico. **E**. Lavagem da peça para a remoção do ácido. **F**. Superfície interna condicionada. **G** e **H**. Aplicação do agente silano. Observe como ele se espalha rapidamente na superfície condicionada.

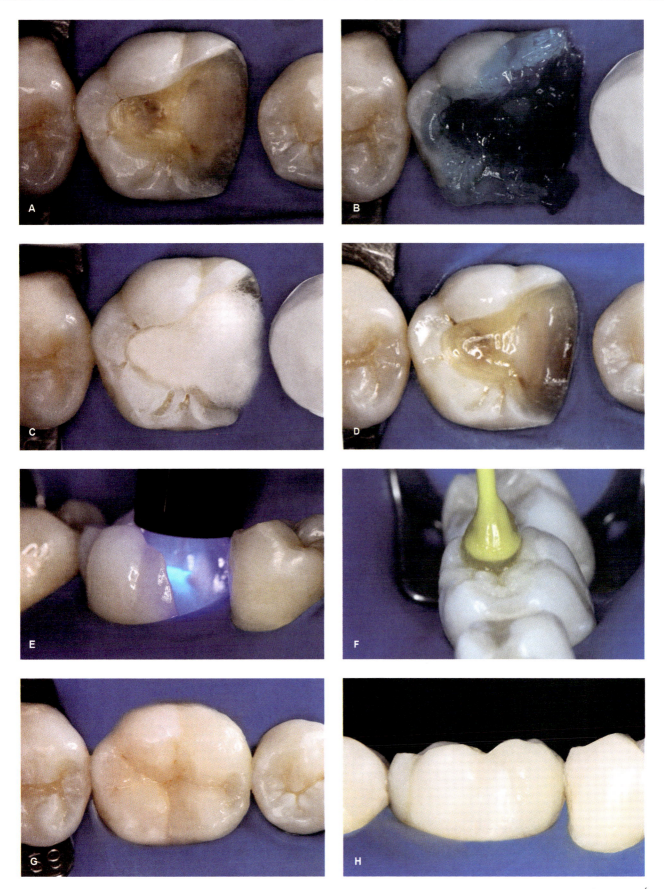

Figura 3.28 Mesmo caso clínico da Figura 3.26. **A**. Isolamento absoluto da área para cimentação. **B**. Condicionamento ácido total. **C**. Área lavada e seca após o condicionamento ácido. Observe como a dentina é protegida com algodão para não secar demais. **D**. Preparo após a aplicação do agente adesivo. **E**. Fotopolimerização do agente adesivo. **F**. Peça cerâmica levada em posição durante a cimentação. **G** e **H**. Dente 46 logo após a cimentação do *onlay* cerâmico.

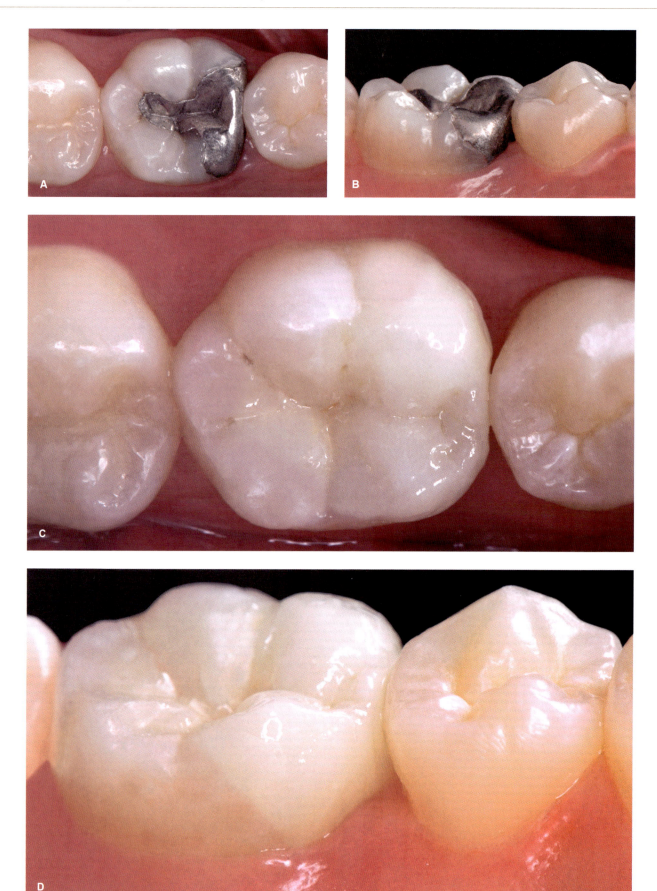

Figura 3.29 Mesmo caso clínico da Figura 3.26. **A** e **B**. Situação inicial do caso. **C** e **D**. Caso concluído. Observe como a restauração cerâmica devolveu a forma com excelência estética. (Caso realizado pelos CDs Mary Pereira Heck e Fabiano Araújo, Doutorado em Dentística/UFSC. (TPD Murilo Calgaro, Studio Dental, Curitiba/PR.)

FACETAS CERÂMICAS

Também conhecidas como laminados cerâmicos, as facetas são restaurações cimentadas adesivamente sobre preparos parciais que, em geral, envolvem as faces vestibular, proximal e/ou palatina (Figura 3.30). São restaurações conservadoras muito empregadas para a correção estética de descolorações, fraturas, irregularidades e diastemas.[24]

Vantagens

As vantagens para o emprego de facetas cerâmicas são:

- Preparos conservadores.
- Resultados anatômicos e estéticos superiores.
- Correção da cor, forma e posição dentárias.
- Menos manchamento quando comparadas com facetas de resina composta.

Desvantagens

As desvantagens da adoação dessa técnica incluem:

- Fragilidade inerente às cerâmicas antes da cimentação.
- Necessidade de confeccionar moldes e modelos.
- Custo mais alto quando comparadas com facetas de resina composta.

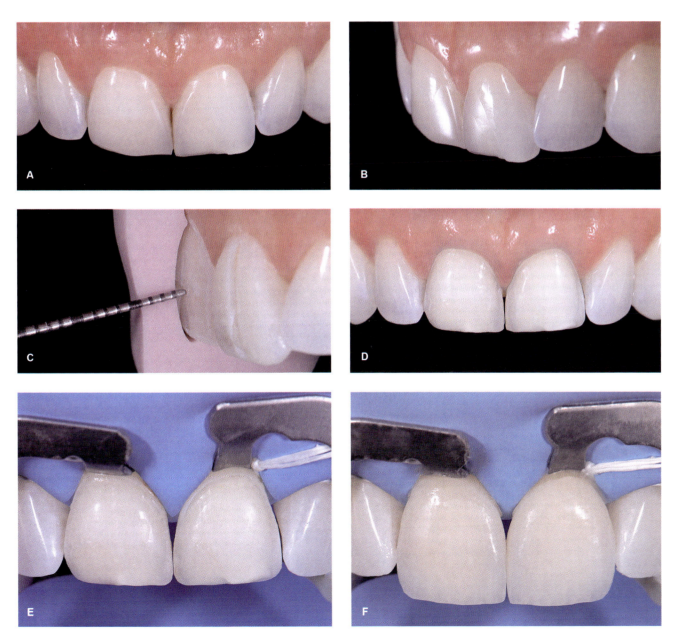

Figura 3.30 A e **B**. Visão vestibular e lateral de incisivos centrais superiores amplamente restaurados com resina composta. **C**. Preparo orientado por um guia de silicone. **D**. Preparos finalizados nos dentes 11 e 21. **E** e **F**. Isolamento absoluto da área para a cimentação adesiva, e as duas facetas cerâmicas cimentadas. (*continua*)

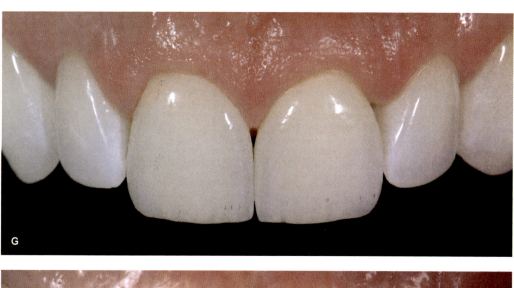

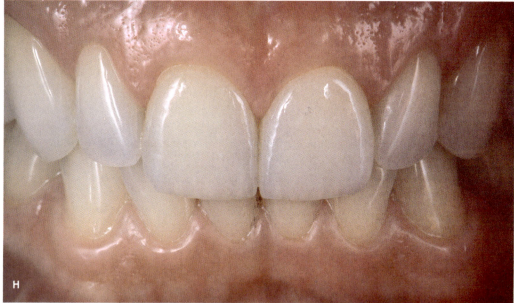

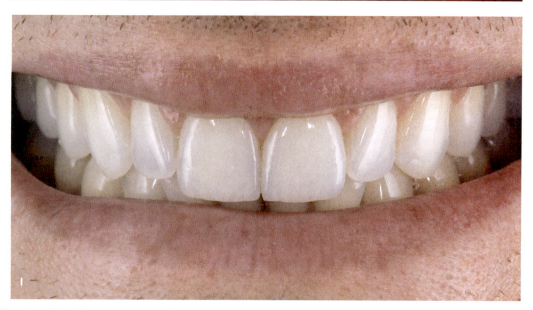

Figura 3.30 (*Continuação*) **G**. Facetas cerâmicas logo após a cimentação adesiva e remoção do isolamento absoluto. **H** e **I**. Visão do caso clínico concluído, 3 meses após a cimentação das facetas cerâmicas. (Caso feito em parceria com o Prof. Ronaldo de Carvalho Cabral Filho, Curso de Especialização em Prótese Dentária, Zenith Educação Continuada, Florianópolis/SC. Trabalho confeccionado pelo TPD Alexandre Santos, Laboratório Studio Dental – Curitiba/PR.)

Enceramento diagnóstico e ensaio restaurador

Sempre que possível, a anatomia e o contorno dos dentes envolvidos devem ser avaliados previamente por meio do enceramento diagnóstico. Com a forma e a posição dental definidas, guias de silicone são confeccionados a partir do enceramento, auxiliando na etapa do ensaio restaurador (conhecido como *mock-up*) e no preparo dental. Atualmente, o *mock-up* é decisivo para a confecção de facetas cerâmicas, uma vez que a forma obtida durante esse ensaio compreenderá a verdadeira orientação para todas as etapas clínicas e laboratoriais subsequentes (Figura 3.31).

Preparo para facetas cerâmicas

Antes de iniciar o preparo para facetas cerâmicas, é fundamental avaliar a qualidade das restaurações de resina composta. Se houver cáries, infiltrações marginais, desadaptações e/ou descolorações, as restaurações deverão ser removidas. Uma nova restauração deve ser confeccionada sempre que esta permanecer abaixo da futura faceta. Além disso, é preciso considerar a anatomia obtida após o ensaio restaurador (*mock-up*). Se os resultados estético e funcional não forem satisfatórios, mudanças deverão ser feitas no *mock-up* para orientar as correções necessárias no enceramento. Os preparos somente devem ser realizados quando restaurações adequadas estiverem presentes e o *mock-up* for aprovado pelo paciente e pelo profissional.

A profundidade dos preparos dentais para facetas cerâmicas pode variar entre 0,3 e 1,2 mm, de acordo com a posição e a coloração dos dentes pilares. Realizar os preparos com o *mock-up* em posição representa uma maneira de garantir um maior controle do desgaste, especialmente em preparos com menor profundidade (p. ex., em lentes de contato). Ainda, guias de silicone obtidos a partir do enceramento diagnóstico auxiliam na visualização e na mensuração da quantidade de desgaste realizado nas faces vestibular e incisal.

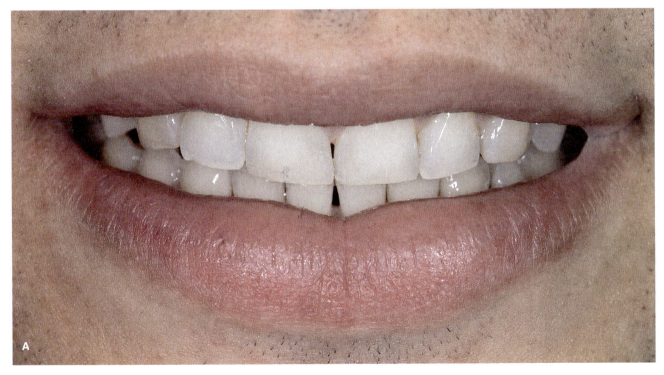

Figura 3.31 A. Imagem inicial do caso. (*continua*)

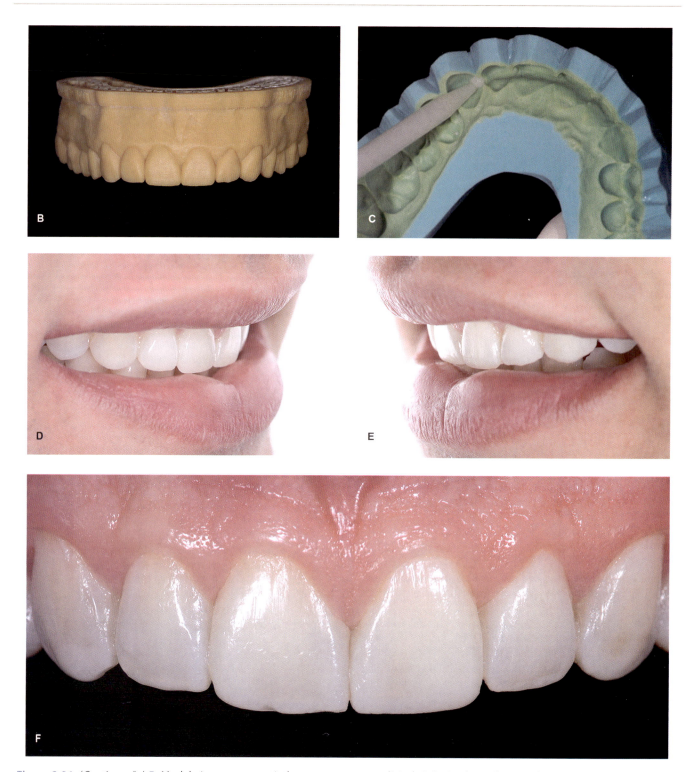

Figura 3.31 (*Continuação*) **B**. Modelo impresso a partir de um enceramento digital. **C**. Resina bisacrílica sendo inserida dentro do guia de silicone obtido a partir do modelo do enceramento. **D** a **F**. *Mock-up* feito em resina bisacrílica (visões laterais e frontal). Observe a anatomia e os contornos dentais obtidos.

Técnica de preparo para facetas cerâmicas

- 1º passo: delimitação periférica da profundidade – com o *mock-up* em posição, um sulco é realizado na face vestibular (área cervical e proximais) do dente, com uma broca esférica nº 1012. A metade da broca deve ser aprofundada. Na região cervical, o sulco precisa estar 1 mm acima da margem gengival (Figura 3.32 A e B). Nos casos em que dentes apresentam alterações de cor, é possível empregar brocas mais volumosas (1014).
- 2º passo: sulcos de orientação na face incisal – nem sempre o desgaste da face incisal é feito em preparos para facetas, especialmente quando a borda incisal está intacta, apresentando baixa translucidez. Porém, nos casos em que essa área se encontra restaurada ou a translucidez é alta, é fundamental que seja reproduzida com excelência, situação em que se exige o envolvimento da área incisal durante o preparo. Dois sulcos de orientação são realizados com uma broca nº 2145, mantendo-a inclinada no sentido palatal (Figura 3.32 C e D).
- 3º passo: sulcos de orientação axiais na face vestibular – com a mesma broca, dois sulcos de orientação são realizados na face vestibular, acompanhando os sulcos incisais já existentes. Nessa etapa, é importante respeitar as três inclinações da face vestibular (Figura 3.32 E a H). Os sulcos devem ser feitos de acordo com essas inclinações. Em preparos com coloração favorável, é preciso aprofundar metade da broca.
- 4º passo: união dos sulcos de orientação axiais na face vestibular – os sulcos de orientação devem ser unidos após a remoção do *mock-up*. Para usufruir das informações que o *mock-up* fornece, os sulcos de referência realizados podem ser evidenciados com uma caneta de marcação permanente antes da remoção da resina bisacrílica. Após a remoção, apenas as áreas que necessitam ser desgastadas ficarão marcadas pela caneta (Figura 3.32 I a K). A mesma broca utilizada para fazer os sulcos de orientação (nas faces vestibular e incisal) será empregada durante a união. Nessa etapa, é importante incluir as áreas de visibilidade estética ou dinâmica (nas faces proximais) no preparo (Figura 3.32 L). Proteja o dente adjacente com uma matriz metálica e prepare essas regiões.
- 5º passo: localização e definição do término cervical – o término cervical pode ficar no nível ou discretamente intrassulcular, em virtude do escurecimento do substrato. Utilize fios de afastamento e protetores metálicos para proteger a gengiva marginal durante a localização do término cervical.
- 6º passo: acabamento e polimento – para o acabamento, a mesma broca pode ser utilizada em baixa rotação ou brocas da série F e FF. Nessa etapa, é importante conferir a profundidade de desgaste com os diferentes guias de orientação. Brocas multilaminadas, discos, borrachas e pastas para polimento finalizam a superfície do preparo (Figura 3.32 M a R).

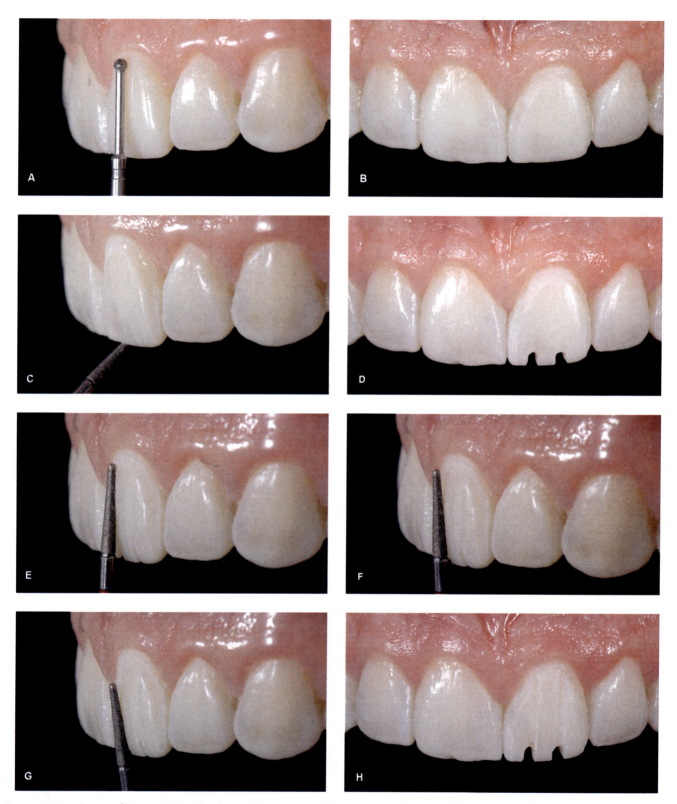

Figura 3.32 **A.** Broca esférica nº 1012 utilizada na delimitação periférica da profundidade. **B.** Delimitação periférica realizada na face vestibular, nas regiões proximais e na cervical. **C.** Broca nº 2135 inclinada em 45° para a face palatal, durante o preparo dos sulcos incisais. **D.** Sulcos incisais realizados. **E** a **G.** Preparo dos sulcos de orientação axiais. Observe a inclinação da broca nº 2135 nos três terços vestibulares: cervical, médio e incisal. **H.** Sulcos feitos respeitando a inclinação natural da face vestibular. (*continua*)

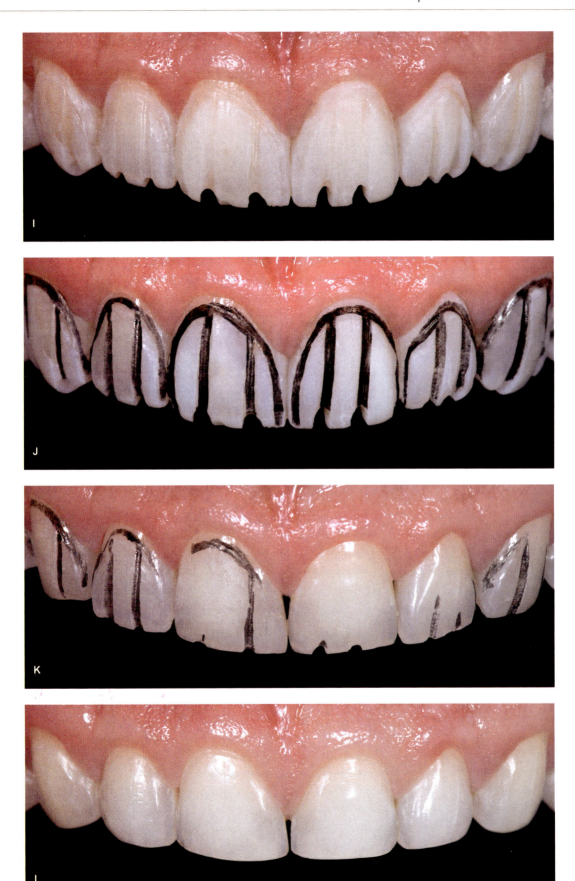

Figura 3.32 (*Continuação*) **I.** Sulcos de orientação realizados nos dentes que receberão facetas cerâmicas. **J** e **K.** Marcação feita com caneta preta antes e depois da remoção da resina bisacrílica. Observe como, após a remoção da resina, algumas áreas ainda estão marcadas pela caneta, exigindo preparo dental, enquanto outras não têm mais as marcações, demonstrando que não existe necessidade de mais desgaste. **L.** Preparos para facetas cerâmicas nos dentes anteriores após a união dos sulcos de orientação. (*continua*)

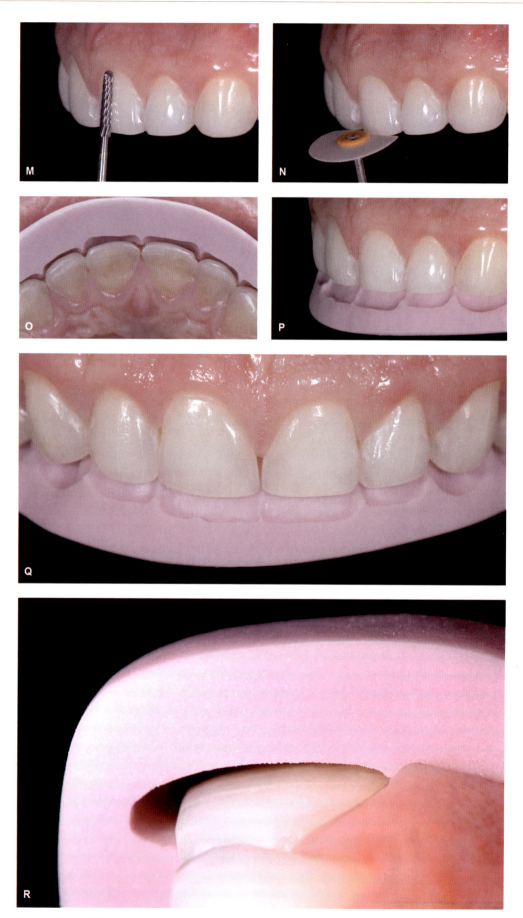

Figura 3.32 (*Continuação*) **M** e **N**. Acabamento e polimento dos preparos com brocas multilaminadas e discos. **O** a **R**. Diferentes guias de silicone são utilizados para conferir a profundidade, assim como a uniformidade de desgaste em todas as áreas do preparo.

Obtenção dos provisórios

O enceramento diagnóstico será utilizado para a confecção dos provisórios, que, apesar de empregados por um curto período, auxiliam na proteção dentinária e na manutenção da estética. No caso de vários preparos, os provisórios podem ser confeccionados em uma peça única para se manterem mais estáveis durante o tempo de espera.

- Para confeccionar o provisório, um novo guia de silicone é obtido moldando-se o modelo do enceramento ou a partir do mesmo guia de que se obteve o *mock-up*. Prove o guia na boca para se certificar de sua adaptação perfeita.
- Resina bisacrílica é colocada dentro do guia. Com o guia preenchido, posicione-o sobre os preparos devidamente lubrificados. Logo após o assentamento total, remova os excessos e aguarde a presa do material.
- O acabamento e o polimento do provisório são realizados com discos e pontas de acabamento (ver sequência no Capítulo 2). Ele pode ser cimentado sobre os preparos com cimento resinoso ou cimento temporário. Se utilizar cimento resinoso, faça o condicionamento ácido em um único ponto no centro do preparo. O cimento será aderido nesse ponto, mantendo o provisório em posição, porém possibilitando sua remoção quando necessário. No caso de cimentos provisórios convencionais, a cimentação é realizada de forma tradicional (Figura 3.33).

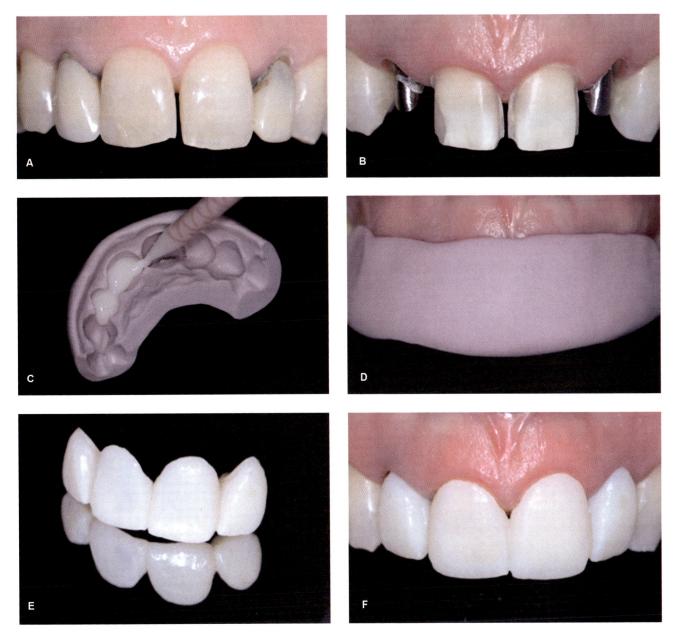

Figura 3.33 A. Imagem inicial do caso. **B.** Preparos realizados para facetas cerâmicas nos dentes 11 e 21. Remoção das próteses antigas dos dentes 12 e 21 e realização de preparos para as coroas cerâmicas. **C.** Resina bisacrílica (Protemp 4, 3M ESPE, EUA) levada para dentro do guia. **D.** Guia com resina posicionado sobre os quatro preparos. **E.** Provisório após o acabamento e polimento. **F.** Provisório cimentado em posição.

Seleção de cor, molde e modelo de trabalho

A seleção de cor para facetas cerâmicas deve considerar tanto a cor do substrato quanto a dos dentes adjacentes e/ou antagonistas. O técnico deve ter conhecimento dessas informações, uma vez que ele precisa mascarar substratos desfavoráveis ou usufruir do potencial de substratos de cor favorável e, ao mesmo tempo, devolver o padrão colorimétrico aos dentes vizinhos.

- Fotografe os preparos dentais com as escalas de cor para substrato em posição, assim como os dentes adjacentes/antagonistas com escalas de cor padronizadas (Figura 3.34).

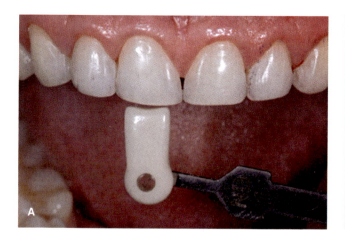
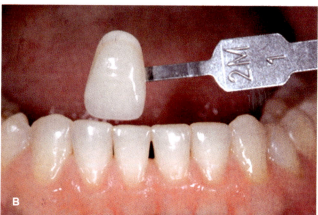
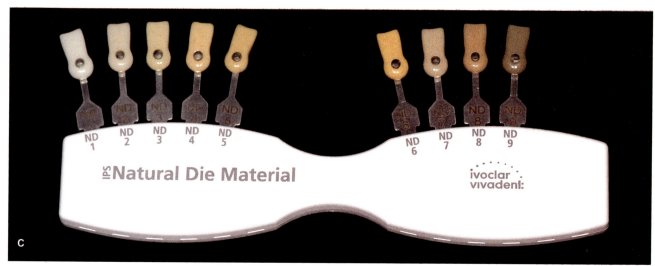

Figura 3.34 **A.** Seleção da cor do substrato por comparação. **B.** Seleção da cor dos dentes antagonistas. **C.** Escala de cor para a seleção da cor do substrato (IPS Natural Die Material, Ivoclar Vivadent, Liechtenstein).

- De preferência, a moldagem deve ser realizada no mesmo dia do preparo, a fim de diminuir ao máximo a permanência dos provisórios na boca, pois, por serem parciais, pode ocorrer a sua descimentação. A moldagem deve ser realizada com silicone de adição ou poliéter.
- Posicione um fio de afastamento cuidadosamente no sulco gengival. Sobre esse fio, coloque outro fio mais calibroso. Se forem preparos múltiplos, o segundo fio pode ser o mesmo para todos os preparos, o que facilitará sua remoção.
- Ao iniciar o procedimento de moldagem, remova o segundo fio lentamente e injete o material fluido no sulco aberto pelo fio. Depois, leve o silicone fluido ao restante do preparo. Complete a moldagem levando a moldeira carregada de material pesado à boca. Após a presa do material, remova o molde (Figura 3.35).
- Troquéis anatômicos ou alveolares podem ser obtidos e incorporados ao modelo de trabalho, com o objetivo de permitir uma melhor conferência da precisão das margens das facetas cerâmicas (Figura 3.36).

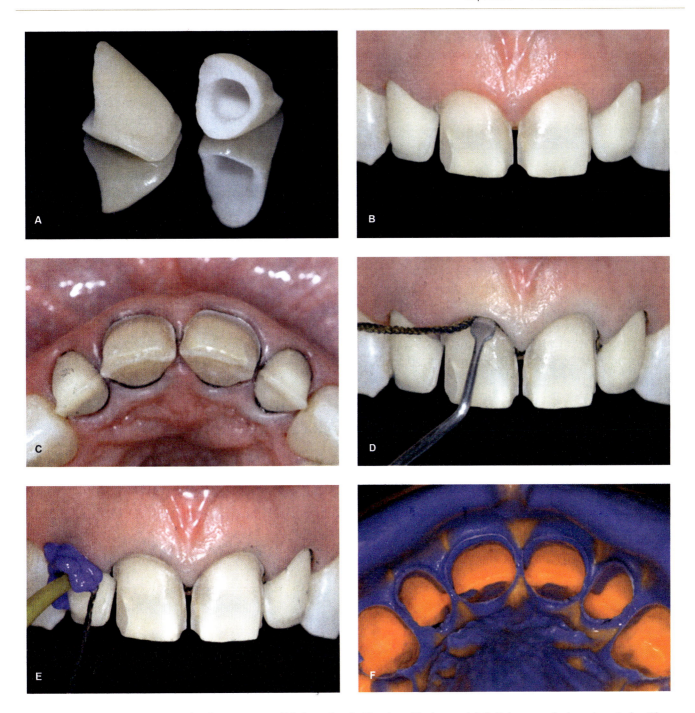

Figura 3.35 **A.** Próteses cerâmicas dos dentes 12 e 22 (IPS-Emax, Ivoclar Vivadent, Liechtenstein). **B.** Próteses cerâmicas cimentadas. Observe como as peças já foram feitas com o preparo vestibular para facetas cerâmicas, visando à confecção de quatro facetas na região anterior, nos dentes 12, 11, 21 e 22. Durante a confecção laboratorial das próteses, pastilhas cerâmicas opacas foram utilizadas por meio da técnica da injeção, com o objetivo de mascarar substratos escurecidos e núcleos, e, posteriormente, maquiadas para simular a cor do substrato favorável dos preparos dos dentes 11 e 21. **C.** Molde realizado para a confecção das quatro facetas. O primeiro fio é inserido individualmente. **D.** Inserção do segundo fio, em continuidade por ser de maior calibre. **E.** Remoção do segundo fio e inserção do material de moldagem fluido. **F.** Molde obtido (Elite HD, Zhermack, Itália).

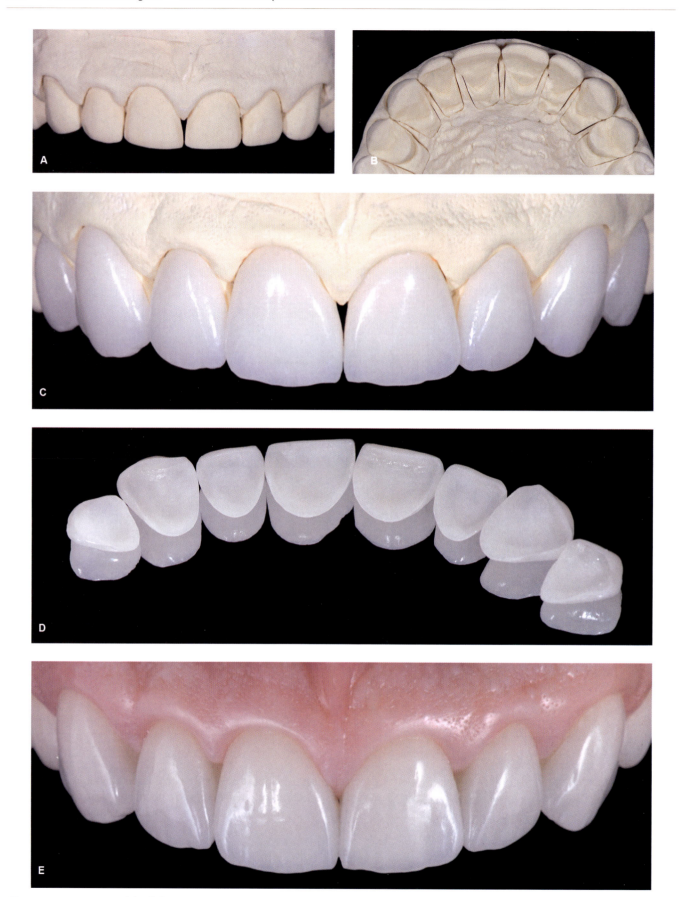

Figura 3.36 A e **B**. Modelo definitivo e troquéis anatômicos utilizados para a confecção das facetas cerâmicas. **C** e **D**. Facetas cerâmicas concluídas (DSign, Ivoclar Vivadent, Liechtenstein). **E**. Facetas cerâmicas cimentadas. Visão vestibular após 6 meses da instalação. (Trabalho confeccionado pelo técnico Alexandre Santos, Laboratório Studio Dental – Curitiba/PR.)

PROVA CLÍNICA E CIMENTAÇÃO ADESIVA

A prova clínica de facetas compreende um procedimento que deve ser realizado com cuidado, já que as peças são delicadas e, enquanto não estão cimentadas, são frágeis, podendo trincar facilmente (Figura 3.37 A).

- Múltiplas facetas devem ser provadas isoladamente. Caso necessitem de ajustes proximais, utilize um papel articular para marcar a área de interferência (Figura 3.37 B). O desgaste deve ser realizado com discos diamantados ou brocas diamantadas de granulação extrafina.
- Após o ajuste proximal, faça o polimento das áreas desgastadas com borrachas abrasivas para cerâmica (Figura 3.37 C).
- A fixação definitiva das facetas será realizada com cimento resinoso. A cor do cimento a ser utilizado deve ser testada antes da cimentação com pastas de prova (*try-in*; Figura 3.37 D a G). Na maioria das vezes, pode-se corrigir pequenas diferenças de cor com cimentos pigmentados. Porém, se a diferença for muito grande, as facetas devem retornar ao laboratório para a correção da cor.
- Dispositivos de fixação podem ser unidos na face vestibular das facetas para que, após o condicionamento e a silanização, não exista contaminação da área pelo manuseio da peça.
- Ácido fluorídrico a 10% é aplicado dentro das facetas, as quais, depois, são lavadas, secas e mantidas sobre uma gaze. Como as facetas são confeccionadas com porcelana feldspática ou cerâmica injetada, o resultado do condicionamento ácido é favorável para a silanização. Um novo condicionamento, agora com ácido fosfórico a 37%, pode ser realizado para remover os resíduos criados pelo primeiro condicionamento.
- Aplique o agente silano sobre a área condicionada com um pincel descartável e espere a volatilização.

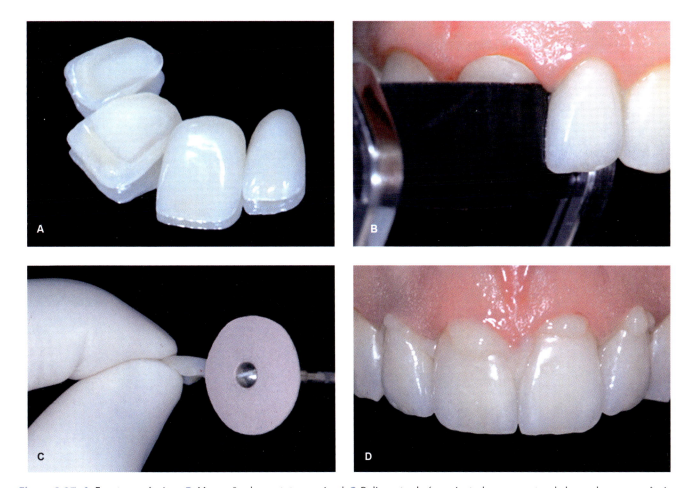

Figura 3.37 **A**. Facetas cerâmicas. **B**. Marcação do contato proximal. **C**. Polimento da área ajustada com pontas de borracha para cerâmica. **D**. Prova das facetas com pastas de prova (*try-in*) utilizadas para a seleção da cor do agente de cimentação (Variolink II Try in, Ivoclar Vivadent, Liechtenstein). (*continua*)

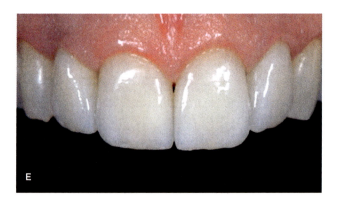
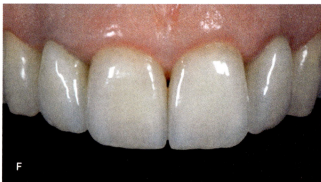
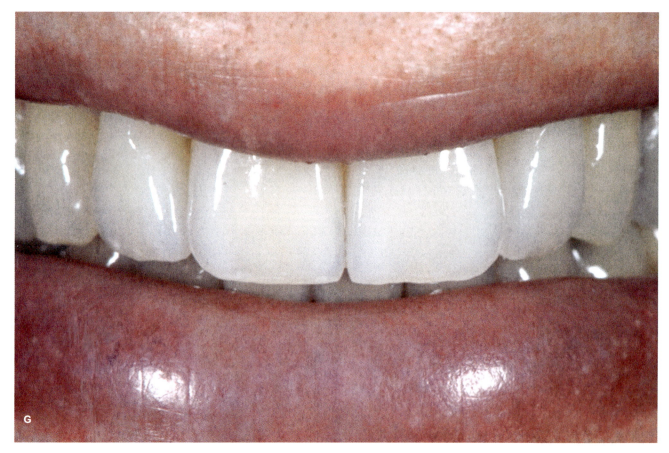

Figura 3.37 (*Continuação*) **E**. Facetas cerâmicas cimentadas. Observe como a associação entre facetas, coroas e facetas cerâmicas cimentadas sobre essas coroas resultou na naturalidade e na beleza da reabilitação protética. (Trabalho confeccionado pelo Laboratório Studio Dental – Curitiba/PR – Técnicos responsáveis Murilo Calgaro & Alexandre Santos.) **F** e **G**. Imagens do caso clínico após 7 anos em função.

Cimentação das facetas (Figuras 3.38 a 3.41)

- Sempre que possível, realize o isolamento absoluto da área. Se o isolamento modificado for necessário, fios de afastamento gengival também poderão ser utilizados para manter a área seca.
- Para a limpeza efetiva dos preparos, empregue um jato de óxido de alumínio. Atente-se para que os dentes adjacentes, os lábios, a gengiva e os olhos estejam devidamente protegidos. A área jateada deve ser limpa com solução de clorexidina a 2%. Os preparos precisam ser condicionados com ácido fosfórico a 37%, sendo 30 s em esmalte e 15 s em dentina, lavados e secos, com atenção para não ressecar a dentina, quando presente.
- Agente adesivo é aplicado na área condicionada. O excesso de adesivo deve ser aspirado para não interferir na adaptação das facetas. O cimento adesivo, selecionado previamente, é aplicado sobre a faceta e o dente. A faceta é posicionada sobre o preparo, acomodando-a para que o excesso de cimento flua. Os excessos devem ser removidos com sonda, instrumentos com ponta de borracha, pincéis e/ou fio dental antes da fotopolimerização. No caso de facetas múltiplas, cada uma é cimentada individualmente. Porém, é importante manter as facetas adjacentes no momento da cimentação, para auxiliar no posicionamento correto da peça que está sendo cimentada.
- A fotopolimerização é realizada por 40 s, nas faces palatina e vestibular de cada faceta. Após a cimentação, remova o fio de afastamento com cuidado para não promover sangramentos. Remova discretos excessos de cimento com uma lâmina de bisturi nº 12.
- Confira o ajuste oclusal das peças cimentadas e, caso necessário, realize o polimento das margens com pontas de borracha para polimento, de granulação fina.

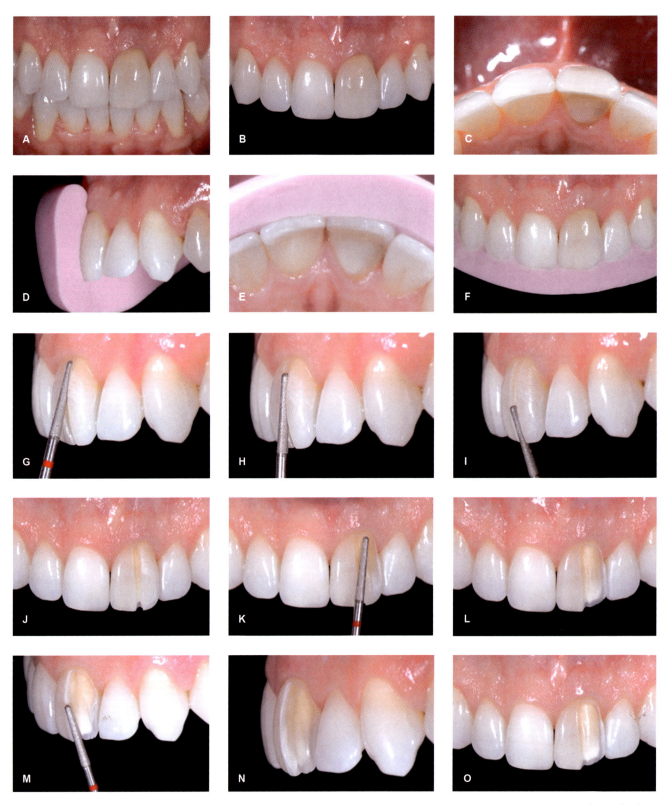

Figura 3.38 A a **C**. Visão inicial do caso clínico: dente 21 escurecido após trauma que causou reabsorção interna. A endodontia foi feita e acompanhou-se o dente por 6 anos. Em função do escurecimento, o paciente buscou tratamento estético e uma faceta cerâmica foi indicada. O paciente optou por não fazer cirurgia de correção gengival estética por receio da antiga reabsorção, embora controlada. **D** a **F**. Três guias de silicone foram obtidos para orientar o preparo dental na face vestibular e borda incisal. **G** a **J**. Criação do sulco de referência respeitando os planos vestibulares. **K** a **O**. Desgaste da porção distal da face vestibular, até a área de visibilidade estética.

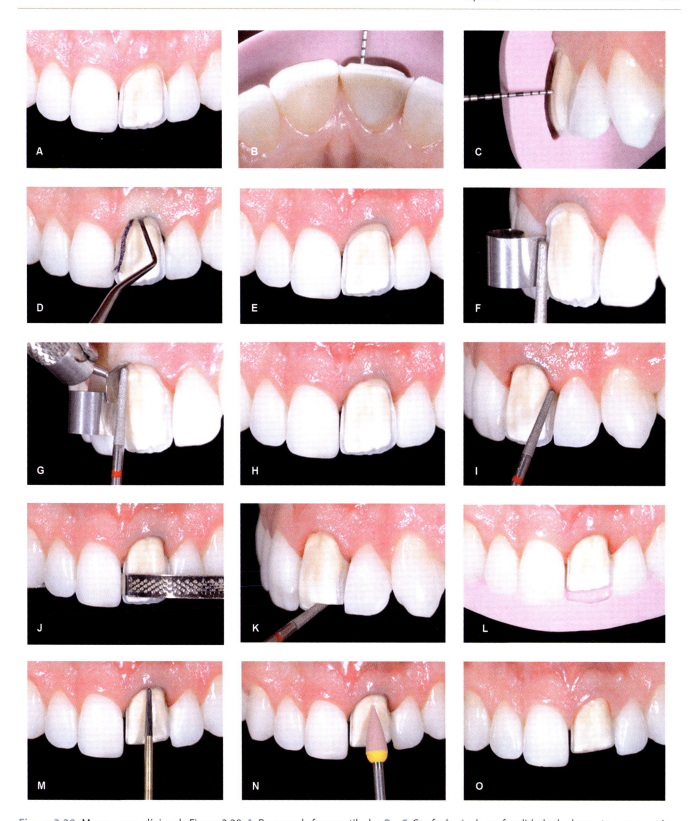

Figura 3.39 Mesmo caso clínico da Figura 3.38. **A**. Preparo da face vestibular. **B** e **C**. Conferência da profundidade de desgaste com os guias de silicone. **D** e **E**. Inserção do fio de afastamento para localização do término cervical. **F** a **I**. Localização e definição do término cervical. **J**. Abertura dos contatos interproximais com lixa metálica. **K**. Preparo da borda incisal, cuidando para que a broca esteja direcionada para palatal. **L**. Conferência do desgaste realizado com um guia de silicone. **M** e **N**. Acabamento e polimento do preparo com brocas multilaminadas e pontas de borracha. **O**. Preparo para faceta cerâmica concluído.

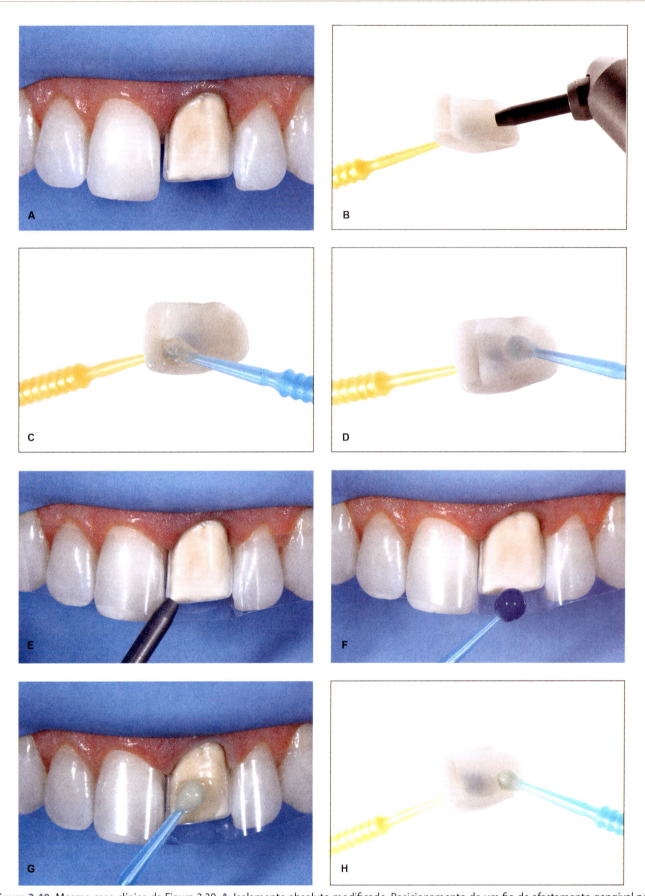

Figura 3.40 Mesmo caso clínico da Figura 3.38. **A.** Isolamento absoluto modificado. Posicionamento de um fio de afastamento gengival no sulco do dente 21 para manter a área seca. **B** a **D**. Jateamento da face interna da faceta com óxido de alumínio e condicionamento com ácido fluorídrico. Após a superfície estar lavada e seca, agente silano é aplicado com um pincel descartável. **E** e **F**. Jateamento do preparo dental com óxido de alumínio e condicionamento com ácido fosfórico. **G** e **H**. Aplicação do agente adesivo sobre a dentina e no interior da faceta.

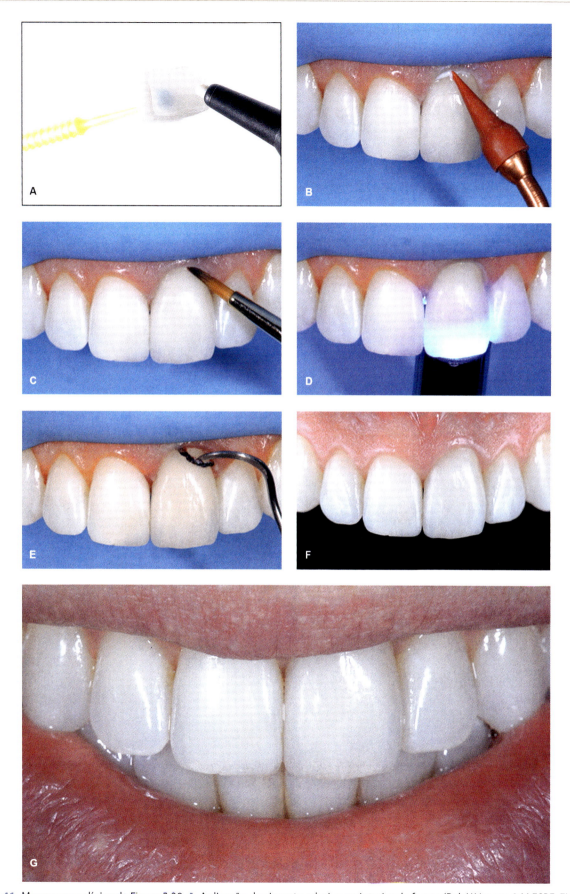

Figura 3.41 Mesmo caso clínico da Figura 3.38. **A.** Aplicação de cimento adesivo no interior da faceta (RelyX Veneer, 3 M ESPE, EUA). **B** e **C**. Remoção dos excessos de cimento com uma ponta de borracha e pincel após o posicionamento da faceta. **D.** Fotopolimerização após a remoção dos excessos. **E.** Remoção do fio de afastamento do sulco e do isolamento absoluto. **F** e **G**. Faceta cerâmica, 1 mês após a cimentação. (Trabalho confeccionado pelo TPD Carlos Maranghello, Laboratório Dell'Art, Porto Alegre/RS.)

PRÓTESES CERÂMICAS

Coroas unitárias e próteses fixas pequenas podem ser confeccionadas em cerâmica por meio de composições e processamentos laboratoriais diferenciados. Por conseguirem mimetizar os tecidos dentários, são indicadas para casos de alta exigência estética. Podem ser associadas a núcleos metálicos fundidos, desde que o substrato seja mascarado por cerâmicas opacas.

Preparo para coroa cerâmica em dentes anteriores

O preparo dos dentes anteriores envolve as etapas descritas a seguir:

- Definição do sulco de orientação cervical.
- Definição dos sulcos de orientação axiais – 1ª inclinação.
- Definição dos sulcos de orientação axiais – 2ª inclinação.
- Definição dos sulcos de orientação incisais.
- Desgaste proximal.
- União dos sulcos de orientação.
- Preparo do restante do dente.
- Desgaste da concavidade palatina.
- Localização e posicionamento do término cervical.
- Acabamento e polimento.

1º passo | Sulco de orientação cervical (apenas na face vestibular; Figura 3.42)

- Estabelece um sulco de orientação na área cervical.
- Broca: 1012.
- Profundidade: meia broca.
- Posicionamento: 45° em relação à superfície a ser desgastada, até a haste metálica da broca tocar no dente.
- Localização: 1 mm acima do nível gengival.

2º passo | Sulcos de orientação axiais no terço mediocervical (vestibular e palatino): 1ª inclinação (Figura 3.43)

- Estabelece a quantidade de desgaste nessa superfície.
- Broca: 3145.
- Profundidade: todo o diâmetro da broca.
- Inclinação: paralela ao terço médio da face vestibular (eixo de inserção).
- Localização na face vestibular: no centro do dente.
- Localização na face palatina: um no centro do dente.

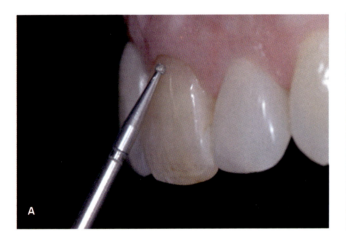
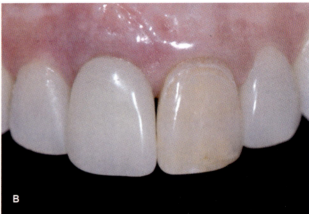

Figura 3.42 **A**. Broca esférica posicionada para a confecção do sulco de orientação cervical. **B**. Sulco concluído.

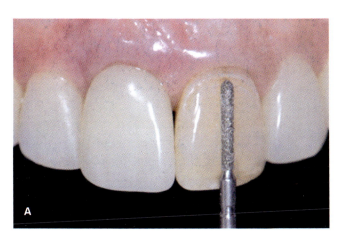
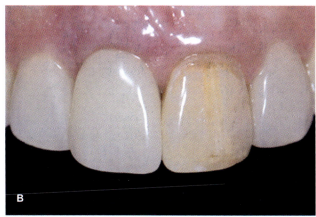

Figura 3.43 **A.** Broca cilíndrica posicionada para a confecção do sulco de orientação axial no terço médio-cervical. **B.** Sulco concluído.

3º passo | Sulco de orientação axial no terço médio-incisal (vestibular): 2ª inclinação (Figura 3.44 A e B)

- Estabelece a quantidade de desgaste nessa superfície.
- Broca: 3145.
- Profundidade: todo o diâmetro da broca.
- Inclinação: acompanha a inclinação do dente (do terço médio para o incisal).
- Localização: acompanha o sulco já realizado.

4º passo | Sulco de orientação incisal (Figura 3.44 C e D)

- Finalidade: estabelece a quantidade de desgaste incisal.
- Broca: 3145.
- Profundidade: 1 broca e meia.
- Inclinação: 45° para a face palatina.
- Localização: acompanha o sulco vestibular.

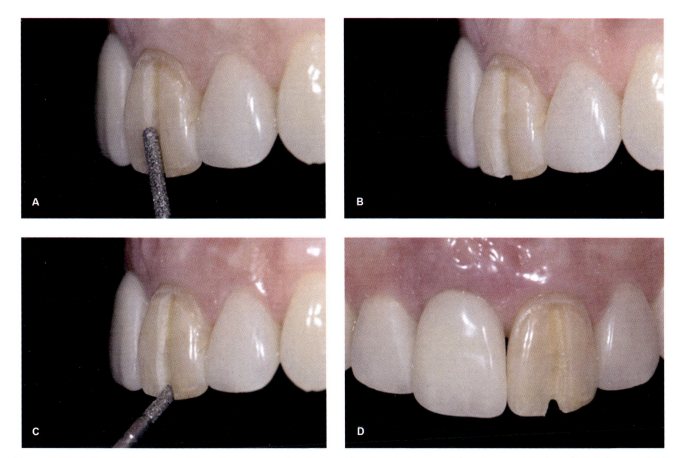

Figura 3.44 **A.** Broca cilíndrica posicionada para a confecção do sulco de orientação axial no terço médio-incisal. **B.** Sulco concluído. **C.** Broca posicionada para a confecção do sulco de orientação incisal. **D.** Sulco concluído.

5º passo | Desgaste proximal (Figura 3.45)

- Broca: 3203.
- Inclinação: perpendicular ao plano oclusal, acompanhando a margem gengival.
- O dente adjacente deve ficar protegido com uma matriz de aço.
- O desgaste deve ser realizado até permitir a passagem da broca 3145.

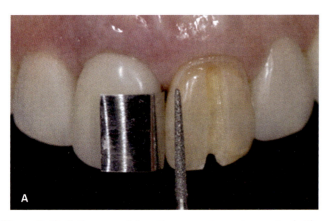
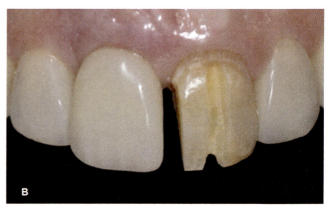

Figura 3.45 A. Broca posicionada para o desgaste proximal. Observe a presença da matriz metálica para proteger o dente adjacente. **B.** Desgaste proximal concluído.

6º passo | União dos sulcos de orientação (Figura 3.46)

- Broca: 3145.
- 1ª inclinação: unir os sulcos de referência na face vestibular, passando por proximal, até encontrar o sulco de referência palatino. Esse desgaste resulta na criação da área de retenção friccional que definirá o futuro eixo de inserção da prótese.
- 2ª inclinação: unir os sulcos de referência da face vestibular (Figura 3.46).

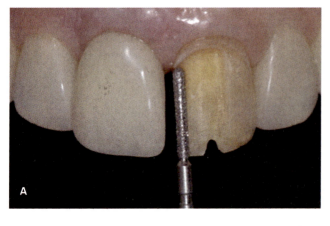
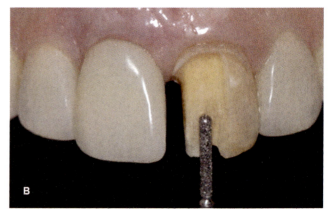
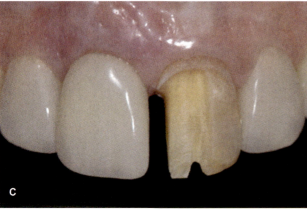
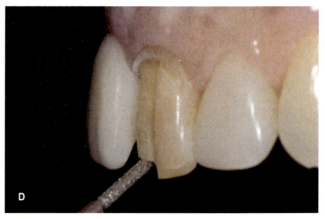

Figura 3.46 A e B. União dos sulcos axiais da primeira inclinação. **C.** União dos sulcos da segunda inclinação. **D.** União dos sulcos incisais. *(continua)*

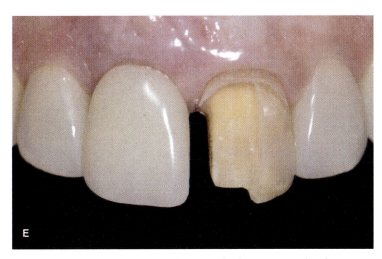

Figura 3.46 (*Continuação*) **E**. Metade do preparo realizada.

7º passo | *Preparo do restante do dente* (Figura 3.47 A e B)

- Após os passos anteriores, a metade do dente está preparada, o que possibilita avaliar os procedimentos realizados até o momento, comparando-a com a parte intacta do dente.
- Repetir o 2º a 6º passos.

8º passo | *Desgaste da concavidade palatina* (Figura 3.47 C)

- Broca: 3168.
- Profundidade: considerar a condição oclusal do paciente.
- Acompanha a anatomia da face palatina.

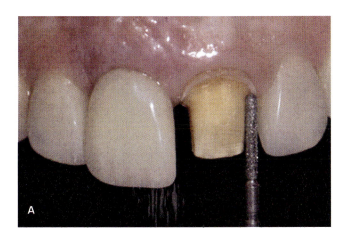
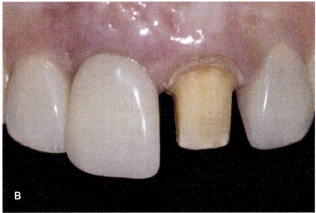
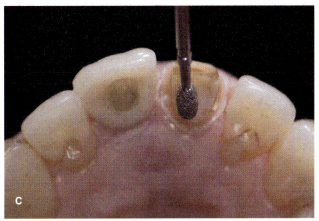

Figura 3.47 **A** e **B**. Desgaste da outra metade do dente. **C**. Desgaste da concavidade palatina.

9º passo | Localização e definição do término cervical (Figura 3.48)

- Término em chanfro profundo: broca 4137.
- Inclinação: paralela às paredes axiais.
- Localização: no término cervical, com metade da ponta da broca.
- Profundidade: depende do sulco gengival. Medir o sulco com sonda periodontal e posicionar fio de afastamento para proteger o epitélio juncional.

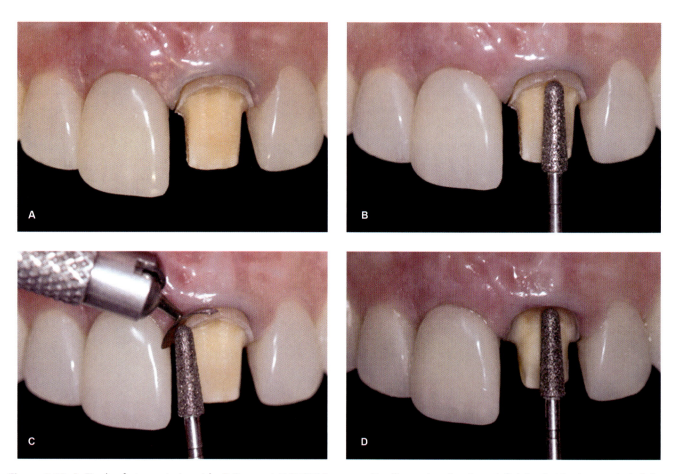

Figura 3.48 **A**. Fio de afastamento inserido. **B**. Broca nº 4137 (KG Sorensen, Brasil) para localização e definição do término cervical. **C**. Protetor gengival utilizado durante o preparo. **D**. Término concluído.

10º passo | Acabamento e polimento (Figura 3.49)

- Alisamento das paredes axiais, oclusais, término cervical e ângulos internos.
- Brocas 4137F e 4137FF.
- Brocas 3168F e 3168FF.

Características finais do preparo

- Face vestibular em dois planos.
- Área de retenção friccional no terço cervical de todo o preparo.
- Ângulos arredondados.
- Preparo com redução axial de 2 mm.
- Término em chanfro profundo.

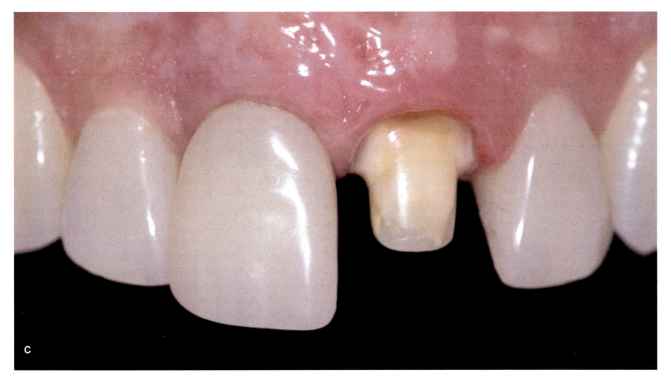

Figura 3.49 **A**. Broca com menor granulação utilizada no acabamento. **B**. Recortador utilizado para definir o término cervical. **C**. Preparo para coroa cerâmica concluído.

Confecção da prótese temporária

Em áreas com envolvimento estético, a prótese provisória tem um papel determinante no resultado final, porque o técnico do laboratório referencia-se em sua forma e contorno. Com as técnicas descritas no Capítulo 2, é possível confeccionar provisórios com boa adaptação, forma e contorno excelentes. Quando as próteses provisórias se encontram adequadas, moldes são obtidos com os provisórios em boca para que o técnico tenha essas informações em um modelo (Figura 3.50).

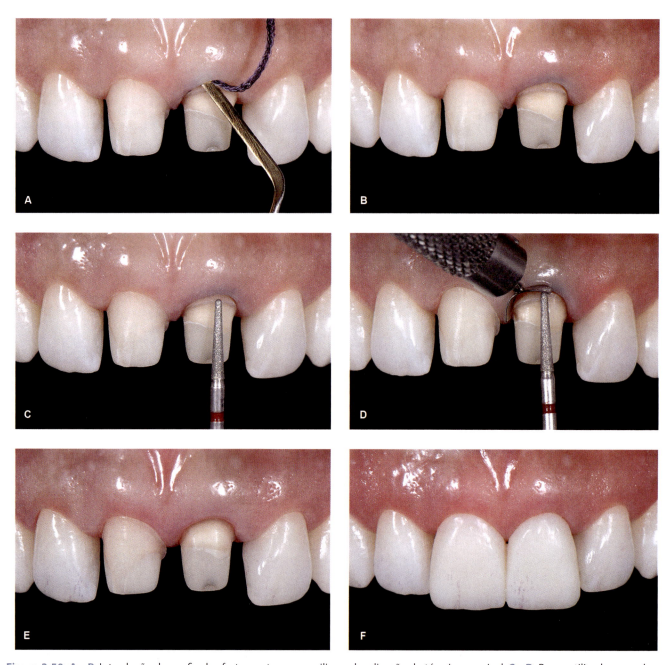

Figura 3.50 A e **B**. Introdução de um fio de afastamento para auxiliar na localização do término cervical. **C** e **D**. Broca utilizada para a localização e a definição do término cervical e proteção do tecido gengival durante o preparo da área. **E**. Preparo concluído após definição do término cervical. **F**. Prótese temporária obtida em resina bisacrílica. Observe a forma, o contorno e a cor alcançados (a sequência para a realização dessa técnica está apresentada no Capítulo 2).

Moldagem e obtenção do modelo definitivo

A execução de próteses cerâmicas exige modelos fiéis, que reproduzam com exatidão os detalhes do preparo e dentes adjacentes. Atualmente, em virtude do aprimoramento dos materiais de moldagem, tem sido possível confeccionar coroas cerâmicas dispensando a prova da infraestrutura cerâmica. Todavia, é preciso ter bom senso, pois pode ser interessante, em casos complexos que envolvem a confecção de modelos troquelados, provar as infraestruturas para obter um molde de transferência.

Técnica de moldagem com fio de afastamento e silicone de adição

Conforme descrito no Capítulo 2, essa técnica de moldagem inclui os passos detalhados a seguir (Figura 3.51):

- Seleção e preparo da moldeira.
- Remoção do provisório e limpeza do preparo.
- Inserção do primeiro fio.
- Inserção do segundo fio.
- Preparo do material pesado e carregamento da moldeira.
- Remoção do segundo fio e inserção do material de moldagem fluido.
- Inserção da moldeira carregada na boca.
- Remoção do molde após a presa.

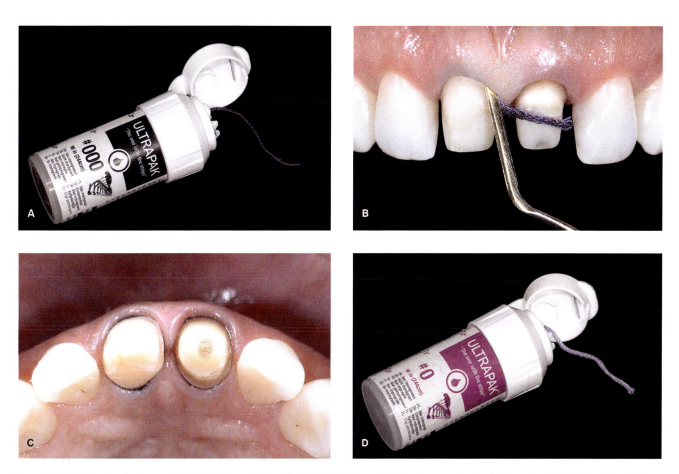

Figura 3.51 A. Fio de afastamento (#000, Ultrapak, Ultradent, EUA). **B.** Inserção do primeiro fio de afastamento. **C.** Fios inseridos. Observe como as pontas dos fios se encontram perfeitamente. **D.** Fio retrator mais calibroso (#0, Ultrapak, Ultradent, EUA). (*continua*)

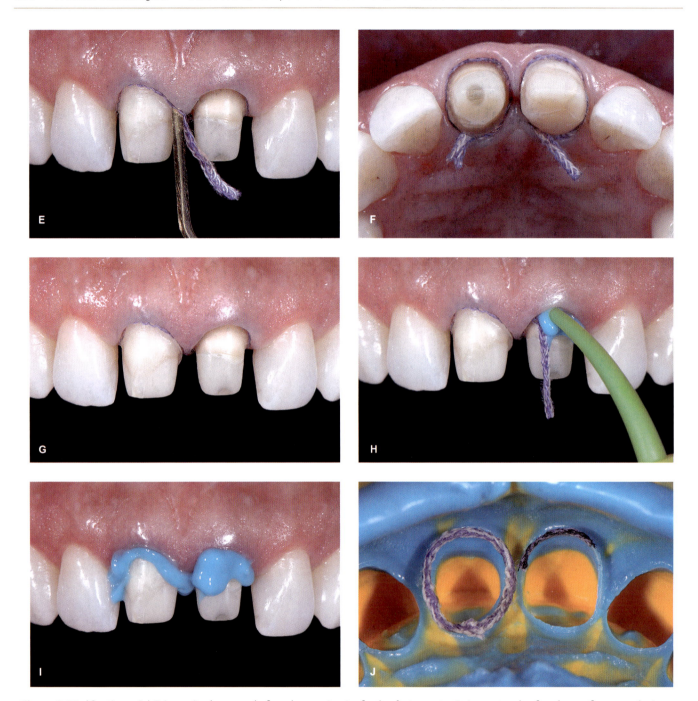

Figura 3.51 (*Continuação*) **E.** Inserção do segundo fio sobre o primeiro fio de afastamento. **F.** As pontas dos fios devem ficar acessíveis para auxiliar na sua remoção durante a moldagem. **G.** Fios inseridos. **H.** Remoção do segundo fio e inserção simultânea do material leve. **I.** Material leve em posição. **J.** Molde obtido (Express XT, 3M ESPE, EUA). Observe que os fios ficaram unidos ao material de moldagem, devendo ser mantidos em posição durante o vazamento.

Seleção da cor

A escolha da cor pode ser feita de forma visual ou instrumental. Na seleção visual, utilize uma escala de cor compatível com a cerâmica que será utilizada. Faça fotografias com a escala em posição (Figura 3.52 A). As fotografias podem ser convertidas em programas de edição de imagens em escala de cinza para avaliar o valor dental (Figura 3.52 B). Também é importante realizar fotografias dos detalhes dentais com filtros polarizadores (Figura 3.52 C). Mapas cromáticos podem ser realizados para informar nuances da cor e detalhes como manchas, trincas e translucidez. Se associar a seleção instrumental da cor, faça a leitura com o dispositivo de mensuração em várias áreas dentais para criar um mapa cromático. Outro dado importante é registrar a cor do substrato. Sempre que possível, fotografe o preparo para que o técnico possa avaliar a cor do substrato no momento da confecção da infraestrutura. Substratos dentários devem ser fotografados com os guias de cor em posição (Figura 3.52 D) (ler também o tópico "Determinação da cor, da forma e da textura" no Capítulo 2).

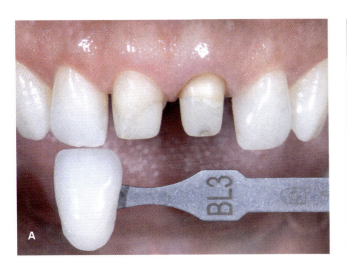
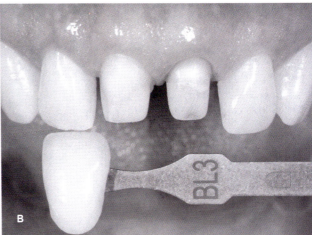
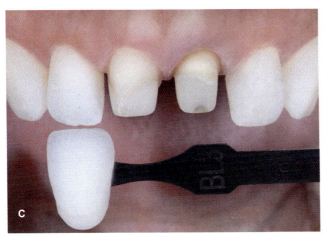
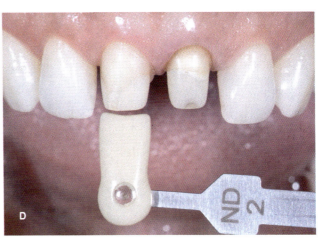

Figura 3.52 A e B. Fotografia com a escala em posição e conversão da imagem para avaliar o valor na escala de cinza. **C.** Fotografia com filtro polarizador para avaliar nuances de cor. **D.** Fotografia do substrato com escala específica em posição.

Técnicas para a aplicação da cerâmica

Coroas cerâmicas podem ser obtidas por diferentes técnicas laboratoriais. A escolha da técnica depende da cor do substrato, do tamanho da área translúcida, e do número e da localização dos dentes que receberão essas próteses.

Cor do substrato

Constitui um fator importante que determina a técnica laboratorial a ser utilizada. Substratos dentais que apresentam coloração favorável podem ser restaurados com qualquer uma das duas técnicas, pois, na utilização de cerâmicas translúcidas, o substrato não interfere negativamente no resultado final, e o técnico de laboratório usufrui da cor natural do dente durante a confecção da prótese.[25] Porém, com substratos escurecidos ou núcleos metálicos fundidos, existe a necessidade de mascarar o substrato para que, no final do trabalho, o fundo não transpareça sob a cerâmica. Nesses casos, cerâmicas com maior grau de opacidade devem ser utilizadas para a confecção de infraestruturas,[26] já que conseguem mascarar o fundo, embora, por serem monocromáticas, precisem ser recobertas por massas cerâmicas coloridas que devolverão a vitalidade dental.

Área translúcida

A simulação de dentes anteriores que apresentam grandes bordas incisais translúcidas representa sempre um desafio técnico. Apesar de ser possível maquiar coroas monolíticas para simular áreas translúcidas, a obtenção de uma borda incisal personalizada é mais previsível quando feita por técnicas de estratificação.

Número e localização dos dentes

Dentes anteriores exigem menos esforços mastigatórios que os dentes posteriores, da mesma forma que próteses múltiplas requerem mais solicitação estrutural que próteses unitárias. Um planejamento adequado da função e estabilidade oclusal é fundamental para que o tratamento alcance sucesso. Associado a esse fato, deve haver o planejamento estético da área a ser restaurada, fundamental para a seleção do tipo de material e da técnica utilizada. Geralmente, exigências estéticas requerem cerâmicas mais translúcidas e demandas funcionais solicitam cerâmicas estruturais.

Técnica de maquiagem

Nessa técnica, o elemento protético é confeccionado no seu formato final (monolítica) por meio da injeção de pastilhas cerâmicas em anéis de refratários ou por usinagem de blocos cerâmicos. Em geral, as próteses resultantes são monocromáticas e se obtém a vitalidade por meio de pinturas extrínsecas com pigmentos associados a esmaltes cerâmicos. Trata-se de um trabalho artístico, no qual o técnico deve ter experiência para alcançar harmonia entre as restaurações e os dentes naturais.

Técnica de estratificação

Baseia-se na tradicional técnica de confecção de coroas metalocerâmicas. A cerâmica é aplicada em camadas (de forma estratificada) sobre a infraestrutura cerâmica (que pode ser obtida por meio de técnicas de injeção ou usinagem). Nessa técnica, a prótese será submetida a vários ciclos de sinterização, para que a forma e a cor final sejam obtidas. Como a cerâmica é aplicada em camadas, com massas cerâmicas diferentes, a peça resultante não é monocromática como na técnica da maquiagem, e sim personalizada. As nuances colorimétricas já estão presentes dentro da peça, minimizando ou dispensando a necessidade de pigmentos externos (Figura 3.53).

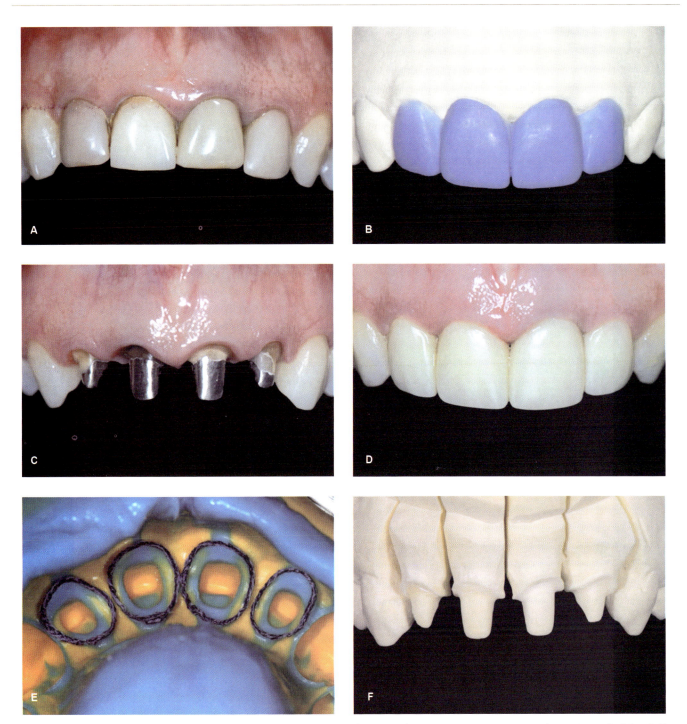

Figura 3.53 **A**. Imagem inicial do caso mostrando quatro próteses acrílicas nos dentes 12, 11, 21 e 22 em condições insatisfatórias. **B**. Enceramento diagnóstico do caso que servirá de referência para a confecção dos provisórios e execução dos preparos. **C**. Preparos para próteses cerâmicas. Observe a presença de quatro núcleos metálicos fundidos e o substrato dentário escurecido do dente 11. **D**. Provisórios acrílicos instalados. **E**. Molde obtido (Express XT, 3M ESPE, EUA). **F**. Modelo de trabalho troquelado. (*continua*)

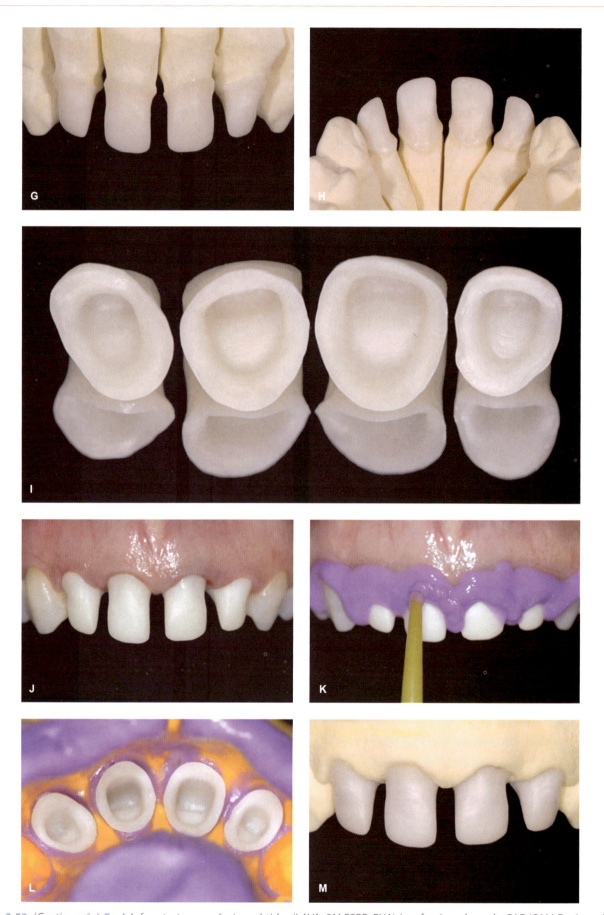

Figura 3.53 (*Continuação*) G a I. Infraestruturas cerâmicas obtidas (LAVA, 3M ESPE, EUA) (confeccionadas pelo CAD/CAM Designer Valdir Freitas, Laboratório Alberto Calazans, São Paulo). J. Prova clínica das infraestruturas. Observe como as infraestruturas conseguiram mascarar o substrato escurecido e os núcleos. K a M. Moldagem, molde e modelo de transferência. (*continua*)

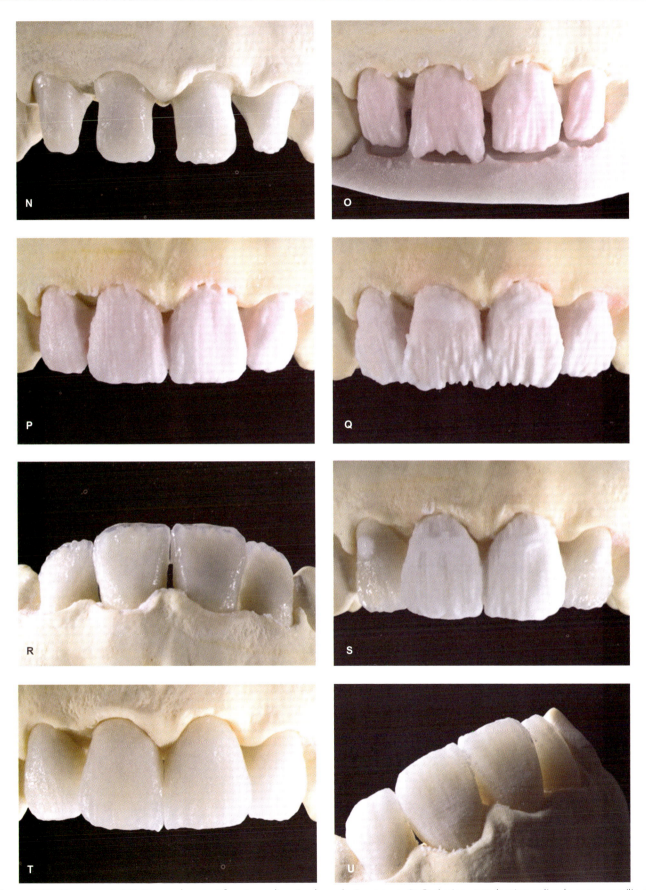

Figura 3.53 (*Continuação*) **N**. Etapas da estratificação: aplicação da cerâmica opaca. **O**. Cerâmica para dentina aplicada com o auxílio de um guia de silicone. **P**. Cerâmica para dentina aplicada e superfície regularizada. **Q**. Aplicação da cerâmica opalescente. **R**. Primeira queima. **S**. Aplicação de cerâmica para esmalte. Como a técnica utilizada é a estratificação, as próteses estão sendo confeccionadas com várias camadas de material cerâmico. **T**. Segunda queima concluída. **U**. Texturização superficial para criar naturalidade às próteses. (*continua*)

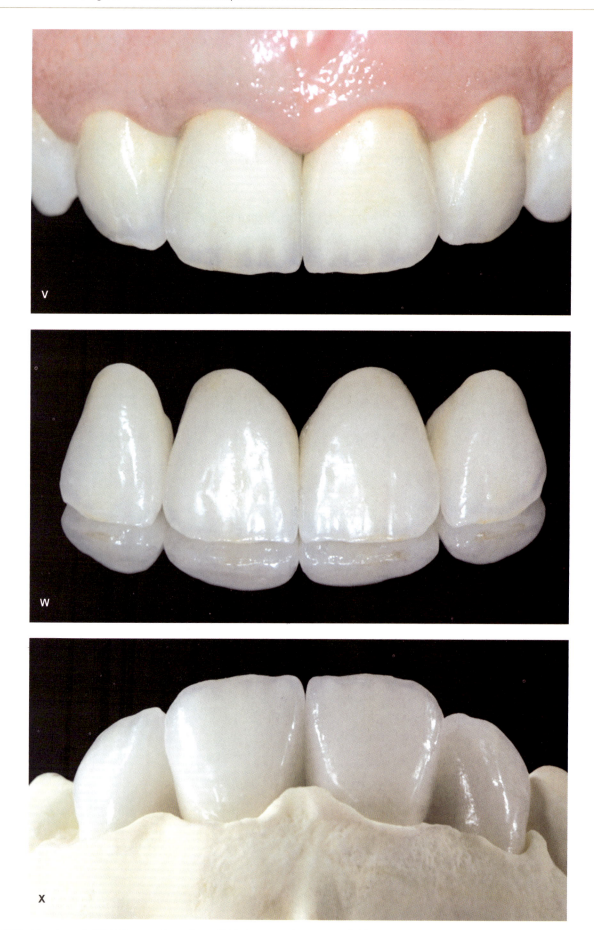

Figura 3.53 (*Continuação*) **V**. Visão anterior na boca. **W**. Próteses cerâmicas concluídas. **X**. Visão vestibular no modelo. (Técnico responsável Alexandre Santos, Laboratório Studio Dental – Curitiba/PR.)

PROVAS CLÍNICAS E ESTÉTICAS

Para a prova clínica de coroas cerâmicas, é comum o técnico enviar a prótese em sua forma final, principalmente se forem coroas unitárias. Essa conduta acelera o tratamento, porém nem sempre garante que a adaptação cervical da infraestrutura possa ser conferida. Se optar por dispensar a prova da infraestrutura, certifique-se de que o técnico esteja habilitado para avaliar adequadamente a adaptação cervical da margem da prótese no modelo. Caso se obtenha um modelo de transferência, é importante que a resina utilizada dentro da infraestrutura seja da cor do dente, sobretudo no caso de cerâmicas mais translúcidas.

Uma conduta interessante tem sido realizar a prova clínica da primeira camada de cerâmica (primeira queima; Figura 3.54 A). Com as peças na boca, fotografe-as para que o técnico se certifique de que a cerâmica utilizada na cobertura da infraestrutura está correta, viabilizando a conclusão e a individualização do trabalho protético (Figura 3.54 B a G). Provas clínicas das coroas cerâmicas, em condição "seca", "úmida" e com um "cimento de prova (*try-in*)", auxiliam na avaliação do comportamento óptico dessas restaurações e na definição da cor do agente de cimentação (Figura 3.54 H a L).

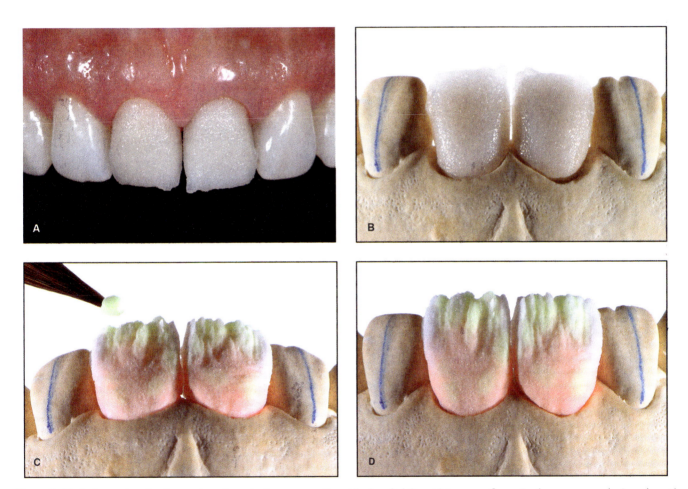

Figura 3.54 A. Prova da primeira queima da cerâmica, que auxilia o técnico de laboratório na confirmação de que a cor selecionada está correta. **B a E**. Etapas de estratificação cerâmica realizadas após a prova da primeira queima. (*continua*)

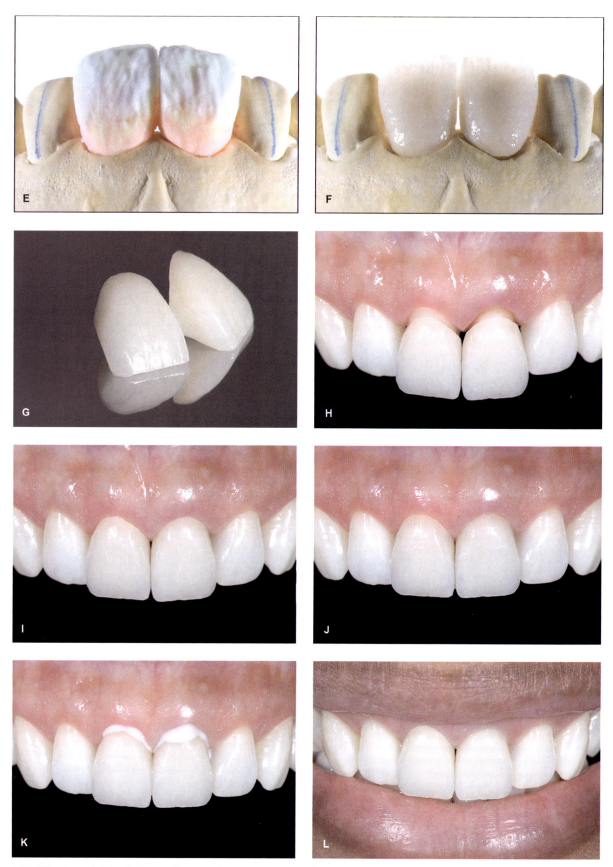

Figura 3.54 (*Continuação*) **B** a **E**. Etapas de estratificação cerâmica realizadas após a prova da primeira queima. **F**. Coroas cerâmicas logo após a sinterização. **G**. Coroas cerâmicas concluídas. **H** e **I**. Prova "seca" das coroas, que são posicionadas sobre os preparos limpos e secos para observar o efeito óptico. **J**. Acréscimo de água dentro das coroas para realizar a prova "úmida". Essa prova auxilia a definir a necessidade ou não de usar um cimento colorido. **K** e **L**. Cimento de prova (*Try-in* WOT, 3M ESPE, EUA) inserido no interior das coroas e realização de nova prova a fim de definir a cor do cimento adesivo.

Cimentação adesiva

O sucesso clínico dos procedimentos restauradores indiretos depende muito da técnica de cimentação utilizada para criar uma adesão efetiva entre a restauração e o substrato dentário (Figura 3.55). Os cimentos resinosos são os agentes cimentantes de eleição para fixar restaurações cerâmicas (feldspáticas, à base de leucita, dissilicato de lítio ou cerâmicas óxidas),[27] que podem ser subdivididos em quatro classes (Quadro 3.4).

A escolha do cimento resinoso depende de fatores como tipo de cerâmica, possibilidade de condicionamento da superfície cerâmica, translucidez do sistema cerâmico utilizado e tipo de substrato que receberá a restauração (remanescente dentário, núcleo metálico fundido, pino de fibra de vidro com base de resina composta, pilar de zircônia). Porém, materiais cerâmicos à base de zircônia têm sido um grande desafio para a Odontologia adesiva atual. O uso do ácido fluorídrico não provoca alterações efetivas na superfície desses sistemas, o que os coloca na categoria de cerâmicas ácido resistentes. Já para as cerâmicas com maior teor de sílica (feldspáticas, leucita, dissilicato de lítio), a ação do ácido fluorídrico é bastante eficaz, criando microrretenções mecânicas e uma superfície efetivamente limpa para receber o agente de silanização,[28] sendo conhecidas como ácido-sensíveis.

Quadro 3.4 Classificação dos cimentos adesivos, marcas comerciais, fabricantes e países.

Cimentos adesivos	Exemplos	Fabricante/País
Fotoativados	Variolink Veneer RelyX Veneer Cement Nexus NX3	Ivoclar Vivadent (Liechtenstein) 3M/ESPE (EUA) Kerr (EUA)
Dupla ativação (duais)	RelyX ARC Duo-Link Nexus NX3 Dual	3M/ESPE (EUA) Bisco (EUA) Kerr (EUA)
Quimicamente ativados	Panavia 21 C & B Cement Luting Composite Multilink N	Kuraray (Japão) Bisco (EUA) Ivoclar Vivadent (Liechtenstein)
Autoadesivos	ReliX U200 Clearfil SA Cement Multilink Speed Panavia F 2.0	3M/ESPE (EUA) Kuraray (Japão) Ivoclar/Vivadent (Liechtenstein) Kuraray (Japão)

Preparo da peça

A parte interna das próteses deve ser preparada de acordo com a composição da cerâmica utilizada na confecção da peça, a partir das etapas descritas a seguir.

Feldspática

- Limpe a parte interna da peça com álcool a 70%.
- Jateie a superfície interna da peça com óxido de alumínio 30 a 50 μm (proteja a superfície externa para que não tenha contato com o óxido).
- Irrigue abundantemente com água.
- Realize o condicionamento da superfície interna da peça com ácido fluorídrico a 10% por 3 min.
- Irrigue abundantemente com água.
- Realize o condicionamento da superfície interna da peça com ácido fosfórico a 37%, esfregando com um pincel por 30 s para remover os resíduos que ficam sobre a superfície após o primeiro condicionamento.
- Limpe a peça no ultrassom com álcool a 70% por 5 min ou lave abundantemente com *spray* de ar/água por 30 s.
- Aplique o agente silano dentro da peça seca.
- Aguarde a volatilização do solvente até que a peça tenha um aspecto fosco.

Leucita

- Limpe a parte interna da peça com álcool a 70%.
- Jateie a superfície interna da peça com óxido de alumínio 30 a 50 μm (proteja a superfície externa para que não tenha contato com o óxido).
- Irrigue abundantemente com água.
- Realize o condicionamento da superfície interna da peça com ácido fluorídrico a 10% por 1 min.
- Irrigue abundantemente com água.
- Realize o condicionamento com ácido fosfórico a 37%, esfregando com um pincel por 30 s para remover os resíduos que ficam sobre a superfície após o primeiro condicionamento.
- Limpe a peça no ultrassom com álcool a 70% por 5 min ou lave abundantemente com *spray* de ar/água por 30 s.
- Aplique o agente silano dentro da peça seca.
- Aguarde a volatilização do solvente até que a peça tenha um aspecto fosco.

Dissilicato de lítio

- Limpe a parte da peça com álcool a 70%.
- Jateie a superfície interna da peça com óxido de alumínio 30 a 50 μm (proteja a superfície externa para que não tenha contato com o óxido).
- Irrigue abundantemente com água.
- Realize o condicionamento da superfície interna da peça com ácido fluorídrico a 10% por 20 s.
- Irrigue abundantemente com água.
- Realize o condicionamento com ácido fosfórico a 37% por 30 s, esfregando com um pincel por 30 s para remover os resíduos que ficam sobre a superfície após o primeiro condicionamento.
- Limpe a peça no ultrassom com álcool a 70% por 5 min ou lave abundantemente com *spray* de ar/água por 30 s.
- Aplique o agente silano dentro da peça seca.
- Aguarde a volatilização do solvente até que a peça tenha um aspecto fosco.

Zircônia

- Protocolo 1:
  - Realize o jateamento com deposição de sílica na superfície (Silicatização), com Rocatec (3M ESPE, EUA) ou Cojet (3M ESPE, EUA).
  - Aplique o agente silano dentro da peça seca.
  - Aguarde a volatilização do solvente até que a peça tenha um aspecto fosco.
  - Aplique um *primer* para zircônia à base de MDP.
  - Aguarde a volatilização do solvente por 3 min.
- Protocolo 2:
  - Realize o jateamento com óxido de alumínio 30 a 50 μm (proteja a superfície externa para que não tenha contato com o óxido).
  - Irrigue abundantemente com água.
  - Aplique um *primer* para zircônia à base de MDP.
  - Aguarde a volatilização do solvente por 3 min.

Preparo do retentor

O retentor que receberá a restauração cerâmica deverá ser preparado de acordo com o cimento e o sistema adesivo selecionado, a partir das etapas descritas a seguir.

Cimentos fotoativados

- Limpe a superfície a ser aderida com jateamento com óxido de alumínio 30 a 50 μm.
- Irrigue abundantemente com água para remover os resíduos.
- Faça o condicionamento com ácido fosfórico a 37% do esmalte ou esmalte/dentina de acordo com o sistema adesivo selecionado.
- Lave abundantemente com *spray* de ar/água por 30 s.
- Seque sem desidratar a dentina e aplique o sistema adesivo selecionado. Não polimerize o adesivo.
- Aplique o adesivo na peça a ser cimentada, após ter recebido o tratamento adequado. Não polimerize o adesivo.
- Aplique o cimento selecionado no interior da peça e leve em posição, mantendo firmemente posicionada enquanto os excesso são removidos com auxílio de pincéis e fio dental.
- Faça a fotopolimerização após o assentamento da peça, com um fotopolimerizador com potência superior a 1.200 mW/mm^2. Em preparos vitalizados, aplique o jato de ar na superfície oposta àquela em que está sendo aplicada a luz, para controlar o aquecimento gerado durante a fotopolimerização, evitando, assim, a sensibilidade pós-operatória.

Cimentos duais

- Limpe a superfície a ser aderida com jateamento com óxido de alumínio 30 a 50 μm.
- Irrigue abundantemente com água para remover os resíduos.
- Faça o condicionamento com ácido fosfórico a 37% do esmalte ou esmalte/dentina de acordo com o sistema adesivo selecionado.
- Lave abundantemente com *spray* de ar/água por 30 s.
- Seque sem desidratar a dentina e aplique o sistema adesivo selecionado, garantindo que forme uma fina espessura de película para que não interfira na adaptação da peça após sua polimerização.
- Fotopolimerize o adesivo.
- Aplique o adesivo na peça a ser cimentada, após ter recebido o tratamento adequado, garantindo que forme uma fina espessura de película para que não interfira na adaptação da peça. Fotopolimerize o adesivo.
- Aplique o cimento selecionado no interior da peça e leve em posição, mantendo firmemente posicionada enquanto os excessos são removidos com auxílio de pincéis e fio dental.
- Faça a fotopolimerização após o assentamento da peça, com um fotopolimerizador com potência superior a 1.200 mW/mm^2. Em preparos vitalizados, aplique o jato de ar na superfície oposta àquela em que está sendo aplicada a luz, para controlar o aquecimento gerado durante a fotopolimerização, evitando, assim, a sensibilidade pós-operatória.

Cimentos quimicamente ativados

- Limpe a superfície a ser aderida com jateamento com óxido de alumínio 30 a 50 μm.
- Irrigue abundantemente com água para remover os resíduos.
- Realize o condicionamento com ácido fosfórico a 37% do esmalte ou esmalte/dentina de acordo com o sistema adesivo selecionado.
- Após lavá-la, seque-a, mantendo a dentina levemente úmida.
- Aplique o sistema adesivo selecionado no preparo e na peça (caso o sistema adesivo seja de polimerização química, não é necessário fotopolimerizar).
- Manipule e aplique o cimento no interior da peça assentada ao preparo. Remova os excessos de cimento logo após a presa inicial do cimento.

Cimentos autoadesivos

- Limpe a superfície a ser aderida com jateamento com óxido de alumínio 30 a 50 μm.
- Irrigue abundantemente com água para remover os resíduos.
- Seque, mantendo a dentina levemente úmida.
- Manipule e aplique o cimento na peça previamente preparada. Leve a peça em posição e a mantenha firme até que os excessos sejam removidos logo após a presa inicial do cimento.

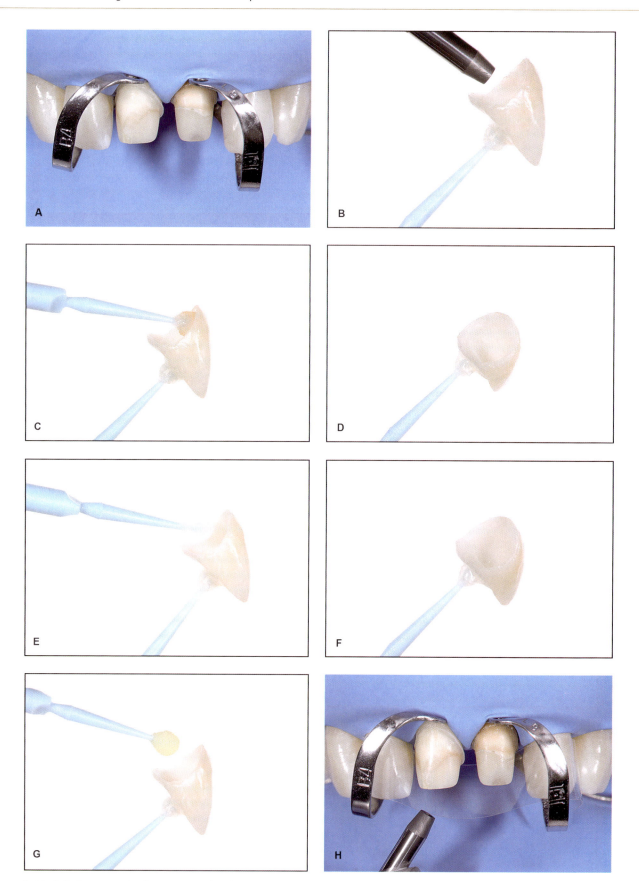

Figura 3.55 **A**. Isolamento absoluto com auxílio de grampos de afastamento nos dois preparos. **B**. Após a proteção da área externa da coroa cerâmica com gel de glicerina, jateamento com óxido de alumínio no interior da coroa. **C** e **D**. Condicionamento da superfície com ácido fluorídrico por 20 s. Em seguida, lavagem abundante com água e secagem da superfície. **E** e **F**. Aplicação do silano e aguarda-se a volatilização do solvente. **G**. Aplicação do agente adesivo sobre a superfície que recebeu o silano. **H**. Jateamento dos preparos com óxido de alumínio para remover restos de cimento e contaminantes. (*continua*)

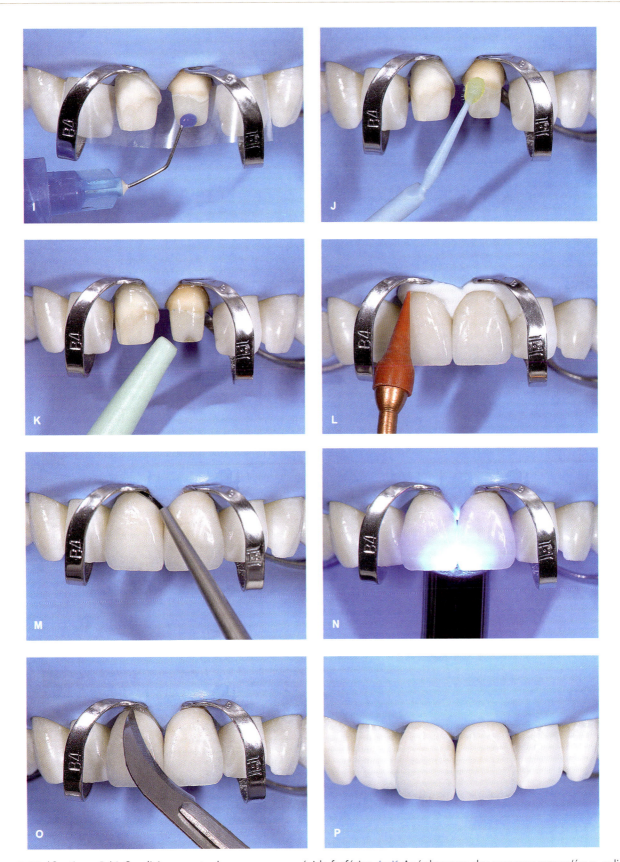

Figura 3.55 (*Continuação*) **I.** Condicionamento dos preparos com ácido fosfórico. **J** e **K**. Após lavagem dos preparos com ar/água, aplica-se agente adesivo sobre a superfície limpa e seca. Aspira-se o excesso de adesivo. **L.** Posicionamento das coroas cerâmicas carregadas de cimento adesivo sobre os preparos e remoção dos excessos grosseiros com auxílio de pontas de borracha. **M.** Pincel também pode ser utilizado para remover os excessos de cimento, etapa realizada com cuidado para uma remoção dos excessos efetiva. **N.** Fotopolimerização nas faces palatinas, vestibulares e incisais. **O.** Após a fotopolimerização, utilização de uma lâmina de bisturi nº 12 para remover pequenos excessos de cimento ainda presentes. **P.** Coroas cerâmicas cimentadas. (*continua*)

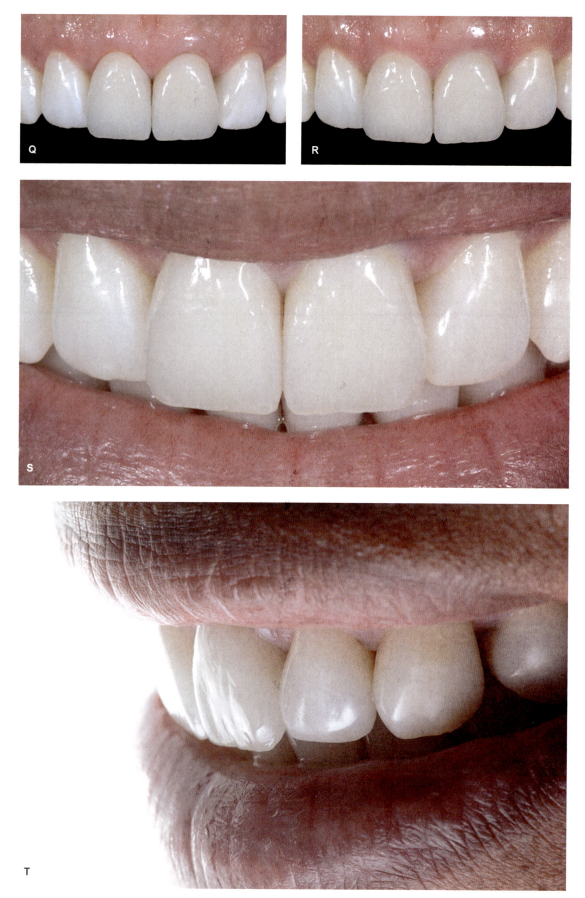

Figura 3.55 (*Continuação*) **Q**. Coroas cerâmicas cimentadas logo após a remoção do isolamento absoluto. **R** a **T**. Imagens finais após 2 meses. Observe como as novas próteses devolveram o sorriso de forma harmônica. (Trabalho realizado pelo TPD Carlos Maranghello, Laboratório Dell'Art, Porto Alegre/RS.)

REFERÊNCIAS BIBLIOGRÁFICAS

1. Marshall SJ, Bayne SC, Baier R, Tomsia AP, Marshall GW. A review of adhesion science dental materials. Dent Mater. 2010;26:11-6.
2. Barath VS, Faber FJ, Westland S, Niedermeier M. Spectrophotometric analysis of all-ceramic materials and their interaction with luting agents and different backgrounds. Adv Dent Res. 2003;17:55-60.
3. Yoshida A. All-ceramic restorations: material selection and opacity control for esthetically superior results. Quint Dent Tech. 2007;1:87-100.
4. Salz U, Bock T. Testing adhesion of direct restoratives to dental hard tissue: a review. J Adhes Dent. 2010;12:343-71.
5. Pashley DH, Livingstone MJ, Greenhill JD. Regional resistances to fluid flow in human dentine in vitro. Arch Oral Biol. 1978;23:807-10.
6. Nakabayashi N, Kojima K, Masuhara E. The promotion of adhesion by the infiltration of monomers into tooth substrates. J Biomed Mater Res. 1982;16:265-73.
7. Bowen RL, Eick JD, Henderson DA, Anderson DW. Smear layer: removal and bonding considerations. Oper Dent. 1984;(Suppl. 3):30-4.
8. Ishioka S, Caputo AA. Interaction between the dentinal smear layer and composite bond strengths. J Prosthet Dent. 1989;61:180-5.
9. Rdaovic I, Monticelli F, Goracci C, Vulicevic ZR, Ferrari M. Self-adhesive resin cements: a literature review. J Adhes Dent. 2008;10:251-8.
10. Antoniazzi BF, Nicoloso GF, Lenzi TL, Soares FZ, Rocha RO. Selective acid etching improves the bond strength of universal adhesive to sound and demineralized enamel of primary teeth. J Adhes Dent. 2016;18:311-6.
11. Suzuki T, Takamizawa T, Barkmeier WW, Tsujimoto A, Endo H, Erickson RL et al. Influence of etching mode on enamel bond durability of universal adhesive systems. Oper Dent. 2016;41:520-30.
12. Theodosopoulou JN, Chochlidakis KM. A systematic review of dowel (post) and core materials and systems. J Prosthodont. 2009;18:464-72.
13. Manicone PF, Rossi Iommetti P, Raffaelli L. An overview of zirconia ceramics: basic properties and clinical applications. J Dent. 2007;35:819-26.
14. Monsenego G, Burdairon G, Clerjaud B. Fluorescence of dental porcelain. J Prosthetic Dent. 1993;69:106-13.
15. Kelly JR. Dental ceramics: current thinking and trends. Dent Clin North Am. 2004;48:513-30.
16. Raigrodski AJ. Contemporary all ceramic fixed partial dentures: a review. Dent Clin North Am. 2004;48:531-44.
17. Heffernan MJ, Aquilino SA, Diaz-Arnold AM, Haselton DR, Stanford CM, Vargas MA. Relative translucency of six all-ceramic systems. Part I: Core materials. J Prosthet Dent. 2002;88:4-9.
18. Heffernan MJ, Aquilino SA, Diaz-Arnold AM, Haselton DR, Stanford CM, Vargas MA. Relative translucency of six all-ceramic systems. Part II: Core and venner materials. J Prosthet Dent. 2002; 88:10-15.
19. Kelly JR, Denry I. Stabilized zirconia as a structural ceramic: An overview. Dent Mater. 2008; 24:289-98.
20. Luna MP, Contreras IM, Vasconcellos DK, Volpato CAM, Suarez MJ. Consideraciones mecánicas y biológicas sobre el envejecimiento del óxido de circonio odontológico. Int Prost Estomatol. 2014;16:15-23.
21. Zhang Y, Lawn BR. Novel zirconia materials in dentistry. J Dent Res. 2018;97:140-7.
22. Ritter AV, Baratieri LN. Ceramic restorations for posterior teeth: guidelines for the clinician. Esthet Dent. 1999;11:72-86.
23. Magne P. Immediate dent sealing: a fundamental procedure for indirect bonded restorations. J Esthet Restor Dent. 2005;17:144-55.
24. Jordan A. Clinical aspects of porcelain laminate veneers: considerations in treatment planning and preparation design. J Calif Dent Assoc. 2015;43:199-202.
25. Volpato CAM, Monteiro Jr S, Andrada MC, Fredel MC, Petter CO. Optical influence of the type of illuminant, substrates and thickness of ceramic materials. Dent Mater. 2009;25:87-93.
26. Cho MS, Yu B, Lee YK. Opalescence of all-ceramic core and veneer materials. Dent Mater. 2009;25:695-702.
27. Pegoraro TA, da Silva NR, Carvalho RM. Cements for use in esthetic dentistry. Dent Clin North Am. 2007;51:453-71.
28. Özcan M, Volpato CAM. Surface conditioning protocol for the adhesion of resin-based materials to glassy matrix ceramics: how to condition and why? J Adhes Dent. 2015;17:292-3.

4 Próteses Totais

INTRODUÇÃO

Prótese total é um dispositivo que repõe artificialmente os dentes e o volume alveolar perdidos em uma arcada totalmente edêntula. Segundo dados do Ministério da Saúde,[1] cerca de 63,1% dos brasileiros com idade entre 65 e 74 anos utilizam pelo menos uma prótese total.

OBJETIVOS

- Restabelecer a função mastigatória: com a reposição dos dentes perdidos, as próteses totais permitem ao paciente edêntulo triturar os alimentos. Nos casos em que as condições bucais são desfavoráveis, poderão existir limitações mastigatórias decorrentes da dificuldade de estabilização oclusal com esse tipo de dispositivo. Todavia, ainda assim, o uso da prótese possibilita mais eficiência e habilidade mastigatórias. Eficiência mastigatória compreende um parâmetro objetivo medido pelo grau de trituração de um alimento em determinado tempo ou quantidade de ciclos mastigatórios, enquanto a habilidade mastigatória corresponde a um parâmetro subjetivo que trata da percepção que o indivíduo tem em relação à sua mastigação.
- Restabelecer a função fonética: para a pronúncia dos sons, muitas consoantes da fala humana precisam de estruturas bucais que atuem como obstáculos na passagem do ar, os quais podem ser lábios, palato, dentes, rebordo alveolar ou uma combinação deles. Além disso, os dentes e os rebordos servem de apoio para outras estruturas na pronúncia dos mais diversos sons. A ausência dos dentes e a atrofia do rebordo alveolar impossibilitam a pronúncia correta e natural de alguns fonemas. As próteses totais com um desenho adequado auxiliam na recuperação dessa função.
- Restabelecer a deglutição: no momento da deglutição, a oclusão e o apoio que os dentes e rebordos proporcionam à mandíbula e à língua permitem que a deglutição ocorra de maneira correta e confortável. Na ausência dos dentes naturais, as próteses totais devem realizar esse papel, auxiliando na saúde e no conforto do paciente.
- Restabelecer a estética e harmonia facial: se a perda de um dente anterior traz um comprometimento estético importante, pode-se imaginar o impacto da ausência de todos os dentes, associada ao colapso labial pela falta de apoio dentoalveolar. Isso representa uma mutilação, cujos reflexos psicológicos e sociais são comparáveis aos das mais variadas amputações. A expressão facial e o potencial de comunicação e socialização do indivíduo estão comprometidos, promovendo consequências importantes para a sua saúde geral. Nesse aspecto, a prótese total, além de possibilitar a reposição dos dentes perdidos, permite a recuperação da identidade e da autoestima, que podem ter maior significado para o sucesso do tratamento que os aspectos anatômicos ou técnicos (Figura 4.1).

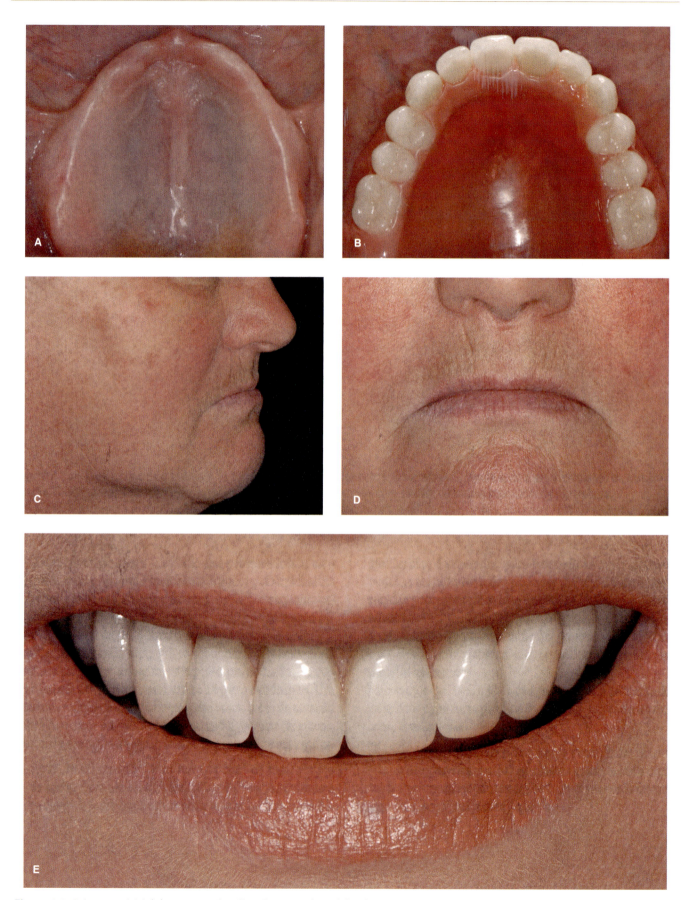

Figura 4.1 **A.** Imagem inicial de uma maxila edêntula. **B.** Maxila reabilitada por uma prótese total. **C** e **D.** Visões lateral e frontal da paciente edêntula. **E.** Restabelecimento da estética e harmonia facial. (Caso realizado pelos CD Milton Cougo, Christian Freitas e Gillian Julio, Curso de Graduação em Odontologia, UFSC.)

COMPONENTES DE UMA PRÓTESE TOTAL

- Base, que pode ser dividida nas seguintes regiões:
  - Flancos labiais (direito/esquerdo).
  - Flancos bucais (direito/esquerdo).
  - Flancos linguais (direito/esquerdo), nas próteses totais inferiores.
  - Flancos distolinguais (direito/esquerdo), nas próteses totais inferiores.
  - Palato, nas próteses totais superiores.
- Dentes artificiais, que podem ser de:
  - Resina: os mais utilizados.
  - Porcelana.

Na Figura 4.2, há exemplos, respectivamente, de uma prótese total superior e uma inferior.

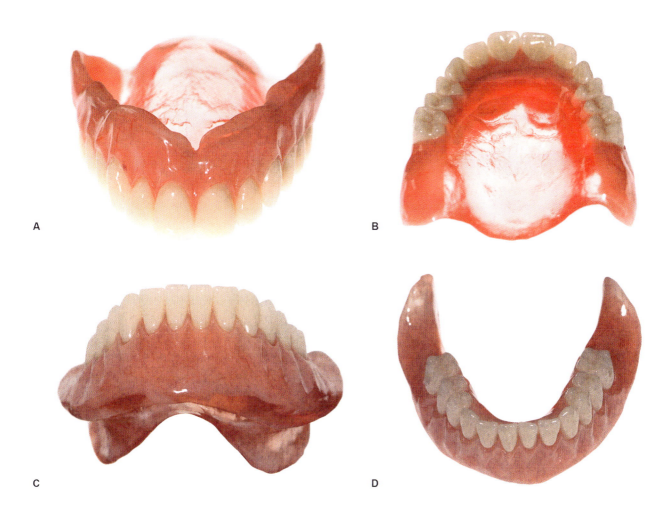

Figura 4.2 Visões frontal (**A**) e oclusal (**B**) de uma prótese total superior. Visões frontal (**C**) e oclusal (**D**) de uma prótese total inferior.

CLASSIFICAÇÃO DAS PRÓTESES TOTAIS

- Segundo a localização:
  - Superiores ou maxilares.
  - Inferiores ou mandibulares.
- Segundo os mecanismos de retenção e suporte:
  - Prótese total removível (ou convencional): suportada e retida por meio do contato com a mucosa.
  - Sobredentadura (ou *overdenture*): prótese removível suportada pela mucosa e retida por encaixe em raízes ou em implantes.
  - Prótese total fixa (ou protocolo): suportada por implantes, podendo estar em contato com a mucosa, mas não com função de apoio.
- Segundo o momento da instalação:
  - Imediata: instalada imediatamente após a exodontia. Com a cicatrização gengival, pode haver uma perda expressiva de volume do rebordo alveolar nos primeiros meses; portanto, a prótese imediata requer sua substituição ou reembasamento.
  - Mediata: tipo mais comum, no qual a prótese é feita após 90 dias ou mais da perda dos dentes naturais, quando ocorrerem a cicatrização gengival e o reparo ósseo dos alvéolos.
- Segundo o tipo de material da parte interna da base:
  - Base rígida: a base da prótese é formada inteiramente de resina acrílica rígida. É mais durável e possibilita a manutenção e a higienização facilitadas.
  - Base macia: a camada interna da base da prótese que fica em contato com a mucosa é de material macio, com consistência borrachoide, com o objetivo de promover mais conforto ao paciente.
- Segundo a cor da resina acrílica da base da prótese:
  - Simples: toda a base da prótese é confeccionada com resina acrílica rosa.
  - Com palato/lingual incolor ou "cristal": a parte palatina ou lingual da prótese é feita com acrílico transparente incolor ou rosado ("cristal"), dando aspecto de leveza ao aparelho e facilitando a identificação de possíveis regiões de compressão da mucosa que necessitem de ajustes.
  - Com gengiva caracterizada: a parte vestibular da base da prótese é feita com diferentes tonalidades de resinas ou pigmentos escolhidos de acordo com a mucosa e o lábio do paciente, para mimetizar o padrão de cores da gengiva natural.

Na Figura 4.3, são mostradas as áreas superior e inferior de uma boca desdentada para receber uma prótese total.

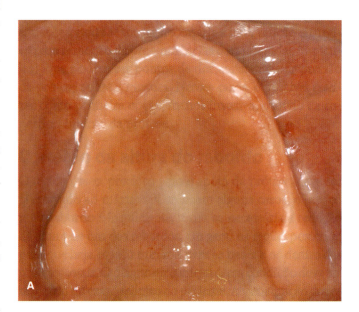

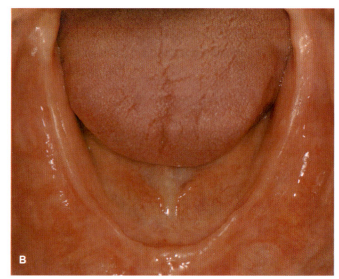

Figura 4.3 Áreas superior (**A**) e inferior (**B**) de uma boca desdentada para receber uma prótese total.

Área basal

Trata-se da área que suportará a base da prótese, a qual pode ser dividida nas regiões descritas a seguir (Figura 4.4).

- Zona principal de resistência aos esforços mastigatórios: crista do rebordo, sobre a qual, idealmente, devem estar centralizadas as cargas mastigatórias transmitidas ao rebordo pelos dentes artificiais.
- Zona secundária de resistência aos esforços mastigatórios: formada pelas vertentes ou pelos flancos do rebordo. Por participar com menos intensidade da resistência às cargas mastigatórias verticais, tem grande importância na resistência ao deslocamento da prótese no sentido horizontal. Nos casos em que a crista do rebordo é desfavorável, podem ser realizados alívios internos na prótese na região da crista, de modo a transferir os esforços verticais para os flancos. Nessas situações, a zona secundária faz o papel também de zona principal de resistência.
- Regiões de alívios: regiões nas quais a base da prótese receberá alívios internos para reduzir a pressão sobre as estruturas de suporte. Em geral, são áreas de nervos (nasopalatino, mentual) ou tecido ósseo proeminente revestido por mucosa fina (rafe mediana, tórus, linha oblíqua interna, rebordo em lâmina de faca, espículas ósseas).
- Selado periférico: compreende a região marginal da área basal, com largura variável, na qual se deseja contato íntimo entre prótese e mucosa, criando um vedamento perfeito que evite a entrada de ar, o que causaria a perda de retenção e um possível deslocamento da prótese.

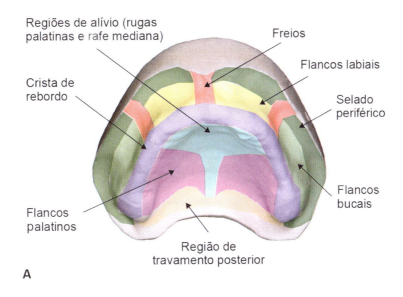

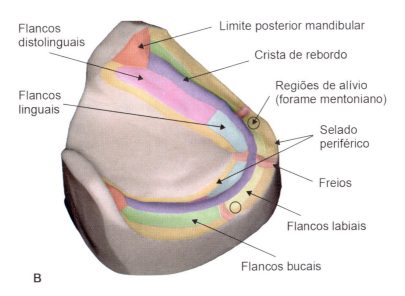

Figura 4.4 A e B. Área basal superior e inferior.

PRINCÍPIOS FÍSICOS RESPONSÁVEIS PELA RETENÇÃO DAS PRÓTESES TOTAIS

Retenção

Capacidade da prótese de resistir ao deslocamento vertical durante a fisiologia, a qual ocorre em consequência da atuação simultânea dos fenômenos descritos a seguir.

- Adesão: propriedade da matéria pela qual substâncias de corpos distintos unem-se por forças intermoleculares, quando entram em contato. Quanto maior a área de contato e o número de pontos de contato, maior será a adesão. Nas próteses totais, ocorre adesão entre a saliva e a mucosa, bem como entre a saliva e a base da prótese.
- Coesão: força de atração entre as partículas próximas dentro de um mesmo corpo. A coesão mantém a integridade dos corpos, como a prótese, a mucosa e a saliva, até que uma força mais intensa rompa a coesão. Um exemplo disso se dá quando a prótese é removida da boca. A adesão da saliva à mucosa e a da saliva à prótese são maiores que sua coesão, o que faz o filme salivar dividir-se, ficando parte aderido à mucosa e o restante à prótese.
- Tensão superficial: a distribuição irregular das forças de atração entre as moléculas da superfície dos líquidos faz com que estas se comportem como uma película elástica. É o que possibilita que corpos mais densos não afundem na água, como um mosquito, uma agulha ou até mesmo uma moeda cuidadosamente colocada sobre ela. Em prótese total, a tensão superficial manifesta-se no filme salivar localizado nas bordas da prótese, formando um menisco que impede, até certo ponto, a entrada de ar quando a prótese sofre força de deslocamento.
- Pressão atmosférica: em uma prótese com vedamento periférico correto, ocorre diferença entre a pressão do filme salivar e a pressão atmosférica externa, que, por ser maior, ajuda a pressionar a prótese, mantendo-a em posição. Sua participação na retenção de próteses totais vem sendo questionada, e não há definição clara quanto à sua relevância.[2]

Estabilidade

Capacidade da prótese de resistir ao deslocamento horizontal durante a fisiologia. Os principais fatores estruturais responsáveis pela estabilidade estão descritos a seguir.

- Cobertura correta da área basal: quanto maior a cobertura da área basal, maior a resistência ao deslocamento. Entretanto, se a cobertura for excessiva e as bordas da prótese ultrapassarem os limites estabelecidos pelos tecidos, a tensão resultante causará o seu deslocamento. Portanto, a cobertura máxima deve ficar dentro dos limites fisiológicos.
- Condição dos rebordos: rebordos firmes proporcionam melhor estabilidade do que rebordos flácidos.
- Forma e tamanho dos flancos: quanto mais altos os flancos, mais estabilidade proporcionarão, assim como flancos mais verticais, com vertentes paralelas.
- Relações maxilomaxilares: discrepâncias de posição entre os rebordos superior e inferior exigirão próteses com dentes ou flancos posicionados excentricamente em relação aos rebordos, aumentando a possibilidade de deslocamento por forças mastigatórias e musculares (língua, lábios e bochechas).
- Oclusão: próteses com oclusão desajustada perdem estabilidade. A eliminação de interferências oclusais e a recuperação do balanceio oclusal podem ser tão importantes para um controle eficiente da prótese quanto a extensão e a adaptação da base aos tecidos de apoio.[3] Ao contrário do que acontece em pacientes dentados, nos quais os contatos prematuros causam deflexão da mandíbula, nas próteses totais convencionais, estas se deslocam mais facilmente por serem suportadas e retidas apenas pela mucosa.

DIAGNÓSTICO EM PRÓTESE TOTAL

Anamnese

Conhecer o paciente que será tratado com próteses totais representa um passo fundamental para o sucesso do tratamento. Fatores como idade, grau de instrução, situação familiar, ocupação, histórico médico, uso de medicamentos, limitações físicas e grau de dependência dos familiares devem ser avaliados antes dos aspectos odontológicos. Quando perguntar ao paciente sobre sua queixa principal, o profissional deve compreender e registrar itens importantes para o direcionamento do tratamento, como expectativas do paciente, sua visão sobre as qualidades e defeitos existentes nas próteses antigas, opinião do paciente sobre as causas dos problemas, relato das tentativas prévias de solução e, se houver, a resolução proposta por ele. Evidentemente, o paciente, em sua condição de leigo, pode apresentar propostas de tratamento que não são aquelas tecnicamente indicadas, mas, sem dúvida, as sugestões auxiliarão a definir os problemas existentes e aumentar a possibilidade de sucesso, direcionando o tratamento de acordo com as suas expectativas. Em usuários de prótese total, a execução e a adaptação perfeitas da prótese nem sempre se relacionam com o grau de satisfação que proporcionam.[4] Mais frequentemente, pacientes podem apresentar-se satisfeitos com próteses cuja condição técnica está inadequada.[5] Isso demonstra a importância dos aspectos psicológicos, da visão e da aceitação do paciente quanto aos problemas e ao tratamento, além de um bom relacionamento paciente-profissional. Condições dietéticas, tabagismo, alcoolismo, hábitos parafuncionais e profissionais (p. ex., segurar pregos e agulhas entre os dentes) também devem ser questionados.

Exame clínico

- Extrabucal: nessa etapa, devem ser observadas as alterações da face e da pele, além de palpados os gânglios linfáticos e músculos (Figura 4.5). A sustentação labial com e sem próteses constitui outro fator importante a ser observado, pois indica o quanto a atrofia dos rebordos e a perda dos dentes necessitarão ser compensadas com o volume e o posicionamento vestibular da prótese. Em contrapartida, em pacientes com rebordos muito volumosos ou projetados, esse exame poderá indicar que não há espaço suficiente para o recobrimento vestibular do rebordo pela prótese, o que pode resultar em aumento de volume labial excessivo.
- Intrabucal: deve-se avaliar a normalidade dos tecidos, a quantidade e a qualidade salivares, além da ocorrência de hiperplasias, estomatites, ulcerações ou tumores. Nesse momento, o espaço inter-rebordo precisa ser medido, mesmo que apenas possa ser confirmado com precisão após o registro das relações maxilomandibulares. Rebordos residuais são observados e palpados para análise de altura, espessura, formato, retenções mecânicas, grau de reabsorção, flacidez da mucosa e relação da posição com o rebordo antagonista. A abertura da boca, tanto em amplitude vertical quanto em circunferência, possibilita antever o grau de dificuldade técnica. Os movimentos mandibulares de abertura e fechamento, lateralidade e protrusão devem ser examinados para constatar se existem alterações articulares ou musculares que requeiram tratamento prévio à confecção das próteses (Figura 4.6 A). É importante observar a compressibilidade da mucosa palatina posterior e o grau de movimentação do palato mole durante testes fonéticos e de sopro nasal, pois definem a localização da área de travamento posterior e seus limites. A observação do tamanho e da posição ocupada pela língua permite prever sua influência no vedamento e na estabilidade de próteses inferiores. Se o paciente já tiver próteses totais antes da substituição, também é importante avaliar as qualidades e os defeitos de tais próteses, verificando sua retenção, estabilidade, extensão das bordas, grau de higienização, desgaste dos dentes artificiais, oclusão e estética.

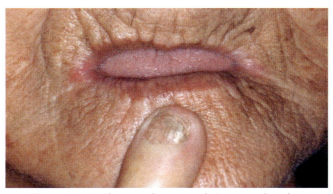

Figura 4.5 Queilite angular associada à micose de unha.

Exames radiográficos

Objetivam a investigação de processos patológicos, tumores, dentes inclusos, raízes residuais, bem como a avaliação da quantidade de tecido ósseo. As radiografias mais utilizadas são a panorâmica e a oclusal, podendo ser complementadas por incidências periapicais, se necessário. Quando da exigência de maior precisão, um exame de escolha pode ser a tomografia computadorizada de feixe cônico.

Exames laboratoriais

Quando a anamnese e os exames clínicos e radiográficos indicarem a necessidade de intervenções cirúrgicas ou investigação de doenças sistêmicas, devem ser solicitados exames laboratoriais, como glicemia, hemograma, coagulograma, etc.

PREPARO DA BOCA PARA PRÓTESE TOTAL

O preparo da boca para a confecção de próteses totais consiste na obtenção de condições adequadas para que a reabilitação a ser executada obtenha êxito. Geralmente, esse conjunto de medidas de preparo ou adequação do meio engloba o tratamento dos processos patológicos dos tecidos de suporte (osso e mucosa), correção cirúrgica do formato e/ou tamanho do rebordo alveolar edêntulo, correção momentânea dos problemas existentes nas próteses antigas e o tratamento das disfunções temporomandibulares.

Além de fornecerem condições de saúde para a confecção das próteses novas, esses procedimentos são importantes auxiliares para o diagnóstico das causas e problemas existentes nas próteses antigas.

Recuperação da saúde dos tecidos

Para o sucesso na construção de próteses totais convencionais, torna-se imprescindível que os tecidos de suporte estejam sadios, principalmente se for considerado o fato de que a prótese será suportada unicamente pela mucosa e que sua retenção depende fortemente da adaptação entre a base e o tecido de apoio. Próteses confeccionadas sobre mucosas inflamadas, além de perpetuarem o processo patológico, estarão sujeitas à perda de adaptação de acordo com a evolução ou a involução do processo inflamatório.

Estomatites protéticas

Trata-se de uma condição frequentemente observada sob próteses mucossuportadas, que se caracteriza por aspectos eritematosos difusos ou pontilhados na mucosa de suporte (Figura 4.6 B), cuja etiologia é controversa e multifatorial.[6] Idade avançada, diabetes melito, deficiências nutricionais e imunológicas, doenças malignas, uso de corticosteroides e imunossupressores são exemplos de fatores sistêmicos predisponentes.

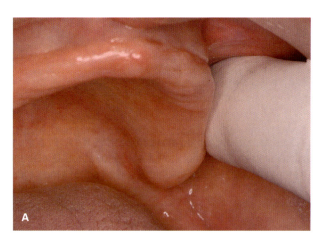
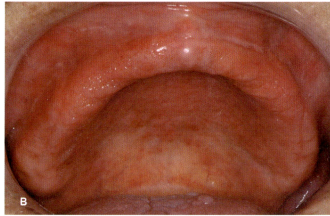

Figura 4.6 **A.** Palpação muscular na área de fundo de vestíbulo bucal. **B.** Observe o aspecto avermelhado e granular da área afetada pela estomatite.

Em virtude do uso contínuo das próteses removíveis, fatores facilitadores podem atuar localmente, como próteses mal adaptadas, mal higienizadas, com câmaras de sucção, com oclusão ou extensão das bordas inadequadas, pouca ou nenhuma estabilidade e/ou retenção. Fatores independentes como hipossalivação, dieta rica em carboidratos e tabagismo colaboram para essa condição. Como os fatores etiológicos das estomatites protéticas geralmente agem em conjunto no estabelecimento da doença, precisam ser abordados de maneira global.[6] O tratamento das estomatites envolve a atuação sobre os fatores predisponentes de ordem sistêmica e local. No âmbito clínico, deve-se intervir nos fatores facilitadores, e, em alguns casos, exige-se a realização do tratamento cirúrgico.

A má higienização das superfícies internas e externas das próteses representa um achado bastante comum. Falta de cuidado, orientação, coordenação motora, acuidade visual precária, etc. resultam no acúmulo de restos alimentares e no desenvolvimento de microrganismos nessas superfícies. De maneira semelhante, a limpeza das mucosas de suporte nem sempre é adequada. Conscientizar o paciente com relação à importância dessa limpeza, mostrando os problemas que se estabelecem em consequência da má higienização, bem como buscar meios viáveis para a manutenção da higiene, como treinamento, escovas específicas, agentes químicos antimicrobianos e a assistência de parentes ou cuidadores, podem auxiliar na resolução do problema.

A má adaptação das próteses também constitui outro fator importante no estabelecimento e na manutenção das estomatites protéticas, em razão da irritação da mucosa pela falta de estabilidade e retenção, entrada de alimentos e espaços vazios capazes de agir como câmaras de sucção. Na maioria dos casos, a solução para esse problema consiste no reembasamento com material condicionador de tecidos, até que se estabeleçam condições satisfatórias para a confecção de uma nova prótese.

As câmaras de sucção em próteses superiores resultam em hiperplasias papilares palatinas que copiam o formato da câmara de sucção. O tratamento mais comum e menos invasivo corresponde ao arredondamento dos ângulos vivos nos limites da câmara de sucção e ao seu preenchimento gradual com finas camadas de material, acrescentadas até que se obtenha a regressão parcial ou total da hiperplasia (Figura 4.7 A e B). O material para preenchimento pode ser resina acrílica autopolimerizável, godiva, guta-percha, reembasadores rígidos ou resilientes. Ao iniciar o tratamento, é importante informar ao paciente que a prótese pode perder um pouco da retenção durante o período de compressão da hiperplasia. A remoção cirúrgica estará indicada, após a compressão, quando o tecido ainda apresentar volume significativo, já que, nesse caso, o preenchimento da câmara de sucção promoverá apenas um "amassamento" da hiperplasia, o que poderá provocar mais acúmulo de biofilme e agravar a situação (Figura 4.7 C e D).

Ainda como causa das estomatites protéticas, pode-se verificar a hipossalivação ou hipofunção das glândulas salivares. Pelo fato de a saliva ser o agente de homeostase do meio bucal, quando sua quantidade é insuficiente ou está ausente, todas as funções bucais ficam restritas. Assim, o surgimento das estomatites torna-se comum pelo desenvolvimento de microrganismos, falta de lubrificação e redução do papel de limpeza da saliva. Nessas situações, deve-se agir na causa, dentro das possibilidades do caso. O uso de alguns medicamentos (p. ex., anti-hipertensivos) pode causar hipossalivação. O médico responsável pela prescrição deve ser contatado e, se possível, substituir o medicamento por outro semelhante até que esse sinal seja minimizado. A ingestão exagerada de algumas substâncias presentes nos alimentos (p. ex., cafeína) também pode levar à hipossalivação, tornando-se importante investigar as possíveis causas. A hidratação do paciente também está diretamente relacionada com a quantidade de saliva, por esta ser um filtrado sanguíneo. Desde que não exista contraindicação de ordem geral, pacientes com hipossalivação devem ser orientados a ingerir muitos líquidos. Se a causa não puder ser removida (como nos casos de danos às glândulas salivares por radioterapia), ou se a remoção da causa não resolver o problema, o paciente pode utilizar substitutos salivares, como os lubrificantes orais.

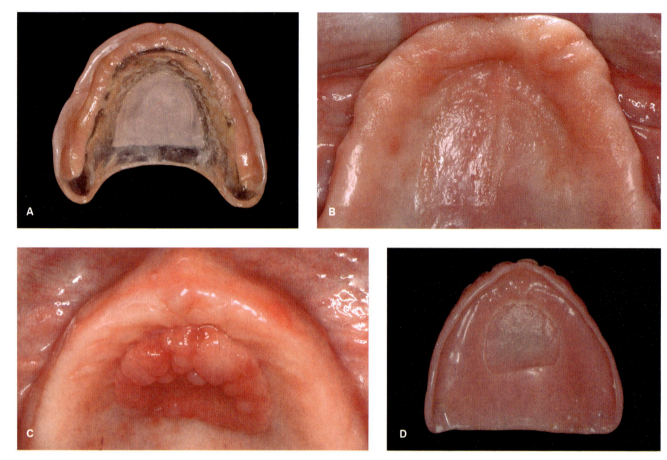

Figura 4.7 **A**. Preenchimento da câmara de sucção com resina acrílica autopolimerizável. **B**. Maxila após o preenchimento da câmara de sucção. **C**. Hiperplasia com indicação de remoção cirúrgica. **D**. Prótese total com câmara de sucção causadora da hiperplasia.

Deve-se evitar o uso contínuo das próteses totais, sendo importante removê-las durante o sono, principalmente as superiores, pois, pelo vedamento e pela consequente estagnação de saliva dentro da prótese, não há renovação salivar. Durante a noite, o livre contato e o fluxo de saliva sobre a mucosa fazem com que esta permaneça saudável. Na maioria dos casos de estomatite protética, somado aos outros fatores etiológicos, também se observa candidíase. Um dos tratamentos sugeridos para esses casos, além da atuação sobre os outros fatores, consiste no uso de alguns fármacos, como no exemplo a seguir, indicado para estomatite grave.

- Água bicarbonatada: 1 colher (de chá) de bicarbonato de sódio deve ser diluída em 100 mℓ de água. Oriente o paciente a fazer bochechos com essa solução após a higienização, 4 vezes/dia, para neutralizar o pH do meio bucal. A solução também pode ser utilizada para a imersão das próteses removidas durante a noite.
- Nistatina (sol. 100.000 UI): fazer bochechos com 5 mℓ dessa solução após a higienização, 4 vezes/dia e, logo depois, deglutir. A nistatina está contraindicada para gestantes e diabéticos.
- Miconazol (gel oral): após a higienização, o paciente deve aplicar o gel na superfície interna da prótese e na mucosa, 4 vezes/dia.

Após o desaparecimento dos sinais e sintomas, manter o tratamento por 1 semana. Em muitos casos, a cura completa das estomatites protéticas requer o reembasamento clínico ou a substituição da prótese.

Úlceras traumáticas

Embora sejam mais frequentes em próteses recém-instaladas, as úlceras traumáticas também podem surgir sob próteses antigas por perda de adaptação à área basal, desajuste oclusal, instabilidade, fraturas da base da prótese e bordas irregulares. Se a causa é a má adaptação, o desgaste na região da úlcera e o reembasamento com condicionadores de tecidos, resinas resilientes ou silicones de reembasamento tendem a resolver o problema até a substituição da prótese. Caso a origem do problema seja oclusal, o ajuste por desgaste ou acréscimo (dependendo da dimensão vertical de oclusão – DVO) constitui o tratamento adequado. A instabilidade das próteses pode e deve ser tratada com o reembasamento, que será auxiliar no diagnóstico. As regiões irregulares devem ser adequadamente arredondadas, alisadas e polidas. Nunca é demais ressaltar que a correção do problema depende do seu diagnóstico correto (Figura 4.8).

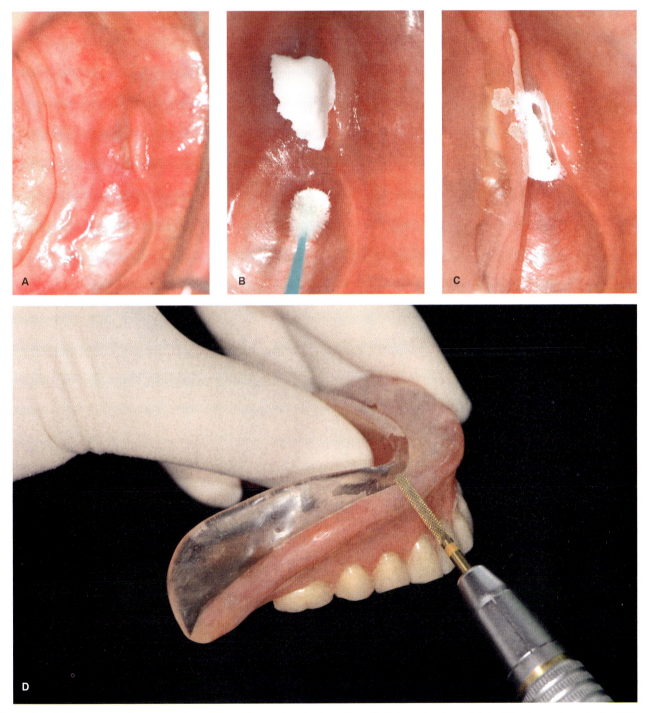

Figura 4.8 **A**. Úlcera traumática causada por uma sobre-extensão da prótese. **B**. Colocação de pasta identificadora sobre a lesão. **C**. Transferência da área a ser desgastada para a prótese. **D**. Ajuste da prótese na área marcada.

Hiperplasia inflamatória fibrosa fissurada

Estas doença, comum nos casos de próteses totais mal adaptadas, é a evolução de úlceras traumáticas que não tiveram sua causa removida (Figura 4.9 A). As hiperplasias pequenas e sésseis podem ter alguma regressão após a eliminação da causa, porém, na maioria dos casos, não regridem (principalmente as lesões pediculadas), exigindo intervenção cirúrgica. Após a remoção cirúrgica, deve-se realizar o reembasamento imediato da prótese com condicionador de tecidos, preenchendo o espaço dentro da prótese, antes ocupado pela hiperplasia. As bordas devem ter sua extensão corrigida, e a oclusão conferida e ajustada, se necessário.

Correção do formato dos rebordos

As próteses totais convencionais precisam estar apoiadas em uma área com um formato que permita sua introdução e remoção sem causar danos aos tecidos. Em algumas situações, o formato do rebordo é tão retentivo que não há possibilidade de inserção de uma prótese total com base rígida, um problema mais frequente nas regiões de tuberosidades maxilares. Nesses casos, as alternativas consistem na confecção da base da prótese com um material flexível (poliamida, acetal, silicone) ou na correção cirúrgica da área retentiva (Figura 4.9 B). Para a avaliação, a verificação da necessidade cirúrgica e a definição da área a ser reduzida (redução bilateral ou não), deve-se obter um molde preliminar com material elástico que atinja toda a área basal (sugere-se o alginato adensado). Radiografias (e, em alguns casos, tomografias computadorizadas) devem ser realizadas. Com o modelo e as radiografias em mãos, o planejamento torna-se mais preciso. As radiografias são importantes para verificar a presença de terceiros molares inclusos, que podem dar um formato retentivo à tuberosidade, bem como para observar a projeção do seio maxilar, capaz de limitar a redução cirúrgica da tuberosidade.

Além da existência de regiões retentivas, em algumas situações, pode se tornar necessária a intervenção cirúrgica para remoção de proeminências ósseas agudas (espículas), que podem ser pontos de dor constante por pressão da prótese sobre a mucosa. Nesses casos, é possível realizar como primeira opção, menos invasiva, o alívio da superfície interna da prótese.

Correção da altura do rebordo

O tecido ósseo, precioso para o apoio da prótese, deve ser preservado ao máximo. Como, em alguns casos, o espaço inter-rebordo é insuficiente, torna-se necessária a redução da altura de um dos rebordos, em geral na região posterior, para que haja espaço mínimo para as bases e os dentes das próteses totais. O diagnóstico inicial dessa condição deve ser realizado no exame clínico do paciente. A visualização do rebordo edêntulo na região posterior durante o sorriso do paciente pode indicar essa necessidade, porém, muitas vezes, só se dispõe de um diagnóstico definitivo durante a determinação das relações maxilomandibulares.

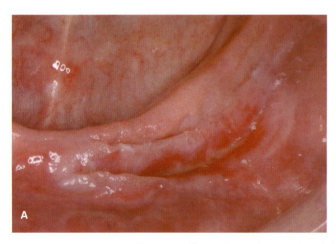
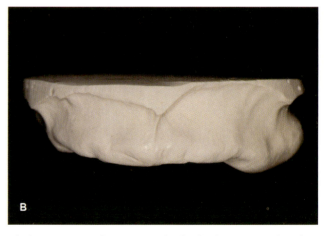

Figura 4.9 A. Hiperplasia inflamatória fibrosa fissurada causada pela borda da prótese. B. Observe o resultado obtido por meio da redução cirúrgica do rebordo no lado esquerdo e o rebordo retentivo do lado direito.

Adequação das próteses antigas

Abrange procedimentos que visam a melhorar as condições de uso dessas próteses até a sua substituição, trazendo saúde aos tecidos de suporte, diagnosticando as causas dos problemas e queixas e facilitando a transição às próteses novas.

Quanto mais se conhecer os erros e acertos das próteses antigas, maiores são as chances de sucesso na confecção das próteses novas.

DIMENSÃO VERTICAL E RELAÇÃO CÊNTRICA

Com o uso das próteses, o desgaste dos dentes e a reabsorção óssea podem modificar a oclusão.[7,8] A DVO fica reduzida e, em geral, uma posição mandibular mais anterior à relação cêntrica (RC) é criada. Além disso, a DVO e a RC das próteses antigas podem estar incorretas desde a sua confecção (por falha de registro, prensagem ou ajuste). Essas situações podem ou não levar o paciente a desenvolver sinais e sintomas de disfunção craniomandibular (DCM).[9] Independentemente da ocorrência de DCM, quando a dimensão vertical e a RC estão inadequadas, a correção dessas posições é fundamental para o sucesso do tratamento com as próteses novas e, caso haja DCM, deve ser tratada antes da nova reabilitação.

A restituição da DVO e a correção da posição de RC são realizadas pelo acréscimo de resina acrílica autopolimerizável na superfície oclusal de uma das próteses, transformando-a em um dispositivo interoclusal sobre o qual será ajustada a oclusão. A restituição da DVO deve ser feita de maneira gradativa até que se obtenha a altura ideal e os sintomas regridam. A colocação de resina na prótese inferior resulta em menos comprometimento da estética e pode contribuir para aumentar a sua estabilidade (Figura 4.10). As condições de saúde muscular e articular tornam os procedimentos de determinação das relações maxilomandibulares mais precisos, possibilitando a obtenção de próteses novas que se integrem harmoniosamente ao sistema estomatognático.

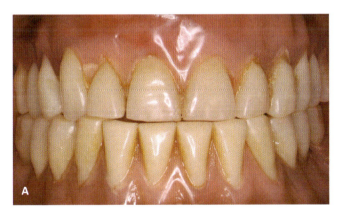
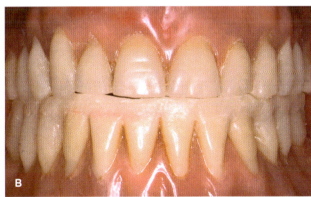

Figura 4.10 A. Próteses totais com dimensão vertical reduzida. B. Resina acrílica autopolimerizável posicionada sobre a face oclusal da prótese inferior para restituir a dimensão vertical. (Caso clínico realizado pelo CD Rafael Meurer, Curso de Graduação em Odontologia, UFSC.)

Correção das bases das próteses antigas

Algumas próteses, por falha técnica nos procedimentos clínicos ou laboratoriais, apresentam adaptação precária à mucosa e/ou extensão inadequada das bordas. Quando uma prótese total é utilizada por muito tempo, a adaptação entre a base da prótese e os rebordos tende a piorar gradativamente. O rebordo modifica-se com o tempo, e a base rígida da prótese é incapaz de se ajustar às modificações, provocando afastamentos em determinadas áreas e excesso de compressão em outras. Em ambas as situações, isso pode levar à perda de retenção e estabilidade, bem como ao desenvolvimento de lesões traumáticas e/ou inflamatórias na mucosa (p. ex., estomatites protéticas). Além disso, as modificações de formato e volume dos rebordos não ocorrem apenas de maneira natural. As intervenções cirúrgicas em pacientes edêntulos, como enxertos ósseos, reduções de rebordo, aprofundamento de vestíbulo e implantes osseointegráveis, promovem modificações significativas e instantâneas na área basal, gerando desadaptação das próteses. Se a correção da base da prótese não for realizada imediatamente, além do prejuízo funcional, existe o risco de comprometimento dos procedimentos cirúrgicos realizados.

Reembasamentos diretos

O reembasamento refere-se ao revestimento ou à substituição parcial da superfície interna da base de uma prótese por um material rígido ou macio, com a correção da extensão ou da espessura das bordas (selamento periférico), quando necessária. Existem reembasamentos indiretos de uso permanente, em que o material reembasador é aplicado no laboratório após um procedimento de moldagem realizado dentro da prótese. Há também reembasamentos de uso temporário, com a finalidade de melhorar a adaptação da base da prótese aos tecidos de suporte até que ela seja substituída, o qual, além de melhorar a retenção e a estabilidade da prótese, tem um objetivo terapêutico sobre a mucosa. O reembasamento clínico ou direto pode ser realizado com materiais macios ou rígidos, como:

- Condicionadores de tecidos: são materiais macios, com menor durabilidade, cuja composição apresenta elementos químicos que lhes conferem ação cicatrizante e antimicrobiana. Sua resiliência favorece a dissipação das forças, massageando os tecidos. Por essas características, esses materiais são indicados para a estabilização e a adaptação de próteses antigas sobre mucosas com processos inflamatórios (estomatites protéticas), antes da confecção da prótese nova. Também são indicados para pós-operatórios imediatos (instalação de implantes, enxertos ósseos).
- Resinas acrílicas resilientes: contêm solventes e plastificadores na matriz polimérica, o que lhes confere maciez e resiliência, deixando o material com consistência borrachoide após a presa. São indicadas para estabilizar próteses antigas antes da confecção das próteses novas ou durante a acomodação tecidual pós-cirúrgica em substituição ao material condicionador de tecidos aplicado no pós-operatório imediato. Têm maior durabilidade que os condicionadores de tecidos e apresentam ótima adesividade à base da prótese, porém sua maciez, decorrente da presença de plastificadores e solventes, diminui com o tempo de uso, à medida que essas substâncias são liberadas e perdidas.
- Silicones para reembasamento: são polímeros siloxanos, semelhantes aos silicones para moldagem. Sua resiliência é inerente à natureza do material, não sendo obtida por plastificadores ou solventes. Isso confere ao material a durabilidade de sua maciez. Entretanto, a adesividade dos silicones às bases acrílicas das próteses é inferior, dependendo de adesivos e tendendo a falhar com o uso, o que leva à necessidade de novo reembasamento. A indicação dos silicones é a mesma das resinas acrílicas resilientes.
- Reembasadores rígidos: são resinas autopolimerizáveis semelhantes à resina acrílica comum, porém modificadas, de modo a apresentar melhores propriedades, como pouca liberação de calor durante a polimerização, menos porosidade e contração de polimerização. Compreendem os reembasadores mais duráveis e, em reparos pequenos, podem ser considerados permanentes. Sua aplicação em toda a base da prótese só está indicada quando não há necessidade da propriedade de resiliência para a recuperação ou proteção dos tecidos, e quando os rebordos estão sem retenções mecânicas, pois, do contrário, a prótese reembasada pode ficar presa nas retenções após a polimerização do reembasador na boca.

Técnica de reembasamento clínico ou direto

- Verifique se a prótese recobre razoavelmente a área basal. A subextensão das bordas das próteses totais constitui causa frequente de deficiência na retenção e na estabilidade destas. No entanto, nem sempre são as únicas ou as principais causas, motivo pelo qual se torna necessário sanar essa dúvida antes da substituição da prótese. A adequação das bordas subestendidas da prótese antiga permite antever se a correção da extensão das bordas na nova prótese solucionará os problemas de retenção e estabilidade. Além disso, quanto mais próxima do ideal for a prótese antiga, mais fácil será a adaptação do paciente, pois ele estará habituado com a extensão correta das bordas.
- Se houver necessidade de um grande aumento na extensão das bordas, faça isso com resina acrílica ou reembasador rígido sobre um modelo (Figura 4.11 A a D). Se não houver retenção na região, pode ser feita diretamente em boca, de maneira localizada. Correções pequenas podem ser feitas com reembasadores resilientes.
- A região do travamento posterior da maxila merece atenção especial quando da realização da adequação das bordas. Geralmente confeccionada em subextensão, é uma área de grande sensibilidade por parte do paciente, tornando-se de extrema importância para a retenção da prótese. A adequação progressiva da região posterior da prótese superior promove melhora na retenção, auxilia no diagnóstico de um limite confortável e retentivo para o travamento posterior da nova prótese, além de ajudar na adaptação do paciente à nova situação. Quando o limite posterior de uma prótese antiga está no palato duro, deve-se, a cada consulta, aumentar gradativamente a extensão dessa prótese até que atinja a posição correta sobre o palato mole. Para isso, faça um anteparo de godiva ou cera na região palatina posterior, levemente afastado da mucosa. Sobre esse anteparo devidamente isolado, acrescente um reembasador rígido ou uma resina acrílica ativada quimicamente e a leve à boca. Após a polimerização, retire a cera ou a godiva e dê acabamento e polimento (Figuras 4.11 E e F).
- Verifique se a oclusão está adequada, pois os reembasamentos devem ser feitos com o paciente em oclusão, para evitar que a prótese assuma uma posição diferente sobre o rebordo, sem ocluir corretamente com a arcada antagonista. Casos de próteses totais superiores com dentes antagonistas anteriores naturais exigirão reabilitação da região posterior inferior, de modo a se obter contatos oclusais nessa região. Em algumas situações, por extrema precariedade de adaptação da prótese ao rebordo, o reembasamento pode ser feito com o profissional mantendo a prótese em posição de assentamento, para, depois, com retenção e estabilidade recuperadas pelo reembasamento, conseguir ajustar a oclusão da forma mais indicada para o caso.
- Aplique adesivo na área basal ou isolante nos dentes e na superfície externa da prótese, conforme a orientação do fabricante (Figura 4.11 G).
- Após o preparo adequado do material, aplique-o uniformemente dentro da prótese. Cubra as bordas da prótese com uma fina camada do material (Figura 4.11 H).
- Leve a prótese à boca, assentando-a (Figura 4.11 I). Solicite ao paciente para realizar movimentos com a língua (para a prótese inferior) e ocluir (Figura 4.11 J). Com o paciente em oclusão, tracione os lábios e as bochechas, e aguarde a presa do material pelo tempo recomendado pelo fabricante.
- Remova a prótese da boca e recorte os excessos do material reembasador com uma tesoura ou lâmina de bisturi (Figura 4.11 K). Realize o acabamento com uma espátula aquecida. Se indicado pelo fabricante, aplique vernizes ou selantes conforme as instruções (sobre todo o reembasamento ou apenas na linha de união).
- Instrua o paciente a limpar a prótese com uma escova macia e o oriente em relação à durabilidade do material utilizado no reembasamento – esse pode durar de 1 semana até 60 dias, de acordo com o material empregado, os hábitos alimentares e os cuidados de higiene (Figura 4.11 L).

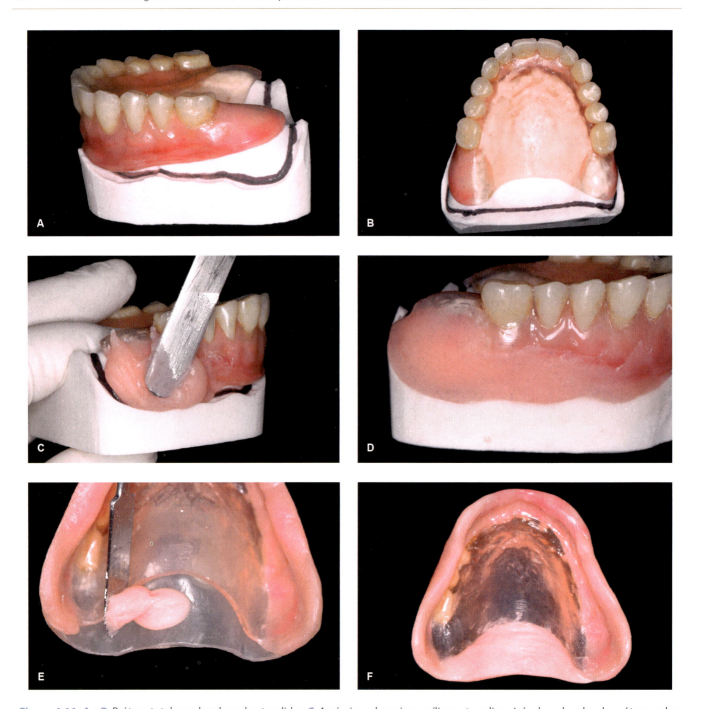

Figura 4.11 A e B. Prótese total com bordas subestendidas. C. Acréscimo de resina acrílica autopolimerizável nas bordas da prótese, sobre o modelo. D. Borda concluída. E. Posicionamento de uma lâmina de cera nº 7 na região posterior para servir de anteparo para o reembasamento, com a resina acrílica autopolimerizável colocada sobre a cera. F. Borda preenchida. (*continua*)

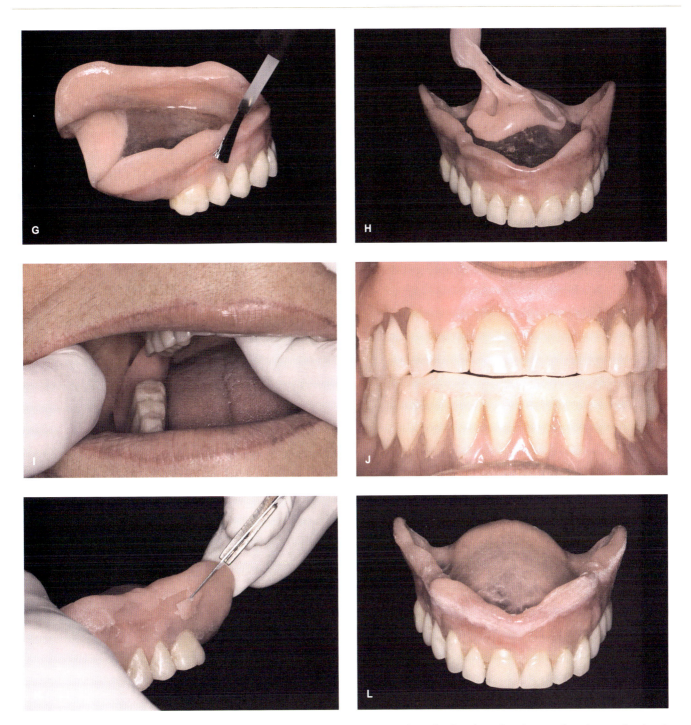

Figura 4.11 (*Continuação*) **G**. Aplicação de adesivo sobre a área basal. **H**. Material espalhado sobre a face interna da prótese até as bordas. **I**. Prótese levada à boca, seguida por movimentos de tração. **J**. Oclusão do paciente. **K**. Remoção dos excessos com uma lâmina de bisturi. **L**. Prótese reembasada. (Caso clínico realizado pelo CD Rafael Meurer, Curso de Graduação em Odontologia/UFSC.)

MOLDAGEM, MOLDE E MODELO PRELIMINAR

Próteses totais são confeccionadas em laboratório sobre modelos de gesso articulados. Para obter um modelo que reproduza fielmente a extensão, a forma e a textura da área basal, são feitas duas moldagens: a primeira é chamada de *moldagem anatômica*, preliminar ou de estudo, e a segunda, *moldagem definitiva* ou funcional. A moldagem preliminar tem por objetivo confeccionar um modelo que reproduza a forma e a extensão da área basal, sem a necessidade de obter detalhes de textura da mucosa. Trata-se de um procedimento dinâmico, no qual as estruturas musculares e ligamentares inseridas nas proximidades dos limites da área basal devem imprimir no molde a posição que ocupam fisiologicamente. Os tecidos devem ser moldados com a menor deformação possível, promovendo um molde sem tensões, que apresente estabilidade e retenção na boca. Em moldes mandibulares, é tolerável que não haja retenção, principalmente nos casos de conformação anatômica desfavorável, aspecto facilmente encontrado. Na maxila, raramente e em casos extremamente desfavoráveis, moldes não obtêm retenção.

Objetivos do modelo preliminar

- Estudo e planejamento do caso.
- Confecção da moldeira individual ou base de prova, conforme a técnica utilizada.

Materiais para a obtenção do modelo preliminar

Alginato

Amplamente utilizado pelos cirurgiões-dentistas, esse material é de fácil utilização e apresenta um adequado resultado final. Em casos de rebordos com retenções mecânicas acentuadas, deve ser o material de escolha. Quando existem rebordos com considerável flacidez, o alginato também pode ser vantajoso, por apresentar maior fluidez que a godiva, conseguindo promover um molde com menor deslocamento do rebordo. Nas demais situações, o desempenho do hidrocoloide irreversível pode ser inferior ao da godiva, principalmente pelos seguintes fatores:

- Quando manipulado na proporção água-pó adequada, apresenta alto escoamento, sem se afastar adequadamente a musculatura periférica. Essa desvantagem pode ser contornada com a colocação de cera utilidade nas bordas da moldeira.
- Favorece a ocorrência de náuseas, por escoar mais facilmente para a região posterior.
- As moldeiras de alumínio utilizadas para alginato possibilitam recortes limitados, pois as perfurações, quando recortadas, deixam ângulos cortantes.
- Trata-se de um material sujeito a deformações depois de removido da boca, tanto por absorção quanto por perda de água. Sua pobre adesão às moldeiras frequentemente resulta em descolamento do material nas regiões das bordas.
- É um material de presa irreversível. A repetição do molde exige nova quantidade de material, aumentando o custo da moldagem.

Descrição da técnica do alginato com cera

- Selecione uma moldeira metálica que recubra toda a área basal e se aproxime mais do tamanho do rebordo. Com o auxílio de um alicate de bico curvo, personalize a moldeira por meio da aproximação dos flancos desta aos flancos vestibulares do rebordo.
- Adapte uma tira de cera utilidade nas bordas da moldeira (Figura 4.12 A), plastifique-a na chama da lamparina e leve a moldeira com cera à boca, tracionando o lábio e as bochechas horizontalmente para delimitar a área de selamento periférico e personalizar a moldeira (Figura 4.12 B).
- Aplique adesivo para alginato, tanto sobre a moldeira quanto sobre a cera utilidade, interna e externamente (Figura 4.12 C). O alginato deve ser então manipulado de acordo com as instruções do fabricante e levado à moldeira.
- Após o aprofundamento da moldeira carregada com alginato, realize o tracionamento do lábio e das bochechas (Figura 4.12 D), seguido da compressão externa da face do paciente sobre o lábio, para reduzir a espessura do material na região vestibular.
- Remova o molde (Figura 4.12 E e F) e proceda a desinfecção e o vazamento do molde como descrito no Capítulo 1.

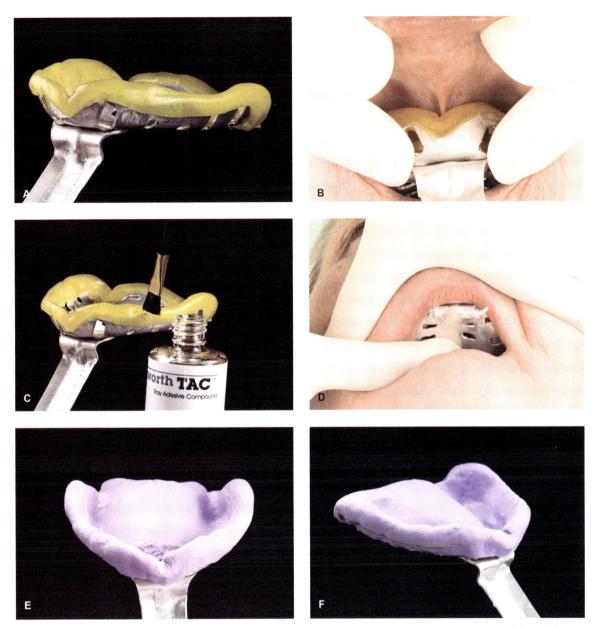

Figura 4.12 **A.** Tira de cera posicionada na moldeira. **B.** Personalização, na boca, da moldeira metálica com cera utilidade delimitando a área de selado periférico. **C.** Selado periférico feito com cera utilidade recebendo aplicação de adesivo para alginato. **D.** Moldeira carregada com alginato em posição, realizando-se o tracionamento do lábio e das bochechas, bem como a compressão externa da face do paciente sobre o lábio. **E** e **F.** Molde obtido (Cavex Cream Alginate, Cavex, Holanda).

Descrição da técnica do alginato adensado

- Selecione uma moldeira metálica que recubra toda a área basal e se aproxime mais do tamanho do rebordo (Figura 4.13 A). Com o auxílio de um alicate de bico curvo, personalize a moldeira por meio da aproximação dos flancos desta aos flancos vestibulares do rebordo.
- Utilize uma proporção pó/água de 3:2,5 ou 3:2, com intenção de reduzir o escoamento do material e melhor afastar os tecidos periféricos.[10] Faça uma espatulação do material vigorosa, promovendo o seu amassamento. Carregue a moldeira com o alginato e leve-a à boca, posicionando-a de posterior para anterior; pressionando levemente a mucosa, então, tracione o lábio e as bochechas.
- Depois de removido da boca, equalize o molde, ou seja, realize uma correção e um refinamento nas pressões exercidas nos tecidos móveis com uma nova camada de alginato, dessa vez com a proporção pó/água 1:1.[11] Se necessário, antes da equalização, alivie o molde aliviado nas regiões de interesse (Figura 4.13 B a H).
- Teste a retenção do molde antes do vazamento. Com o molde na boca, tracione-o pelo cabo e, com o dedo, empurre o cabo para cima, no molde maxilar, e para baixo, no molde mandibular.
- Faça a desinfecção e o vazamento do molde como descrito no Capítulo 1.

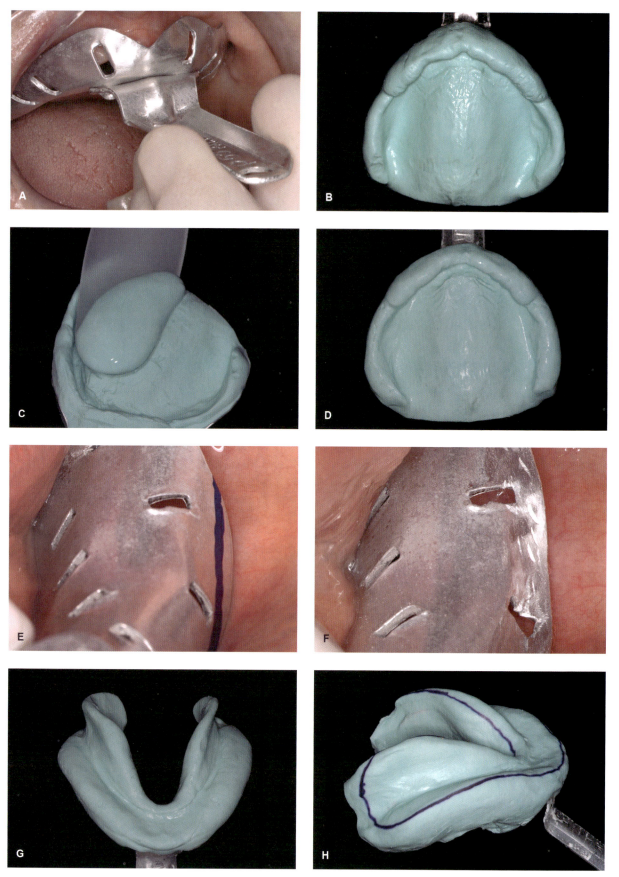

Figura 4.13 **A**. Prova da moldeira na boca. **B**. As falhas do primeiro molde serão corrigidas na equalização. **C**. Colocação da segunda camada de alginato. **D**. Molde equalizado (Hydrogum, Zhermack, Itália). **E**. Moldeira com sobre-extensão, marcada na área onde deverá ser realizado o recorte. **F**. Borda devidamente recortada. **G** e **H**. Molde mandibular concluído.

Godiva

Material termoplástico para moldagem, que pode apresentar ponto de fusão alto ou baixo. A godiva com ponto de fusão alto proporciona mais tempo de trabalho, sendo indicada para as moldagens anatômicas. Esse material apresenta as seguintes vantagens:

- Rigidez: está menos sujeita à deformação por manuseio ou durante o encaixotamento e vazamento do gesso.
- Reversibilidade: pode ser plastificada sucessivas vezes, possibilitando a repetição da moldagem ou correções parciais sem a perda do material.
- Fácil manipulação: o material não exige espatulação ou dosagem correta das partes, sendo simplesmente plastificado em água quente. A godiva não é viscosa e não se adere a superfícies, pele, mucosa, luvas ou instrumentos úmidos. Todavia, apresenta boa adesão às moldeiras, bastando que estas estejam secas.
- Estabilidade dimensional: como não toma presa por reação química, não há contração de polimerização, eliminação de subprodutos voláteis ou desidratação, o que lhe confere boa estabilidade dimensional. O único cuidado a tomar é evitar o calor, que pode plastificar e deformar o molde pronto.
- Seu baixo escoamento favorece o afastamento adequado dos tecidos moles, alcançando as regiões mais difíceis de moldar.

Técnica de moldagem com godiva
Seleção e preparo da moldeira

- Selecione uma moldeira de alumínio que recubra toda a área basal e mais se aproxime do tamanho do rebordo (Figura 4.14 A). Adaptações na moldeira podem ser realizadas com um alicate de bico curvo (Figura 4.14 B e C). Observe a centralização da moldeira, verificando se o cabo e o freio labial das moldeiras conferem com a linha mediana do paciente. Interferências na região posterior são as causas mais comuns de falta de centralização, situação em que o lado que não está permitindo a introdução adequada da moldeira deve ser recortado.
- Se ele estiver interferindo no assentamento, recorte a borda posterior da moldeira com uma tesoura curva para metal. Com a moldeira devidamente recortada, dobre o cabo em forma de L.
- Recorte a área referente aos freios na moldeira e mantenha um afastamento de aproximadamente 3 mm entre a moldeira e o freio (Figura 4.14 D a F). Depois, recorte os flancos da moldeira deixando um afastamento de cerca de 2 mm entre a moldeira e o fundo do vestíbulo ou do assoalho de boca (Figura 4.14 G e H). Verifique se há necessidade de refinamento das torções feitas nos flancos. Para evitar lesões à mucosa, após cada recorte, remova as rebarbas com pedra-montada ou disco abrasivo antes de levar a moldeira novamente à boca.

Moldagem com godiva

- Plastifique a godiva em água quente, até que o material apresente consistência homogênea, sem núcleos de material rígido (grumos).
- Com a godiva plastificada, carregue a moldeira distribuindo o material no centro e nas bordas, dando o formato do rebordo com os dedos (Figura 4.15 A).
- Introduza a moldeira carregada na boca, atentando-se para que a centralização da moldeira seja respeitada. Realize um aprofundamento lento, porém vigoroso, até sentir a resistência do material (Figura 4.15 B).
- Tracione o lábio e as bochechas e comprima a região externamente para evitar a formação de um selado com espessura excessiva (Figura 4.15 C a E). Na maxila, solicite ao paciente que tente morder, e, na mandíbula, que coloque a língua para fora, nas comissuras e no palato mole.
- Após a perda da plasticidade do material, retire o molde da boca. Examine cuidadosamente o molde para verificar se há defeitos incorrigíveis, que exigem a repetição (falta de centralização, de material, de compressão, excesso de compressão e báscula), e/ou corrigíveis (falta ou excesso de material nas bordas e marcas dos dedos do operador). Caso os últimos estejam presentes, replastifique a parte do molde a ser corrigida com uma lamparina (acrescente material, se for o caso), leve em água quente e conduza novamente à boca, fazendo o movimento relativo à área para corrigir os defeitos (Figura 4.15 F).

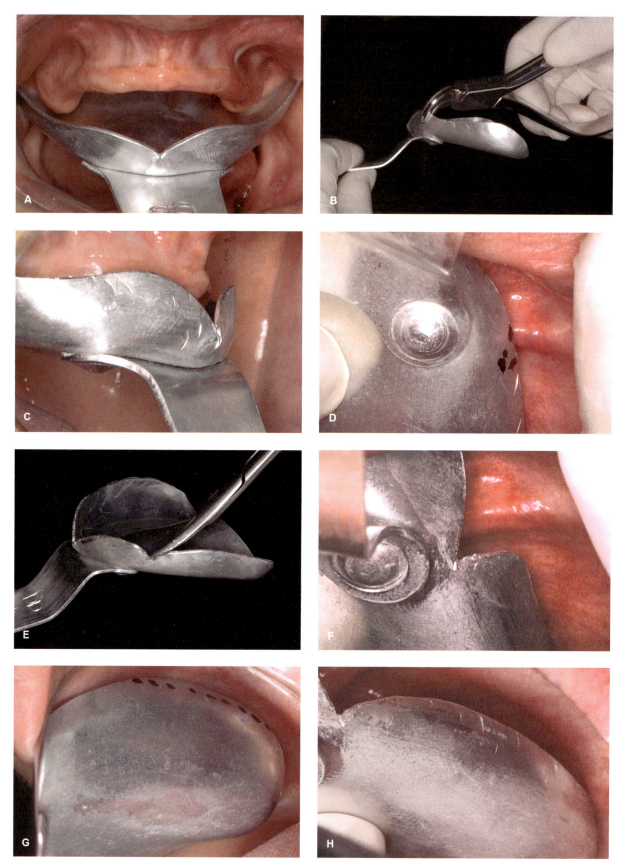

Figura 4.14 **A**. Seleção da moldeira. Observe a necessidade de aproximação da moldeira com o flanco bucal. **B**. Aproximação da borda da moldeira com um alicate de bico curvo. **C**. Distância apropriada da borda da moldeira à área basal. **D**. Observe a interferência do freio e anote a área de recorte. **E**. Recorte do freio. **F**. Moldeira corretamente recortada na área do freio bucal. **G**. Marque a área de recorte necessária no flanco. **H**. Borda da moldeira devidamente recortada.

- Como no molde de alginato, teste a retenção do molde tracionando pelo cabo da moldeira e, com o dedo, empurre o cabo para cima, no molde superior, e para baixo, no inferior.
- Pequenas exposições da moldeira no interior do molde podem causar excesso de compressão nos tecidos da região. Entretanto, não há necessidade de repetir o molde. Essas regiões podem ser mapeadas com *lápis-cópia*, para que, antes da confecção da moldeira individual sobre o modelo preliminar, sejam feitos alívios com cera, possibilitando a correção do problema no molde definitivo. Outras regiões a serem aliviadas no modelo preliminar também podem ser mapeadas, como tecidos flácidos (passíveis de sofrer deslocamento durante a moldagem) e tecidos duros revestidos por mucosa fina (que podem causar báscula). Na Figura 4.16, são mostrados os moldes finais de alginato e de godiva.

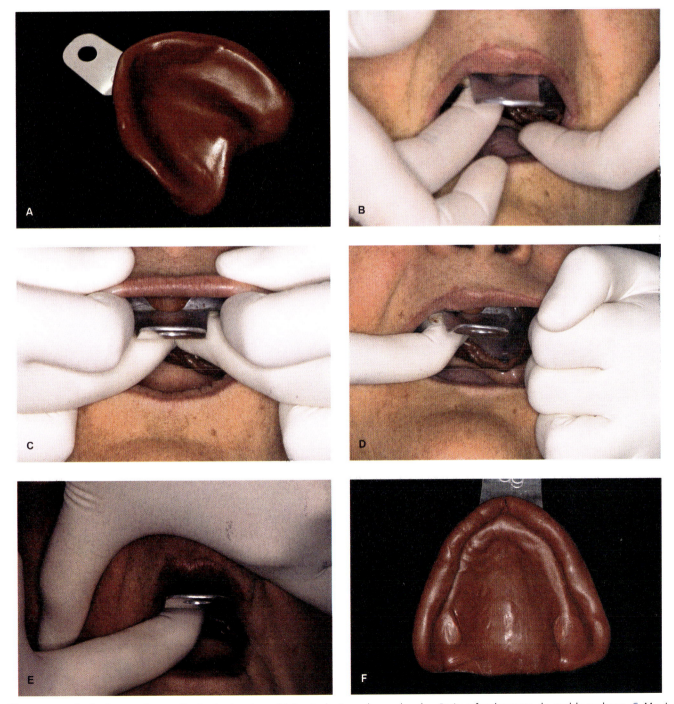

Figura 4.15 A. Godiva sendo espalhada dentro da moldeira, inclusive sobre as bordas. **B**. Aprofundamento do molde na boca. **C**. Movimento de tração do lábio. **D**. Movimento de tração da bochecha. **E**. Compressão externa para impedir a formação de uma borda espessa. **F**. Molde obtido (Godibar, Lysanda, Brasil).

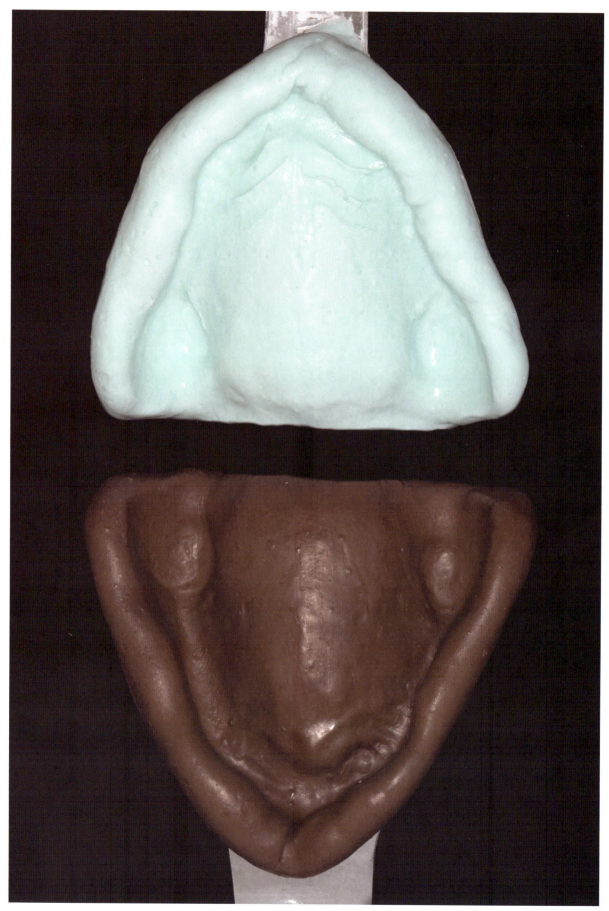

Figura 4.16 Resultados de moldes de alginato e godiva de uma mesma maxila edêntula.

Encaixotamento dos moldes

O encaixotamento consiste em criar uma estrutura que envolva lateralmente o molde e permita que o gesso vazado permaneça sobre este, resultando em um modelo com espessura adequada. Conforme a habilidade do profissional, o encaixotamento pode ser dispensado nos moldes preliminares, pois pequenos defeitos não impedirão a realização dos procedimentos sobre o modelo resultante, além do fato de que a maior parte das bordas correspondentes ao encaixotamento desse modelo será removida durante seu recorte laboratorial. Todavia, apesar da desvantagem do tempo despendido no processo de encaixotamento, tem-se a vantagem de um vazamento facilitado nos moldes encaixotados.

- Para moldes superiores, aplique um bastão de cera utilidade na parte externa do molde, localizando-o de 2 a 3 mm abaixo do fundo de sulco e acompanhando a sua anatomia. Na borda posterior, a cera deve ficar na mesma altura do material de moldagem, como se fosse uma continuidade do palato. Prenda o bastão de cera à moldeira com o dorso de uma espátula de cera nº 7 aquecida (Figura 4.17 A e B). Depois, faça um cilindro de cera 7 ou cartolina e envolva o molde fazendo com que a cera encoste apenas no bastão da cera-utilidade (Figura 4.17 C e D). Atente-se para promover um paralelismo entre a borda superior do cilindro e a crista do rebordo.
- No molde inferior, inicie colocando uma lâmina de cera utilidade ou nº 7 na área correspondente à língua, fixando-a a 2 mm da parte mais proeminente da região periférica do molde. Em seguida, ao redor de todo o molde, aplique um bastão de cera-utilidade da maneira já descrita para o molde superior, o qual será preso à lâmina de cera aplicada na área correspondente à língua, com o mesmo cuidado de manter o paralelismo entre a borda do cilindro e a crista do rebordo, excluindo a região da papila piriforme, que já faz parte do ramo ascendente da mandíbula (Figura 4.17 E e F).

Vazamento, remoção do encaixotamento e separação do modelo

- Realize o vazamento do molde com gesso tipo II (comum). Se houver regiões de rebordos finos, mais sujeitos à fratura do modelo, empregue gesso tipo III (pedra). Vaze o gesso sempre com a crista do rebordo paralela ao plano horizontal.
- Após a cristalização do gesso, mergulhe o conjunto molde/modelo em água fria por alguns minutos para hidratar o gesso. Isso diminui a chance de algum material permanecer aderido ao modelo. Em seguida, remova a cera do encaixotamento. Se o molde for de alginato, basta separar o modelo cuidadosamente. Se o molde for de godiva, é necessário mergulhar o conjunto em água quente até que a godiva fique plastificada. Antes de separar o molde do modelo, o dorso da moldeira é rapidamente resfriado sob água corrente, para que a godiva fique aderida à moldeira.
- Recorte os modelos obtidos iniciando pelo dorso do modelo, cuidando para que fique paralelo à crista do rebordo e evite perfurações no palato, fundo de vestíbulo, ou assoalho de boca por recorte excessivo. Em seguida, recorte a área vestibular até aproximar-se da parte mais profunda do fundo de vestíbulo. Na região posterior, recorte até uma distância de aproximadamente 5 mm dos sulcos hamulares ou das papilas piriformes (Figura 4.17 G e H).

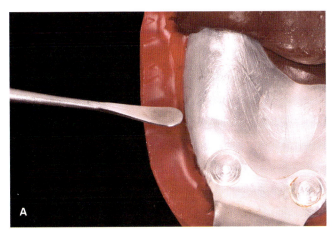
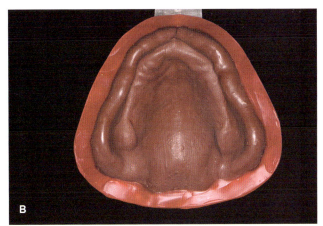

Figura 4.17 **A**. Bastão de cera-utilidade sendo fixado pelo dorso do molde. **B**. Cera fixada. (*continua*)

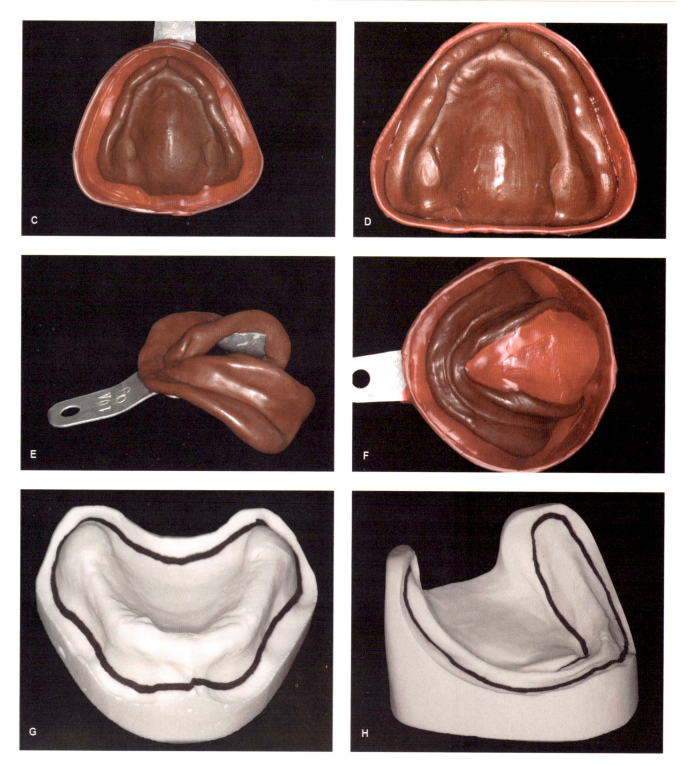

Figura 4.17 (*Continuação*). **C**. Conjunto envolvido com cera ou cartolina. **D**. O bastão de cera-utilidade pode ser dispensado no molde preliminar maxilar. **E**. Molde mandibular concluído. **F**. A área referente à língua foi fechada com cera-utilidade no molde preliminar mandibular. Procede-se com o encaixotamento como na maxila. **G**. Modelo preliminar maxilar. **H**. Modelo preliminar mandibular.

MOLDAGEM DEFINITIVA, MOLDE E MODELO DE TRABALHO

Obter um análogo da área basal que reproduza fielmente sua forma, textura e extensão não representa uma tarefa fácil. Moldeiras de estoque apresentam formatos e tamanhos padronizados, e, por mais que sejam personalizadas, ainda resultarão em moldes com variações na espessura do material de moldagem, comprometendo a precisão final. Tecidos flácidos podem sofrer deslocamentos ou compressão pela moldeira. As bordas do molde podem ficar sub ou sobre-estendidas, e o tamanho e a posição do cabo da moldeira podem dificultar a impressão do comportamento funcional dos tecidos periféricos no molde. A maneira mais comum de amenizar esses problemas consiste em confeccionar moldeiras personalizadas. Como são confeccionadas sobre o modelo preliminar, apresentam mais proximidade com o formato e extensão da área basal e proporcionam moldes mais fiéis. Além disso, as moldeiras individuais são confeccionadas com regiões de alívios internos, reduzindo a possibilidade de comprimir ou deslocar tecidos flácidos.

Confecção de moldeiras individuais

- Com os modelos recortados e secos, acrescente cera nº 7 derretida sobre as regiões de interesse, criando alívios na parte interna da moldeira (Figura 4.18 A e B). As regiões a serem aliviadas são:
  - Retenções mecânicas.
  - Tecidos flácidos.
  - Regiões de vasos e nervos.
  - Regiões deformadas durante a moldagem preliminar.
  - Tórus pequenos.
- Depois, com auxílio de um pincel, isole o modelo com um isolante de película.
- Prepare resina acrílica na proporção 3:1 (21 g de pó e 7 mℓ de líquido). Misture a resina em um pote de vidro com tampa e aguarde até atingir a fase plástica. Lubrifique duas placas de vidro com vaselina. Prense a resina que atingiu a fase plástica entre as duas placas até formar uma lâmina com cerca de 2 mm de espessura (Figura 4.18 C). Se preferir, utilize placas de resina acrílica fotopolimerizável disponíveis para essa finalidade, que já vêm com a espessura adequada e podem ser acomodadas, recortadas e ajustadas com facilidade antes da fotoativação.
- Leve a lâmina de resina sobre o modelo isolado, ainda na fase plástica, atentando-se para que seja acomodada sobre toda a área basal. Comprima a resina contra as bordas cortantes do modelo, de modo a recortar os excessos de material (Figura 4.18 D).
- Confeccione um cabo (com cerca de 1 cm de altura, 1 cm de largura e 0,5 cm de espessura) e posicione-o na região anterior, centralizado, sobre a crista do rebordo, com uma inclinação vertical ou de 45° para anterior (Figura 4.18 E).
- Após a polimerização da resina acrílica, realize o recorte laboratorial das bordas (Figura 4.18 F). Forme um platô com espessura de 1,5 a 2 mm, com bordas levemente arredondadas, com 2 mm de distância do fundo de vestíbulo ou assoalho de boca nas regiões de flancos, e 3 mm nas regiões de freios. Se houver dúvida em relação à extensão das bordas reproduzida no modelo preliminar, o recorte laboratorial pode se limitar ao acabamento das bordas da moldeira, deixando-as em forma de platô arredondado com espessura regular, sendo as distâncias dos flancos e freios conferidas na boca e recortadas, se necessário (Figura 4.18 G e H).

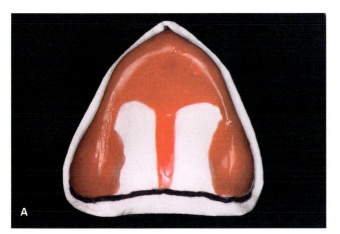
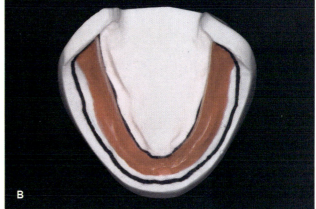

Figura 4.18 A e B. Alívios realizados em cera sobre os modelos superior e inferior. (*continua*)

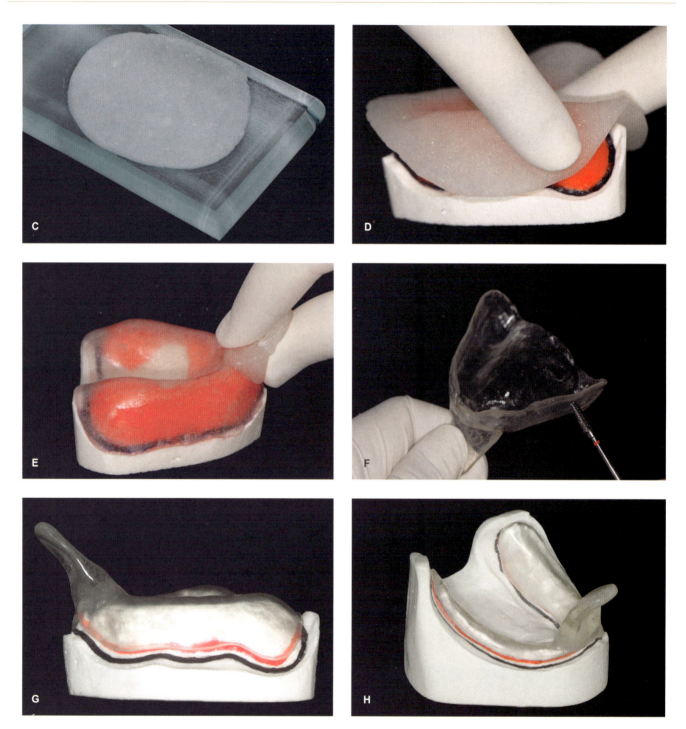

Figura 4.18 (*Continuação*) **C**. Resina prensada entre duas placas de vidro. **D**. Leve a lâmina de resina sobre o modelo isolado. **E**. O cabo é retentivo para facilitar a remoção do molde. **F**. Recorte laboratorial nas áreas de freios e flancos. **G** e **H**. Moldeiras obtidas.

Recorte clínico das moldeiras

Na boca, confira a extensão das moldeiras e ajuste o necessário com o auxílio de uma broca de tungstênio. As regiões a serem avaliadas estão descritas a seguir:

- Freios: devem ser recortados até que a moldeira fique a 3 mm dos freios.
- Flancos: devem ser recortados até que haja uma distância de 2 mm entre as bordas da moldeira e o fundo de vestíbulo ou assoalho de boca. Na mandíbula, a tarefa de delimitação torna-se mais difícil, pois as bordas linguais e distolinguais apresentam maior dificuldade de visualização. A maneira mais eficaz de encontrar o comprimento correto dos flancos distolingual e lingual se dá por meio dos movimentos fisiológicos, solicitando ao paciente que coloque a língua para fora, nas comissuras e posicionando a ponta da língua no palato mole. Quando o recorte estiver pronto, os movimentos não devem conseguir deslocar a moldeira sustentada na boca com pressão bidigital suave (Figuras 4.19 a 4.21).
- Área de travamento posterior maxilar: o limite posterior localiza-se em uma linha que atravessa o palato a partir de um sulco hamular até o outro, passando sobre as fóveas palatinas. Clinicamente, verificam-se a região de flexão e o grau de mobilidade do palato pela manobra de sopro nasal (manobra de Valsalva)[12] e da emissão do fonema "a". Quanto mais o palato se desloca, menor será a área disponível para ser recoberta pela prótese. Se ocorre pouco deslocamento do palato, ele é largo; então, o limite posterior poderá se localizar de 5 a 12 mm além da linha entre o palato duro e o mole. Um deslocamento médio significa que o limite posterior poderá se localizar de 2 a 4 mm além dessa linha. Já um deslocamento grande indica que o limite posterior deve se localizar até 2 mm além dessa linha. De acordo com as características de cada um, pode-se palpar o osso palatino com um instrumento rombo e localizar o seu final, pois o limite anterior encontra-se ali. Com base nesses fatores e na necessidade de extensão posterior da prótese, decide-se o quanto o limite posterior deve estender-se no palato mole. O limite pode ser marcado na boca com lápis-cópia ou uma pasta branca (material de moldagem à base de óxido de zinco e eugenol) e transferido para a moldeira, colocando-a sobre a região imediatamente demarcada. Recorte a região da moldeira que ultrapassar a demarcação (Figura 4.22).
- Limite posterior mandibular: a moldeira deve cobrir as papilas piriformes ou 2/3 delas.

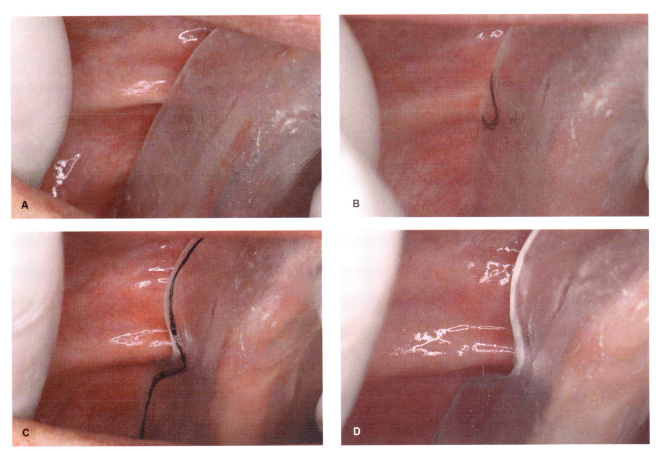

Figura 4.19 **A**. Interferência do freio na moldeira. **B** e **C**. Marcação e recorte da área referente aos freios e flancos. **D**. Na boca, a moldeira deve ficar 2 mm distante do fundo de vestíbulo nos flancos e 3 mm nos freios.

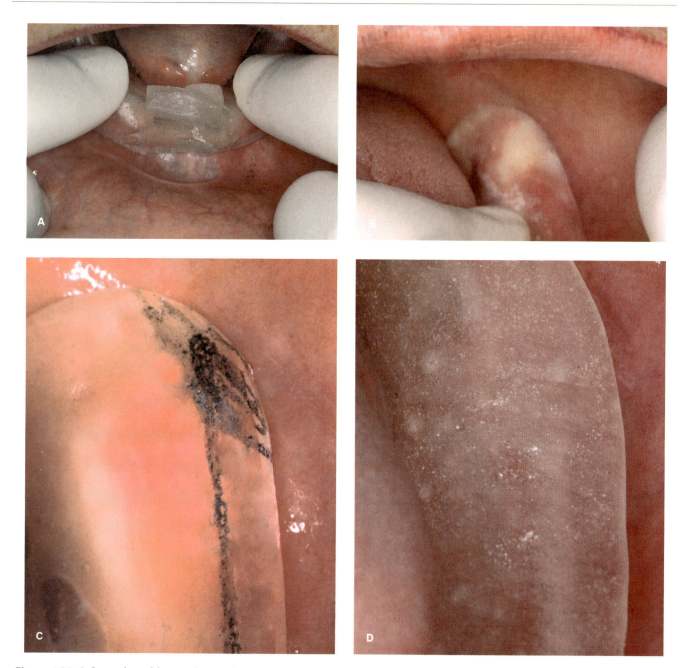

Figura 4.20 A. Prova da moldeira na boca. Observe a distância adequada das bordas à área basal. **B.** Na região do travamento posterior, a isquemia indica necessidade de alívio interno. **C.** Área marcada para recorte. **D.** Área recortada.

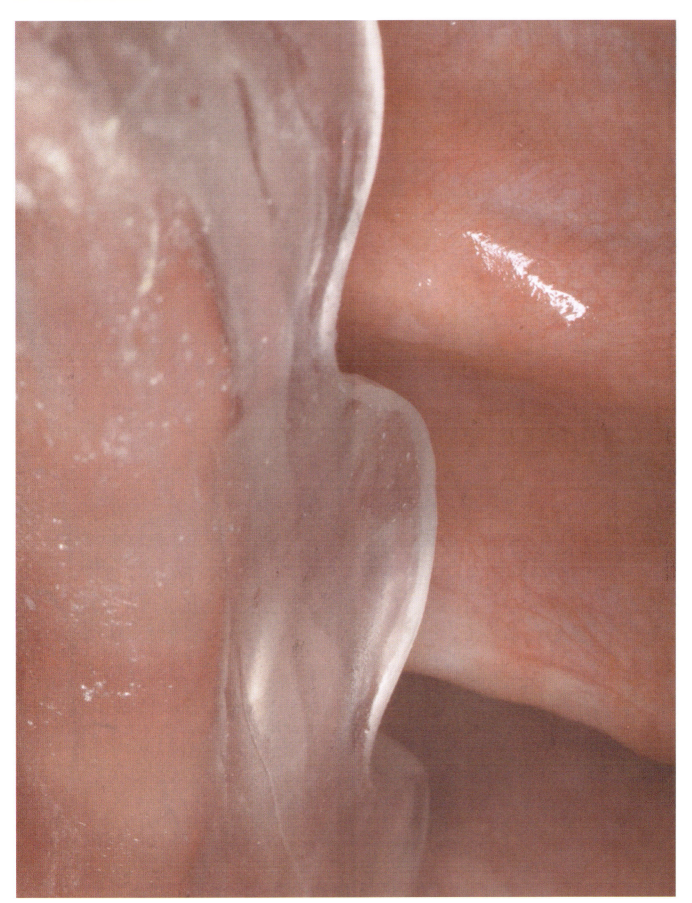

Figura 4.21 Moldeira recortada nas áreas de freios e flancos. Quando corretamente recortada, a moldeira na boca não deve sofrer deslocamento quando lábios e bochechas forem tracionados horizontalmente.

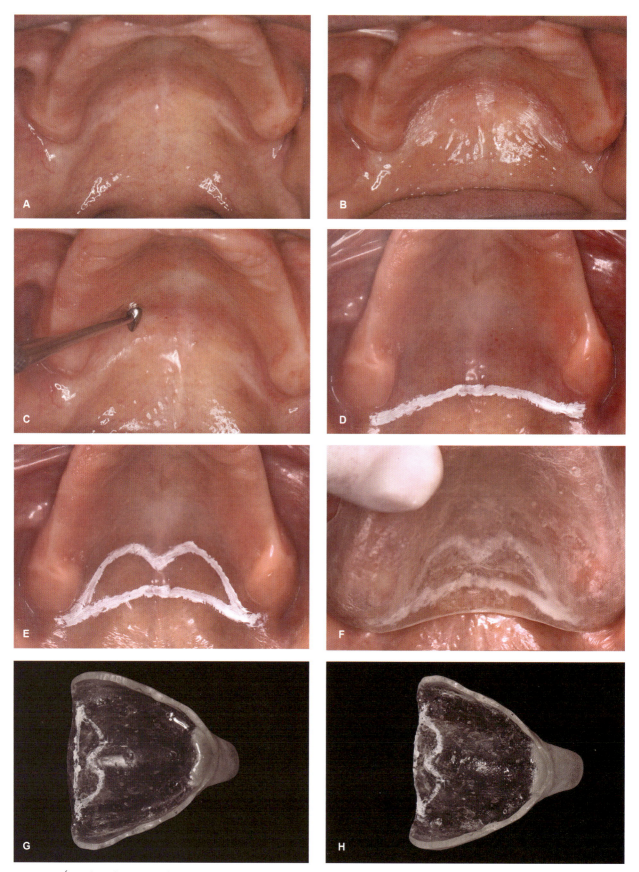

Figura 4.22 **A**. Área do palato antes das manobras. **B**. Manobra de Valsalva evidenciando a linha de flexão do palato. **C**. Palpação com um instrumento rombo para determinar o limite anterior. **D**. A demarcação do limite posterior pode ser feita com a pasta branca do material de moldagem (Pasta Lysanda, Lysanda, Brasil). **E**. Limite anterior. **F**. Transferência das linhas demarcadas para a moldeira. **G**. Moldeira com os limites transferidos. **H**. O excesso do limite posterior deve ser removido, com a realização de um sulco no limite anterior para transferir essas informações ao modelo.

Selado periférico

Corresponde à impressão da musculatura presente em toda a região periférica da prótese na sua forma ativa. Pode ser feito com godiva em bastões (alta ou baixa fusão), cera, silicone pesado ou poliéter.[13]

- Plastifique um bastão de godiva na chama da lamparina e leve a godiva plastificada à borda selecionada da moldeira. Se necessário, plastifique-a novamente com bico de chama. Antes de levar a moldeira à boca, coloque o conjunto na água quente para remover o calor residual.
- Com a moldeira na boca, execute os movimentos de tração de lábio e bochechas e solicite ao paciente para realizar os movimentos fisiológicos nas áreas selecionadas (tentativa de morder, sucção, contração alternada das comissuras, lateralidade da mandíbula, língua para fora, língua nas comissuras e ponta da língua no palato mole). A delimitação do selado periférico obtida por movimentos fisiológicos é a que apresenta maior fidelidade de reprodução da tonicidade dos tecidos, no entanto, essa tarefa é dificultada pela presença do cabo da moldeira e da mão do operador. Por essa razão, principalmente quando utilizar godiva, tracione as regiões com firmeza.
- Espere a perda da plasticidade da godiva e verifique se a impressão da área foi realizada. Quando corretamente moldada, a godiva apresenta-se lisa, fosca e arredondada.
- Para obter um resultado melhor, realize o selado periférico em segmentos.

Na maxila

- Inicie sempre pela borda posterior, cobrindo-a com godiva plastificada. Depois, leve-a à água quente para remover o calor residual e conduza à boca (Figura 4.23 A e B). Enquanto segura a mandíbula, solicite ao paciente para tentar morder.
- Em todas as etapas, antes de realizar os movimentos da região, leve a godiva plastificada às bordas correspondentes e mantenha a moldeira com firmeza. Para o freio e os flancos labiais, tracione o freio e o lábio superior e comprima a região externamente para evitar a formação de um selado com espessura excessiva. Nos freios bucais, tracione a bochecha e, do mesmo modo, comprima a região externamente (Figura 4.23 C e D).
- Para moldar a região de flancos bucais, tracione a bochecha, peça ao paciente para fazer o movimento de lateralidade da mandíbula e comprima a região externamente. Esses são os movimentos que determinam a altura e a espessura da borda da prótese nessa região (Figura 4.23 E e F).
- Teste a retenção tentando remover a moldeira como um todo e fazendo pressão no cabo, de baixo para cima. Remova as áreas com excesso de compressão, na face interna do selado, com um bisturi ou estilete (Figura 4.23 G).

Na mandíbula

- Inicie o selado periférico por lingual, pois facilita a aplicação do calor úmido. Para moldar o freio lingual, leve a godiva plastificada à borda correspondente e peça ao paciente para colocar a língua para fora e posicionar a ponta da língua no palato mole (Figura 4.23 H).
- Para os flancos linguais e distolinguais, solicite ao paciente para colocar a língua para fora e, em seguida, nas comissuras (Figura 4.23 I e J).
- Para o freio e os flancos labiais, tracione o freio e o lábio e comprima a região externamente (Figura 4.23 K). Nos freios, nos flancos bucais e nas bordas posteriores, tracione a bochecha, solicite ao paciente para morder e comprima a região externamente (Figura 4.23 L e M).
- O selado periférico pode ser feito com silicone pesado, em um único passo. Se a moldeira acrílica ficar exposta, significa que está sobre-estendida. Ela deve ser desgastada no local exposto e o selado, repetido (Figura 4.23 N e O).

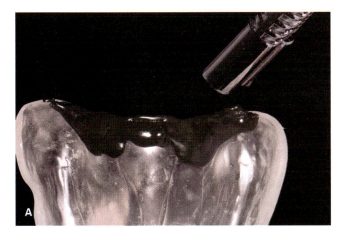
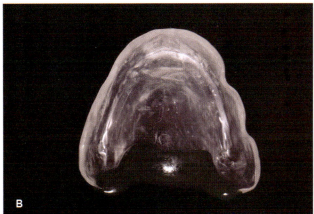

Figura 4.23 **A.** Inicie o selado pela borda posterior, replastificando a godiva com a chama e levando à água quente. **B.** Aparência da godiva após a tentativa de morder (Kerr, EUA). (*continua*)

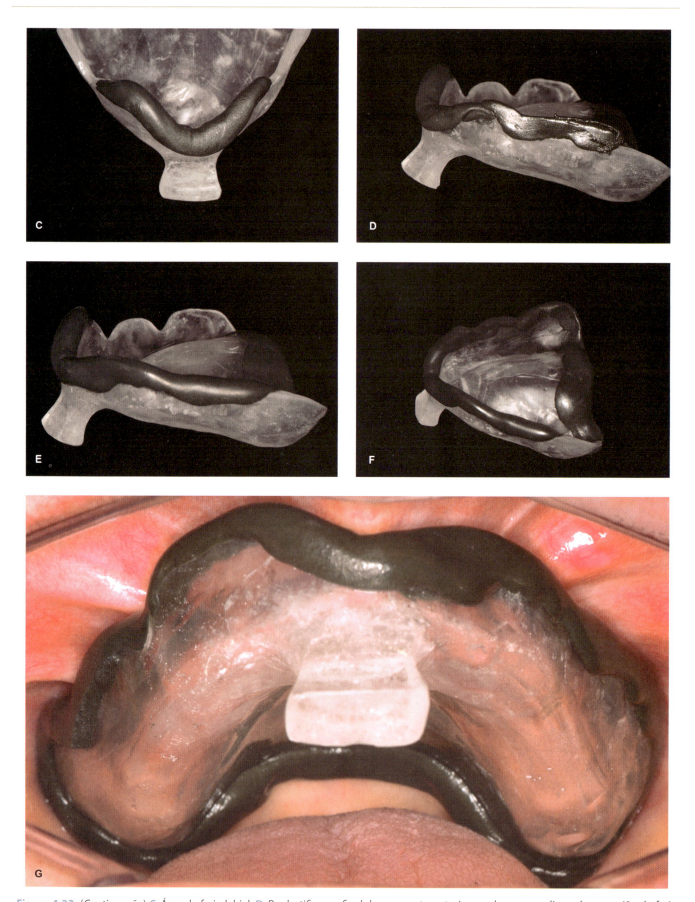

Figura 4.23 (Continuação) C. Área do freio labial. D. Replastifique o final do segmento anterior e coloque a godiva sobre a região do freio bucal. E. Aparência da godiva após a delimitação na boca. F. Alternativamente, as regiões de freio bucal e flancos labial e bucal podem ser feitas em uma única vez. G. O selado concluído deve apresentar retenção excelente, enquanto a moldeira incolor possibilita avaliar a distância adequada do rebordo, sem áreas de excesso de compressão. (continua)

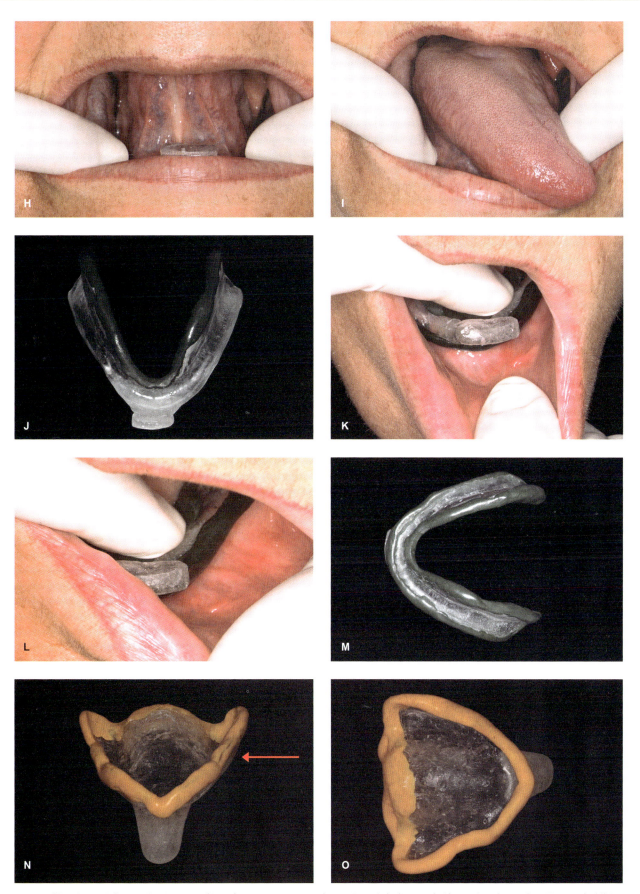

Figura 4.23 (*Continuação*) **H** e **I**. Paciente realizando os movimentos linguais. **J**. Selado concluído na área lingual. **K**. Tração do lábio na região labial. **L**. Tração da bochecha na região bucal. **M**. Selado concluído com godiva (Kerr, EUA). **N**. Após o selado, é possível observar uma pequena exposição da moldeira que deve ser desgastada antes da repetição do selado. **O**. Selado concluído com silicone (Elite HD, Zhermack, Itália).

Molde funcional

O molde funcional para prótese total pode ser obtido por meio de diversas técnicas e materiais, como: pasta zincoeugenólica, silicones, polissulfeto e poliéter.[13] Nos casos do uso de um material de moldagem que não apresente adesividade à moldeira, esta deve ser previamente preparada com a aplicação de um agente adesivo sobre o selado (interna e externamente; Figura 4.24 A), sobre a região correspondente ao rebordo e na rafe mediana (maxila). A pasta zincoeugenólica tem grande adesividade à moldeira, dispensando o uso de adesivos. Perfurações podem ser feitas na moldeira, na região do palato e nas regiões em que o tecido flácido possa sofrer deslocamento durante a moldagem.

Na maxila

- Dispense cerca de 7 cm de cada pasta (essa quantidade pode variar conforme o tamanho da área a ser moldada) em uma placa de vidro protegida por um papel impermeável ou fita crepe. Espatule as pastas até obter uma mistura homogênea e carregue a moldeira.
- Ao levar à boca, centralize e aprofunde a moldeira de forma lenta, contínua e uniforme. Solicite ao paciente que tente morder e remova o excesso de material na região posterior com o auxílio de um espelho clínico.
- Tracione a região de lábio e as bochechas (Figura 4.24 B) com vigor e comprima as regiões externamente para impedir a formação de bordas excessivamente espessas. Solicite ao paciente que execute os movimentos fisiológicos: sucção, contração alternada das comissuras e lateralidade da mandíbula (ver Figura 4.24 C e D).
- Após a presa do material, remova o molde da boca e avalie a uniformidade do material sobre a moldeira, sem transparecê-la, com uma fina camada recobrindo o selado periférico (ver Figura 4.24 E). Repita o molde se alguma imperfeição for observada.
- Molhe a face interna do molde, leve à boca do paciente e peça para que faça sucção. Tente remover a moldeira pelo cabo como um todo e empurre o cabo para cima com o dedo indicador. Se houver resistência ao deslocamento, o molde apresenta retenção (ver Figura 4.24 F e G).

Na mandíbula

- Como descrito anteriormente, dispense o material de moldagem em uma placa de vidro protegida por um papel impermeável ou fita crepe e misture as pastas homogeneamente.
- Peça ao paciente para colocar a língua para fora, posicionando a ponta da língua no palato mole e tocando as comissuras. Tracione a região de lábio e as bochechas com vigor e comprima a região externamente.
- Solicite ao paciente que execute os movimentos fisiológicos: sucção, contração alternada das comissuras e tentativa de morder. Após a presa do material, remova o molde da boca e o avalie (ver Figura 4.24 H e I).
- Faça o teste de retenção. Tente remover a moldeira como um todo e pressione o cabo para baixo. No molde mandibular, uma pequena resistência ao deslocamento pode ser esperada.

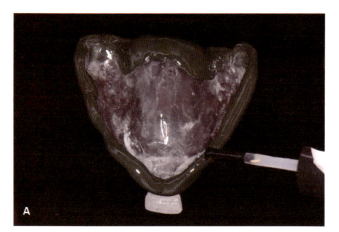
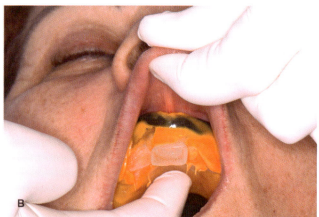

Figura 4.24 A. Aplicação do adesivo na moldeira. B. Tração do lábio. (*continua*)

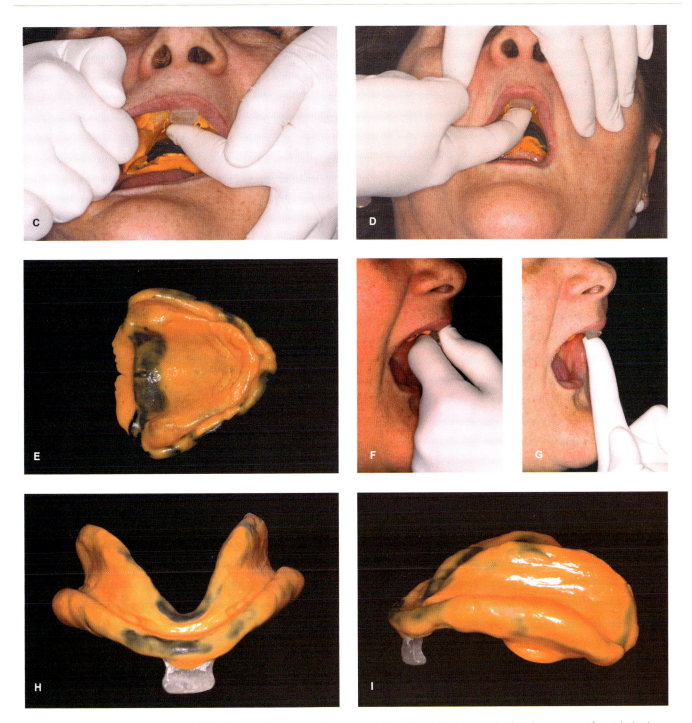

Figura 4.24 (*Continuação*) **C**. Tração da bochecha. **D**. Compressão externa da região. **E**. Molde concluído. Observe a uniformidade do material sobre a moldeira, sem transparecê-la, com uma fina camada de material recobrindo o selado periférico (Oranwash L, Zhermack, Itália). **F** e **G**. Teste de retenção. **H** e **I**. Molde mandibular concluído (Oranwash L, Zhermack, Itália).

Equalização do molde funcional

Em prótese total, a técnica de dupla moldagem é utilizada para distribuir igualmente as pressões da moldagem sobre a área basal e evitar regiões de excesso de compressão. Se você optou por equalizar o molde feito com pasta zincoeugenólica, remova as retenções mecânicas da face interna das bordas do molde e as áreas com possível excesso de compressão, com o auxílio de um bisturi ou estilete. Perfure a moldeira nas áreas em que o tecido flácido possa sofrer deslocamento durante a equalização. Misture uma nova porção de material (em menos quantidade), leve à boca do paciente e repita o procedimento de moldagem. Atente-se para que esse procedimento não leve à sobre-extensão das bordas ou ao excesso de compressão na área basal. A equalização pode ser realizada quando houver pequenas falhas por falta de material, tanto no selado quanto na área basal. No entanto, está contraindicada nos casos em que o defeito contemple o excesso de compressão, sobretudo as de tecidos flácidos (Figura 4.25).

A equalização também pode ser feita com os materiais elásticos, recortando-se o material em regiões de possível excesso de compressão. Após a equalização, o material deve apresentar-se uniforme sobre a moldeira, com uma fina camada recobrindo o molde anterior, inclusive no selado periférico, que não deve apresentar solução de continuidade (Figura 4.26).

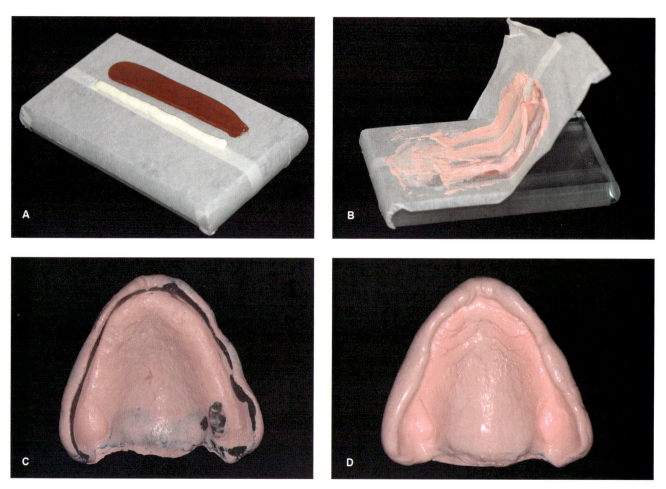

Figura 4.25 A. Placa protegida com fita adesiva. **B**. Remoção da fita após a presa do material, mantendo a placa limpa. **C**. Observe a falha nas áreas de retenção mecânica e o excesso de compressão. **D**. Molde concluído após a equalização (Pasta Lysanda, Lysanda, Brasil).

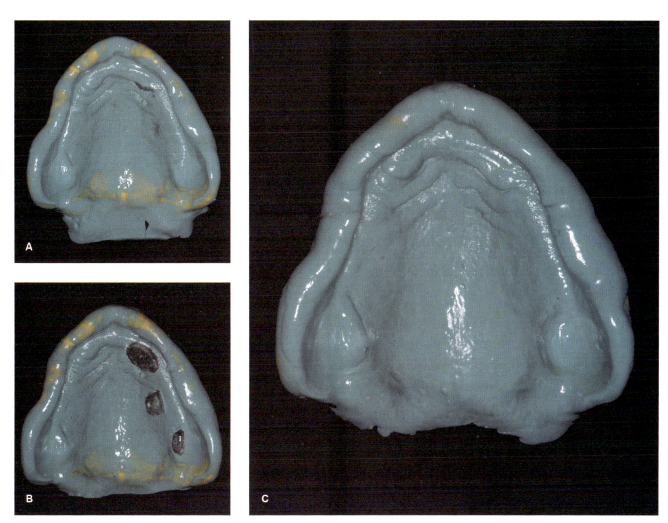

Figura 4.26 **A**. Molde em silicone (Star VPS, Danville Materials, EUA). **B**. Remoção do material de moldagem e desgaste da moldeira nas áreas onde ocorreu a exposição. **C**. Molde após a equalização.

Determinação da área de travamento posterior maxilar

A localização dos limites da área de travamento posterior maxilar é subjetiva. Tomando como referência as estruturas anatômicas, o limite posterior do travamento posterior localiza-se em uma linha que atravessa o palato a partir dos sulcos hamulares, passando sobre as fóveas palatinas. De acordo com as características individuais, pode-se palpar o osso palatino com um instrumento rombo e localizar o seu final, área na qual, em geral, se encontra a borda anterior. Em alguns pacientes, a linha de flexão do palato localiza-se sobre essa linha, então, se o palato for largo, pode-se levar a prótese mais para posterior (em geral, sobre a linha do "a"). Em outras pessoas, a linha de flexão já se encontra na região mais posterior, correspondendo ao limite posterior do travamento posterior. Uma vez determinado o limite posterior, coloque resina composta sobre essa região na moldeira, leve-a à boca do paciente e comprima. A área compressível do travamento posterior ficará marcada em relevo. Remova os excessos, faça nova compressão e fotoative a resina (Figura 4.27).

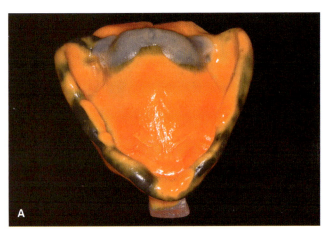 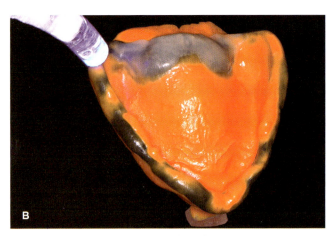

Figura 4.27 **A**. A resina composta posicionada sobre a área de travamento posterior deve ser comprimida na boca e os excessos removidos. **B**. Fotoativação da resina.

Encaixotamento do molde

Trata-se de um procedimento indispensável para o aproveitamento completo do assentamento do gesso sobre as bordas do molde. É possível optar pelo procedimento feito com cera (anteriormente descrito) ou, no caso de um molde feito com um material elastomérico, em que a colocação da cera se torna mais difícil, utilizar um encaixotamento feito com uma mistura de gesso comum e pedra-pomes.[14]

No molde maxilar

- Delimite a altura do encaixotamento com uma caneta (Figura 4.28 A).
- Faça um cilindro com cera nº 7 ou cartolina e envolva o molde com uma folga de 0,5 a 1 cm nas bordas (Figura 4.28 B). Misture 100 g de gesso comum a 120 g de pedra-pomes. Adicione água até formar uma massa e a dispense dentro do cilindro (Figura 4.29 A e B).
- Acomode o molde dentro do cilindro de maneira que as bordas fiquem 3 mm expostas. Não se preocupe se aprofundar o molde (Figura 4.29 C). Após a cristalização da massa, remova o cilindro de cera ou a cartolina e recorte em altura e largura, até ficar com 3 mm de altura e 5 mm de largura nas bordas (Figura 4.29 D).
- Aplique um lubrificante sobre o gesso, recoloque o cilindro com uma altura de 2 cm acima do ponto mais superior do molde e vaze com gesso-pedra (tipo III) (Figura 4.29 E e F).

No molde mandibular

- Coloque um anteparo de cera sob a moldeira para impedir a compressão e o dobramento do molde na região posterior. Dispense a mistura de pedra-pomes e gesso comum na região da língua. Aguarde a cristalização e remova o conjunto de dentro do cilindro (Figura 4.30 A e B).
- Após a cristalização do gesso lingual, coloque a mistura no cilindro e encaixe o molde com a língua de gesso/pedra-pomes, deixando 5 mm de largura e 3 mm de altura nas bordas. Com a cristalização do gesso, remova o cilindro e recorte os excessos (Figura 4.30 C e D).
- Após o encaixotamento, vaze o molde com gesso tipo III. Nos casos de rebordos com cristas muito finas, essas podem ser vazadas com gesso-pedra tipo IV.

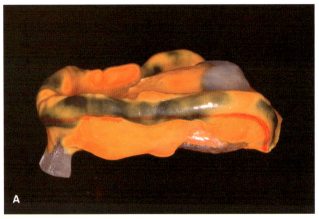 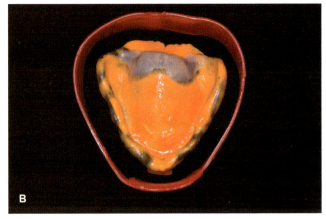

Figura 4.28 **A**. Delimite a altura do encaixotamento com uma caneta. **B**. Faça um cilindro de cera e envolva o molde com folga.

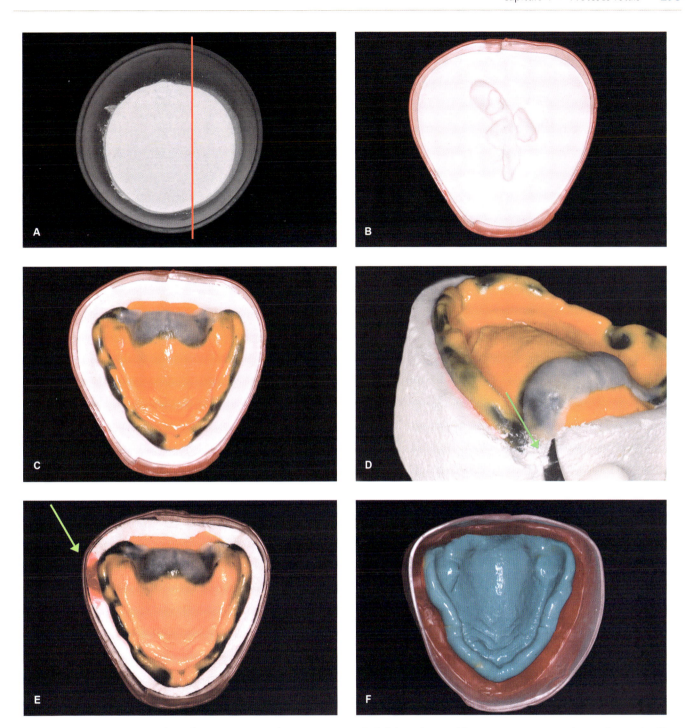

Figura 4.29 **A**. Dispense 60 g de pedra-pomes e 40 g de gesso comum. **B**. Adicione água até formar uma massa e coloque dentro do cilindro sem o molde. **C**. Aprofunde o molde sobre a mistura até a distância marcada. **D**. Observe que a região do sulco hamular ficou submersa na mistura, devendo ser recortada com uma espátula Lecron até expor a área basal. **E**. Pequenos consertos na altura do encaixotamento com cera. O conjunto é contornado novamente pelo cilindro de cera antes do vazamento. **F**. Para o encaixotamento de moldes de elastômero com cera, recorte o material de moldagem na área externa da moldeira, para poder prender a cera.

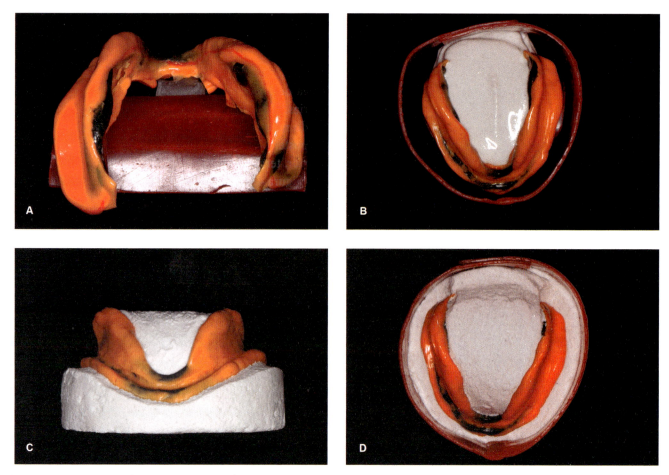

Figura 4.30 **A.** Anteparo de cera sob o molde inferior. **B.** Envolvimento do molde com um cilindro de cera nº 7. Vaze a região correspondente à língua com a mistura de gesso e pedra-pomes, deixando 2 mm das bordas expostas. **C.** Após a cristalização da mistura, remova o cilindro e recorte o encaixotamento. **D.** No molde pronto para o vazamento, observe a exposição total das bordas, inclusive na região posterior.

Preparo do modelo definitivo

Desencaixotamento do molde do modelo

- Encaixotamento feito com cera: remova a cartolina ou a lâmina de cera nº 7 utilizada no encaixamento. Coloque o conjunto imerso em água por 10 min para hidratar o modelo de gesso. Remova a cera colocada na periferia do molde e na região lingual do molde inferior. Em seguida, se o selado foi feito com godiva, coloque o conjunto em água quente para que a godiva se plastifique. Nesse momento, o molde é cuidadosamente separado do modelo. Se o molde for composto por materiais de moldagem elásticos, não é preciso aquecer o conjunto, bastando separá-los de forma cuidadosa.

- Encaixotamento feito com gesso e pedra-pomes: remova a cartolina ou a lâmina de cera nº 7. Quebre cuidadosamente o material de encaixotamento até expor a moldeira e o gesso do vazamento. Se o selado periférico for de godiva, é necessário aquecer o conjunto para plastificar o material e separar o molde do modelo.

Recorte dos modelos definitivos

- Recorte do dorso: deve ser feito até que o modelo fique com cerca de 0,5 cm de espessura nas regiões mais finas (centro do palato, assoalho da boca e fundo de vestíbulo). Na dúvida, é preferível deixar mais espessura que perfurar o modelo.

- Recorte vestibular: fazê-lo preservando a mureta de gesso que circunda o fundo de vestíbulo. Cerca de 2 a 3 mm de espessura dessa mureta deve ser preservada ao recortar o modelo por vestibular.
- Ajuste da mureta de gesso: recorte a altura com uma faca para gesso ou espátula Lecron, deixando cerca de 2 mm de altura em relação ao fundo de vestíbulo (Figura 4.31 A e B).
- Determinação do travamento posterior: caso a determinação do travamento posterior não tenha sido realizada no molde, leve a moldeira recortada ao modelo e transfira o limite posterior determinado na moldeira. Faça um sulco no limite posterior, sendo raso na região de sulcos hamulares e na rafe mediana e com cerca de 1 mm de profundidade nas regiões intermediárias.[12] Em seguida, transfira o limite anterior demarcado na moldeira individual. Desgaste o gesso do limite posterior diminuindo a profundidade até o limite anterior, terminando sem desgaste sobre o limite anterior (Figura 4.31 C e D).

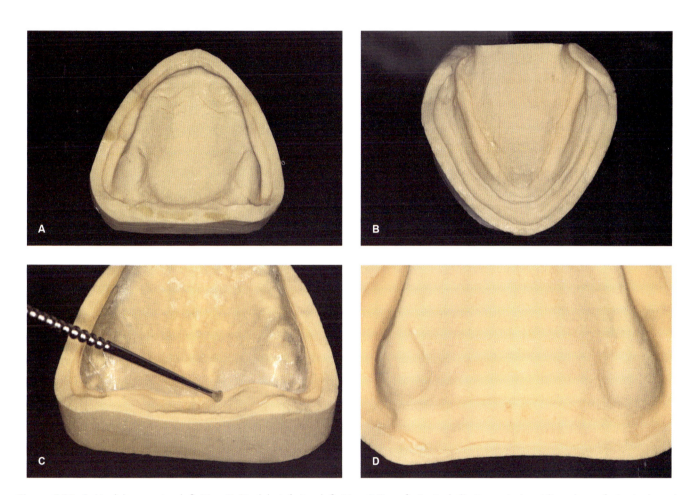

Figura 4.31 A. Modelo superior definitivo. B. Modelo inferior definitivo. C. Transferência do limite posterior utilizando a referência da moldeira individual. D. Modelo após o desgaste do travamento posterior.

Alívios em cera

Para a confecção das bases de prova sobre os modelos definitivos, os alívios em cera somente serão realizados nas regiões de retenções mecânicas, de modo que a base de prova possa ser colocada e retirada do modelo sem danificá-lo. O modelo deve ser isolado antes do alívio (Figura 4.32).

Confecção da base de prova

- Prepare resina acrílica autopolimerizável incolor ou rosa, na proporção pó-líquido indicada pelo fabricante (3:1). Em geral, 21 g de pó e 7 ml de líquido serão suficientes.
- Leve uma porção de resina ao modelo, na região de fundo de vestíbulo, ainda na fase arenosa (Figura 4.33 A). Deixe o restante da resina no pote de vidro com tampa até que atinja a fase plástica. Depois, retire-a e faça uma forma de esfera para a maxila ou de bastão para a mandíbula. Comprima a resina entre duas placas de vidro, aplique monômero sobre a resina do fundo de vestíbulo e acomode a lâmina sobre o modelo de gesso, cobrindo a área basal em toda sua extensão.
- Remova os excessos vestibulares comprimindo a resina contra a aresta externa da mureta de gesso. Os excessos da região lingual das bases mandibulares podem ser removidos com uma espátula Lecron umedecida em monômero. Na crista do rebordo, deixe o acrílico o mais fino possível. Mantenha a resina em posição com os dedos indicador e polegar, pois, com a polimerização, a resina tende a contrair e se afastar do modelo.
- Após a polimerização, remova com cuidado a base de prova do modelo e, com uma broca de tungstênio, recorte os excessos das bordas e ajuste a espessura (Figura 4.33 B). Reduzir a espessura na resina na região da crista do rebordo facilita os procedimentos de registro das relações maxilomandibulares e de montagem dos dentes em cera.

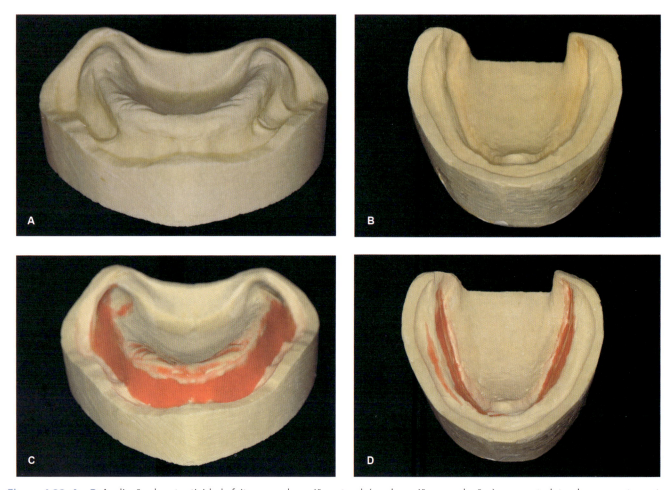

Figura 4.32 A e B. Avaliação de retentividade feita em cada região e, também, da região em relação à sua contralateral, como entre as tuberosidades no modelo maxilar e entre as regiões de flancos distolinguais no modelo mandibular. **C e D.** Alívios realizados apenas nas regiões de retenções mecânicas.

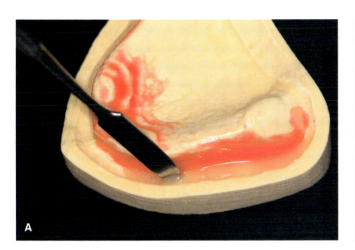 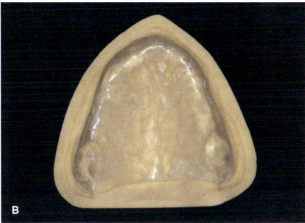

Figura 4.33 **A**. Resina aplicada na fase arenosa no fundo de vestíbulo. **B**. Base de prova concluída.

Confecção dos rodetes de cera

- Com vaselina sólida, lubrifique um conformador para rodete de cera e deixe-o com suas duas partes separadas. Aqueça uma lâmina de cera nº 7 sobre a chama da lamparina, dobre-a em faixas com cerca de 1 cm de largura, uma vez para cada lado, deixando-a em formato de sanfona. A cada dobra, aqueça o conjunto, para o bastão ficar bem plastificado (Figura 4.34 A).
- Coloque o bastão obtido no conformador, curvando-o. Encaixe corretamente as duas partes do conformador e pressione a cera plastificada, para preencher todo o espaço do conformador. Espere a cera esfriar e abra o conformador, removendo o rodete obtido.
- Em seguida, posicione o rodete sobre a base de prova, centralize-o em relação às cristas dos rebordos na região posterior, mantenha-o levemente inclinado para vestibular em relação à crista do rebordo na região anterior. A face oclusal do rodete deve ficar paralela à crista do rebordo. Plastifique a base do rodete com uma espátula bem aquecida, inserindo-a entre o rodete e a base de acrílico, de modo a fixar o rodete (Figura 4.34 B). Complete o vão que ficou abaixo do rodete com cera plastificada.
- Utilizando uma espátula nº 36 aquecida, ajuste as inclinações vestibulares e palatinas dos rodetes (Figura 4.34 C a E):
  - Nas regiões anterior, vestibular e lingual: o rodete deve ser levemente inclinado para vestibular.
  - Na região de caninos: na vestibular, o rodete deve estar vertical e, por lingual, levemente inclinado para vestibular.
  - Na região posterior: por vestibular, o rodete deve ser levemente inclinado para lingual, e, por lingual, levemente inclinado para vestibular, ou seja, sua secção é de um trapézio com base oclusal menor.

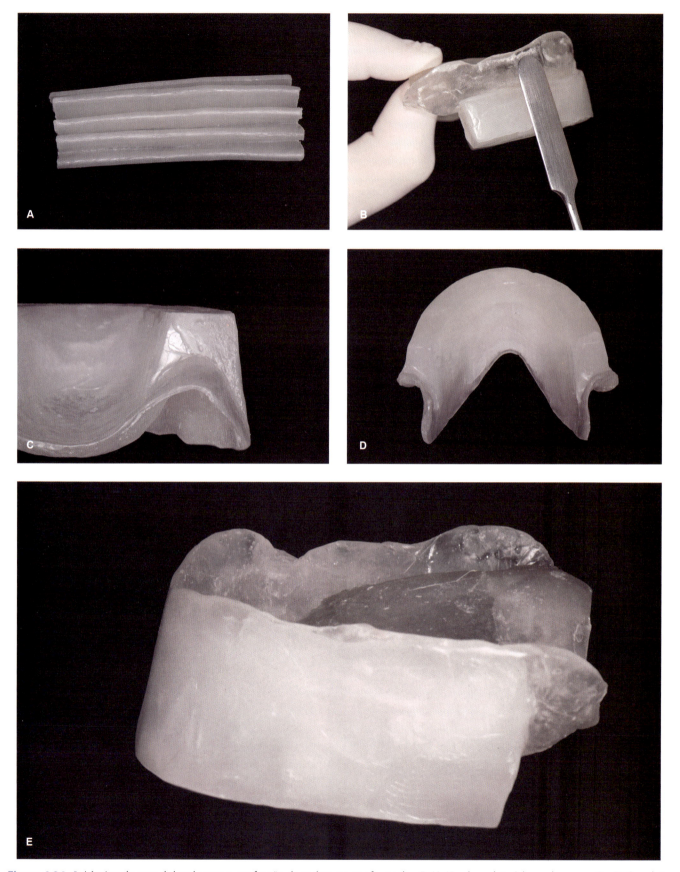

Figura 4.34 **A**. Lâmina de cera dobrada para a confecção do rodete no conformador. **B**. União do rodete à base de prova. **C** e **D**. O rodete deve apresentar a forma trapezoidal com a base maior para o lado do rebordo. **E**. Observe a inclinação do rodete para anterior na região dos incisivos.

RELAÇÕES MAXILOMANDIBULARES

A determinação das relações maxilomandibulares pode ser dividida didaticamente em quatro momentos:

- Reconstituição fisionômica.
- Determinação do plano oclusal maxilar.
- Ajuste inicial do rodete de cera inferior.
- Determinação da dimensão vertical e da RC.

Atenção!
Se a base de prova estiver muito espessa na região do flanco labial, poderá levantar o lábio e deixar o paciente com um aspecto de "boca estufada".
Se a base de prova estiver sem retenção, esse é o momento de remover os alívios em cera do modelo e realizar um reembasamento da base de prova sobre o modelo de gesso com material de consistência macia.

Reconstituição fisionômica

Consiste na reabilitação facial do paciente e na recuperação estética e funcional das estruturas perdidas. Deve ser realizado com acréscimo ou retirada de cera na face vestibular do rodete. A partir desse momento, a opinião do paciente é fundamental, determinando o grau de sustentação dos lábios. Esse passo deve ser realizado sempre com os dois rodetes na boca. Antes de iniciar, observe a espessura do flanco labial da base de prova e desgaste a região do freio labial com um disco.

Determinação do plano oclusal maxilar

Para determinar a altura do plano oclusal, inicie deixando o rodete 2 mm abaixo do tubérculo do lábio em repouso. Identifique a expectativa e o tipo de lábio do paciente em repouso: se sorriso discreto ou forçado. Se o paciente tiver um lábio com muita mobilidade e desejar um sorriso discreto, o rodete deve ser mais curto. Se a diferença entre o sorriso forçado e o repouso for muito grande, o sorriso ficará muito evidente, a não ser que o rodete seja encurtado (Figura 4.35 A e B).

A partir desse primeiro ponto, utilize as réguas de Fox para determinar a inclinação do rodete, que devem ficar em contato com a superfície do rodete. Em uma visão frontal, a régua semilunar precisa ficar sobre a linha interpupilar e, em visão de perfil, sobre o plano de Camper (asa do nariz-meato acústico externo). As réguas devem ficar paralelas entre si em visão frontal e paralelas entre si ou ligeiramente convergentes para distal em visão lateral. Caso isso não aconteça, remova a cera na região onde o rodete está muito longo ou acrescente naquela em que estiver faltando. Após as modificações necessárias, o rodete pode ser facilmente regularizado sobre uma espátula de pintura (ver Figura 4.35 C a E).[15]

Ajuste inicial do rodete de cera inferior

Essa etapa depende da determinação da dimensão vertical e da RC, porém algumas estruturas anatômicas podem ser utilizadas como referência para facilitar esse procedimento. O rodete deve ficar aproximadamente na altura do lábio inferior, acompanhar o dorso da língua e terminar na altura da metade da papila piriforme (Figura 4.36). A estabilização da base de prova mandibular antes da colocação do rodete pode facilitar o procedimento.

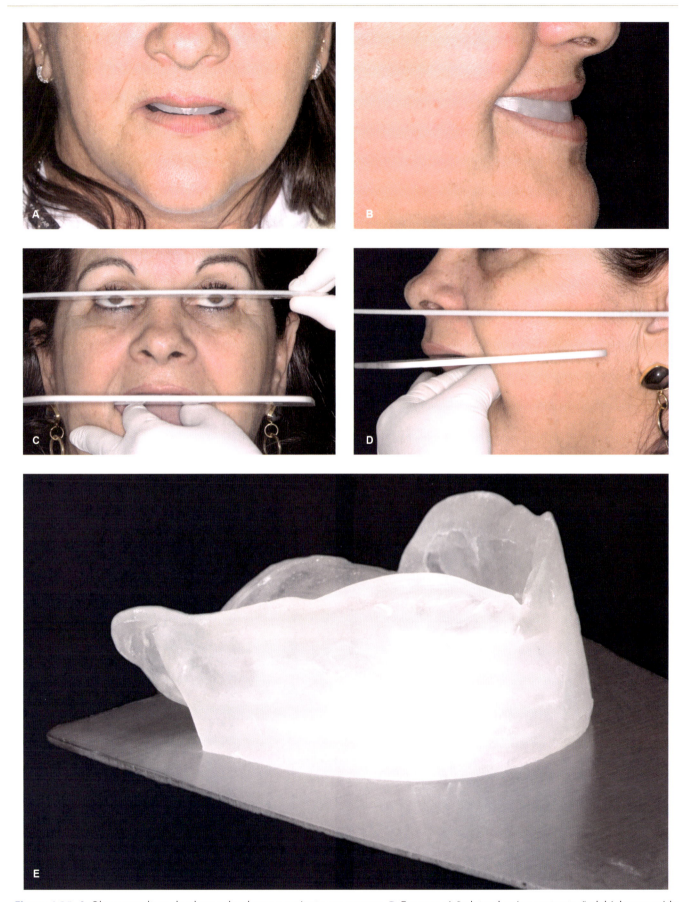

Figura 4.35 A. Observe a altura do plano oclusal com a paciente em repouso. B. Em uma visão lateral, veja a sustentação labial promovida pelo rodete em posição. C. Em uma visão frontal, as réguas devem ficar paralelas. D. Em uma visão de perfil, as réguas devem ficar paralelas ou ligeiramente convergentes para distal, o que harmoniza a curva do sorriso. E. O rodete pode ser facilmente acertado sobre uma espátula quente.

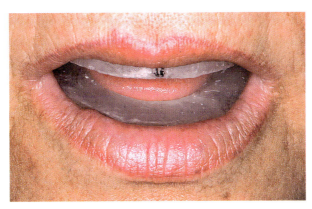

Figura 4.36 Relação do rodete inferior com o lábio.

Determinação da dimensão vertical e da relação cêntrica

Dimensão vertical

Trata-se da altura do perfil facial do paciente medida entre dois pontos selecionados (marcados ou anatômicos): um na maxila e outro na mandíbula. Várias técnicas contemplam a avaliação da dimensão vertical, podendo ser didaticamente divididas em quatro principais, conforme descrito a seguir.

Estética e proporções faciais

Para a regra de Willis,[16] formulada em 1930, nos pacientes Classe I de Angle, a distância que vai do canto do olho à rima oral equivale à distância que vai da base do nariz à base do mento. Em 1965, Russi[17] concluiu que esse método apresenta 13% de acerto, embora ainda seja muito utilizado para a determinação inicial da DVO (Figura 4.37).

Proporção áurea

Nessa técnica, uma régua de 3 pontos mantém a proporção constante de 1,618/1. Na Antiguidade, esse conceito já era seguido por matemáticos e escultores, como Leonardo da Vinci, que utilizava referências diferentes que correspondem à altura do terço inferior da face,[18] como (Figura 4.38):

- Distância da ponta do polegar à ponta do indicador, com os dedos da mão retos.
- Distância interpupilar.
- Distância do canto externo de um olho até a distância do canto interno do outro.
- Dobro da largura do olho.
- Distância do canto externo do olho até o início da orelha.

Esse conceito é utilizado por cirurgiões plásticos, ortodontistas e artistas. E as medidas não são proporcionais em todos os tipos faciais, pois dependem dos pontos escolhidos e da inclinação da régua.[19] Para auxiliar na determinação da dimensão vertical, alguns pontos de interesse são:

- Canto interno do olho, asa do nariz e ponta do incisivo central superior (Figura 4.39).
- Base do nariz, ponta do incisivo central superior e ponta do mento.

Testes fonéticos

Para fazer o teste fonético, as bases de prova devem apresentar retenção. Caso contrário, é preciso realizar o reembasamento sobre o modelo. Se não for suficiente, molhe a base de prova com água e aplique pó adesivo.

Alguns fonemas ajudam o profissional e o paciente a identificarem a forma da arcada dentária e a dimensão vertical correta. A emissão de sons com um fonema sibilante (s, ch) identifica a presença de espaço para a fala. Se houver contato entre os rodetes durante a emissão dos sons sibilantes, significa que houve invasão do espaço funcional livre. A pronúncia do "m" contínuo (emeemeeme) deixa a mandíbula próxima da dimensão vertical de repouso (não deve haver contato entre os rodetes), e a pronúncia do "f" deixa a aresta incisal do incisivo central superior no limite úmido-seco do lábio inferior.

Apesar de a fonética representar uma ótima alternativa para determinar um possível aumento na dimensão vertical, não é confiável para avaliar a sua redução. Pacientes com diminuição de até 10 mm da dimensão vertical conseguem emitir os fonemas com clareza.[18]

Fisiologia

Com as próteses na boca, o paciente deve realizar as funções (como a deglutição com conforto. Durante a deglutição, ocorre um leve contato dentário, e a musculatura tende a levar a mandíbula a uma DVO confortável.[20] Caso o paciente ainda tenha dentes na arcada oposta, utiliza-se a dimensão mantida pelos dentes se: estiver correta, for passível de correção e for conveniente proteticamente. Isso pode ser feito com uma base de prova parcial, montando os modelos em articulador.

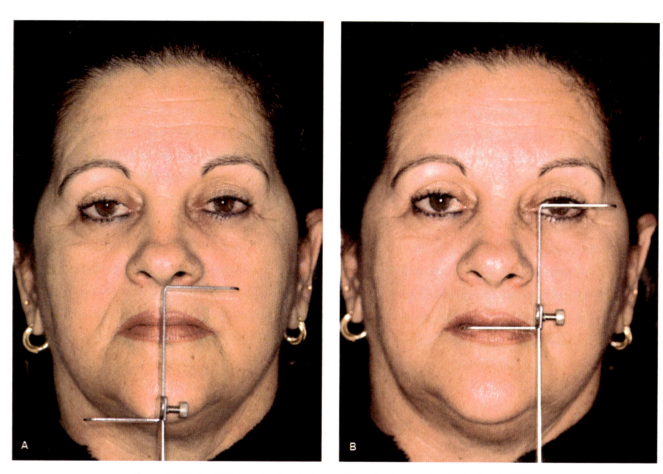

Figura 4.37 A e B. Determinação da dimensão vertical por meio da técnica de Willis.

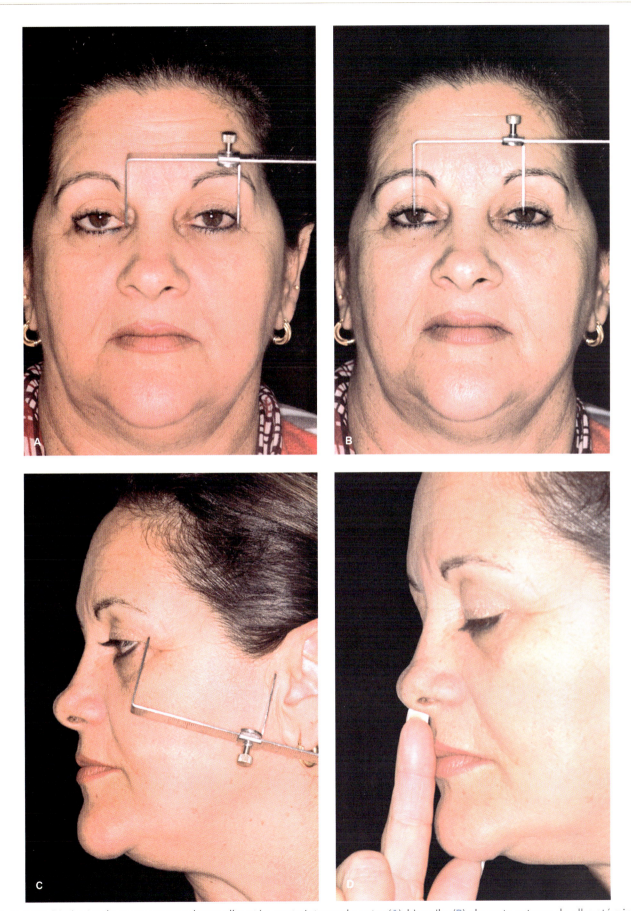

Figura 4.38 Distâncias do canto externo de um olho até o canto interno do outro (**A**), bipupilar (**B**), do canto externo do olho até o início da orelha (**C**) e da ponta do polegar à ponta do indicador, com os dedos da mão retos (**D**).

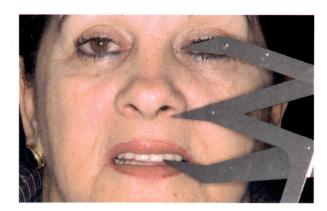

Figura 4.39 Observe a proporção entre os 3 pontos medidos com o auxílio da régua de proporção áurea.

Relação cêntrica

Para próteses totais, é possível determinar essa posição por meio de três técnicas:

- Retrusão dirigida: sustente a base de prova com os dedos indicadores e posicione os polegares sobre o mento do paciente para auxiliar na retrusão suave da mandíbula.
- Retrusão autônoma: o paciente leva a mandíbula à RC sem a interferência física do profissional. Ensine o paciente a "tentar morder apenas com os dentes posteriores" ou "morder com a língua no palato mole".
- Deglutição: solicite ao paciente que degluta a saliva de 3 a 4 vezes com as bases de prova em posição. Evidências demonstram que a deglutição constitui uma técnica bastante precisa na determinação da dimensão vertical, porém não é segura na determinação da RC, não estando indicado seu uso isolado para esse fim.[20]

Após determinar a dimensão vertical por meio das técnicas anteriormente descritas, faça sulcos rasos em forma de "z" nos dois lados posteriores do rodete superior e lubrifique toda a face oclusal com vaselina (Figura 4.40 A). Cubra a face oclusal inferior com pasta zincoeugenólica, leve à boca do paciente e realize os movimentos de retrusão dirigida, retrusão autônoma e deglutição para determinar a RC (Figura 4.40 B e C). Após a presa da pasta, remova o conjunto da boca.

Transfira o modelo superior para o articulador semiajustável com o arco facial (ver Figura 4.40 D). Para sua montagem, passe uma fina camada de cera sobre o garfo e cubra-a com pasta zincoeugenólica. Leve o garfo à boca do paciente, tomando o cuidado para que esteja bem centralizado. Após a presa da pasta, faça a montagem do arco facial. Confeccione cavilhas nos modelos para permitir sua possível remontagem. Lubrifique as cavilhas e a parte externa do modelo com vaselina e coloque cera na borda do modelo para facilitar a retirada do articulador (ver Figura 4.40 E). Posicione o modelo sobre a base de prova apoiada no garfo, prenda com um elástico e acrescente gesso (ver Figura 4.40 F).

Uma montagem alternativa pode ser feita com a mesa de Camper. Ela é parafusada no lugar da placa inferior, e o rodete posicionado sobre a mesa, de acordo com a relação esquelética (classe I: no risco central, classe II: no risco mais anterior e classe III: no risco mais posterior), com a linha mediana coincidindo com a linha do centro da mesa e a região posterior equidistante das linhas laterais (Figura 4.40 G e H). Nos casos em que a indicação for um articulador do tipo oclusor, lembre-se de montar o conjunto com o plano oclusal paralelo ao solo, tanto em uma visão frontal quanto lateral (Figura 4.40 I e J).

Uma vez montado o modelo superior, encaixe o modelo inferior com a base de prova sobre o rodete superior. Prenda o conjunto com grampos metálicos, passe o elástico por baixo do modelo inferior e acrescente gesso. Observe que a mesma referência utilizada para encaixar o garfo no rodete superior é utilizada para articular o rodete inferior ao superior (ver Figura 4.40 K). Nesse momento, atente-se para que só haja contato entre a cera (ver Figura 4.40 L).

Curva de compensação individual

Trata-se da impressão das características individuais do paciente sobre o plano oclusal. Após a montagem dos modelos no articulador, aumente o plano oclusal em 1 mm com cera de articulação. Plastifique a cera e solicite ao paciente que realize os movimentos de lateralidade e protrusão (ver Figura 4.40 M e N).[21]

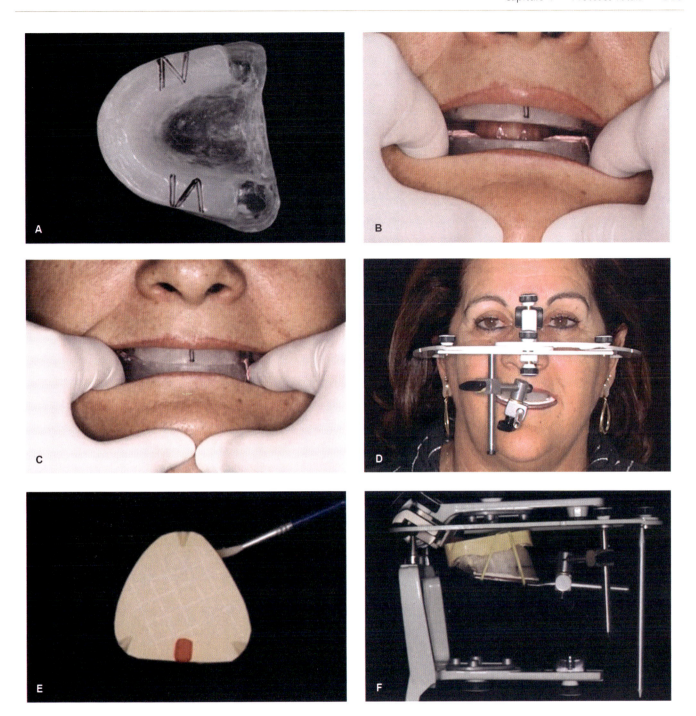

Figura 4.40 A. Sulcos na face oclusal do rodete. **B** e **C**. Dirija o paciente à relação cêntrica e aguarde a presa da pasta. **D**. Paciente com o arco facial montado. Observe o paralelismo do arco com a linha bipupilar. **E**. Coloque um ponto de cera no dorso do modelo para facilitar sua remoção e lubrifique a face externa do modelo. **F**. Assente o modelo sobre a base de prova que está sobre o garfo e prenda-o com um elástico. (*continua*)

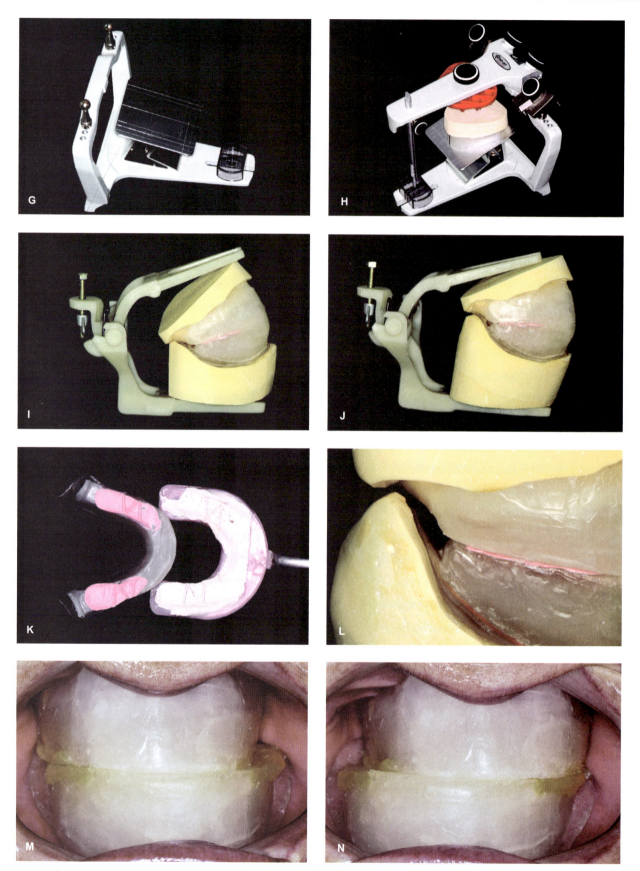

Figura 4.40 (*Continuação*) **G**. Mesa de Camper parafusada sobre a base do articulador. **H**. Rodete posicionado no centro da mesa. **I**. Posicionamento incorreto dos modelos no oclusor. **J**. Quando montar o conjunto base de prova/rodetes de cera superior e inferior em um articulador do tipo oclusor, mantenha o plano oclusal paralelo ao solo. **K**. Observe a referência de montagem do rodete superior sobre o garfo e o rodete mandibular. **L**. Após a montagem, não pode haver contato entre gesso e gesso, gesso e a base de prova ou base de prova e base de prova. **M** e **N**. Paciente executando os movimentos de lateralidade direita e esquerda.

SELEÇÃO DOS DENTES ARTIFICIAIS

O resultado estético da prótese constitui um dos principais responsáveis pelo sucesso do tratamento. Quando o paciente participa ativamente da escolha dos seus dentes artificiais, menos consultas de ajustes são necessárias e ele fica mais satisfeito. A estética da prótese consiste em alcançar um princípio básico na aparência: a individualidade do trabalho protético.

Tamanho

Largura

Para determinar a largura dos dentes de um edêntulo total, deve ser registrado o maior número possível de referências. Se o paciente ainda apresentar dentes anteriores inferiores, a largura do incisivo central superior corresponde à largura do incisivo central inferior mais 1/3 (ou metade) da largura do incisivo lateral inferior. Para pacientes classe I de Angle, a face distal do canino superior fica exatamente no centro da face vestibular do primeiro pré-molar inferior. A distância intercantal corresponde aos quatro dentes anteriores e, acrescida de 42%, aos seis dentes anteriores (Figura 4.41 A e B).[22] Já em linha reta, a distância de comissura a comissura corresponde aos seis dentes anteriores em curva.[23] A distância dos seis dentes anteriores em curva corresponde à distância interalar acrescida de 31% (Figura 4.41 C e D).[24]

Comprimento/altura

O comprimento do incisivo central superior correlaciona a altura de todos os outros dentes. Essa determinação dependerá:

- Do comprimento do lábio: quanto mais curto o lábio, mais os dentes ficarão evidentes.
- Da tonicidade do lábio: quanto mais ativo for o lábio, mais os dentes ficarão evidentes.
- Da idade do paciente: quanto mais envelhecido o sorriso, menos os dentes ficarão visíveis.

A altura do plano oclusal deve ser realizada com o lábio em repouso. A altura do incisivo central superior corresponde à diferença entre a altura do plano oclusal e a linha determinada com o paciente sorrindo abertamente (sorriso forçado). Considera-se um valor médio inicial cerca de 2 mm abaixo do lábio superior; no entanto, se o paciente desejar um sorriso mais evidente, pode-se estabelecer um comprimento maior. Se o paciente já utiliza próteses totais, use as próteses existentes como referência e realize as modificações desejadas (Figura 4.42).

Formato

Em 1914, Williams[25] enunciou a lei da harmonia, na qual a forma do incisivo central superior corresponde à forma do rosto invertido e pode ser dividida em triangular, quadrada e ovoide. Em 1956, Frush e Fisher[26] enunciaram a teoria dentogênica, em que o formato do incisivo central superior teria uma relação com o gênero do paciente. Para os autores, os dentes femininos teriam um formato mais arredondado com curvas mais suaves, enquanto os masculinos, formas mais quadradas. Apesar de essas teorias estarem sendo contestadas,[27,28] tais conceitos ainda auxiliam na tentativa de harmonizar o sorriso com o indivíduo. O correto é tentar investigar como o paciente deseja seu sorriso. Métodos auxiliares, como conhecer o sorriso de parentes, pedir para o paciente trazer fotos de quando ainda tinha dentes ou imagens de sorrisos que ele gostaria de copiar são valiosos recursos na reabilitação estética individualizada do paciente. Na Figura 4.43, há uma interpretação da carta molde a partir dos formatos propostos.

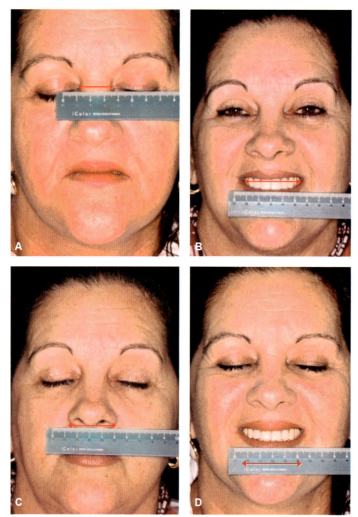

Figura 4.41 Relação entre a distância intercantal (**A**) e a largura dos seis dentes anteriores (**B**). Relação entre a distância interalar (**C**) e a largura dos seis dentes anteriores (**D**).

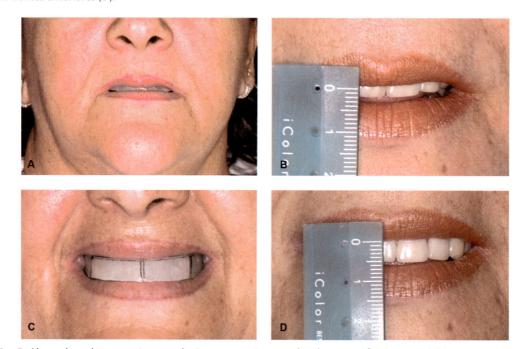

Figura 4.42 A e **B**. Altura do rodete superior em relação ao comprimento dos dentes artificiais com o lábio em repouso. **C** e **D**. Altura do rodete superior em relação ao comprimento dos dentes artificiais com a paciente sorrindo.

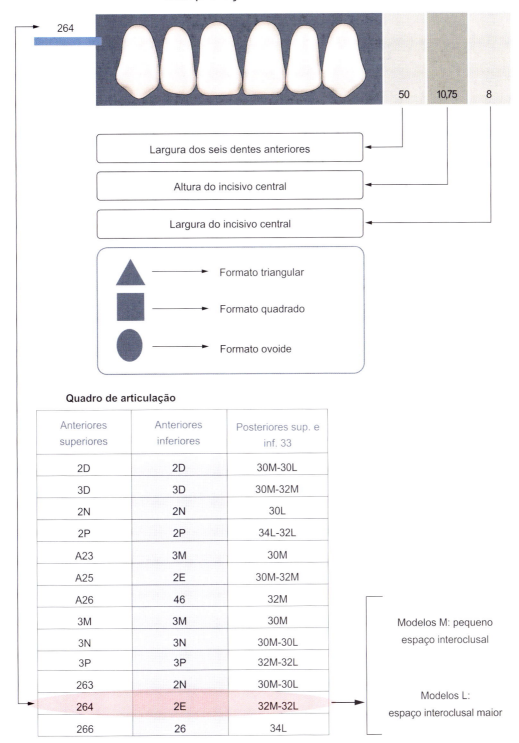

Figura 4.43 Interpretação da carta molde.

Também é possível realizar a seleção da altura e da largura dos dentes anteriores superiores utilizando-se a fotografia em conjunto com a régua digital de proporção dental recorrente (RED), do protocolo de desenho digital do sorriso (DSD).[29]

Finalizados todos os ajustes necessários no rodete de cera superior, faz-se uma fotografia frontal do rosto do paciente, com o rodete em posição e em sorriso forçado. Para registrar as dimensões reais na fotografia, uma régua milimetrada é posicionada em frente ao rosto do paciente, tentando ajustá-la à linha média e sob a face incisal do rodete.[30]

Com o auxílio da ferramenta de DSD executada no *software* Keynote (Apple Inc., EUA), a fotografia do rosto do paciente é editada da seguinte maneira: (1) alinhamento da linha bipupilar com o plano horizontal; (2) marcação da linha média tendo como referências a glabela, o filtro labial e o mento; (3) duas linhas verticais traçadas entre o ângulo medial das fissuras palpebrais e o ponto mais externo das asas do nariz. Em seguida, a régua RED é centralizada sobre a linha mediana e limitada lateralmente pelas duas linhas verticais (Figura 4.44 A).

A partir da régua milimetrada posicionada em frente ao rosto do paciente, podem ser determinadas:

- Largura dos dentes anteriores (LDA): mensurada em linha reta entre as extremidades da régua RED. Compreende a largura dos seis dentes anteriores superiores em visão frontal, visto que, nessa visão, as extremidades da RED correspondem às superfícies distais dos caninos superiores (Figura 4.44 B).
- Largura do incisivo central (LIC): mensurada no segmento da régua RED e correspondente ao incisivo central.
- A partir das referências obtidas pela régua RED, pode-se testar, digitalmente, diferentes tamanhos e formatos de dentes (Figura 4.44 C a L).

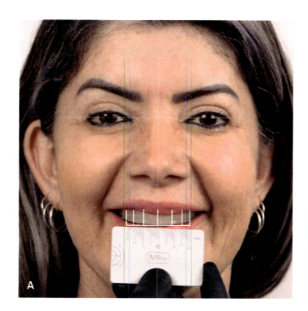
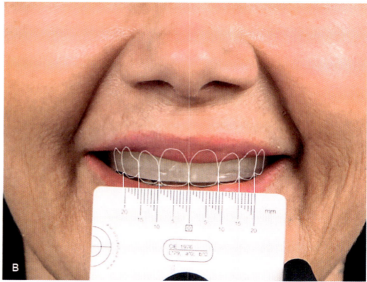

Figura 4.44 **A**. Rosto da paciente com a régua milimetrada posicionada. Após a edição no *software* Keynote (Apple Inc., EUA), observe os traços verticais sobre as estruturas anatômicas (linhas mediana, interalar e intercantal) e sobre a régua. **B**. A partir dessas referências, pode-se simular desfechos em relação ao formato, à altura e à largura dos dentes. (*continua*)

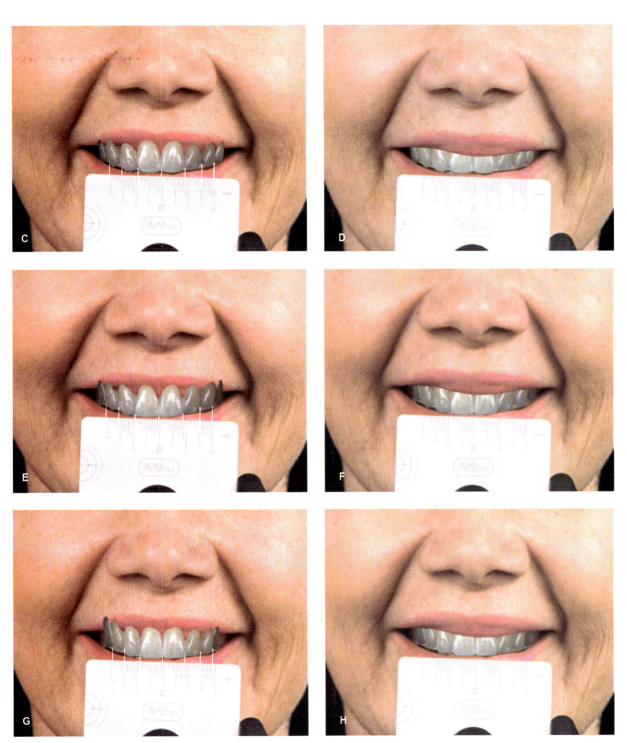

Figura 4.44 (*Continuação*) **C.** Simulação do sorriso da paciente com um dente de formato oval e uma largura de 9 mm para o incisivo central. **D.** Mesma simulação, com o lábio recobrindo a face cervical dos dentes. **E.** Simulação com um dente de formato triangular e uma largura de 9 mm para o incisivo central. **F.** Mesma simulação com o lábio em posição. **G.** Simulação com um dente de formato retangular e uma largura de 8 mm para o incisivo central. **H.** Mesma simulação com o lábio em posição. (*continua*)

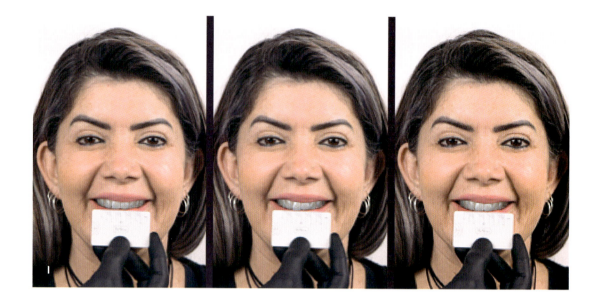
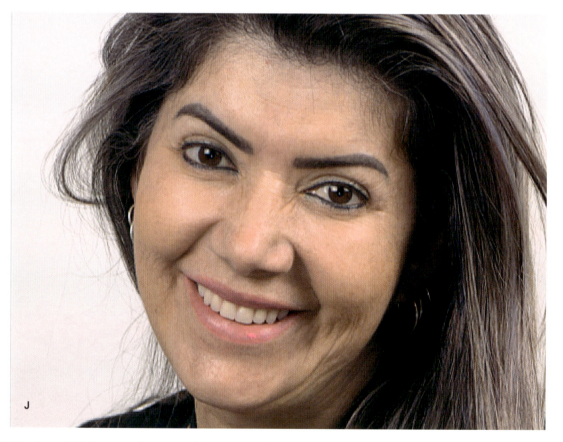

Figura 4.44 (*Continuação*) **I.** Comparação entre as diferentes simulações realizadas. **J.** Visão da prótese final instalada, com base no planejamento digital realizado. (Caso clínico realizado pela MS Tarla Oliveira, Curso de Mestrado em Odontologia – UFSC.)

Cor

Para selecionar a cor de dentes em um paciente edêntulo, deve-se considerar:

- Presença de dentes antagonistas: os dentes inferiores são mais escuros que os superiores.
- Cor da pele e dos lábios: quanto mais escuros, mais claros parecerão os dentes.
- Idade do paciente: pessoas mais idosas têm dentes mais escuros; no entanto, no contexto da atual Odontologia cosmética, as pessoas tendem a desejar dentes mais claros.

Seleção da cor dos dentes e do tecido gengival

- Selecione os dentes utilizando a escala correspondente ao fabricante utilizado (Figuras 4.45 A e 4.46) a partir da comparação, ou seja, a escala é aproximada da boca do paciente e a cor que mais se aproxime do caso é escolhida.
- Separe os dentes da escala com as cores mais diferentes (um mais claro e um escuro).
- Coloque-os lado a lado, umedecidos, sob o lábio do paciente.
- Peça ao paciente que participe na seleção de um dos dentes. Repita o procedimento até que restem apenas uma ou duas opções.
- Após a seleção dos dentes, escolha a gengiva artificial. O uso da gengiva caracterizada imita com sucesso a gengiva natural, pois utiliza uma escala de gengiva (STG), que pode ser reproduzida durante a polimerização da prótese. Selecione a caracterização que mais se aproxima da gengiva natural do paciente ou a que mais combina com seu lábio (Figura 4.45 B a D). Essas etapas resultarão na obtenção de uma prótese total estética (Figura 4.47).

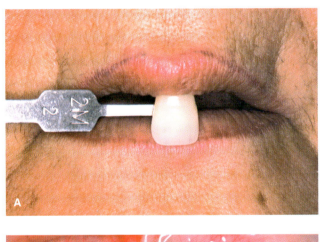
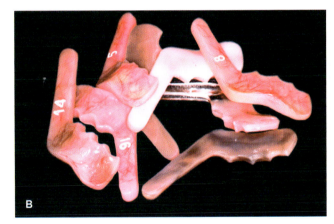
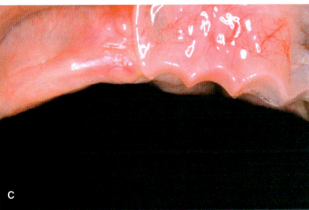
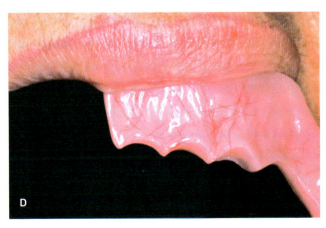

Figura 4.45 **A**. Seleção da cor dos dentes. **B**. Escala de gengiva para seleção (Sistema Tomaz Gomes – STG, Brasil). **C**. Seleção da gengiva artificial em relação à gengiva do paciente. **D**. Uma seleção alternativa da gengiva pode ser feita em relação ao lábio.

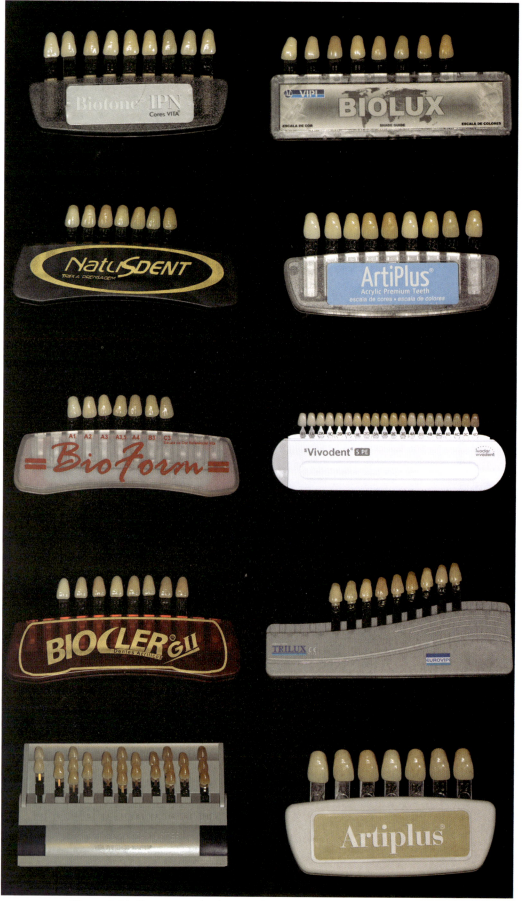

Figura 4.46 Algumas escalas de cores disponíveis para a seleção dos dentes.

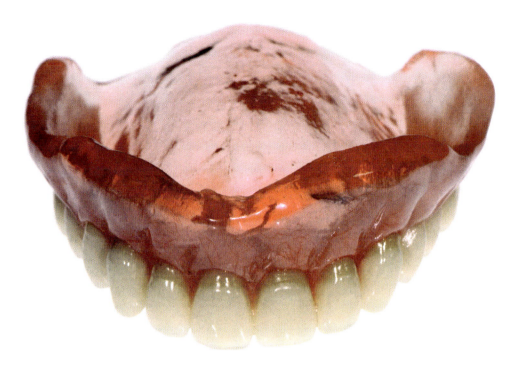

Figura 4.47 Resultado final de uma prótese total.

Materiais dos dentes artificiais

Os dentes artificiais podem ser fabricados com diferentes materiais, que apresentam características vantajosas para serem empregados nas próteses totais. Nesse sentido, torna-se importante conhecer os materiais disponíveis, além de suas vantagens e desvantagens (Quadro 4.1).

Quadro 4.1 Materiais dos dentes artificiais, vantagens e desvantagens.

Material	Exemplos	Vantagens	Desvantagens
Resinas acrílicas (polimetilmetacrilato)	Biotone IPN (Dentsply, EUA) Ivostar (Ivoclar Vivadent, Liechtenstein)	Facilidade de desgaste para ajuste (cervical e oclusal). Diferentes níveis de adesão química à base de resina acrílica.	Mais desgaste em função oclusal. Menos estabilidade de cor.
Resinas compostas	Soluut PX (Yamahashi, Japão)	Mais estabilidade de cor e menor desgaste em função oclusal do que a resina acrílica. Maior facilidade de desgaste que a cerâmica.	Retenção mecânica à base de resina acrílica.
Cerâmicas	Trubyte Bioblend (Dentsply, EUA)	Manutenção da oclusão. Estabilidade de cor.	Dificuldade de desgaste. Retenção mecânica à base de resina acrílica.

Montagem dos dentes

A montagem dos dentes em cera representa um momento desafiador, no qual o cirurgião-dentista e/ou o técnico em prótese dentária transformam um conjunto de dentes artificiais, cera e acrílico em um modelo para uma prótese. Para tanto, conhecimentos técnicos referentes à estética e à oclusão, informações sobre as características do paciente em questão e seus anseios e bom senso são imprescindíveis para um resultado funcional e estético satisfatório.

Durante a montagem dos dentes, devem ser observados quatro aspectos (Figura 4.48):

1. Disposição: situação individual (localização e inclinação) de cada dente na montagem.
2. Alinhamento: observação da forma da arcada dentária, obtida a partir da montagem do conjunto de dentes.
3. Posição: relação entre o conjunto dos dentes montados e o rosto do paciente.
4. Oclusão: relação estática e dinâmica entre as superfícies oclusais dos dentes superiores e inferiores, que devem estar em harmonia entre si e com o sistema estomatognático.

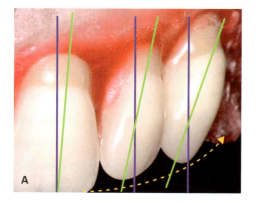
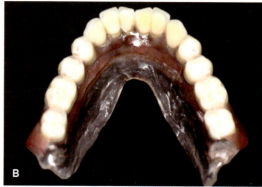
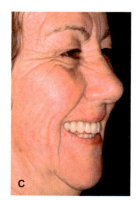
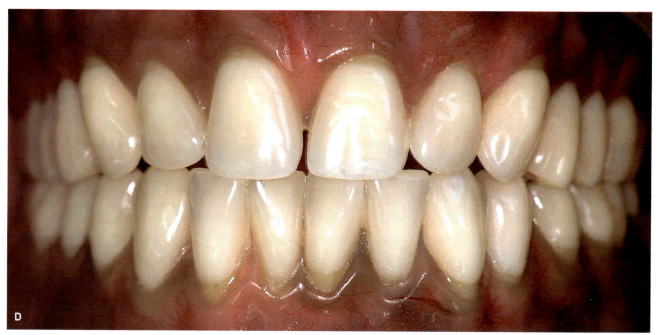

Figura 4.48 A. Disposição. B. Alinhamento. C. Posição. D. Oclusão.

Sequência de montagem

Há várias possibilidades para a montagem dos dentes de uma prótese total: iniciar por uma hemiarcada e, depois, a outra; iniciar pelos anteriores e, depois, os posteriores; montar completamente uma arcada e, em seguida, a outra; ou montar ambas simultaneamente. Todavia, o ponto de partida é comum: a montagem do incisivo central superior, pois ele tem sua localização definida pela linha média marcada no rodete[31] (Figura 4.49).

Requisitos para início da montagem dos dentes em cera

- Os modelos devem estar articulados corretamente, de preferência, em articulador semiajustável, com o registro correto da RC e da DVO.
- Os rodetes de cera precisam apresentar os planos definidos e ajustados corretamente, com a marcação da linha média. Essa marcação deve ser transferida para o gesso do modelo superior, de modo a manter essa referência após a remoção da cera do rodete.
- Os dentes artificiais devem estar previamente selecionados quanto a cor, formato e tamanho.
- O rodete inferior precisa ser duplicado com silicone pesado para preservar o registro do plano oclusal, as linhas de referência e a posição vestibular dos rodetes.

Técnica de montagem

A montagem é realizada removendo-se parte da cera da região onde será posicionado o dente, fixando-o pelo aquecimento da cera ou pelo acréscimo de cera próximo à base do dente. A cera deve ser removida apenas da região onde se colocará cada dente, repetindo o procedimento sucessivas vezes, ou pode-se remover toda a cera de uma hemiarcada até a altura da linha em que ficarão as regiões cervicais dos dentes (cerca de 1 cm de distância do plano oclusal), orientando-se pelo rodete antagonista e pela outra hemiarcada para a localização vestibulolingual dos dentes. Os dentes não devem ser montados por fora dos rodetes de cera, e sim substituindo parte da cera, de modo a manter os mesmos suporte labial e plano oclusal predefinidos no rodete. A disposição dos dentes segue alguns critérios, que, logicamente, podem ser modificados para personalizar e tornar mais natural o sorriso; porém, como ponto de partida, as regras gerais para montagem dos dentes são as descritas a seguir.

Incisivo central superior

Sua face vestibular tangencia o plano vestibular de cera, enquanto o longo eixo deve ficar levemente inclinado para vestibular. Essa inclinação pode ser maior ou menor de acordo com as características de perfil facial do paciente. Em uma visão vestibular, o dente deve estar perpendicular ao plano oclusal. Sua borda incisal toca o plano oclusal. Se o dente for montado com a borda incisal invadindo o plano oclusal, a curva do sorriso aumenta, tornando o sorriso mais jovem. Contudo, se o dente for montado com a borda incisal aquém do plano oclusal, o sorriso tende a ficar com a curva invertida e aspecto mais envelhecido. A face mesial é montada em contato com a linha média marcada no rodete, a não ser que se deseje a existência de um diastema entre os incisivos centrais.

Incisivo lateral superior

Trata-se do dente que mais sofre variações quanto à sua disposição, com os objetivos de caracterizar e personalizar a montagem. Em uma visão vestibular, o longo eixo dos dentes é perpendicular ao plano oclusal e, em uma montagem clássica, sua borda incisal fica distante 1 mm do plano oclusal. Uma possível variação consiste em inclinar a borda incisal do dente para mesial e a cervical, para distal. Outra variação envolve a distância da borda incisal do dente ao plano oclusal. Quanto mais próximo do plano oclusal, mais envelhecida fica a montagem. Quanto mais distante do plano oclusal, mais jovem fica a montagem. A face vestibular é montada tangenciando o plano de cera, ou seja, fica levemente inclinada para vestibular, como nos incisivos centrais. Variações nessa inclinação caracterizam a montagem clássica em relação ao gênero: a borda incisal mais para vestibular do que a do incisivo central e a borda incisal mais palatinizada do que a do incisivo central são, respectivamente, mais típicas de montagens femininas e masculinas.

Canino superior

A disposição básica do canino superior se dá com seu longo eixo perpendicular ao plano oclusal, o que deixa a face vestibular levemente inclinada para palatino. Conforme o destaque desejado para esse dente, ele pode até mesmo ser montado verticalmente. A ponta da cúspide precisa tocar o plano oclusal. A face vestibular do dente tangencia o plano vestibular do rodete e começa a evidenciar a curvatura da arcada, quando observada em visão oclusal. Quando a montagem é visualizada de frente, devem ser aparentes a face mesial do canino e a parte da face vestibular. Se a região distal da face vestibular for visível nesse ângulo, é preciso corrigir, pois ocorrerá uma invasão do corredor bucal. Uma variação que o canino pode sofrer, em visão vestibular, é a de inclinar a ponta de cúspide para mesial e a cervical, para distal, o que, em alguns casos, dá maior naturalidade ao sorriso, principalmente se o canino artificial tem bastante diferença entre a altura dos ângulos incisais mesial e distal, com o ângulo distal mais para cervical.

Incisivos inferiores

O incisivo central inferior é montado com a face mesial tocando a linha média. Em visão vestibular, é montado perpendicularmente ao plano oclusal, e, em visão lateral, o longo eixo do dente é montado com leve inclinação para vestibular. Na montagem de toda a bateria anterior inferior, devem ser observados os transpasses vertical e horizontal. Em geral, o transpasse recomendável é de 1 mm, tanto vertical quanto horizontal. O incisivo lateral inferior é montado com as mesmas características do incisivo central, seguindo a curvatura da arcada.

Canino inferior

O canino é montado com seu longo eixo perpendicular ao plano oclusal. Como no caso dos caninos superiores, pode sê-lo com leve inclinação da cervical para distal e a cúspide para mesial, para fins de caracterização. Após a conclusão da montagem dos dentes anteriores, verificam-se o alinhamento, a disposição e o transpasse do conjunto.

Antes do início da montagem dos dentes posteriores, uma "linha de força" deve ser traçada sobre a crista do rebordo no rodete inferior ou na sua duplicação em silicone. Para tal, retire a base de prova do modelo, posicione uma régua sobre a crista do rebordo e estenda as projeções da linha que passa sobre a crista do rebordo mandibular posterior sobre as muretas de gesso vestibulares do modelo. Em seguida, coloque a base de prova com o rodete em posição, apoie a régua sobre o rodete, alinhada com as projeções da linha da crista, e trace a linha de força – esta será a base para o direcionamento das cúspides palatinas dos dentes superiores e para posicionar o centro dos dentes inferiores, para que as forças mastigatórias incidam de maneira centralizada sobre a crista do rebordo inferior, contribuindo para a estabilidade da prótese.

Pré-molares superiores

Em uma visão vestibular, todos os dentes posteriores superiores são montados com seu longo eixo perpendicular ao plano oclusal. Se o primeiro pré-molar artificial apresentar uma diferença maior de altura entre as cúspides vestibular e palatina, como acontece em dentes naturais, pode-se montá-lo somente com a cúspide vestibular tocando o plano oclusal. Já se tiver as duas cúspides na mesma altura, mais comum, elas tocam o plano oclusal. De todo modo, a direção de montagem da cúspide palatina deve se aproximar da linha de força traçada sobre a crista do rebordo mandibular posterior. Se isso não for possível no primeiro pré-molar, por ficar mais para lingual ou para vestibular que o canino, a transição em direção à linha de força pode ocorrer gradualmente do primeiro pré-molar até os demais dentes posteriores. O segundo pré-molar superior obedece aos mesmos critérios da montagem do primeiro pré-molar. As duas cúspides tocam o plano oclusal, sendo a cúspide palatina direcionada para a linha de força.

Molares superiores

A montagem dos molares superiores obedece à mesma disposição dos pré-molares. A arcada superior pode terminar no primeiro molar ou estender-se até o segundo molar, também montado perpendicular ao plano oclusal, com as cúspides palatinas incidindo sobre a linha de força. Com frequência, os dentes posteriores superiores são montados discretamente para vestibular da crista do rebordo superior, pois, no paciente edêntulo, a direção da perda óssea maxilar é diferente da mandibular, fazendo com que as cristas dos rebordos na região posterior fiquem cada vez mais cruzadas com o tempo. Embora esse fato possa reduzir a estabilidade da prótese superior, em geral é necessário para alcançar uma boa estética da prótese superior (corredor bucal adequado) e para que o espaço lingual não seja invadido pelos dentes.

Dentes posteriores inferiores

A montagem dos dentes posteriores inferiores obedece a duas regras: 1) os dentes são montados com seu longo eixo perpendicular ao plano oclusal e 2) os dentes devem ocluir perfeitamente com os dentes antagonistas já montados. Às vezes, por questões de formato, tamanho e detalhes dos dentes, quando se inicia a montagem dos dentes posteriores inferiores, estes não ficam posicionados de modo a ocluírem perfeitamente com os antagonistas. Para resolver essa situação, é comum utilizar o primeiro pré-molar inferior como dente de ajuste, ou seja, aquele que pode ter seu diâmetro mesiodistal reduzido por meio de desgaste, para que os dentes posteriores fiquem com a chave de oclusão perfeita. Em casos extremos, o dente pode até mesmo ser suprimido da montagem, com ou sem substituição da bateria anterior inferior por outra maior. Na maioria das vezes, a montagem pode ser feita em perfeita oclusão e sem nenhuma alteração no tamanho dos dentes, desde que a relação entre as arcadas não seja muito discrepante e se respeitem as tabelas de articulação dos fabricantes.

A montagem dos segundos molares não é obrigatória. A omissão desse dente facilita a montagem e reduz a mesa oclusal, diminuindo, consequentemente, a pressão mastigatória sobre os rebordos. Todavia, em alguns casos, a montagem desse dentes é importante. Os principais critérios para essa decisão são:

- Presença de espaço inter-rebordo suficiente.
- Presença de espaço anteroposterior suficiente.
- Necessidade de que a mesa oclusal se localize mais posteriorizada.
- Presença de sorriso amplo, criando prejuízo à estética.
- Dente antagonista natural presente.

É sempre importante observar se há simetria razoável entre os lados direito e esquerdo. Grandes assimetrias podem não ser bem aceitas pelos pacientes, mas as pequenas, feitas de maneira criteriosa, conseguem dar naturalidade ao sorriso.

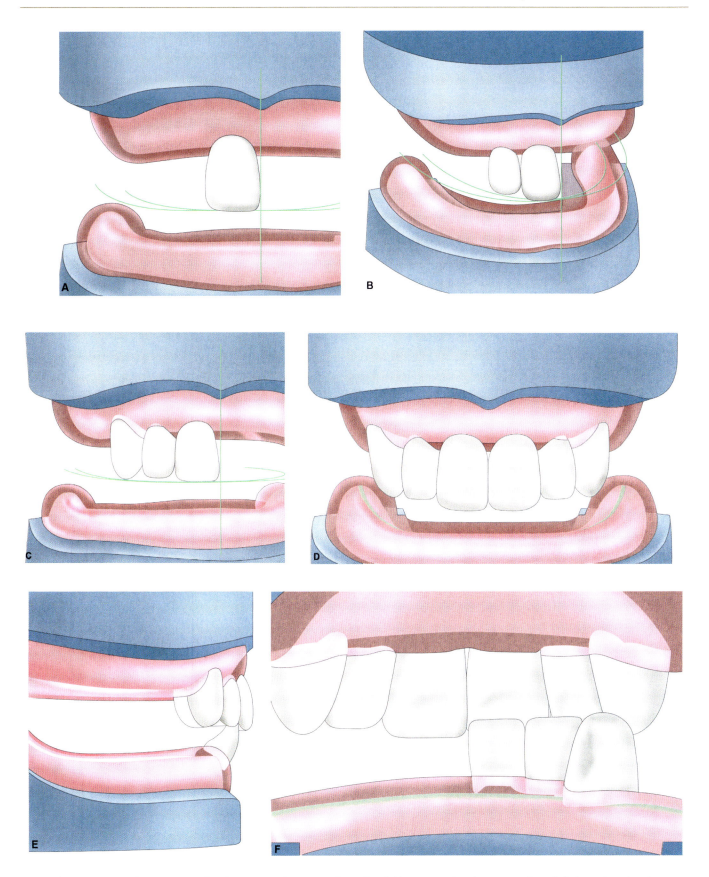

Figura 4.49 **A** a **D**. Montagem dos dentes anteriores superiores. **E** a **G**. Montagem dos dentes anteriores inferiores. (*continua*)

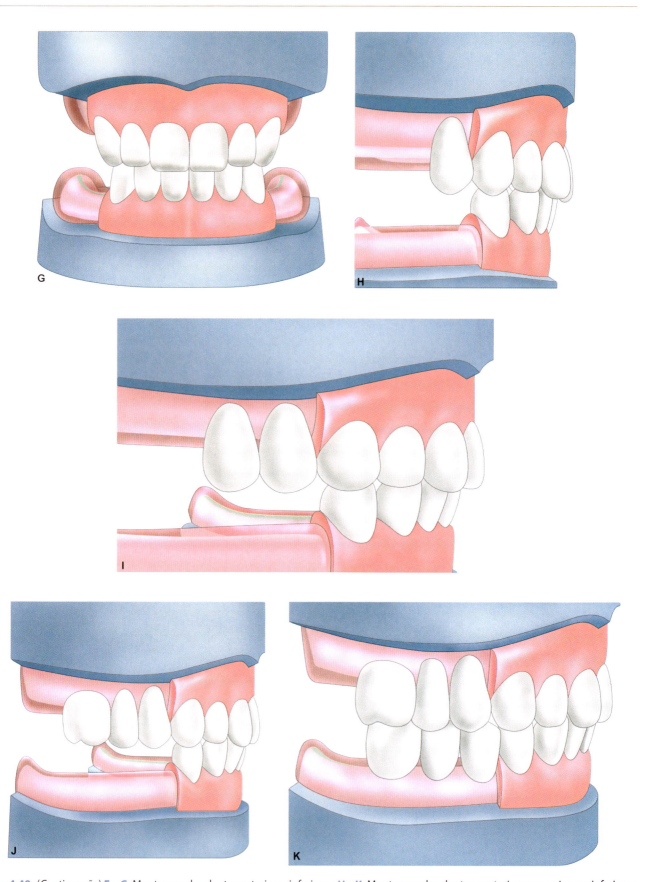

Figura 4.49 (*Continuação*) **E** a **G**. Montagem dos dentes anteriores inferiores. **H** a **K**. Montagem dos dentes posteriores superiores e inferiores.

Oclusão e desoclusão nas montagens de dentes

Os principais tipos de oclusão em prótese total são:

- Convencional: utiliza dentes posteriores com cúspides (anatômicos), montados em oclusão. Os dentes anteriores ficam com leves *overjet* e *overbite*, e sem contato em oclusão cêntrica. Embora a montagem seja mais trabalhosa, a estética fica mais natural.
- Oclusão monoplano: utiliza dentes sem cúspides (funcionais). Os dentes anteriores são montados com *overjet* e sem *overbite*. A montagem é facilitada e os componentes oclusais horizontais de deslocamento das próteses eliminados, porém a aparência é menos estética em relação à oclusão convencional com dentes anatômicos. Pode proporcionar habilidade mastigatória inferior quando comparada com as montagens convencionais e lingualizadas.[32]
- Oclusão lingualizada: emprega dentes superiores anatômicos e dentes inferiores planos (funcionais) ou anatômicos modificados por desgaste, para ficarem com as cúspides reduzidas (planas). As cúspides vestibulares dos dentes posteriores superiores ficam sem contato com os antagonistas. A montagem é facilitada e os componentes de força tornam-se mais centralizados na crista do rebordo inferior. Podem proporcionar mais estabilidade e conforto ao paciente.

Já os principais tipos de desoclusão em prótese total consistem em:

- Balanceada bilateral: consiste no contato oclusal bilateral e simultâneo de dentes anteriores e posteriores nos movimentos de lateralidade e protrusão. Tende a proporcionar maior estabilidade às próteses e maior conforto mastigatório (Figura 4.50).
- Pelo canino: guias caninas de desoclusão. Os registros e a montagem ficam simplificados. A conferência clínica torna-se mais fácil.

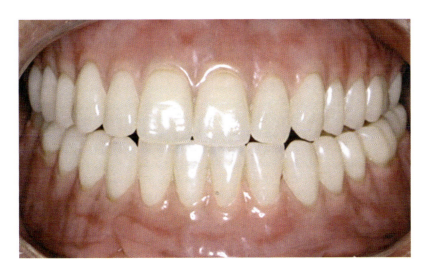

Figura 4.50 Montagem com desoclusão balanceada na boca, executando movimento de lateralidade.

Prova dos dentes em cera

Após concluída a montagem dos dentes em cera, chegou o instante de prová-los clinicamente: esse é o momento de maior participação do paciente. Muitas vezes, é importante pedir ao paciente que venha com um parente ou amigo para ajudar na avaliação. A presença de alguém em quem ele confia aumenta a segurança do indivíduo e evita que mude de ideia depois que a prótese estiver pronta. Não encaminhe a prótese para a polimerização enquanto seu paciente não estiver plenamente satisfeito com a estética e a função. Durante a prova dos dentes em cera, deve-se avaliar os seguintes itens:[31]

- Relação oclusal: verifique se a RC e a dimensão vertical registradas no articulador correspondem à situação na boca. Caso exista diferença, remova os dentes posteriores do arco que estiverem invadindo ou aquém do plano oclusal, recoloque o rodete de cera, faça novos registros da RC e dimensão vertical, remonte o modelo infe-

rior no articulador e repita a montagem dos dentes para a nova prova (Figura 4.51 A a F).
- Reconstituição fisionômica: observe se a montagem de dentes devolveu a harmonia extrabucal (sustentação dos lábios, atenuação do sulco nasogeniano, equilíbrio do terço inferior da face com os outros terços). Verifique se a linha mediana dos dentes superiores coincide com a linha mediana da face. Para essa análise, peça para o paciente sorrir. Veja se o longo eixo dos incisivos centrais está paralelo à linha mediana (coloque um fio dental sobre a linha mediana da face e compare com a linha dos incisivos centrais). Confira se o longo eixo dos posteriores está perpendicular ao plano oclusal. Observe a quantidade de área gengival que aparece durante o sorriso. Se estiver muito aparente, você pode aumentar a altura dos dentes ou utilizar gengiva artificial caracterizada. No caso de o paciente apresentar antagonistas naturais, não se preocupe com a falta de coincidência entre as linhas mediana superior e inferior, caso tenha certeza de que o registro oclusal está correto. Verifique ainda se a disposição dental está correta e se o plano oclusal superior acompanha a linha do lábio inferior.
- Fonética: com as próteses na boca, o paciente deve conseguir emitir os fonemas com clareza e conforto. Solicite ao paciente que fale seu nome, endereço e os fonemas s, f e v. Caso haja dificuldade de emitir determinados fonemas, avalie se o alinhamento dental está correto. Se houver contato dental na emissão da letra "s", existe invasão do espaço fonético livre e a DVO pode estar aumentada. Se o paciente estiver chiando ao falar, pode ser por pouca ou muita cera na região de rugas palatinas. Recontorne essa área e repita o teste.
- Estética: verifique a forma, o tamanho e a cor dos dentes selecionados). Se o paciente desejar, modifique a disposição dos dentes, criando alguns apinhamentos e giroversões, pois aumentam a naturalidade do aparelho. Atualmente, não é comum os pacientes solicitarem manchas, abrasões ou restaurações. No entanto, alguns podem pedir a colocação de joias ou *brackets* ortodônticos.

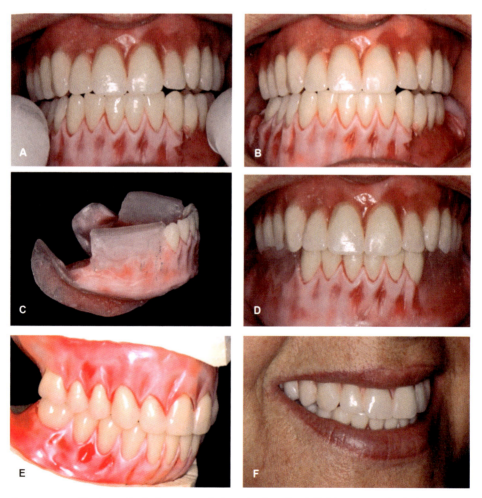

Figura 4.51 **A**. Base de prova mandibular sustentada para conferir a relação oclusal. **B**. Observe a oclusão incorreta. **C** e **D**. Novo rodete de cera na região posterior. **E** e **F**. Prova estética dos dentes montados em cera (Vita MFT, VITA Zahnfabrick, Alemanha).

Instalação, ajustes e queixas

Finalizados os procedimentos clínicos e laboratoriais necessários à obtenção das próteses totais, inicia-se uma etapa muito importante, que envolve o exame da prótese, a prova na boca, a verificação imediata de sua adaptação e funcionalidade, os ajustes, a orientação do paciente e o acompanhamento imediato e periódico com a solução para as queixas apresentadas. A prótese, do momento de sua finalização no laboratório até a integração funcional perfeita no paciente, passa por quatro avaliações (do técnico em prótese dentária, do cirurgião-dentista, do paciente e das pessoas que com ele convivem). Embora a aceitação e a satisfação com as próteses não dependam somente dos aspectos técnicos, quanto mais criteriosas forem as duas primeiras avaliações, menor a chance de reprovação nas duas últimas.

Instalação

- Antes da instalação, verifique a lisura e o polimento das superfícies externas da prótese, ausência de esferas de acrílico dentro da base, espessura e formato dos flancos corretos e o arredondamento adequado das bordas da prótese.
- Leve a prótese molhada à boca e peça para o paciente ocluir. Os dois principais erros a investigar são defeitos na base e na oclusão. Imperfeições na base resultam em traumatismos à mucosa e deficiências de retenção e estabilidade logo após a instalação, podendo provocar lesões mais complexas ou reabsorções ósseas no longo prazo. Uma maneira recomendável de avaliar a adaptação da base da prótese no momento de sua instalação consiste em utilizar materiais que indiquem as regiões com excesso de pressão. Pastas indicadoras ou materiais de moldagem fluidos podem ser utilizados para esse fim.
- No caso de utilizar a pasta, seque bem a face interna da prótese antes de aplicá-la, para que o material fique aderido a ela. Espalhe a pasta sobre a face interna da prótese com um pincel grande até obter uma espessura uniforme em toda a área basal (Figura 4.52 A e B).
- Insira a prótese em boca cuidadosamente. Se o paciente estiver confortável, aumente a pressão e assente a prótese com firmeza. Entregue ao paciente uma pequena porção de algodão seco e solicite a ele que o mastigue de modo habitual sobre todos os segmentos dentários: molares, pré-molares e dentes anteriores (Figura 4.52 C). Esse procedimento é recomendável para que todas as áreas de compressão, tanto durante o assentamento da prótese quanto durante a função mastigatória, sejam igualmente detectadas.
- Remova as próteses e examine. Para esse tipo de pasta, procure por três padrões distintos de compressão: (1) as regiões nas quais a base da prótese ficou visivelmente exposta e, portanto, devem ser desgastadas, pois indicam que houve excesso de compressão (Figura 4.52 D e E); (2) áreas onde uma fina camada de pasta ainda é visível, o que significa que a base está bem adaptada à mucosa do rebordo, sem exigir desgaste; (3) áreas em que a pasta não sofreu alterações, que demonstram que não houve contato entre a base da prótese e o rebordo e, portanto, não sofrerão compressão.
- Reaplique o material e repita o procedimento até remover todas as áreas de compressão.
- Após o término do ajuste, a pasta pode ser facilmente removida com uma gaze embebida em sabonete líquido sob água corrente.

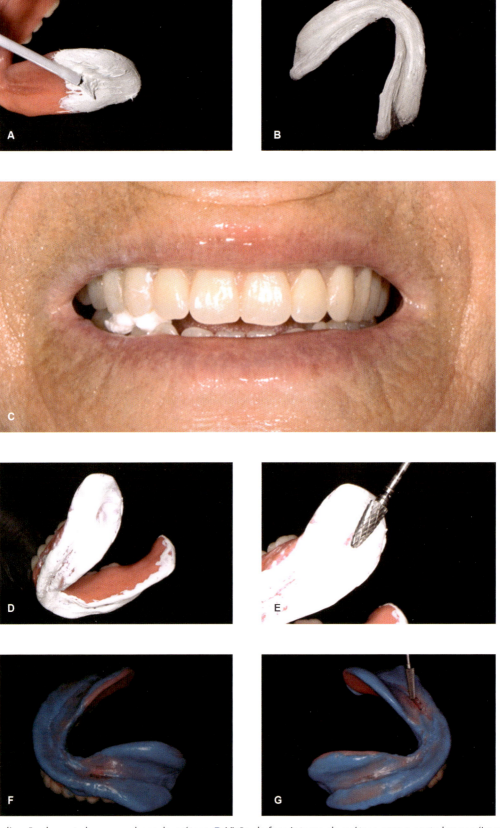

Figura 4.52 **A**. Aplicação da pasta branca na base da prótese. **B**. Visão da face interna da prótese com a pasta branca (Impressão LS, Coltene, Brasil). **C**. Paciente realizando a mastigação do algodão para identificar as áreas de compressão. **D**. Observe a evidência das áreas que precisam ser desgastadas, situação em que se pode observar a base da prótese transparecendo sob a pasta. **E**. Desgaste as áreas que ficaram expostas. **F**. Utilização do material de moldagem para identificar áreas de excesso de compressão (Coltex Fine, Vigodent, Brasil). **G**. Desgaste a região marcada com uma broca de tungstênio.

- No caso do silicone, aplique uma camada desses materiais dentro e nas bordas e leve a prótese à boca, assentando-a perfeitamente e realizando movimentos de moldagem. Após a retirada da boca, observe as regiões nas quais o material foi completamente deslocado, indicando pressão sobre os tecidos. Se isso ocorrer em regiões de compressão intencional (como na área de travamento posterior), não há necessidade de ajuste imediato. Todavia, se o excesso de pressão está nas bordas da prótese, dentro da área basal, ou mesmo em superfícies externas dos flancos, recomenda-se fazer um ajuste leve e uma nova verificação (Figura 4.52 F e G).
- Erros oclusais podem decorrer de fatores diversos, como registro impreciso das relações maxilomandibulares, transferência imprecisa para o articulador, desadaptações na base que modifiquem a posição da prótese, falhas no processamento laboratorial e distorções inerentes ao material. Assente firmemente a prótese superior e, de frente para o paciente, segure a prótese inferior pelos seus flancos bucais com os dedos indicadores das duas mãos. Guie a mandíbula para o fechamento em RC com os polegares sobre o mento, por fora da boca, e verifique se as próteses se articulam perfeitamente, sem deslocamentos horizontais. Se houver contatos prematuros que impeçam a articulação correta das próteses e promovam deslocamento, é necessário realizar o ajuste, que pode ser feito na boca ou no articulador.
- Na boca, inicie o ajuste oclusal da prótese marcando os pontos oclusais com um papel-carbono articular, sempre segurando a prótese total inferior em posição e guiando o paciente para a RC. Observe os pontos marcados na superfície oclusal da prótese e, em seguida, ajuste os contatos até que se obtenha a oclusão em todos os dentes posteriores, sem deslocamento horizontal das próteses.
- Explique ao paciente que, com o passar dos dias de uso, a aparência das novas próteses tende a parecer mais natural. Isso ocorre não só pelo fato de o paciente se acostumar com a nova imagem, mas também pelo desenvolvimento de confiança e controle muscular sobre o trabalho, favorecendo a acomodação dos tecidos do rosto e a normalização dos movimentos da expressão facial. Oriente o paciente a não morder alimentos com os dentes anteriores, lembrando que, no período de adaptação às próteses novas, devem ser evitados alimentos de difícil mastigação ou muito pegajosos. A fala também pode ser fortemente modificada pela instalação de próteses novas, pois pequenas modificações nas espessuras e nas posições das estruturas têm repercussão imediata na fonética. Felizmente, a língua tem grande capacidade de adaptação e, com um pouco de prática, a maioria dos pacientes se adapta em poucas semanas à nova situação, recuperando sua dicção normal. Reforce com o paciente a necessidade de higienização frequente e adequada das próteses com escova macia e dentifrício de baixa abrasividade ou detergente, além de limpeza dos rebordos com escova macia e da língua com escova ou raspador lingual.
- Alerte o paciente sobre eventuais machucados na mucosa, tranquilizando-o de que representam uma etapa comum do processo de adaptação e que todos os esforços serão feitos no acompanhamento pós-instalação para a realização dos ajustes o mais rápido possível, reduzindo o período de desconforto (Figura 4.53).

Após a instalação

A primeira consulta de ajustes pós-instalação deve ser marcada para o dia seguinte, a fim de evitar que períodos prolongados levem o paciente ao desenvolvimento de úlceras traumáticas. Nesse encontro, verifique a oclusão e examine a mucosa em busca de ferimentos estabelecidos ou iminentes. Consultas de ajustes devem se repetir até que as próteses estejam funcionais e confortáveis. A partir de sua realização e da resolução das queixas, as consultas podem ser mais espaçadas, com intervalos de 1 semana ou mais. Concluídos os ajustes, os pacientes devem ter retorno programado para acompanhamento, que pode ser semestral, anual ou com prazos diferenciados. Nessas consultas, verifique os aspectos oclusais, estéticos, adaptação da base, saúde dos tecidos, normalidade muscular e articular, higienização e possíveis queixas. Os principais problemas encontrados após a instalação estão apresentados no Quadro 4.2.

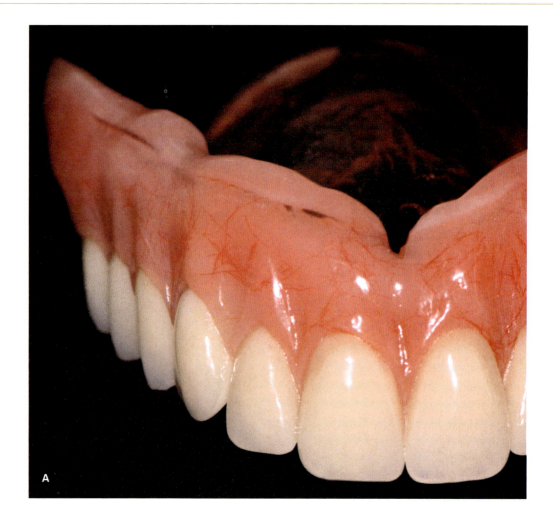

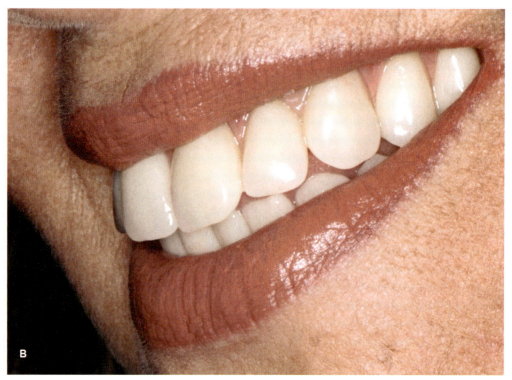

Figura 4.53 A e B. Resultado final das próteses totais. (Trabalho confeccionado pelo TPD Rodrigo Zani, Laboratório Zani, Florianópolis/SC.)

Quadro 4.2 Principais problemas, queixas, causas e ações a serem realizadas após a instalação de próteses totais.

Tipos	Queixas	Causas	Ações
Problemas oclusais	Dor generalizada na crista do rebordo.	DVO aumentada.	Desgaste seletivo para reduzir a DVO. Se a correção for grande, pode ser necessário refazer uma das próteses ou até mesmo ambas.
	Dor localizada na crista do rebordo.	Oclusão resultante em pressão excessiva na região.	Ajuste oclusal na boca ou registro oclusal seguido de ajuste no articulador.
	Dor e ocorrência de traumatismos nos flancos.	Contatos prematuros deflectivos que promovem deslocamento horizontal ou rotação da prótese.	
	Ânsia de vômito associada ao deslocamento da prótese durante a mastigação.	Contato prematuro deflectivo deslocando a prótese e causando a entrada de saliva ou alimentos sob a prótese.	
	Perda de retenção com o uso, ou seja, a prótese apresenta boa retenção aos testes, mas se solta durante a mastigação.	Contatos prematuros deflectivos ou desoclusão não balanceada.	
	Mordidas nas bochechas, ou ocorrência de traumatismos nesses tecidos, na altura do plano oclusal.	Transpasse horizontal inadequado.	Desgaste leve na superfície vestibular dos dentes posteriores inferiores, para aumentar o transpasse e proteger as bochechas.
	Lesões na comissura labial.	Possível DVO reduzida.	Se confirmado o erro na DVO, fazer remontagem dos dentes e polimerização parcial de uma das próteses ou de ambas, ou repetição de uma ou de ambas as próteses.
Problemas nas bases	Lesões nas regiões dos freios.	Sobre-extensão na região.	Abrir levemente o espaço para o freio na borda da prótese, com disco de lixa ou fresa fina. Provar na boca e verificar se a borda da prótese ainda comprime o freio. Depois de ajustado, polir.
	Lesões no fundo de vestíbulo ou no assoalho da boca, associadas ou não à perda de estabilidade da prótese.		Marcar a região com pasta evidenciadora, lápis-cópia ou outro material, e desgastar a borda da prótese até que não pressione mais o tecido ulcerado. Não exagerar no desgaste para não comprometer a retenção e o vedamento periférico das próteses. Após a correção, deixar a borda arredondada e polida.
	Lesões nos sulcos hamulares.	Excesso de compressão no travamento posterior ou sobre-extensão da base.	Se o traumatismo estiver posterior ao sulco hamular, reduzir levemente a extensão da prótese. Se a ulceração for sobre o sulco hamular, reduzir levemente a altura do acrílico no travamento posterior dessa região. A transferência da posição exata com pastas ou lápis-cópia torna-se importante, e o desgaste deve ser feito de maneira conservadora, pois a região é muito sensível à entrada de ar e à perda de retenção.

(continua)

Quadro 4.2 (*Continuação*) Principais problemas, queixas, causas e ações a serem realizadas após a instalação de próteses totais.

Tipos	Queixas	Causas	Ações
Problemas nas bases	Dor, dormência, ardência, latejamento ou formigamento no lábio inferior e na região anterior inferior do rebordo.	Pressão da prótese sobre a região do forame mentual.	Desgastar levemente a base da prótese na região, aliviando a pressão.
	Dormência, ardência, latejamento ou formigamento na região da papila incisiva ou das rugas palatinas.	Pressão da prótese sobre a região do forame nasopalatino.	
	Ânsia de vômito.	Geralmente extensão da base da prótese total superior sobre o palato mole, podendo também ser causada pela inferior.	Inicialmente, se o paciente nunca usou prótese total ou se tinha uma prótese antiga muito curta, deve-se orientá-lo a tentar se acostumar, pois é normal sentir essa dificuldade nos primeiros dias. Se, ao exame, se observar ulceração ou eritema sobre a região, já é mais provável que a base tenha sobre-extensão, podendo-se fazer um leve ajuste.
	Ânsia de vômito associada à entrada de saliva e alimentos sob a prótese e/ou perda de contato com a mucosa.	Selamento periférico inadequado ou desadaptação grosseira da base.	Se houver deficiência pequena e localizada nas bordas, a correção pode ser feita com um reembasador rígido. Do contrário, realizar o procedimento de reembasamento laboratorial.
	Ânsia de vômito associada ao deslocamento da prótese superior com ou sem lesão na mucosa que reveste o processo coronoide da mandíbula.	Espessura excessiva do flanco bucal da prótese superior interferindo na movimentação do processo coronoide da mandíbula. Se o rebordo for desfavorável, a prótese pode se deslocar, provocando ânsia. Se o rebordo for favorável e a prótese tiver boa retenção, tende a ocorrer lesão à mucosa que reveste o processo coronoide, podendo acontecer simultaneamente deslocamento da prótese, dependendo do tamanho da interferência.	Reduzir a espessura do flanco bucal, com cuidado para manter a borda espessa o suficiente para manter o vedamento periférico.

Prótese total imediata

Trata-se de um aparelho mucossuportado, confeccionado antes da remoção dos dentes e instalado no momento de sua extração (ou secção coronária). A principal indicação de uma prótese total imediata corresponde aos casos de dentes com extração indicada por perda periodontal.

Suas vantagens consistem em:

- Reduz as alterações dimensionais que normalmente ocorrem após a extração dos dentes, conservando o rebordo alveolar em altura e espessura.
- Controla a hemorragia e protege a ferida cirúrgica.
- Recupera a função dos lábios, melhorando a estética.
- Na maioria dos casos, a presença dos dentes naturais orienta a montagem dos dentes artificiais.

Já suas desvantagens são:

- Ausência de prova estética.
- Possibilidade de maior ajuste clínico.
- Necessidade de reembasamento ou substituição.

Durante o exame clínico, é importante avaliar o grau de perda óssea dos dentes, a relação dos dentes com os lábios e com a oclusão atual do paciente e compará-los com o resultado da futura prótese. No exame radiográfico, deve-se pesquisar a ocorrência de doenças, a possibilidade de manutenção de raízes, a necessidade de intervenções prévias (como a extração de dentes posteriores para facilitar a moldagem), o grau de perda óssea e a complexidade das exodontias. É importante verificar a posição atual dos dentes. Se ela estiver adequada, verifique se é compatível com os dentes e a gengiva artificiais, antevendo o resultado final. Caso esteja inadequada, observe se é passível de correção. Para isso, os modelos do caso devem ser montados em articulador para o planejamento da nova posição. Considere que a prótese aumentará o suporte labial, então, se o plano oclusal (comprimento dos dentes) estiver em altura adequada antes das exodontias, a prótese deve ter um plano menor, pois o lábio será encurtado.

Obtenção do guia cirúrgico

- Um molde preliminar deve ser obtido com hidrocoloide irreversível com moldeiras de estoque personalizadas por cera-utilidade (Capítulo 1). Pelo risco de extração acidental dos dentes durante a retirada do molde, é preciso realizar manobras especiais. No caso de dentes unitários, utilize uma matriz de aço para protegê-los. E, no caso de múltiplos dentes ou pônticos de prótese fixa, empregue uma cera-utilidade plastificada nas regiões retentivas. O molde obtido deve ser vazado em gesso comum (Figura 4.54 A a C).
- O modelo preliminar é recortado como uma prótese total convencional. Alivie a área dos dentes, além das regiões edêntulas, e confeccione uma moldeira individual. Recorte a moldeira individual como para uma prótese convencional, 2 mm dos flancos e 3 mm dos freios. Determine o limite posterior e execute o selado periférico. A presença dos dentes pode dificultar esse passo.
- Faça o molde funcional com um material elástico (sugere-se o silicone de condensação). Como esse material não tem adesividade à moldeira, utilize previamente um adesivo. Encaixote e vaze o molde com gesso tipo IV. Separe conforme as instruções para o molde de prótese total convencional. A base de prova nesses casos é parcial, com rodete de cera apenas nas áreas sem dentes (Figura 4.54 D).
- A determinação do plano oclusal, da dimensão vertical e da RC respeitam os mesmos princípios da prótese total convencional. No entanto, a presença dos dentes pode facilitar esses procedimentos, e a RC e a dimensão vertical poderão ser utilizadas na montagem dos modelos no articulador, desde que estejam corretas ou passíveis de correção (Figura 4.54 E).

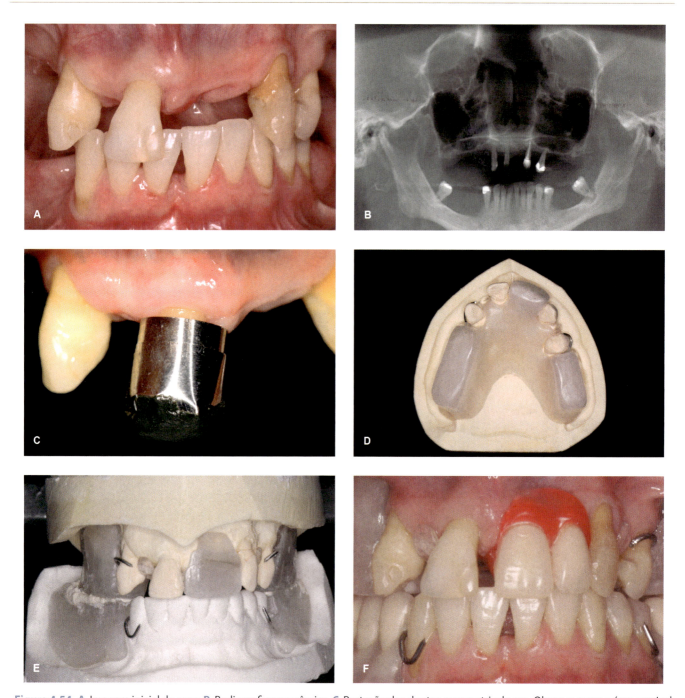

Figura 4.54 **A.** Imagem inicial do caso. **B.** Radiografia panorâmica. **C.** Proteção dos dentes com matriz de aço. Observe como a área cervical fica visível. **D.** Modelo obtido e base de prova. **E.** Modelos montados no articulador. O uso de grampos feitos com fio ortodôntico melhora a retenção das bases. **F.** Prova dos dentes em cera.

- Após a montagem em articulador, inicie o planejamento da cirurgia no modelo. O mesmo desgaste promovido no modelo deve corresponder à perda de volume na boca após as exodontias, para promover previsibilidade na conclusão do caso.
- Remova os dentes do modelo de acordo com o grau de perda óssea deles e substitua-os pelos dentes artificiais. Quando possível, faça a prova parcial dos dentes em cera para confirmar a linha mediana e a altura do plano oclusal (Figura 4.54 F).
- O modelo pronto deve ser duplicado para a execução do guia cirúrgico, que precisa ser fino, rígido, transparente e corresponder à base da prótese (Figuras 4.55 A e B).

Procedimento cirúrgico e instalação da prótese

- Antes da cirurgia, o guia e a prótese devem ser imersos em hipoclorito de sódio a 5% por 30 min, para promover a desinfecção, e enxaguados abundantemente em soro fisiológico.
- No momento cirúrgico, todos os dentes devem ser removidos e a área cirúrgica, adequadamente suturada (Figura 4.55 C). Os dentes podem ser removidos de duas maneiras: exodontias e secção coronária. A secção coronária tem a vantagem de o paciente receber sua prótese total sem o desconforto inicial causado pela cirurgia.[33] No período de ajustes e adaptação, a prótese não comprime as áreas operadas, e as exodontias podem ser feitas mais tarde. Os dentes vitais devem ser esvaziados endodonticamente, medicados e fechados, e os não vitais apenas seccionados, fechando-se a abertura endodôntica.
- Após a remoção dos dentes, coloque o guia na boca (Figura 4.55 D). As áreas isquêmicas representam regiões de excesso de compressão que impedem o assentamento adequado da prótese e causam traumatismo à mucosa. Essas regiões devem ser desgastadas na face interna da prótese até que o assentamento seja passivo (Figura 4.55 E). Caso não seja possível, remova mais tecido mucoso e ósseo na região para permitir o assentamento adequado da prótese.
- Instale a prótese e promova o ajuste da oclusão (Figura 4.55 F). Receite um analgésico e a aplicação de um colutório, e recomende ao paciente cuidados como aplicar gelo local, não fazer esforços físicos e não se expor ao sol. Instrua-o a não remover a prótese até o primeiro ajuste, que deve ser realizado de 24 a 48 h após a instalação (Figura 4.55 G).
- No primeiro ajuste, remova a prótese e avalie a área basal. Desgaste na prótese as áreas que estiverem traumatizando a mucosa e refine o ajuste oclusal. Após a cicatrização, pode haver modificações na área basal que comprometam a retenção do aparelho. Nesses casos, se a prótese estiver com boa estética, RC e dimensão vertical adequadas, é possível realizar o reembasamento laboratorial, que modifica ou troca a base da prótese.

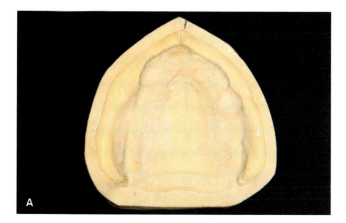
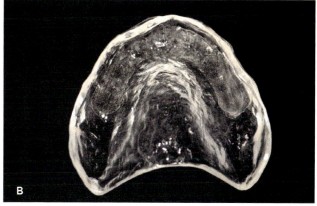

Figura 4.55 **A.** Remoção dos dentes no modelo de gesso e transferência do travamento posterior. **B.** Guia cirúrgico. (*continua*)

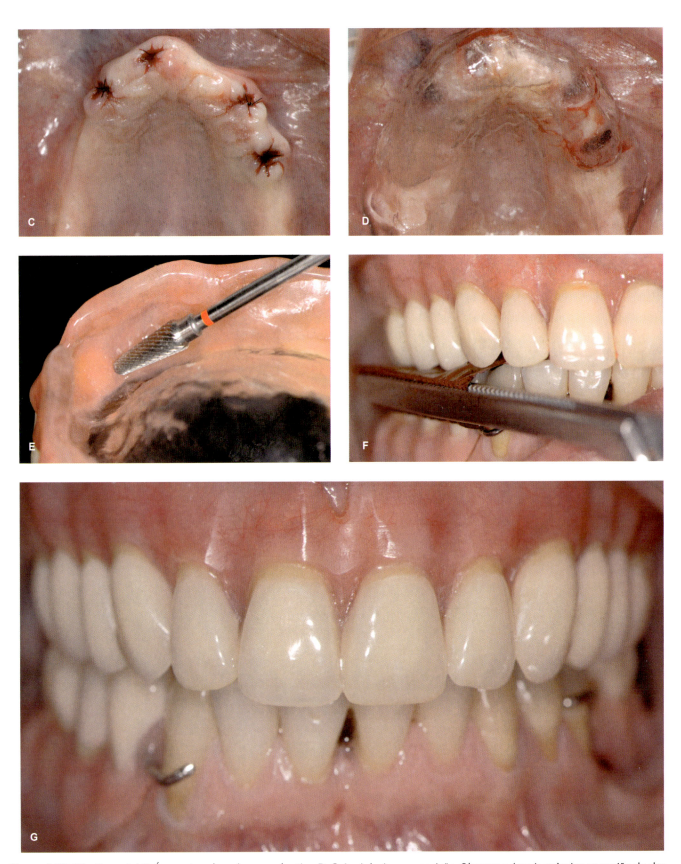

Figura 4.55 (*Continuação*) **C.** Área suturada após as exodontias. **D.** Guia cirúrgico em posição. Observe a área isquêmica na região do dente 21. **E.** Desgaste na região interna da prótese. **F.** Ajuste oclusal. **G.** Prótese total imediata instalada. (Trabalho confeccionado pelo TPD Carlos Alberto Pereira, Laboratório Implandent Express, Florianópolis/SC.)

Sobredentadura

É uma prótese removível que cobre e se apoia sobre um ou mais dentes, raízes remanescentes ou implantes e pode ou não apresentar componentes retentivos associados.

Os dentes ou raízes remanescentes podem ser utilizados quando apresentarem condições endodônticas e periodontais favoráveis. Muitas vezes, a indicação da manutenção de raízes comprometidas sob a prótese total é um tratamento de transição, que facilita a aceitação do paciente de sua futura condição.

As vantagens da sobredentadura são:[34]

- Diminuição da reabsorção do rebordo residual.
- Estabilidade e retenção melhoradas.
- Manutenção da consciência oclusal.

As desvantagens incluem:

- Necessidade de maior espaço interoclusal.
- Cuidado rigoroso do paciente.
- Custo aumentado em razão da necessidade de bases e retentores.

Técnica

- Um modelo preliminar é obtido por meio de um molde de alginato. Confeccione uma moldeira individual que servirá para fazer o molde definitivo. O molde deve envolver os preparos radiculares, realizados com secção coronária total (Figura 4.56 A).
- Uma vez obtido o modelo de trabalho, construa a base de prova e registre a dimensão vertical e a RC. Após a prova dos dentes em cera, inicie o planejamento do retentor propriamente dito, avaliando o espaço existente. Deve haver espaço para a instalação do retentor sobre a raiz, do componente protético e dos dentes da prótese (em geral 13 mm).
- Prove o retentor fundido e confirme o espaço disponível (Figura 4.56 B). A prótese deve ser polimerizada sobre o modelo com o retentor. A maioria dos sistemas tem um espaçador que garante sua resiliência. No caso do ERA®, o componente indicado para a polimerização é a cápsula preta. Após a polimerização, cimente o retentor e instale a prótese sem as cápsulas. Se houver contato da base da prótese com os dentes, desgaste-a.
- Ao final do dia, ou no dia seguinte, marque uma linha sobre a face vestibular dos dentes inferiores que mantenha a relação da prótese superior com a inferior (Figura 4.56 C) e coloque a cápsula preta sobre o retentor (Figura 4.56 D e E). Leve a prótese à boca e teste a adaptação do conjunto com um material de moldagem fluido dentro da prótese. Não deve haver contato da cápsula ou do retentor com a base da prótese, nem alteração da linha traçada sobre os dentes inferiores. Se acontecer, desgaste a face interna da prótese.
- Proteja o retentor com um lençol de borracha (Figura 4.57 A). Coloque resina acrílica autopolimerizável na base da prótese. Leve a prótese à boca, assente e solicite ao paciente que oclua. Espere a polimerização da resina para remover o conjunto. A cápsula preta deve ficar presa à base da prótese (Figura 4.57 B e C).
- Com uma broca especial do sistema, remova a cápsula preta e troque por uma branca (Figura 4.57 D a F). O sistema ERA® apresenta cápsulas de retenções crescentes, com cores que variam do branco ao laranja, azul e cinza (mais resistente). Instrua o paciente a colocar e retirar a prótese. As cápsulas ficam completamente ocultas na face interna da prótese (Figura 4.57 G). Observe o aspecto final do sorriso da paciente (Figura 4.57 H).

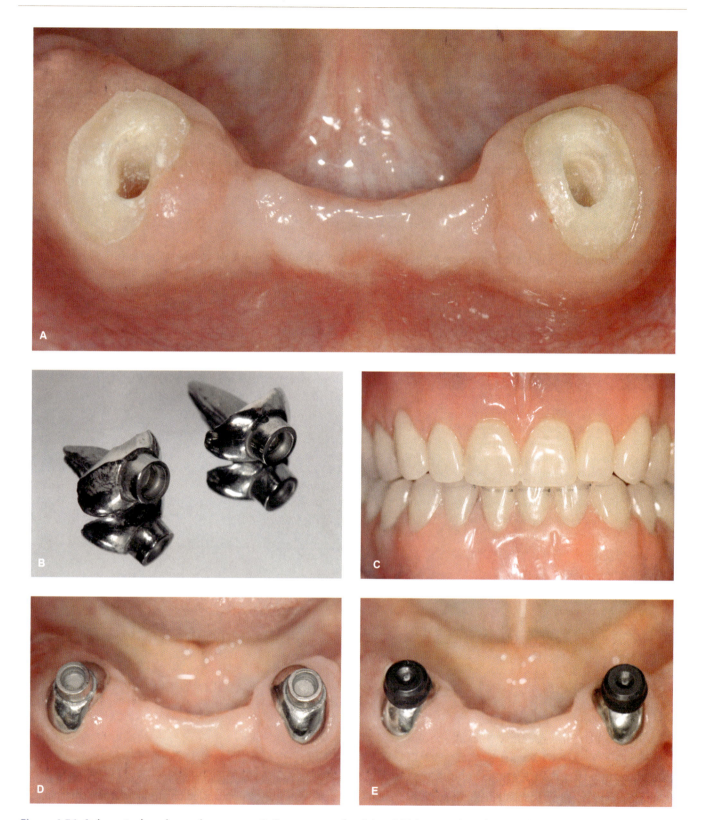

Figura 4.56 **A.** Aspecto das raízes após o preparo. **B.** Componentes fundidos. **C.** Linha traçada na face vestibular dos dentes inferiores. Essa relação deve ser mantida durante todo o procedimento clínico. **D.** Bases metálicas cimentadas. **E.** Cápsulas pretas instaladas sobre as bases metálicas.

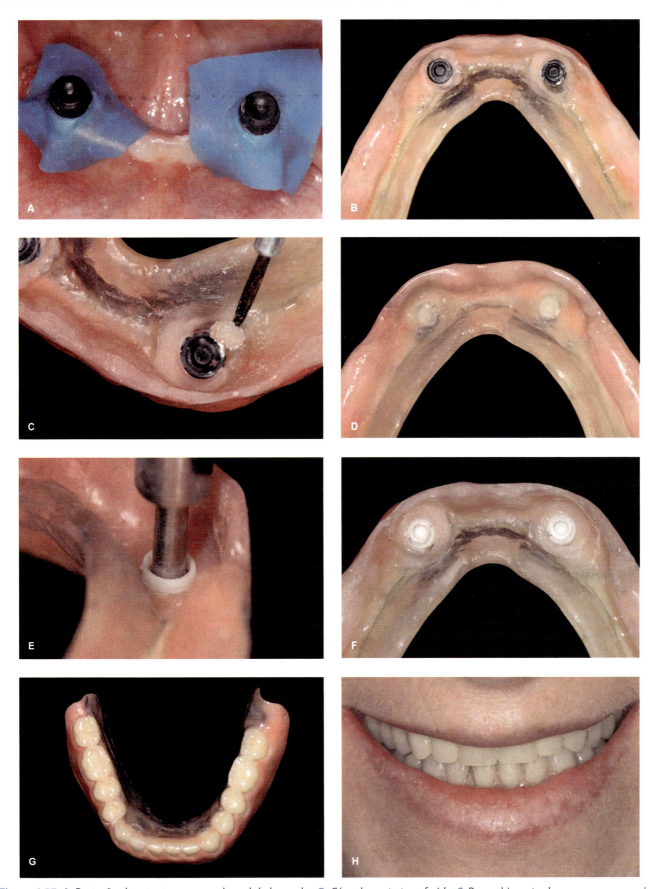

Figura 4.57 **A**. Proteção do retentor com um lençol de borracha. **B**. Cápsula preta transferida. **C**. Preenchimento dos espaços com resina. **D**. Aspecto da prótese pronta para receber a cápsula branca. **E**. Instalação da cápsula branca. **F**. Cápsula branca instalada. **G**. Prótese concluída. **H**. Sorriso final da paciente. Caso realizado pelas alunas Daniela Peressoni Vieira e Laís Olsson, Curso de Graduação em Odontologia/UFSC com orientação do Prof. Wilson Andriani Jr. (Trabalho confeccionado pelo TPD Fabiano Zanoni, Florianópolis/SC.)

REFERÊNCIAS BIBLIOGRÁFICAS

1. Projeto SB Brasil 2010: Pesquisa Nacional de Saúde Bucal: resultados principais/Ministério da Saúde. Secretaria de Atenção à Saúde – Brasília: Ministério da Saúde, 2012. p. 116.
2. Darvell BW, Clark RK. The physical mechanisms of complete denture retention. Br Dent J. 2000;189:248-52.
3. Dubojska AM, White GE, Pasiek S. The importance of occlusal balance in the control of complete dentures. Quintessence Int. 1998;29:389-94.
4. Wolff A, Gadre A, Begleiter A, Moskona D, Cardash H. Correlation between patient satisfaction with complete dentures and denture quality, oral condition, and flow rate of submandibular/sublingual salivary glands. Int J Prosthodont. 2003;16:45-8.
5. Marković D, Petrović L, Primović S. Specifics of mastication with complete dentures. Med Pregl. 1999;52:464-8.
6. Oliveira T, Frigerio M, Yamada M, Birman E. Avaliação da estomatite protética em portadores de próteses totais. Pesq Odontol Bras. 2000;149:219-24.
7. Utz KH. Studies of changes in occlusion after the insertion of complete dentures. Part I. J Oral Rehabil. 1996;23:321-9.
8. Utz KH. Studies of changes in occlusion after the insertion of complete dentures. Part II. J Oral Rehabil. 1997;24:376-84.
9. Lavigne GJ, Khoury S, Abe S, Yamaguchi T, Raphael K. Bruxism physiology and pathology: an overview for clinicians. J Oral Rehabil. 2008;35:476-94.
10. Thomas CJ. A double alginate mandibular impression technique. J Dent Assoc S Afr. 1979;34:781-2.
11. Piccino AC, Berbert A, Moro MA, Sgavioli CAPP, Fleming I. Influência da proporção pó/água na reprodutividade de moldagens com alginato. Prot Clin Lab. 2000;2:49-59.
12. Rashedi B, Petropoulos VC. Current concepts for determining the postpalatal seal in complete dentures. J Prosthodont. 2003;12:265-70.
13. Petrie CS, Walker MP, Williams K. A survey of U.S. prosthodontists and dental schools on the current materials and methods for final impressions for complete denture prosthodontics. J Prosthodont. 2005;14:253-62.
14. Dexter WS, Moore DJ. A new, clean, and inexpensive boxing procedure. J Prosthet Dent. 1995;73:496-8.
15. Telles D. Prótese total convencional e sobre implantes. São Paulo: Santos; 2009.
16. Willis FM. Esthetics of full denture construction. J Am Dent Assoc. 1930:636-42.
17. Russi S. Verificação experimental do método de Willis: contribuição ao estudo da dimensão vertical. [Tese de Doutorado.] Camillo de Moraes. Faculdade de Farmácia e Odontologia, Araraquara; 1965.
18. Misch C. Clinical indications for altering vertical dimension of occlusion. Objective vs subjective methods for determining vertical dimension of occlusion. Quintessence Int. 2000;31:280-2.
19. Perasso ACAR. Análise da proporção áurea na face dos pacientes edentados visando a dimensão vertical de oclusão. 135 p. [Dissertação de Mestrado.] Universidade de São Paulo, São Paulo; 2001.
20. Millet C, Jeannin C, Vincent B, Malquarti G. Report on the determination of occlusal vertical dimension and centric relation using swallowing in edentulous patients. J Oral Rehabil. 2003;30:1118-22.
21. Soares P, Tamaki S, Tamaki T. Estudo comparativo entre a curva de compensação obtida com a técnica de Paterson e com cera utilidade. RPG. 1995;2:151-6.
22. Al Wazzan KA. The relationship between intercanthal dimension and the widths of maxillary anterior teeth. J Prosthet Dent. 2001;86:608-12.
23. Gomes VL, Gonçalves LC, do Prado CJ, Junior IL, de Lima Lucas B. Correlation between facial measurements and the mesiodistal width of the maxillary anterior teeth. J Esthet Restor Dent. 2006;18:196-205.
24. Gomes VL, Gonçalves LC, Costa MM, Lucas BL. Interalar distance to estimate the combined width of the six maxillary anterior teeth in oral rehabilitation treatment. J Esthet Restor Dent. 2009;21:26-35.
25. Williams JL. A new classification of human teeth with special reference to a new system of artificial teeth. Dent Cosm. 1914;52:627-28.
26. Frush JP, Fisher RD. How dentogenic restorations interpret the sex factor. J Prosthet Dent. 1956;6:160-72.
27. Seluk LW, Brodbelt RH, Walker GF. A biometric comparison of face shape with denture tooth form. J Oral Rehabil. 1987;14:139-45.
28. Wolfart S, Menzel H, Kern M. Inability to relate tooth forms to face shape and gender. Eur J Oral Sci. 2004;112:471-6.
29. Coachman C, Calamita MA, Coachman FG, Coachman RG, Sesma N. Facially generated and cephalometric guided 3D digital design for complete mouth implant rehabilitation: A clinical report. J Prosthet Dent. 2017;117:577-86.
30. Albano GB. Uso da fotografia e régua de proporção dental recorrente para seleção dos dentes artificiais em Prótese Total. 56p. [Trabalho de Conclusão de Curso] Florianópolis; Universidade Federal de Santa Catarina; 2018.

31. Tamaki T. Dentaduras completas. 4. ed. São Paulo: Sarvier; 1983.
32. Sutton AF, Worthington HV, McCord JF. RCT comparing posterior occlusal forms for complete dentures. J Dent Res. 2007;86:651-5.
33. Woloch MM. Nontraumatic immediate complete denture placement: a clinical report. J Prosthet Dent. 1998;80:391-3.
34. Scotti R, Melilli D, Pizzo G. Overdenture supported by natural teeth: analysis of clinical advantages. Minerva Stomatol. 2003;52:201-10.

5 Próteses Parciais Removíveis

INTRODUÇÃO

Prótese parcial removível (PPR) é um aparelho que repõe dentes e tecidos faltantes, devolvendo função e estética por meio de uma peça protética que deve ser removida e recolocada pelo paciente (Figura 5.1).

SINONÍMIA

A PPR também é conhecida por:

- Ponte móvel;
- Aparelho parcial móvel;
- Aparelho parcial removível;
- Aparelho a grampo;
- Aparelho de Roach.

OBJETIVOS DE UMA PRÓTESE PARCIAL REMOVÍVEL

- Função mastigatória e fonética: quando se instala uma PPR, as funções orais são prontamente restabelecidas, sobretudo em função da estabilização da relação maxilomandibular. Porém, por se tratar de um trabalho removível, seu controle é crítico, e a preservação dos tecidos remanescentes só ocorrerá se a prótese apresentar um comportamento satisfatório em função.[1,2]
- Estética: a reposição imediata dos dentes, especialmente em perdas extensas, possibilita alcançar estética não somente dos dentes, mas também dos tecidos moles, o que resulta em conforto ao paciente, melhorando sua autoestima e permitindo o convívio social.[3]

INDICAÇÕES[4]

- Pacientes edêntulos posteriores bilaterais e unilaterais: a ausência de dentes-pilares posteriores indica inicialmente a confecção de um trabalho removível, que pode ser utilizado como uma peça definitiva ou de transição.
- Pacientes com espaços protéticos intercalares amplos: em função da extensão e da capacidade dos dentes-pilares de resistirem à carga adicional, espaços amplos não podem ser recuperados por próteses fixas. Portanto, a instalação de um trabalho removível representa uma alternativa interessante e econômica.
- Pacientes com espaços protéticos múltiplos: com essa opção de tratamento protético, espaços edêntulos múltiplos podem ser reabilitados simultaneamente.
- Necessidade de recolocação imediata de dentes: em comparação a outras modalidades protéticas, o tempo clínico para a execução de uma PPR é menor.
- Próteses temporárias e orientadoras em reabilitações complexas: essa indicação é muito atrativa, pois possibilita uma boa estabilidade e análise da relação maxilomandibular antes da confecção do trabalho definitivo, a fim de que o paciente se mantenha em convívio social durante a fase de transição.
- Questão econômica: comparada a outras modalidades de tratamento protético, é uma prótese que tem custo mais baixo, possibilitando mais acesso aos pacientes, além de não inviabilizar, em razão dos preparos conservadores, a confecção de próteses mais complexas e onerosas no futuro.

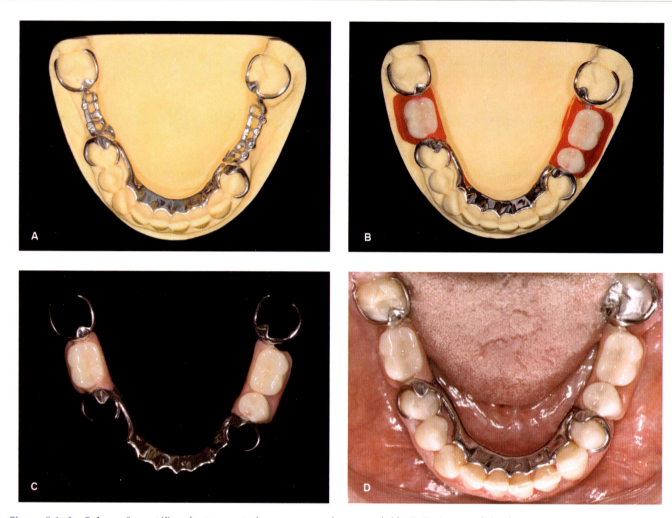

Figura 5.1 A a C. Armação metálica, dentes montados em cera e prótese concluída. D. Paciente reabilitado com uma prótese parcial removível. (Caso realizado pelos CDs André Luis Porporatti e Thiago Denardin Mello, Curso de Graduação em Odontologia – UFSC.)

CONTRAINDICAÇÕES E LIMITAÇÕES

- Pacientes com problemas motores: a dificuldade de inserir e remover adequadamente a prótese contraindica seu uso, pois esse trabalho necessita ser constantemente removido para a higienização.
- Hábitos de higiene inadequados: favorecem o surgimento de cáries, doenças gengivais e periodontais, diminuindo a longevidade do trabalho protético.

CLASSIFICAÇÃO DAS ARCADAS PARCIALMENTE EDÊNTULAS SEGUNDO KENNEDY (1925)

A classificação das arcadas parcialmente edêntulas auxilia na comunicação entre os profissionais, assim como no planejamento personalizado dos casos. A classificação segundo Kennedy, também conhecida por topográfica ou anatômica, baseia-se na presença dos espaços edêntulos em relação aos dentes remanescentes:

- Classe I: edêntulo posterior bilateral (Figura 5.2 A) – nessa classe, o paciente não tem dentes posteriores em ambos os lados, apresentando dois rebordos edêntulos livres, também conhecidos como "extremos livres".
- Classe II: edêntulo posterior unilateral (Figura 5.2 B) – o paciente não tem dentes posteriores em um dos lados, apresentando um rebordo edêntulo livre.
- Classe III: edêntulo intercalar (Figura 5.2 C) – o paciente não tem dentes em uma área, porém mantém os dentes posteriores, o que resulta em um espaço edêntulo intercalar entre os dentes remanescentes.
- Classe IV: edêntulo anterior (Figura 5.2 D) – o paciente não tem dentes na região anterior, porém apresenta dentes posteriores em ambos os lados.

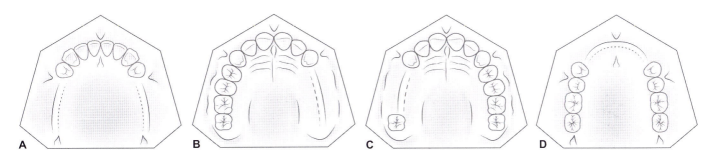

Figura 5.2 Classificação das arcadas, segundo Kennedy. **A**. Classe I. **B**. Classe II. **C**. Classe III. **D**. Classe IV.

Em 1935, Applegate[5] sugeriu as seguintes modificações à classificação de Kennedy:

- As arcadas devem ser classificadas após as exodontias necessárias.
- Terceiros molares ausentes não devem ser considerados na classificação.
- Terceiros molares, quando pilares, entram na classificação.
- Segundos molares ausentes, e que não serão repostos, não entram na classificação.
- As áreas mais posteriores regem a classificação.
- As demais áreas presentes dão origem às subclasses.
- A extensão da modificação não é considerada.
- A classe IV não tem subclasses.
- Para ser considerada uma classe IV, deve ocorrer o envolvimento da linha média.

Subclasses

Como sugerido por Applegate,[5] se, além do espaço edêntulo principal (o que define a classificação de Kennedy), houver mais um espaço edêntulo, uma subclasse (ou subdivisão) deverá ser considerada. Se dois espaços edêntulos estiverem presentes além do espaço edêntulo principal, duas subclasses serão consideradas, e assim por diante (Figura 5.3).

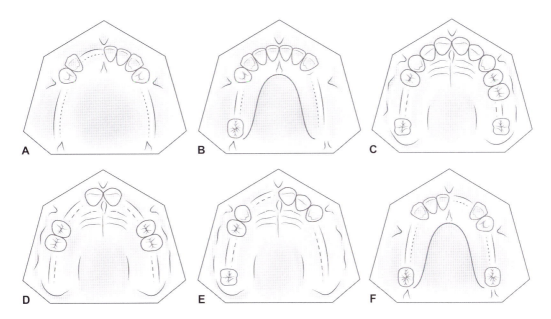

Figura 5.3 **A**. Classe I, subclasse I. Os dois rebordos posteriores livres definem a classe I, enquanto o espaço edêntulo anterior define a subclasse I. **B**. Classe II, subclasse I. O rebordo posterior livre define a classe II, e o espaço edêntulo posterior intercalar a subclasse I. **C**. Classe III, subclasse I. O maior espaço edêntulo intercalar define a classe III, e o outro espaço edêntulo a subclasse I. **D**. Classe I, subclasse II. Os dois rebordos posteriores livres definem a classe I, enquanto os dois espaços edêntulos anteriores a subclasse II. **E**. Classe II, subclasse II. O rebordo posterior livre define a classe II, e os outros dois espaços edêntulos a subclasse II. **F**. Classe III, subclasse II. O maior espaço edêntulo intercalar define a classe III, e os outros dois espaços edêntulos a subclasse II.

Classificação funcional segundo Rumpel (1927)

Essa classificação considera a via de transmissão das cargas mastigatórias ao tecido ósseo e ajuda o clínico na definição do planejamento protético.

- Mucossuportadas: próteses nas quais as cargas são transmitidas via mucosa, como as próteses totais.
- Mucodentossuportadas: quando a transmissão das cargas é feita mais intensamente pela mucosa que por dentes (próteses parciais removíveis com extremo livre).
- Dentomucossuportadas: quando a transmissão das cargas é maior nos dentes que na mucosa (próteses parciais removíveis intercalares).
- Dentossuportadas: a transmissão das cargas ocorre via dental (próteses fixas).

Como as PPR bilaterais transmitem as cargas tanto para dentes quanto para a mucosa, é importante compreender que a confecção dessa modalidade de tratamento deve respeitar e seguir os critérios dentários e mucosos descritos no Fluxograma 5.1.

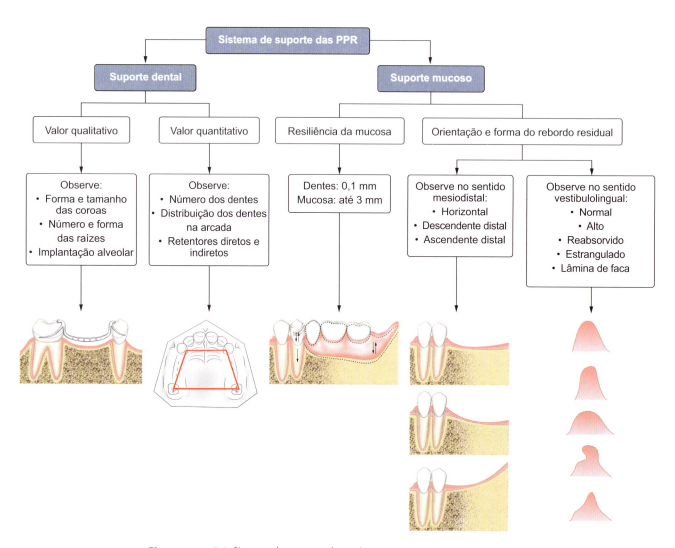

Fluxograma 5.1 Sistema de suporte das próteses parciais removíveis.

SUPORTE DENTAL

Valor qualitativo

- Forma e tamanho das coroas: essas características dentais influenciam diretamente na retenção e estabilidade da PPR. Dentes mais robustos oferecem maior retenção em função da sua forma, assim como dentes mais curtos oferecem menos retenção que os dentes mais longos.
- Número e forma das raízes: dentes multirradiculares resistem mais aos esforços mastigatórios que dentes unirradiculares. Quando uma PPR é apoiada sobre esses dentes, eles recebem melhor a carga "extra" dos dentes ausentes, em função de sua maior implantação óssea. Dentes bi ou trirradiculares com raízes divergentes oferecem maior estabilidade que dentes com raízes fusionadas.
- Implantação alveolar: dentes que apresentam maior inserção, sem perdas ósseas relacionadas com doenças periodontais ou traumas, são pilares mais confiáveis para suportar um aparelho removível.

Valor quantitativo

- Número de dentes: quanto mais dentes de suporte estiverem presentes, menor será a influência do tecido mucoso durante a função de uma PPR. Próteses que apresentam grandes áreas edêntulas e poucos elementos dentais de suporte, como as classes I e IV, estão sujeitas a maior influência da mucosa, com maior possibilidade de deslocamento.
- Distribuição dos dentes na arcada: distribuições dentais lineares e mais abrangentes, formando figuras geométricas potenciais entre os dentes presentes, resultam em uma distribuição de carga mais equilibrada.
- Retentores diretos e indiretos: um maior número de retentores possibilita uma maior retenção e estabilidade da PPR.

SUPORTE MUCOSO

Resiliência da mucosa

Durante a função mastigatória, os retentores diretos que apoiam a PPR podem se mover fisiologicamente dentro do alvéolo cerca de 0,1 mm. Por sua vez, a mucosa que se encontra abaixo da sela da prótese pode se deformar de 1 a 3 mm, principalmente quando da ocorrência de classes I, II e IV. Como o movimento mucoso é bem maior que o movimento dental, há um desequilíbrio biomecânico, podendo levar ao deslocamento da PPR, assim como gerar tensão nos elementos dentais. Nesses casos, o cirurgião-dentista deve realizar um adequado planejamento protético, visando a alcançar retenção e estabilidade adequadas para a futura prótese.

Orientação e forma do rebordo residual

- Sentido mesiodistal: a orientação do rebordo residual em casos de classes I e II de Kennedy, conhecidos popularmente como casos de extremos livres, deve ser cuidadosamente avaliada durante o planejamento protético, uma vez que a transmissão de forças é mais intensa na mucosa que nos dentes pilares. Rebordos horizontais e ascendentes distais apresentam prognósticos mais favoráveis quando comparados a rebordos descendentes distais. Isso se deve ao comportamento mecânico que a prótese apresentará após ser instalada sobre esses rebordos. Nos casos de rebordos descendentes, a tendência ao deslocamento é bem maior que em casos com rebordos horizontais e ascendentes.
- Sentido vestibulolingual: nesse sentido, o rebordo residual pode apresentar diferentes formas – alto, normal, reabsorvido, estrangulado e/ou em lâmina de faca. Rebordos altos e normais oferecem maior área para a estabilização da sela da prótese, enquanto rebordos reabsorvidos, estrangulados e em lâmina de faca são mais difíceis de moldar e oferecem menor estabilidade.

COMPONENTES DA PRÓTESE PARCIAL REMOVÍVEL

Retentores (apoios e grampos)

- Apoios: são os componentes da PPR que têm como função principal a transmissão adequada das cargas mastigatórias aos dentes-pilares, além de impedir o deslocamento da prótese no sentido oclusogengival. Geralmente, encontram-se associados aos grampos e alojam-se sobre os nichos preparados nas superfícies dentais. Os dois tipos mais utilizados são os oclusais e de cíngulo (Figura 5.4).
- Grampos: são os principais elementos responsáveis pela retenção da PPR, evitando seu deslocamento durante a função. Existem dois tipos de grampos: circunferenciais e de ação de ponta (Quadro 5.1). Em geral, os grampos são compostos por um braço de oposição e outro de retenção. Nos grampos circunferenciais, o braço de retenção sai do apoio e aloja-se na área retentiva do dente. O braço de oposição sai do apoio e aloja-se na face oposta ao braço de retenção, em área expulsiva, neutralizando a ação retentiva do grampo de retenção, efeito conhecido como *reciprocidade*. Já nos grampos de ação de ponta, o braço de retenção tem origem na sela e aloja-se na área retentiva do dente, enquanto o braço de oposição apresenta, geralmente, o mesmo desenho do grampo circunferencial (Figura 5.5).

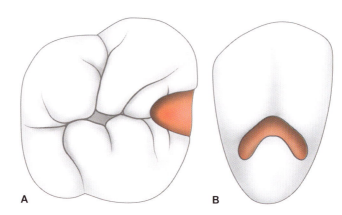

Figura 5.4 Apoios oclusal (A) e de cíngulo (B).

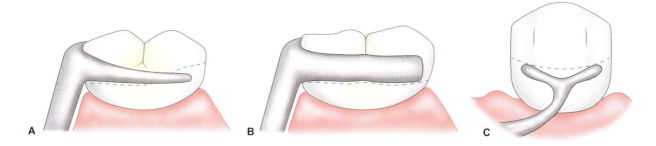

Figura 5.5 Braço de retenção do grampo circunferencial (A), braço de oposição do grampo circunferencial (B) e grampo de ação de ponta (C).

Quadro 5.1 Tipos de grampos, localização, características e aplicações.

Tipos de grampos	Grampos	Localização — Retenção	Apoio	Oposição	Características	Aplicações
Circunferenciais	Simples				Corpo e apoio estão próximos ao espaço protético. Grampo mais utilizado em próteses dentomucossuportadas.	Molares e pré-molares. Caninos sem limitações estéticas.
	Reverso				Corpo e apoio distantes do espaço protético. Braço de oposição e retenção voltados para o espaço protético.	Molares superiores e inferiores posteriores ao espaço protético com inclinação mesial. É mais estético, uma vez que o maior volume de material fica para distal.
	Gêmeo				Fusão de dois grampos simples. Retenção indireta. Podem ser unidos pelo apoio ou pelo braço de oposição.	Pré-molares e molares em classes II e III, sem modificações, e em classe IV de Kennedy.
	Anel				Apresenta dois conectores menores e dois apoios oclusais, interligados por um braço de oposição. Proporciona maior estabilidade ao dente. Exige o preparo de dois nichos oclusais.	Pré-molares e molares isolados entre dois espaços protéticos em posições normais. Molares posteriores ao espaço protético, com inclinação mesiovestibular para os superiores e mesiolingual para os inferiores.
	Contínuo de Kennedy				Retenção feita por grampos de ação de ponta nos caninos, que se unem a uma barra lingual dentária anterior contínua ou barra lingual dupla. Elemento de estabilização para extremidades livres. Localiza-se preferencialmente sobre os cíngulos das faces linguais dos dentes anteriores.	Classe I de Kennedy, de canino a canino.

(continua)

Quadro 5.1 (*Continuação*) Tipos de grampos, localização, características e aplicações.

Tipos de grampos	Grampos	Localização			Características	Aplicações
		Retenção	Apoio	Oposição		
Ação de Ponta	Grampo T				Grampo mais indicado dentre os de ação de ponta. Bastante flexível. Facilidade de obtenção de retenção.	Incisivos, caninos e pré-molares.
	Grampo L				Grampo mais flexível da categoria. Apresenta boa retenção, porém menor que a do T. A ponta ativa do grampo atinge uma área de retenção oposta ao espaço protético.	Pré-molares e molares. Caninos inferiores em classes I e II de Kennedy.
	Grampo I				O mais estético dos retentores extracoronários. Grande capacidade retentiva por sua forma e pequena extensão, o que o torna pouco flexível. Sua ponta ativa deve localizar-se na região distovestibular, adjacente ao espaço.	Caninos e pré-molares superiores em casos que apresentam suporte dentário na região posterior. Contraindicado nos casos de extremo livre (classes I e II).
	Grampo RPI				Apoio na mesial com conector menor. Placa proximal distal. Grampo em I na face vestibular.	Dentes contíguos ao espaço protético em casos de extremo livre uni e bilateral.

Adaptado de Zanetti e Laganá, 1997.[5]

Conectores (maiores e menores)

- Conectores maiores: são os componentes da PPR que unem os elementos localizados de um lado a outro da arcada. Seu principal objetivo consiste em fornecer solidez estrutural à prótese, para que os esforços aos quais ela será submetida sejam adequadamente distribuídos ao periodonto e à mucosa. Para selecionar o tipo de conector maior a ser utilizado, deve-se considerar a presença de tórus palatino ou mandibular, rugas palatinas, necessidade de estabilização de dentes com mobilidade, necessidade de retenção indireta e a distribuição da carga ao osso basal. É importante lembrar que as bordas da conexão maior devem estar situadas distantes da gengiva marginal (4 a 6 mm). Já nas próteses inferiores, a barra lingual deve estar distante 3 a 4 mm, tanto do assoalho da boca quanto da gengiva marginal (Figura 5.6). Os principais conectores maiores são apresentados no Quadro 5.2.
- Conectores menores: correspondem à parte da PPR que une os grampos à sela ou ao conector maior. Têm como função principal a transferência dos esforços mastigatórios por meio das selas, dos conectores maiores e dos apoios. Com os conectores maiores, estabilizam a prótese e direcionam a entrada e saída desta, funcionando como planos-guias.

Sela

Parte da prótese que serve de base para a montagem dos dentes artificiais, tem como função a transmissão da força mastigatória ao rebordo residual. Existem três tipos de selas utilizadas em PPR:

- Sela metálica: aquelas que recebem apenas o dente artificial, sem ter selas plásticas. Essas selas são indicadas para espaços protéticos pequenos e intercalares.
- Sela metaloplástica: são selas compostas por dentes artificiais e selas plásticas, recomendadas para espaços protéticos intercalares médios.
- Sela plástica: indicada para casos de extremos livres e espaços protéticos extensos, pois possibilita uma melhor adaptação e transmissão de cargas à mucosa, além de permitir reembasamentos futuros.

Dentes artificiais

São os elementos artificiais da prótese utilizados para repor estética e funcionalmente os dentes perdidos. Em geral, os dentes de resina acrílica são os mais utilizados.

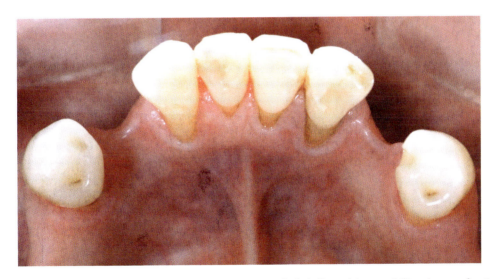

Figura 5.6 Caso de classe I de Kennedy, subdivisão II. Observe a inserção do freio lingual, impossibilitando a confecção de uma barra lingual em razão da ausência de espaço suficiente entre a inserção do freio e a gengiva marginal dos incisivos inferiores. Nesse caso, uma placa dentária deve ser utilizada.

PREPARO DE BOCA

É uma das fases do tratamento protético, que inclui exame clínico, radiográfico e obtenção dos modelos de estudo para a realização de um planejamento adequado. Para tal, uma série de procedimentos reparadores deve ser realizada antes da confecção dos modelos, com o intuito de obter a adequação da cavidade bucal, pois muitos pacientes necessitam de procedimentos periodontais, cirúrgicos e restauradores prévios à confecção da PPR.[6] (Figura 5.7).

Quadro 5.2 Tipos de conectores maiores, principais características e aplicações clínicas.

Localização	Tipos de conectores maiores	Ilustração	Características	Aplicações
Maxila	Barra palatina simples		Barra única que une os componentes da PPR de um lado ao outro da arcada. Pode se localizar na região anterior, sobre as rugosidades palatinas (barra palatina anterior), após as rugosidades palatinas (barra palatina média) ou na região posterior, no limite dos palatos duro e mole (barra palatina posterior). A largura mínima da barra palatina simples deve ser a metade do comprimento do maior espaço edêntulo.	Classes I, II, III e IV de Kennedy. A barra palatina anterior pode oferecer incômodo ao paciente por compressão do forame incisivo. Sempre que possível, as rugosidades palatinas devem permanecer liberadas.
	Barra palatina dupla		Apresenta duas secções: uma anterior e outra posterior.	Quando o espaço protético entre os dentes anteriores e posteriores é amplo. Na presença de dentes muito separados entre si.
Maxila	Barra palatina em U		Tem o formato final de U, para liberar o tórus palatino.	Ausência de dentes anteriores. Presença de tórus palatino. Profundidade muito acentuada do palato.
	Barra palatina total		Recobre totalmente o palato duro por meio de um chapeado metálico, associado ou não à resina.	Por uma equilibrada distribuição de cargas, é indicada para espaços edêntulos amplos, em geral com extremos livres ou grandes perdas de dentes anteriores. Dentes com suporte ósseo reduzido.
Mandíbula	Barra lingual		Trata-se da barra mais utilizada. Situa-se 3 a 4 mm do assoalho da boca e da gengiva marginal livre.	Indicada em todas as situações em que há espaço suficiente. Deve ser evitada nos casos em que existe tórus lingual, para que não ocorra compressão.
	Barra lingual dupla		É composta pela barra lingual e pelo grampo contínuo de Kennedy.	Em extremos livres nos quais restaram apenas dentes anteriores. Rebordos muito reabsorvidos ou descendentes distais.
	Placa dentária		Barra total em forma de chapeado, formada pela união da parte superior da barra lingual com o grampo contínuo de Kennedy.	Barra muito utilizada quando não existe espaço suficiente para a barra lingual. Presença de tórus lingual. Presença de freio lingual alto.

Adaptado de Zanetti e Laganá, 1997.[5]

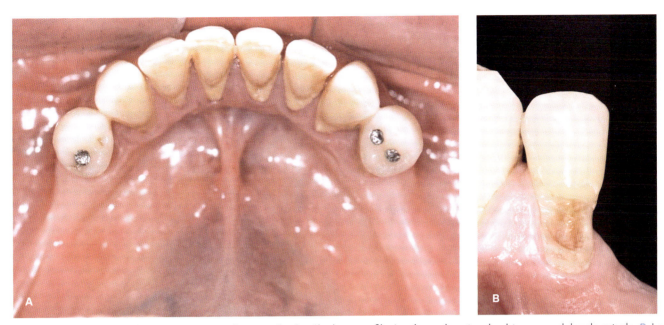

Figura 5.7 A. Os dentes inferiores necessitam de remoção de cálculos e profilaxia adequada antes de obter os modelos de estudo. **B.** Lesões cervicais devem ser restauradas para poder receber grampos de retenção.

Modelos de estudo

Devem ser obtidos de acordo com a técnica demonstrada no Capítulo 1. Caso haja espaços protéticos amplos, eles devem ser compensados com cera utilidade durante a personalização da moldeira (Figura 5.8).

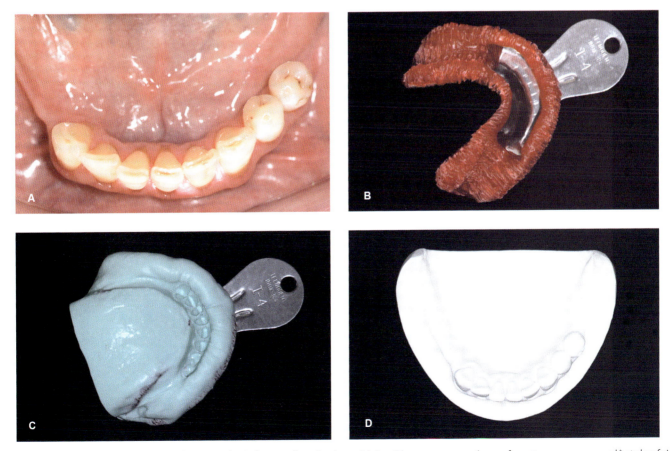

Figura 5.8 A. Caso clínico, classe I de Kennedy. **B.** Personalização da moldeira. Observe como a área referente aos espaços edêntulos foi compensada com cera utilidade. **C** e **D.** Molde de alginato (Hydrogum, Zhermack, Itália) e modelo de estudo.

DELINEADORES

São os instrumentos utilizados principalmente para o planejamento de PPR, cujo funcionamento baseia-se no seguinte princípio: "todas as perpendiculares a um mesmo plano são paralelas entre si". Portanto, seu uso determina o paralelismo relativo entre duas ou mais superfícies dentais.

Sinonímia

- Paralelômetro;
- Tangenciômetro;
- Paralelímetro;
- Paralelígrafo.

Principais funções

- Determinar o eixo de inserção da PPR.
- Identificar as faces dentais paralelas ou passíveis de se tornarem paralelas ao eixo de inserção.
- Preparar, no modelo de estudo, os desgastes necessários das faces dentais, a fim de eliminar as interferências ao eixo de inserção, assim como auxiliar na redução dos contornos dentais excessivos.
- Localizar e medir as zonas dentais utilizadas para a retenção da prótese.
- Auxiliar no melhor posicionamento dos grampos de retenção e oposição.

Componentes

Nas Figuras 5.9 e 5.10 estão descritos os componentes dos delineadores.

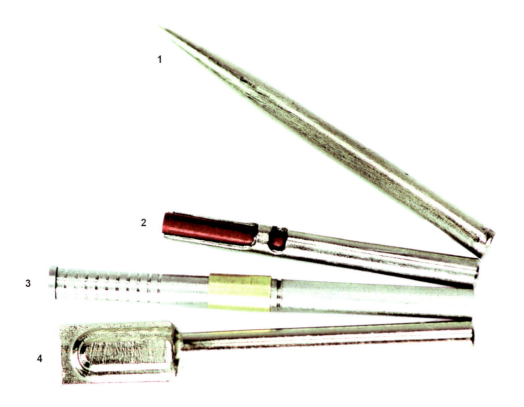

Figura 5.9 Componentes dos delineadores: pontas acessórias. 1. Ponta analisadora. 2. Ponta protetora de grafite. 3. Ponta calibradora. 4. Recortador de cera ou gesso.

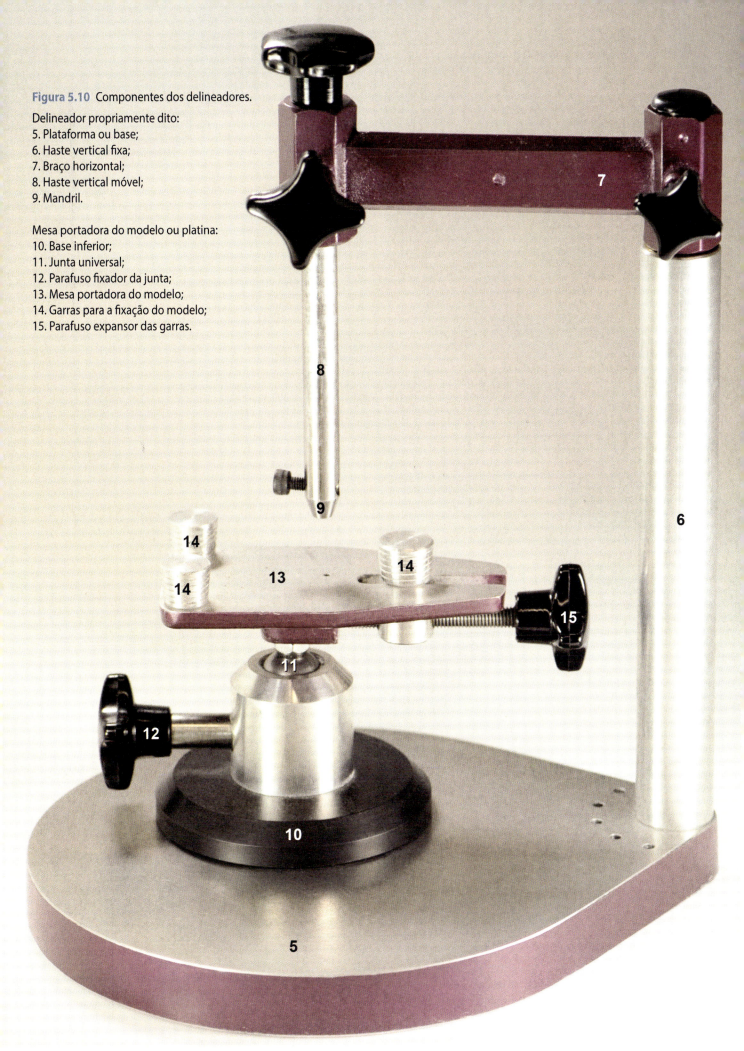

Figura 5.10 Componentes dos delineadores.

Delineador propriamente dito:
5. Plataforma ou base;
6. Haste vertical fixa;
7. Braço horizontal;
8. Haste vertical móvel;
9. Mandril.

Mesa portadora do modelo ou platina:
10. Base inferior;
11. Junta universal;
12. Parafuso fixador da junta;
13. Mesa portadora do modelo;
14. Garras para a fixação do modelo;
15. Parafuso expansor das garras.

Determinação do eixo de inserção

Eixo de inserção é a trajetória que a PPR executa desde o primeiro contato com os dentes até o seu assentamento final (Figura 5.11).

No modelo de estudo, o eixo de inserção da futura PPR é determinado com o auxílio do delineador, empregando-se os métodos descritos a seguir.

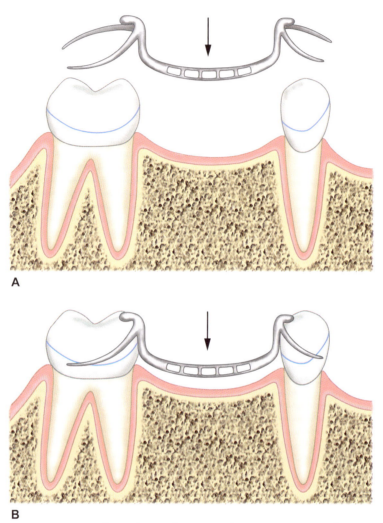

Figura 5.11 A e B. Simulação do eixo de inserção de uma prótese parcial removível.[7]

Método de Roach ou dos três pontos

- O modelo de estudo recortado adequadamente deve ser posicionado na mesa portadora do modelo e preso com as garras para fixação. Depois, marque três pontos equidistantes (dois posteriores e um anterior), de maneira a formar um triângulo equilátero. Nos casos superiores, dê preferência às cristas marginais mesiais dos primeiros molares e entre as faces palatinas dos incisivos centrais, na área entre os terços médio e incisal, que corresponde à área de contato incisal. Se o modelo for de um caso inferior, os pontos posteriores permanecem os mesmos, porém o anterior deve ficar localizado na borda incisal, entre os dois incisivos centrais.
- Se algum dos dentes envolvidos não estiver presente, construa um ponto virtual com cera ou com um dente de estoque, atentando-se para que a formação do triângulo equilátero seja mantida (Figura 5.12 A). Para que a altura do ponto virtual seja compatível com os dentes presentes, posicione uma placa de vidro sobre o modelo para verificar o alinhamento do plano oclusal.
- Prenda a ponta analisadora no mandril da haste vertical móvel e afrouxe a junta universal da mesa para permitir liberdade de movimento ao modelo. Inicie a busca até encontrar um plano no qual todos os pontos selecionados se mantenham na mesma altura, sem que haja mudança na posição da haste vertical (Figura 5.12 B a D). No momento em que houver essa coincidência, a junta universal deve ser apertada.

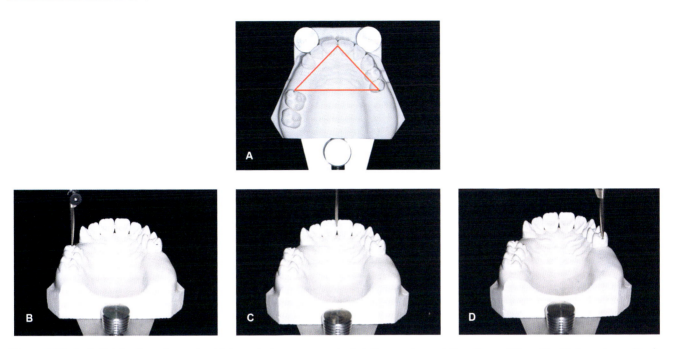

Figura 5.12 **A**. Definição dos três pontos (dois posteriores e um anterior), formando um triângulo equilátero. **B** a **D**. A ponta analisadora toca simultaneamente os três pontos (Delineador Prodell, Brasil).

Método de Applegate ou das tentativas

Nesse método, o eixo de inserção mais conveniente é investigado por tentativas, levando-se em consideração a estética, a presença de retenções em áreas de tecido mole ou duro e a necessidade de desgaste dental. Nos casos nos quais há apenas dentes anteriores com grandes extremos livres (como na classe I), rebordos residuais muito retentivos (como na classe IV) ou dentes muito inclinados, é conveniente conferir o eixo de inserção já obtido na técnica dos 3 pontos com o método de Applegate, a fim de encontrar o eixo mais apropriado a essas situações (Figura 5.13).

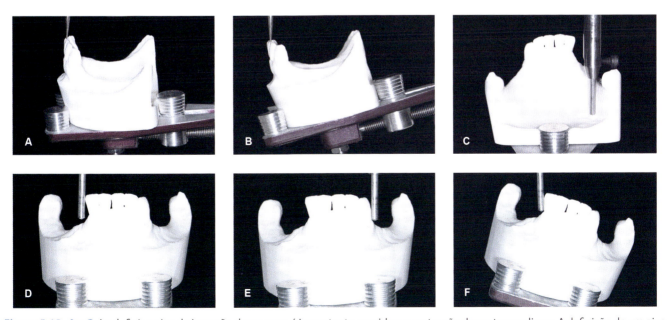

Figura 5.13 **A** a **C**. Ao definir o eixo de inserção desse caso, é importante considerar a extensão dos extremos livres. A definição de um eixo de inserção favorável aos rebordos é apresentada em **C**. Por essa técnica, também é possível encontrar as áreas de retenção no rebordo que devem ser respeitadas. **D** a **F**. O eixo de inserção mais conveniente é aquele que respeita o rebordo edêntulo e, ao mesmo tempo, proporciona o menor desgaste dentário possível. Em **F**, o eixo mais favorável para o incisivo lateral pode criar um eixo inadequado para o rebordo.

Transferência do eixo de inserção

Ao realizar o desenho da prótese no modelo de estudo, o eixo de inserção escolhido deve ser transferido para uma região do modelo que não será alterada durante o planejamento. Assim, toda vez em que o profissional desejar reposicioná-lo no delineador, o eixo de inserção previamente utilizado pode ser rapidamente obtido. Duas técnicas podem ser utilizadas:

- Transferência dos três pontos: escolha áreas do modelo que não serão modificadas (p. ex., palato ou base da língua) e leve a ponta analisadora até elas. Marque o primeiro ponto, circundando-o com um grafite. Depois, com a ponta analisadora presa nessa posição, desloque a mesa com o modelo e registre os outros dois pontos equidistantes entre si, de modo a obter novamente um triângulo equilátero (Figura 5.14 A a D).
- Dispositivo de transferência de inserção: com uma broca esférica em baixa rotação, crie um orifício na região posterior do modelo até obter espaço para o dispositivo. Prenda o dispositivo na haste vertical móvel. No eixo de inserção escolhido, coloque o dispositivo no orifício criado e utilize resina acrílica para prendê-lo no local (Figura 5.14 E a G).

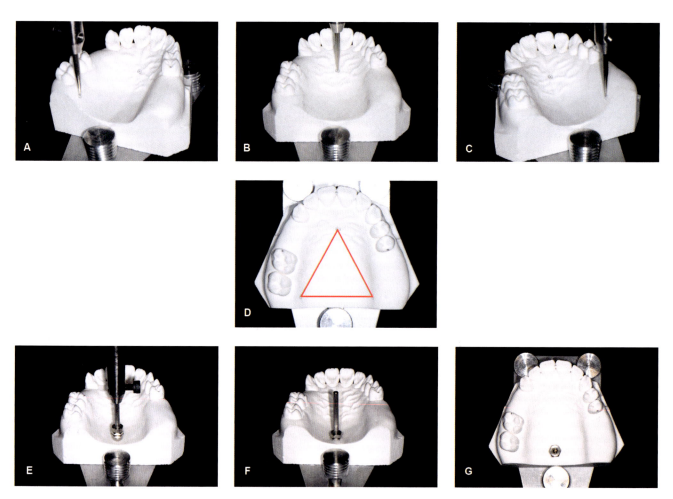

Figura 5.14 A a C. Transferência dos três pontos para áreas do modelo que não serão modificadas. **D.** Após os três pontos terem sido definidos, um novo triângulo equilátero deve ser obtido. **E.** Dispositivo de transferência de inserção sendo levado à região posterior do modelo. **F.** Após a criação de um orifício no local, o dispositivo é preso ao modelo de estudo no eixo definido. **G.** A haste do dispositivo é separada e sua base fica presa ao modelo para posterior reposicionamento no delineador.

Registro das linhas equatoriais dentárias e definição do equador protético

Após a determinação do eixo de inserção, as linhas equatoriais de cada dente são inscritas segundo o eixo predeterminado pela ponta analisadora. Após a inscrição dessas linhas, o equador protético é obtido, o que possibilitará realizar a análise e o planejamento personalizado do caso.[6]

Para isso, posicione a ponta protetora de grafite no mandril da haste vertical móvel. Inicie o traçado com grafite de cor vermelha, tomando cuidado para que a ponta do grafite acompanhe a área gengival durante todo o traçado. Tanto a mesa quanto a haste vertical móvel devem ser movimentadas simultaneamente durante toda a inscrição das linhas (Figura 5.15 A e B).

Quando todas as linhas equatoriais dentárias forem inscritas, o equador protético estabelecerá uma área expulsiva e outra retentiva, que podem ser observadas em cada dente (Figuras 5.15 C e 5.16).

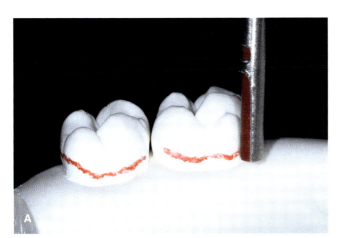
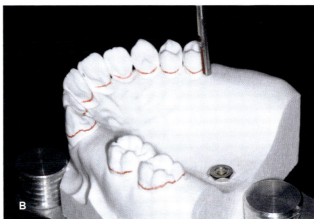
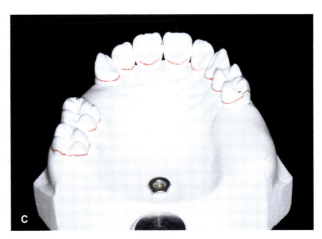

Figura 5.15 **A** e **B**. Inscrição das linhas equatoriais dentárias. A ponta portadora de grafite toca discretamente a área gengival. **C**. Equador protético obtido em todos os dentes.

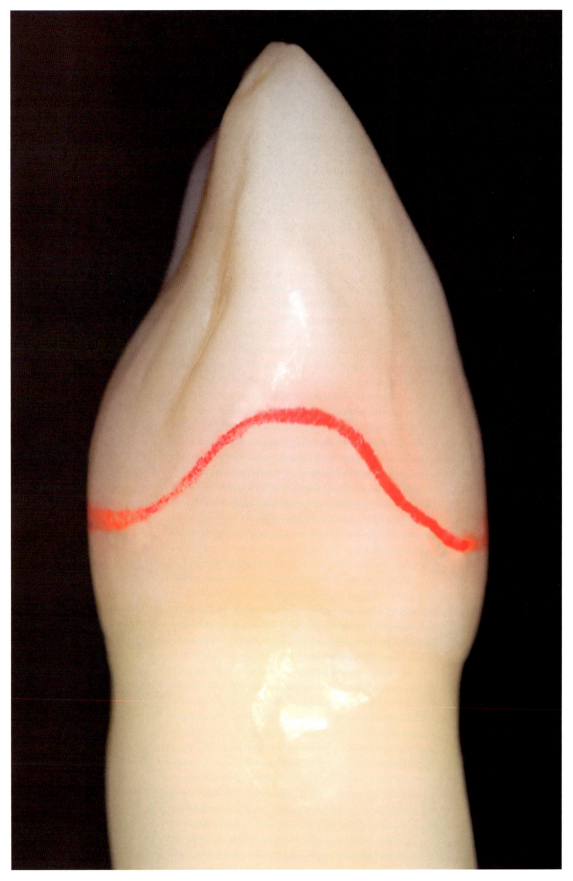

Figura 5.16 Equador dentário, identificação das áreas expulsiva e retentiva.

Calibragem da retenção

Todos os componentes rígidos de uma PPR devem ficar em áreas expulsivas, com exceção da ponta ativa do grampo de retenção, que precisa ficar abaixo da linha equatorial protética. Em função da liga metálica utilizada para a confecção da armação metálica fundida, uma área de calibragem de retenção deve ser obtida e marcada abaixo dessa linha, área na qual será posicionada a ponta ativa do grampo de retenção.

Três pontas calibradoras podem ser utilizadas de acordo com o material empregado para a confecção da armação metálica (Figura 5.17).

- Ponta com 0,010 polegada (0,25 mm): para ligas de cromocobalto (Cr-Co).
- Ponta com 0,020 polegada (0,50 mm): para ligas de ouro (Au).
- Ponta com 0,030 polegada (0,75 mm): para grampos adaptados (fios ortodônticos).

Posicione a ponta calibradora de retenção escolhida no mandril do braço vertical móvel e inicie a calibragem. Como ainda não se sabe onde se localizará a ponta dos futuros grampos de retenção, calibre três pontos para cada retentor direto: um na área mesial, um no centro da face e outro na área distal. Para realizar a calibragem, encoste a haste da ponta calibradora na face vestibular, próxima do nível gengival. Depois, suba a ponta até o disco tocar o dente (Figura 5.18).

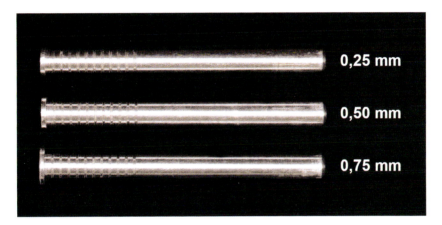

Figura 5.17 Pontas calibradoras de retenção.

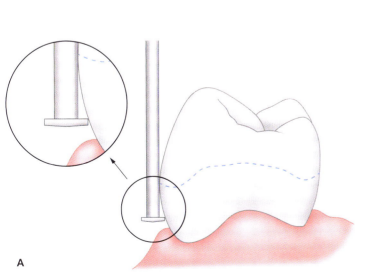
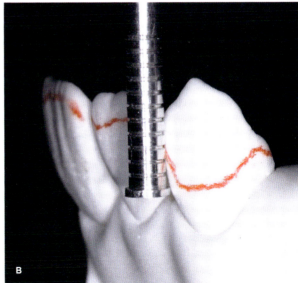

Figura 5.18 A. Ponta calibradora posicionada na face vestibular. Observe o espaço presente entre a ponta calibradora e o dente, referente ao ângulo de retenção. B. Calibragem de retenção sendo realizada na área mesial da face vestibular de um canino.

DESENHO DA PRÓTESE PARCIAL REMOVÍVEL

Trata-se de uma etapa fundamental no planejamento da PPR, pois, por meio do desenho da futura prótese, será possível identificar as áreas dentais que devem ser preparadas para a confecção da armação metálica fundida.[8,9]

Passos para o desenho de uma prótese parcial removível

1º passo | Definição dos retentores diretos

Classicamente, os retentores diretos são aqueles contíguos ao espaço protético. Por estarem próximos ao espaço, recebem a carga referente aos dentes perdidos; portanto, nichos devem ser confeccionados nesses elementos para que recebam os apoios e os grampos (Figura 5.19 A).

2º passo | Definição dos retentores indiretos

Em geral, apenas os retentores diretos não são capazes de suportar as cargas geradas durante a mastigação, especialmente em casos de classes I, II e IV. É necessário selecionar outros retentores que auxiliarão os retentores diretos na prevenção de deslocamentos, por se oporem ao movimento de rotação. Por não estarem contíguos ao espaço protético, são chamados de *retentores indiretos* (Figura 5.19 B).

3º passo | Definição dos nichos oclusais e de cíngulo

Tanto retentores diretos quanto indiretos devem receber nichos. Porém, é importante definir a posição ideal na qual os nichos devem ser confeccionados. Os nichos oclusais podem ser realizados nas cristas marginais mesiais e distais. Nos casos de classes I, II e IV, em que se dá a formação de um potente braço de alavanca, em função do extremo livre ou de uma área edêntula anterior (alavanca anterior), existe a necessidade de posicionar o apoio da prótese o mais distante possível do espaço protético para evitar o movimento do dente no sentido do rebordo (Figura 5.19 C).

4º passo | Desenho dos grampos de retenção e oposição

Independentemente da linha equatorial protética definida durante o delineamento, deve-se realizar o desenho da localização ideal do grampo. Quando o desenho estiver completo, será possível verificar quais áreas dentárias não estão compatíveis com o desenho e, portanto, precisarão de adequação. Nos grampos circunferenciais, em que ambos os grampos saem do apoio, o grampo de oposição deve

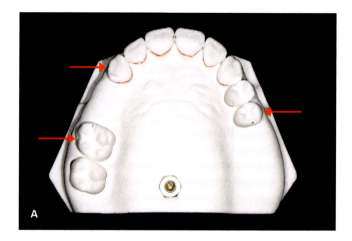
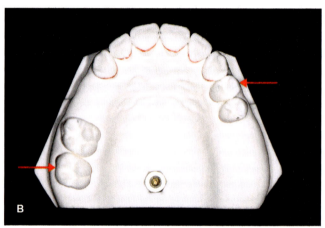
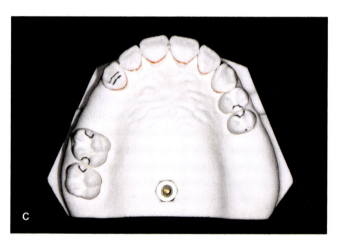

Figura 5.19 A. Retentores diretos. B. Retentores indiretos. C. Desenho dos nichos oclusais e de cíngulo.

apresentar como formato final o desenho de um "rabo de gato", enquanto o grampo de retenção deve ser o desenho de um "rabo de rato". Neste último, a porção final do grampo é afilada com o intuito de promover a flexibilidade necessária ao grampo durante sua inserção e posicionamento final da prótese, ou seja, em função da flexibilidade, a ponta ativa do grampo abre-se levemente enquanto passa pela área retentiva e fecha-se novamente chegando à área calibrada. Os grampos de ação de ponta têm origem na sela e vão diretamente ao encontro da área calibrada. Esse tipo de grampo deve ser mais longo que o grampo circunferencial, porque, por ir diretamente à área retentiva, precisa apresentar mais flexibilidade. Para os grampos de ação de ponta, o segmento de oposição ou reciprocidade é desenhado como nos grampos circunferenciais (Figura 5.20).

5º passo | Definição da largura do conector maior

O conector maior deve apresentar no mínimo 3 mm de largura. Para tal, estabeleça um distanciamento mínimo de 4 mm da região cervical dos dentes (linha dos 4 mm), com o objetivo de afastar a estrutura metálica do tecido gengival, protegendo-o (Figura 5.21 A a C). Depois, para estabelecer a largura mínima de 3 mm, crie uma nova linha com distanciamento de 7 mm, tomando como referência a mesma utilizada para a linha dos 4 mm (Figura 5.21 D).

O centro do rebordo também deve ser marcado por uma linha pontilhada (Figura 5.21 E e F).

6º passo | Definição da largura do conector menor

Nesse momento, a maior parte do desenho está completa, devendo-se unir os retentores desenhados ao conector maior. Essa união é realizada pelos conectores menores, que precisam ter no mínimo 2 mm de largura. Assim, crie um afastamento de 2 mm da região cervical do dente, para que o conector menor não pressione a papila gengival e, a partir desse ponto, localize 1 mm para cada lado do ponto, marcando a largura mínima do conector (Figura 5.22 A e B). Todos os dentes nos quais foram desenhados nichos devem receber conectores menores (Figura 5.22 C e D). A Figura 5.23 apresenta um exemplo de compasso ortodôntico.

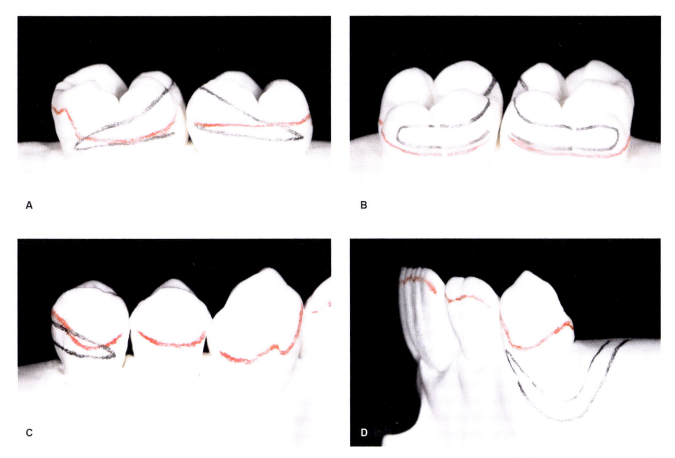

Figura 5.20 A e B. Desenho dos grampos circunferenciais de retenção e oposição nos molares. C. Desenho do grampo circunferencial de retenção no pré-molar. D. Desenho do grampo de ação de ponta no canino.

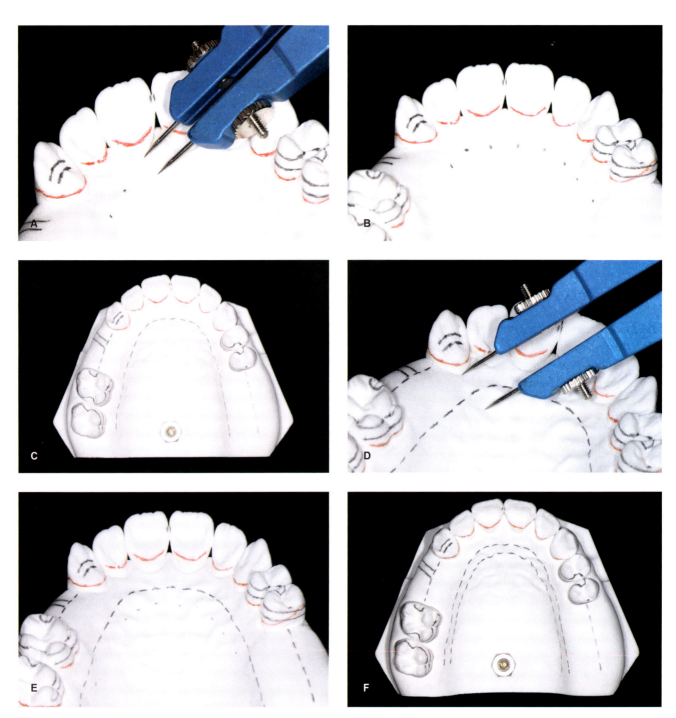

Figura 5.21 A a C. Com um compasso ortodôntico, marque os pontos referentes à linha dos 4 mm. Desenho da linha dos 4 mm, que corresponde à borda superior do conector maior. D. Linha dos 7 mm sendo marcada para permitir uma espessura mínima de 3 mm para o conector maior. E e F. Desenho da linha dos 7 mm que corresponde ao limite inferior do conector maior e da linha do centro do rebordo.

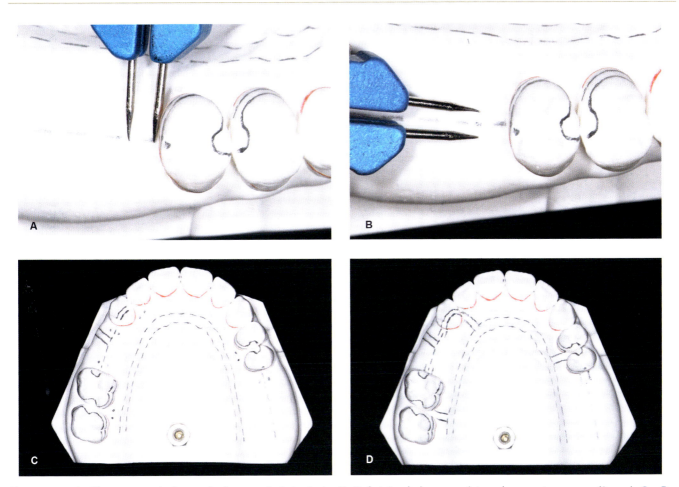

Figura 5.22 A. Afastamento de 2 mm da área cervical do dente. **B**. Definição da largura mínima do conector menor (2 mm). **C** e **D**. Conectores menores desenhados.

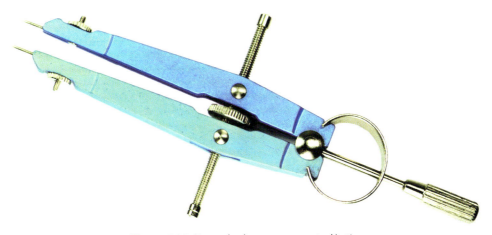

Figura 5.23 Exemplo de compasso ortodôntico.

7º passo | Desenho das selas

O desenho realizado será apenas para a porção metálica da sela. O limite externo da sela será definido pelo ponto externo do conector menor. Una os pontos para estabelecer esse limite (Figura 5.24 A e B). Na região interna, crie áreas retentivas em forma de círculos ou quadrados. Com o desenho concluído, limpe os pontos remanescentes e evite pintar internamente as áreas para que o traçado das linhas de referência equatoriais não seja apagado (Figura 5.24 C a D). A Figura 5.24 E apresenta a armação metálica pronta.

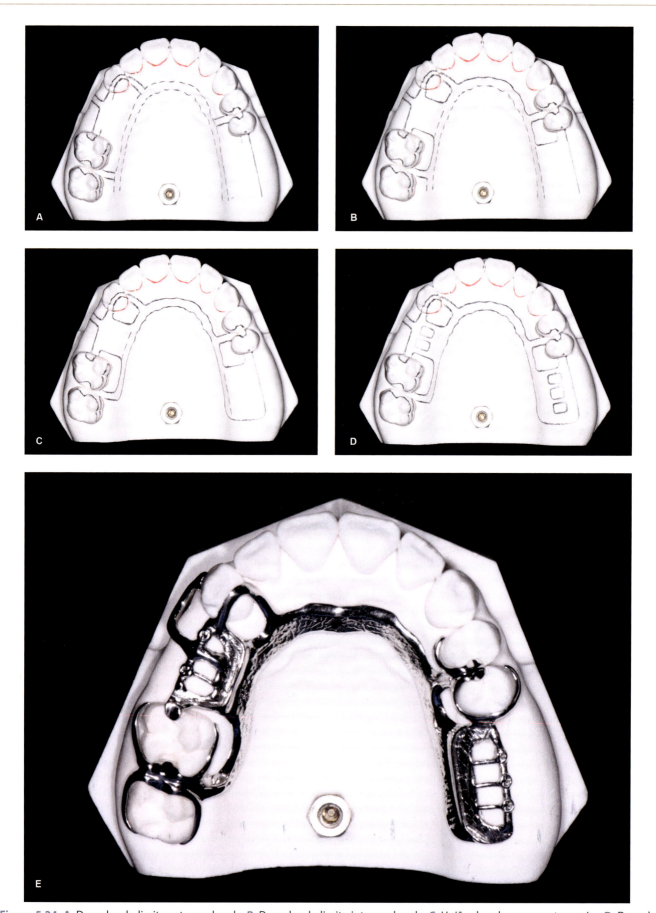

Figura 5.24 A. Desenho do limite externo da sela. **B.** Desenho do limite interno da sela. **C.** União da sela ao conector maior. **D.** Desenho concluído. **E.** Armação metálica confeccionada de acordo com o desenho proposto (TPD Marcelo Tavares, Florianópolis, SC).

PLANEJAMENTO DA PRÓTESE PARCIAL REMOVÍVEL

Nessa etapa, já se dispõem de informações suficientes para um planejamento adequado do caso (Figura 5.25 A a E). Observando o desenho no modelo de estudo é possível realizar um mapeamento das áreas que serão preparadas. Esse mapeamento inclui (Figura 5.26):

- Planos-guias: são áreas preparadas, verticalmente paralelas, com o objetivo de reduzir retenções que impossibilitam a trajetória de inserção e remoção da PPR. Geralmente, localizam-se nas faces proximais.
- Equalizações: são áreas preparadas para remover retenções que impossibilitam a confecção dos grampos, geralmente nas faces vestibular e palatal/lingual.
- Nichos: também conhecidas por descansos, são áreas preparadas sobre as superfícies oclusais ou no cíngulo que receberão os apoios.

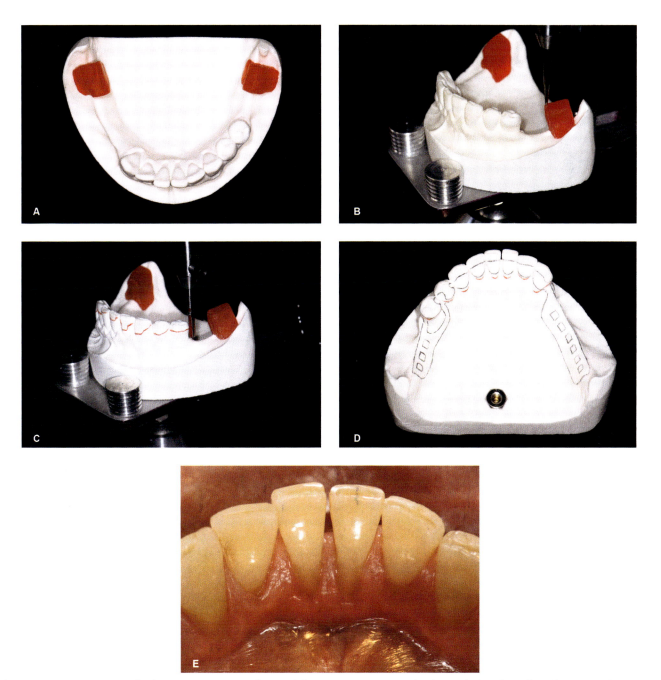

Figura 5.25 A e **B**. Pontos obtidos em cera para auxiliar no delineamento, por meio da técnica de Roach ou dos três pontos. **C**. Inscrição das linhas guias equatoriais. **D**. Desenho da prótese parcial removível (PPR). **E**. Clinicamente, foi possível verificar que não existe espaço suficiente para a confecção de uma barra lingual, motivo pelo qual o desenho propõe a confecção de uma barra dentária.

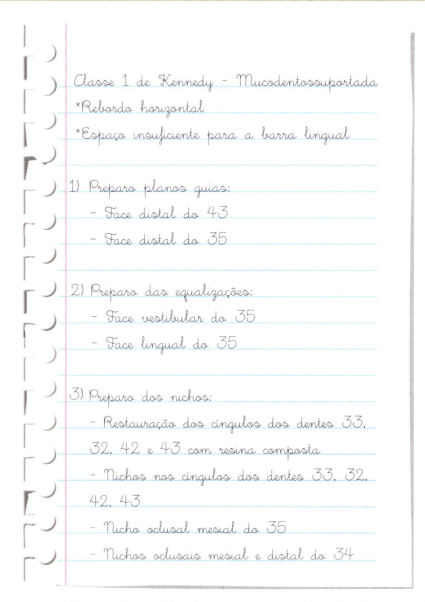

Figura 5.26 Após o planejamento da PPR, o profissional deve fazer um mapeamento (uma lista das etapas clínicas para o preparo dos dentes pilares), na qual devem constar a classificação do caso em questão, observações importantes capazes de interferir nos procedimentos clínicos, e as etapas de preparo. No caso apresentado na Figura 5.25 A a D, a ausência de espaço para uma barra lingual indicou a confecção de preparos de nichos nos cíngulos dos dentes anteriores. Como os dentes anteriores eram finos e delicados, optou-se por restaurar previamente as áreas dos cíngulos com resina composta.

Preparo dos planos-guias e equalizações

Antes de iniciar os preparos, é importante relembrar que todas as estruturas que compõem a PPR devem ficar no limite ou acima do equador protético, com exceção da ponta ativa do grampo de retenção, que ficará abaixo dessa linha, na área em que a retenção foi calibrada.

Deve-se iniciar o preparo dos planos-guias e das equalizações antes dos nichos, pois, muitas vezes, o preparo de um plano-guia pode remover parte de um nicho já preparado. Por sua vez, os planos-guias e as equalizações podem ser preparados simultaneamente, uma vez que ambos necessitam ser feitos de acordo com o mesmo eixo de inserção.

Para que os planos-guias e equalizações sejam realizados, é necessário verificar previamente quanto tecido se deve remover. Se a regularização for pequena, pode-se, a partir de uma linha de referência paralela ao eixo de inserção e verificada previamente no modelo delineado, realizar a remoção do tecido diretamente na boca, comparando o desgaste à área de referência (Figura 5.27). Porém, se o desgaste for maior, ou em muitos dentes, deve-se confeccionar coroas-guias de transferência para assegurar desgastes paralelos entre si.

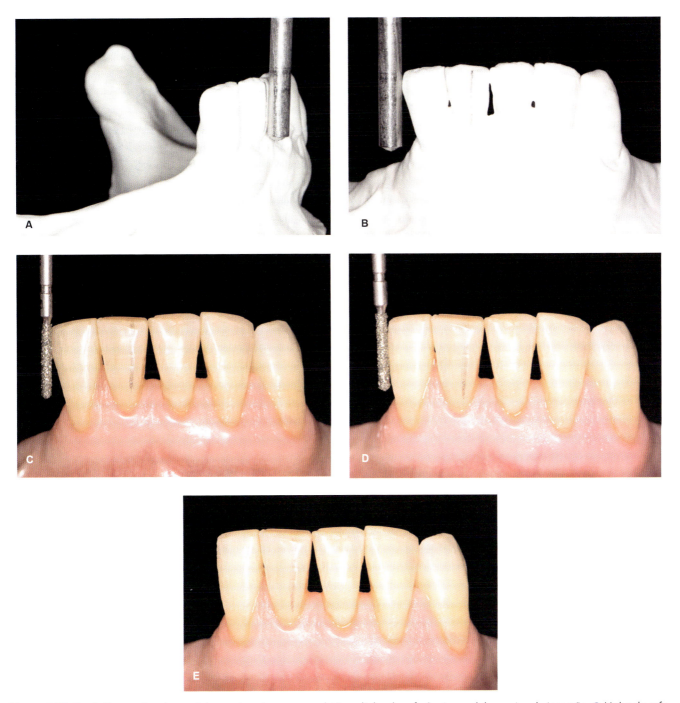

Figura 5.27 A e **B**. Fotografias do modelo mostrando como se obtém a linha de referência paralela ao eixo de inserção. **C**. Linha de referência marcada em grafite para auxiliar o desgaste do plano-guia. Observe como uma broca cilíndrica (3154, KG Sorensen, Brasil) é posicionada paralela a essa linha. **D**. Veja como a broca toca a face distal nos terços médio e incisal. **E**. Desgaste concluído.

Coroas-guias de transferência

Esses dispositivos acrílicos ou metálicos são utilizados para orientar a quantidade, a localização e a inclinação do preparo nas áreas em que se necessita de desgastes mais pronunciados. Por serem confeccionados previamente no modelo de estudo, as coroas-guias são mais seguras que o desgaste comparativo.

Após o modelo ter sido adequadamente delineado, acrescente resina acrílica de baixa contração sobre os dentes que deverão ser regularizados. Com a referência do delineador, desgaste a resina e o modelo de gesso simultaneamente com uma broca cilíndrica (n. 3145), até que a linha equatorial dentária seja corrigida, favorecendo a construção dos grampos e/ou conectores menores (Figura 5.28).

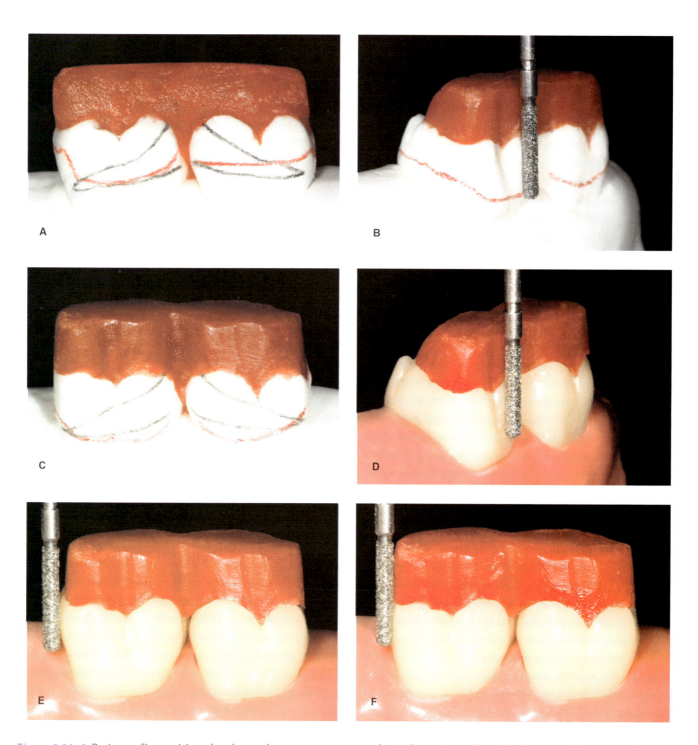

Figura 5.28 A. Resina acrílica posicionada sobre os dentes a serem preparados. B. Desgaste sendo realizado no modelo com uma broca cilíndrica. C. Novo delineamento realizado comprovando a correção da linha equatorial dentária. D. Desgaste sendo realizado com o auxílio das coroas-guias de transferência. E e F. Observe como as coroas-guias orientam efetivamente as áreas a serem preparadas. (*continua*)

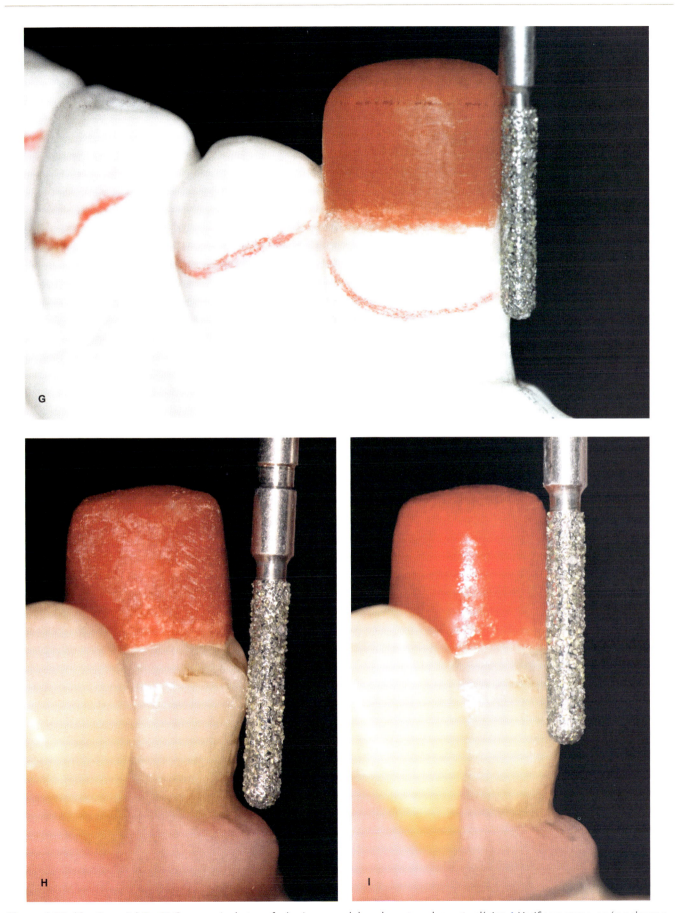

Figura 5.28 (*Continuação*) **G** e **H**. Coroa-guia de transferência no modelo e durante o desgaste clínico. **I**. Verifique como, após o desgaste, a broca toca simultaneamente a coroa-guia e o dente.

Preparo dos nichos

- Nichos oclusais: com uma broca esférica (n. 1014), prepare o nicho nas fossas proximais oclusais, procurando obter uma conformação triangular, cuja base deve ficar na área correspondente à crista marginal com o vértice voltado para o centro do dente. A largura do nicho deve apresentar a metade da distância entre as cúspides vestibular e lingual, enquanto a sua profundidade deve ter cerca de 1 a 1,5 mm (Figura 5.29 A e B). No caso de nichos oclusais adjacentes (como aqueles que serão ocupados por grampos gêmeos), um preparo entre os nichos, de vestibular para palatino/lingual deve ser realizado para permitir a emergência dos segmentos de retenção e oposição. Após o preparo do nicho, realize o acabamento com broca esférica em baixa rotação e pontas para acabamento, conferindo se todas as arestas se encontram devidamente arredondadas e polidas (Figura 5.29 C a F).
- Nicho no cíngulo: inicie a delimitação do preparo com uma broca troncocônica (n. 3069) posicionada no eixo de inserção. Após a delimitação, será possível verificar a presença de uma referência inicial para o preparo. Posicione uma broca troncocônica invertida (n. 1034) sobre a referência criada e realize o desgaste no formato desejado, até que a haste da broca toque na região inferior do preparo, respeitando o desenho criado pela primeira broca. O acabamento e o polimento devem ser realizados na mesma sequência anteriormente citada (Figura 5.29 G a I). Na ausência de um cíngulo proeminente, ele poderá ser confeccionado com resina composta antes do preparo.

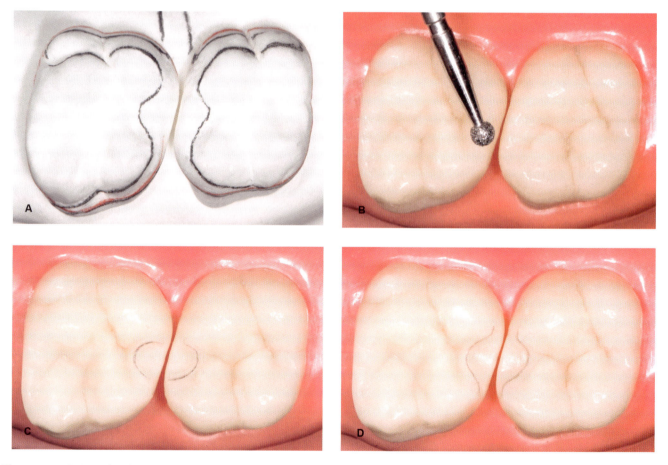

Figura 5.29 **A.** Desenho dos nichos oclusais no modelo de estudo. **B.** Broca esférica utilizada para a confecção do nicho oclusal (1014, KG Sorensen, Brasil). **C.** Preparo dos nichos oclusais. **D.** Preparos concluídos. Observe que os preparos devem considerar a emergência dos segmentos de retenção e oposição. (*continua*)

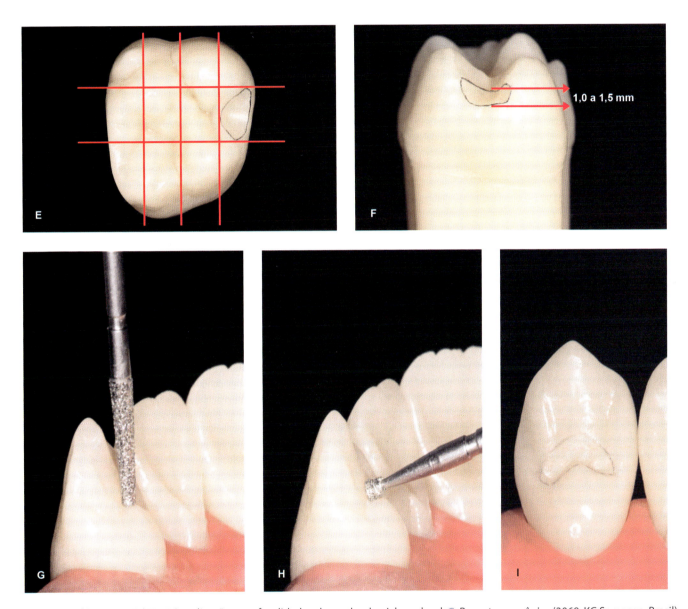

Figura 5.29 (*Continuação*) **E** e **F**. Localização e profundidade adequadas do nicho oclusal. **G**. Broca troncocônica (3069, KG Sorensen, Brasil) sendo utilizada para delimitar a área a ser preparada. **H**. Broca troncocônica invertida (1034, KG Sorensen, Brasil) utilizada no preparo do nicho de cíngulo. **I**. Preparo concluído.

MOLDAGEM DEFINITIVA E MODELO DE TRABALHO

Obtenção de um novo modelo de estudo

Após os preparos terem sido realizados, deve-se obter um novo modelo de estudo, o qual servirá para avaliar os preparos e confeccionar uma moldeira individual. Os preparos devem ser reavaliados levando o novo modelo ao delineador no eixo de inserção previamente definido. Para posicionar o modelo no eixo preparado, considere os planos-guias feitos em boca. Se houver necessidade de repreparos, devem ser realizados antes da moldagem (Figura 5.30).

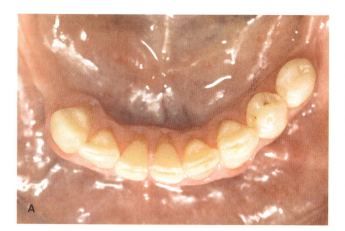
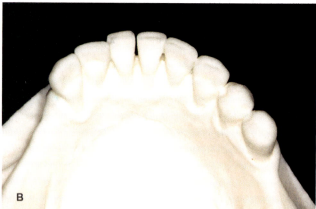

Figura 5.30 **A.** Preparos realizados. **B.** Modelo dos preparos.

Técnica de moldagem com moldeira individual

Confecção da moldeira individual

Tem por objetivo fazer a moldagem simultânea da área edêntula e dos dentes, eliminando ou minimizando a necessidade de moldagens funcionais corretivas.[10,11] É possível moldar com silicones de adição, condensação ou até mesmo alginatos melhorados utilizando moldeiras de estoque, porém seu uso pode resultar em um molde inadequado da área edêntula, necessitando de moldagens adicionais. Para a confecção da moldeira individual, realize alívios nas áreas teciduais retentivas e envolva os dentes presentes com uma lâmina de cera n. 7, a fim de criar espaço para o material de moldagem (Figura 5.31 A). Depois, manipule a resina acrílica incolor, e, na fase plástica, crie uma lâmina de resina colocando-a entre duas placas de vidro previamente lubrificadas. Leve a resina ao modelo isolado, cobrindo todas as áreas a serem moldadas. Recorte os excessos com uma espátula Lecron antes que a resina polimerize. Um cabo deve ser posicionado para facilitar a remoção da moldeira após a presa do material. Quando a moldeira estiver rígida, remova-a do modelo cuidadosamente para não quebrar o gesso. A moldeira deve ser limpa com água quente para a remoção de toda a cera do seu interior, possibilitando uma união eficaz do agente adesivo. A moldeira limpa é recortada laboratorialmente com auxílio de uma broca de carbeto de tungstênio (Maxicut), permitindo espaço adequado nos freios (3 mm) e flancos (2 mm) para o selado periférico (Figura 5.31 B). Toda a borda da moldeira deve ficar plana para receber a godiva.

Moldagem

- Recorte clínico da moldeira: na sessão clínica, o recorte laboratorial da moldeira deverá ser conferido antes da realização do selado periférico. Observe se as áreas das inserções e freios não estão sendo comprimidas e se existe espaço suficiente nas áreas dos flancos para a godiva (Figura 5.31 C).
- Selado periférico: com a moldeira limpa e seca, posicione a godiva em bastão nas bordas da moldeira. De maneira semelhante ao molde de uma prótese total (ver Capítulo 4), o selado deve ser realizado em etapas, atentando-se para que as áreas edêntulas sejam realmente exploradas. Todo o excesso de godiva que escorrer para dentro da moldeira deverá ser removido cuidadosamente com uma lâmina de bisturi (Figura 5.31 D).
- Moldagem propriamente dita: a moldeira deverá receber o adesivo específico para o material de moldagem (polissulfeto, silicone ou poliéter). Todas as áreas inter-

nas, selado periférico e 1/3 da área externa deverão ser recobertas pelo adesivo (Figura 5.31 E). Enquanto se aguarda o tempo de secagem recomendado pelo fabricante, separe o material e o instrumental necessários para a moldagem. Eventuais áreas de retenção deverão ser bloqueadas com cera utilidade. A área a ser moldada deverá apresentar-se seca e um sugador mantido até o momento da moldagem. Manipule o material de moldagem, carregue a moldeira e leve o restante do material às áreas preparadas com o auxílio de uma seringa plástica. A moldeira é conduzida à boca e mantida em posição até a presa final do material (Figura 5.31 F). Em seguida, remova o molde e proceda aos passos para limpeza e desinfecção (ver Capítulo 1).

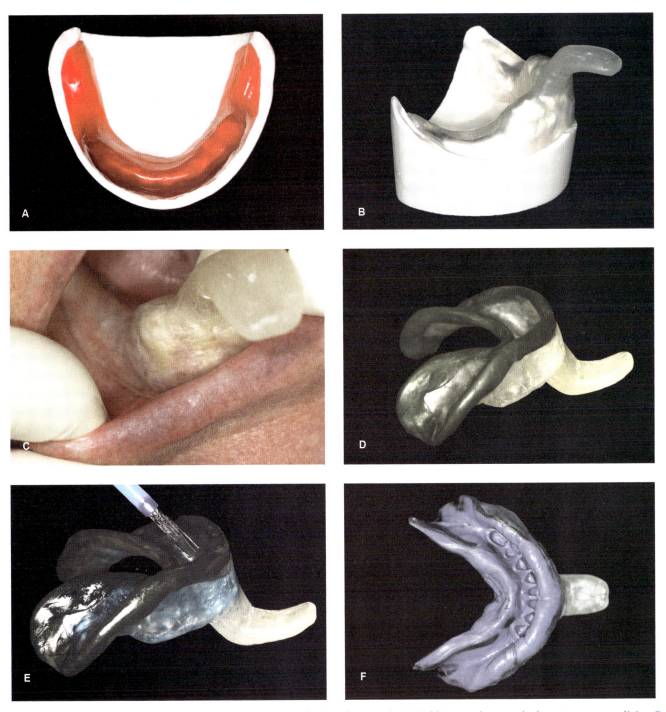

Figura 5.31 A. Alívio realizado em cera n. 7. **B**. Moldeira individual confeccionada. **C**. Moldeira sendo provada durante o recorte clínico. **D**. Selado periférico concluído (godiva em bastão, Kerr, EUA). **E**. Adesivo aplicado na moldeira e sobre o selado periférico. **F**. Molde obtido (Impregum Soft, 3M ESPE, EUA).

Técnica de moldagem com moldeiras metálicas

Seleção e personalização da moldeira

A moldeira deve ser selecionada considerando a extensão anteroposterior e laterolateral. Se a moldeira não cobrir toda a área a ser moldada, deve ser estendida com godiva (Figura 5.32 A e B). Silicones de adição ou condensação podem ser utilizados nessa técnica. Por se tratar de uma grande área a ser moldada, distorções em função do volume de material de moldagem devem ser evitadas pelo uso de técnicas adequadas. Inicialmente, molde a área com silicone pesado, com o intuito de conformar e personalizar a moldeira metálica (Figura 5.32 C). Em seguida, alivie o molde obtido para criar espaço para o material fluido (Figura 5.32 D). Prove o molde de silicone para verificar se este se encontra devidamente aliviado antes da moldagem. Com o auxílio de uma seringa plástica de moldagem, leve o material fluido aos dentes e preparos (Figura 5.32 E). Coloque o material fluido também no molde de silicone pesado, inclusive na região correspondente à área edêntula. Leve o molde à boca e mantenha em posição até a presa final do material (Figura 5.32 F).

Modelo de trabalho

O molde resultante deve ser encaixotado com cera n. 7 e cera utilidade ou uma mistura de 50% de pedra-pomes e 50% de gesso comum (Figura 5.33 A a C). Em seguida, gesso especial tipo IV deve ser vazado até obter um modelo completo. Não realize o vazamento associando gessos diferentes, evitando, assim, distorções indesejadas. O modelo deve ser cuidadosamente removido com o auxílio de água quente, para plastificar a godiva e facilitar o desencaixe sem fraturar o gesso. Recorte o modelo obtido, atentando-se para não danificar áreas nobres (Figura 5.33 D). Quando o modelo estiver seco, delimite os preparos com um lápis de cera vermelho com ponta fina (Figura 5.33 E) e proteja-o com plástico do tipo bolha. Envie-o ao laboratório junto com o modelo do desenho, devidamente acondicionados em uma embalagem, com a solicitação por escrito do serviço a ser executado.

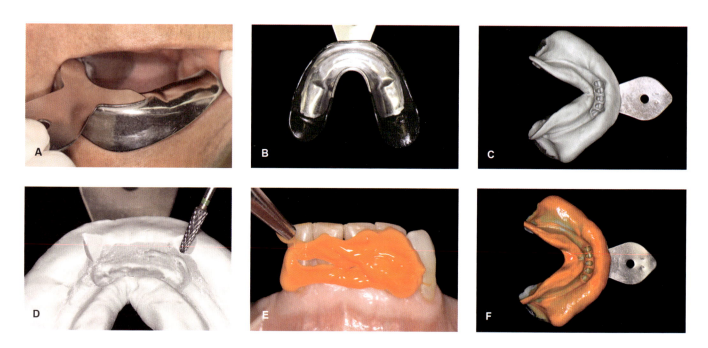

Figura 5.32 **A**. Prova clínica da moldeira. **B**. Personalização da moldeira com godiva (Kerr, EUA). **C**. Molde obtido com silicone de condensação pesado (Zetaplus, Zhermack, Itália). **D**. Alívio no silicone para obter espaço para o silicone fluido. **E**. O material fluido (Oranwash, Zhermack, Itália) é levado aos dentes com auxílio de uma seringa plástica de moldagem. **F**. Molde obtido.

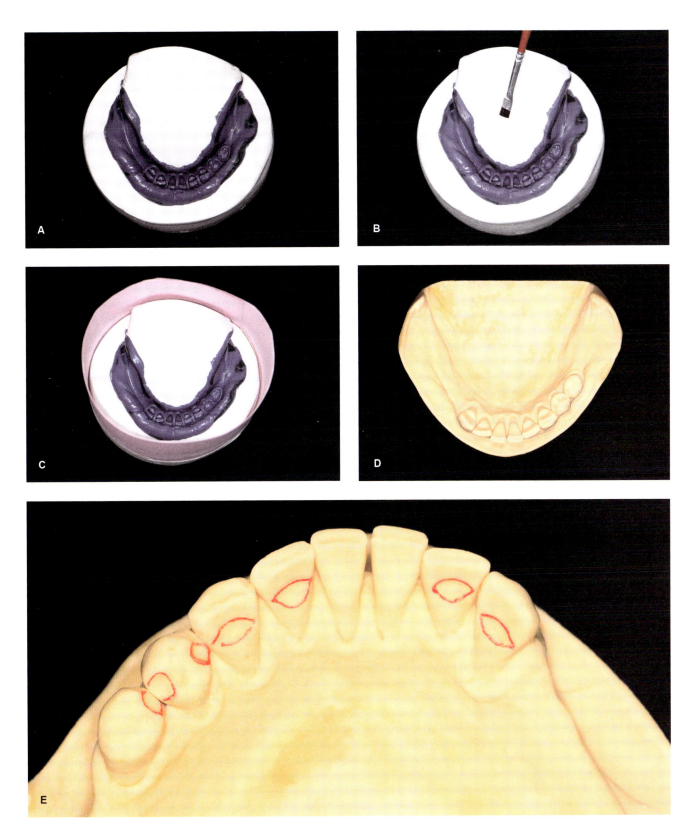

Figura 5.33 **A**. Molde definitivo encaixotado com uma mistura de 50% de pedra-pomes e 50% de gesso comum. **B**. Lubrificação do encaixotamento com isolante para gesso. **C**. Cartolina posicionada para facilitar o vazamento. **D**. Modelo definitivo. **E**. Delimitação dos nichos com um lápis de cera vermelho de ponta fina.

CONSTRUÇÃO DA ARMAÇÃO METÁLICA

Etapas laboratoriais

No laboratório, o modelo de trabalho será aliviado em todas as áreas retentivas e rebordos com cera n. 7 e duplicado em revestimento refratário (Figura 5.34 A). Sobre o modelo de revestimento, a armação da PPR é encerada (Figura 5.34 B). Por esse motivo, é importante também enviar ao laboratório o modelo do planejamento para que o técnico consiga realizar o enceramento de acordo com o desenho proposto. Depois, o modelo encerado é incluído em um anel com revestimento, realizando-se a fundição. A peça protética pode ser fundida em ligas de ouro, titânio ou cromocobalto, sendo a última a mais utilizada. A armação metálica obtida é acabada, polida e ajustada ao modelo de trabalho antes de ser encaminhada para prova clínica[9] (Figura 5.34 C).

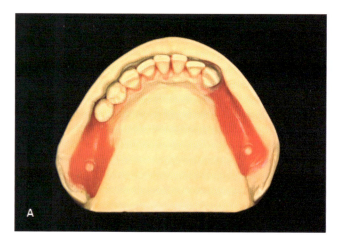
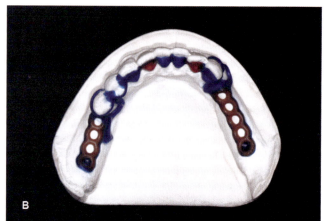
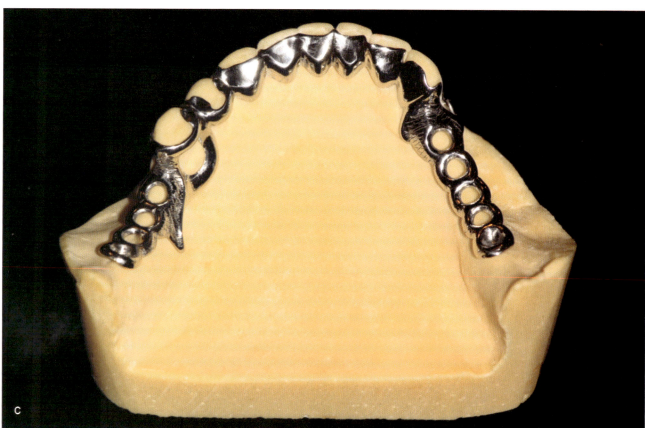

Figura 5.34 A. Modelo de trabalho aliviado. **B.** Enceramento da armação metálica realizado sobre o modelo de revestimento. **C.** Armação metálica ajustada sobre o modelo de trabalho (Liga Remanium, Dentaurum, Alemanha). (Estrutura confeccionada pelo TPD Márcio Roberto Rossi, Laboratório Rossi, Maringá/PR.)

PROVA CLÍNICA DA ARMAÇÃO METÁLICA E REGISTRO OCLUSAL

Prova clínica da armação metálica

Nessa etapa, apenas a armação metálica será provada clinicamente. Ao se posicionar a peça na boca, ela deve assentar-se adequadamente, seguindo o eixo de inserção, até que os apoios adaptem-se completamente nos nichos.[12] Caso essa adaptação não ocorra, evidenciadores de contato devem ser utilizados para localizar as interferências, que serão removidas com brocas (Figura 5.35). Após a armação metálica assentar-se perfeitamente, o ajuste oclusal nas áreas dos apoios deve ser feito para possibilitar o registro oclusal e a montagem dos dentes. Verifique também se existe espaço suficiente entre a sela metálica e o tecido gengival do rebordo edêntulo, necessário para a resina acrílica.

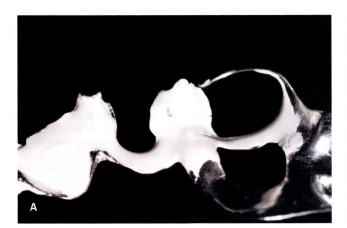
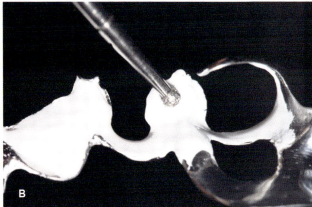
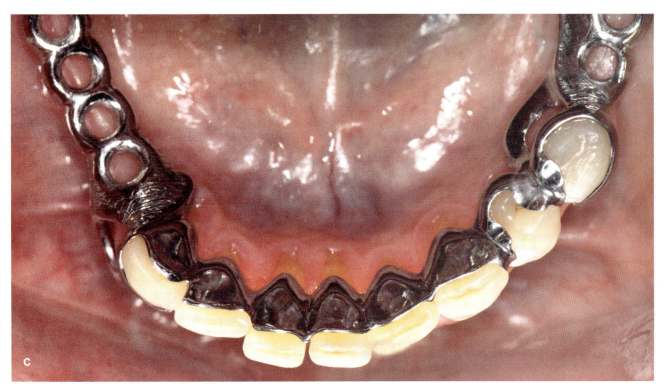

Figura 5.35 A. Uso de evidenciadores de contato para identificar as interferências que estejam impedindo o assentamento adequado da armação metálica. **B.** Ajuste realizado na área marcada. **C.** Assentamento clínico da armação metálica na boca.

Moldagem funcional

Nos casos em que existem áreas edêntulas amplas e que não tenham sido reproduzidas adequadamente no modelo de trabalho, muitas vezes há a necessidade de moldagens corretivas ou funcionais. Geralmente, se moldeiras individuais foram confeccionadas, a moldagem efetiva dessas áreas já foi obtida no modelo de trabalho. Porém, caso o resultado não tenha sido alcançado ou esteja inadequado, pode-se realizar moldagens funcionais com o auxílio da armação metálica.[10] Após a prova clínica da armação, realize, na área edêntula do modelo de trabalho, um alívio em cera n. 7 (Figura 5.36 A a C). Com uma lâmina de resina incolor, confeccione uma moldeira na área e prenda-a à sela da armação metálica (Figura 5.36 D). Tome cuidado para que a armação se mantenha posicionada adequadamente sobre o modelo. A moldeira deve estar afastada de 2 a 3 mm dos freios e flancos. Prove o conjunto antes de realizar o selado periférico, conferindo se a armação metálica continua assentada adequadamente sobre os nichos. O selado periférico deve ser realizado com godiva em toda a extensão da moldeira (Figura 5.36 E). Aplique o agente adesivo dentro da moldeira, sobre o selado periférico e em 1/3 da área externa. O material de moldagem deve ser levado ao interior da moldeira. Leve o conjunto à boca e mantenha a moldeira em posição até a presa, atentando-se para que a armação metálica não se desloque (Figura 5.36 F).

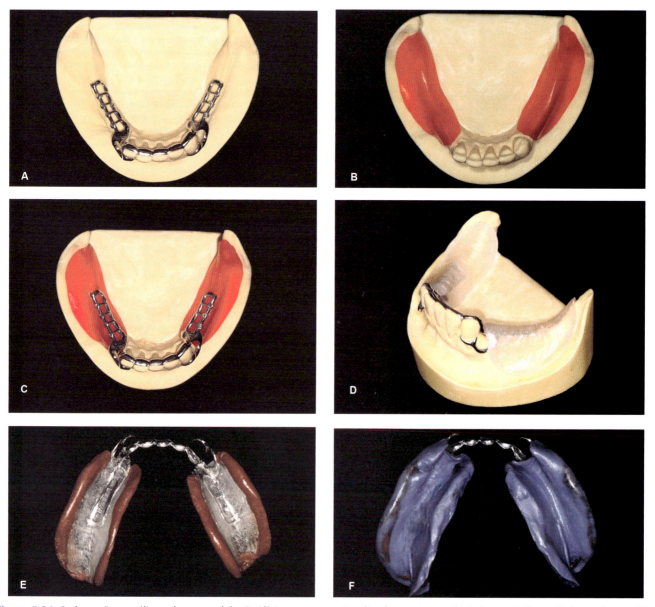

Figura 5.36 **A**. Armação metálica sobre o modelo. **B**. Alívio em cera n. 7 realizado nas áreas edêntulas posteriores. **C**. Armação metálica posicionada sobre o modelo aliviado. Assegure que o mesmo assentamento que a armação metálica apresentava antes do alívio em cera seja novamente obtido. **D**. Moldeiras confeccionadas em resina incolor presas à sela da armação metálica. **E**. Selado periférico realizado. **F**. Molde concluído.

Técnica do modelo dividido

Nessa técnica, também conhecida por técnica do modelo modificado ou alterado, o modelo de trabalho que foi confeccionado para a construção da armação metálica deve ser seccionado após a moldagem funcional.[13] Corte as áreas referentes aos rebordos edêntulos com auxílio de um disco de *carburundum* (Figura 5.37 A e B). Prove a armação metálica com o molde funcional no modelo modificado, verificando o assentamento adequado desta aos nichos. Caso haja o assentamento, crie retenções no gesso restante com o mesmo disco. Se o assentamento não ocorrer, desgaste as áreas do modelo que estão interferindo, até obter um completo assentamento. Posicione o conjunto sobre o modelo e realize o encaixotamento com cera utilidade n. 7 (Figura 5.37 C e D). Confira se a armação metálica não se deslocou após o encaixotamento. Vaze a área referente ao molde com gesso-pedra tipo III, atentando-se para que excessos de gesso não fiquem sobre a área dos preparos (Figura 5.37 E). Após a presa do gesso, remova a cera e o molde com água quente. O modelo resultante devidamente recortado será utilizado para a confecção dos rodetes de cera (Figura 5.37 F).

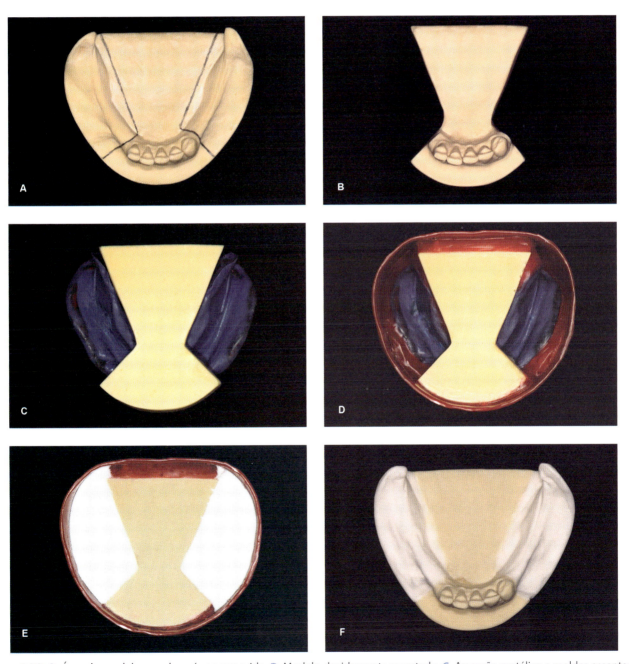

Figura 5.37 **A**. Área do modelo que deverá ser removida. **B**. Modelo devidamente recortado. **C**. Armação metálica e moldes assentados adequadamente. **D**. Encaixotamento do molde. **E**. Vazamento realizado com gesso-pedra tipo III. **F**. Modelo obtido.

Na técnica do modelo dividido, a sela acrílica é polimerizada sobre o modelo para garantir que as informações obtidas durante a moldagem funcional sejam reproduzidas. Técnicas alternativas sugerem a realização da moldagem funcional sem a necessidade de reposicionar o molde no modelo de trabalho. Para tal, uma sela de acrílico deve ser unida à sela metálica antes da moldagem, para servir simultaneamente de moldeira individual e base para montagem dos dentes em cera (Figura 5.38 A). Depois da prova dos dentes em cera, adesivo deve ser aplicado na sela acrílica. A moldagem funcional da área edêntula é realizada da mesma forma anteriormente citada, devendo ser sustentada com pressão bidigital e confirmada pela precisão da relação oclusal (Figura 5.38 B). Em seguida, o conjunto é encaminhado ao técnico de laboratório, que realizará a prensagem da sela acrílica e dentes montados em cera (Figura 5.38 C e D). Essa técnica elimina a necessidade de seccionar e modificar o modelo de trabalho, porém é importante lembrar que os ajustes oclusais da prótese após a polimerização só poderão ser realizados clinicamente. Quando existe a necessidade de remontagem dos casos em articulador semiajustável para a realização de ajustes oclusais laboratoriais, o técnico fica impossibilitado de realizá-los, pois a prótese é polimerizada fora do modelo.

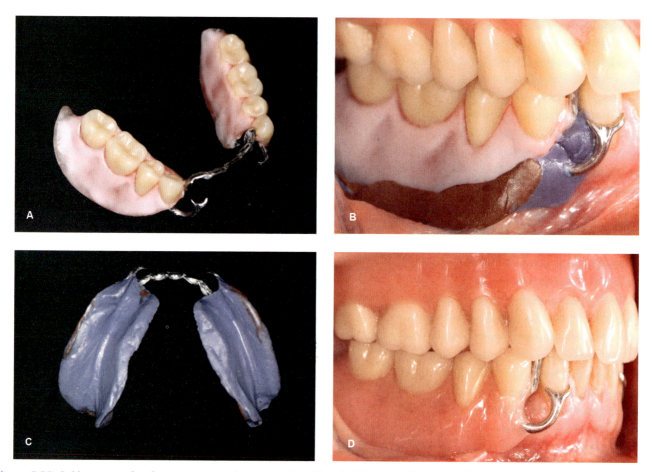

Figura 5.38 **A**. Montagem dos dentes em cera sobre a sela de acrílico. **B**. Selado periférico e moldagem funcional. **C**. Molde obtido pela técnica alternativa (Impregum, 3M Espe, EUA). O molde é enviado ao laboratório para prensagem, fora do modelo de trabalho. **D**. Prótese concluída e instalada na boca. (Caso realizado pela CD Daniela Cristina Lunelli, Curso de Graduação em Odontologia – UFSC.)

Registro oclusal maxilomandibular

O modelo com a armação metálica deve ser montado em um articulador simples (oclusor) ou semiajustável (ASA). Rodetes de cera devem ser confeccionados sobre as selas metálicas para auxiliar no registro maxilomandibular. Inicie lubrificando a área edêntula com isolante para gesso. Adapte uma lâmina de cera n. 7 na área que receberá o rodete (Figura 5.39 A). Depois, assente a armação em posição e prenda o rodete de cera à lâmina, unindo todo o conjunto à sela metálica (Figura 5.39 B). A armação deve ser levada à boca para a realização do registro. Aqueça os rodetes e oriente o paciente a ocluir até a posição desejada (Figura 5.39 C). No caso de estar confeccionando uma prótese total na arcada antagonista, prenda os rodetes superiores e inferiores com fios ortodônticos (Figura 5.39 D).

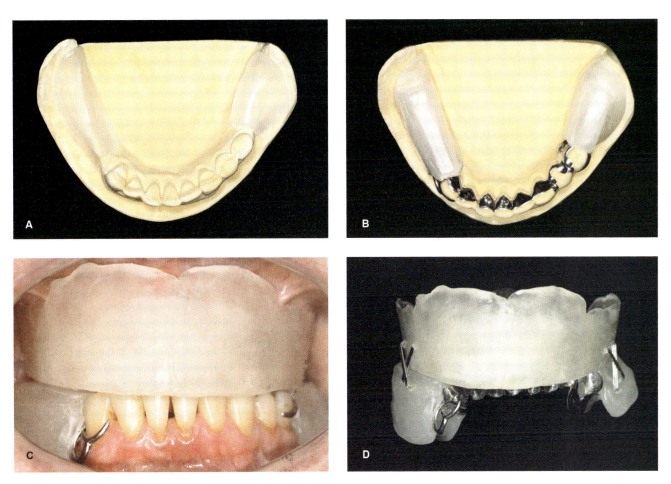

Figura 5.39 A. Uma lâmina de cera n. 7 é adaptada sobre a área edêntula. B. Rodetes de cera unidos à sela metálica. C. Registro maxilomandibular realizado em boca. D. Rodetes de cera unidos por fio ortodôntico.

Seleção dos dentes

Com os modelos articulados, a cor e a forma dos dentes devem ser selecionadas. A escolha da cor deve considerar o tipo do material dos dentes, para que se possa empregar uma escala de cor compatível. A cor é definida visualmente por comparação, ou seja, a cor selecionada é aquela mais próxima da cor dentária existente (Figura 5.40 A). Já a forma é definida pelo padrão dentário, o formato do rosto, a forma da arcada dentária e o tamanho do espaço edêntulo. Se não houver dentes anteriores, a escolha da forma, do tamanho e da cor dos dentes segue aquela preconizada para próteses totais (ver Capítulo 4).

Prova clínica dos dentes montados em cera

Na prova clínica dos dentes montados em cera, deve-se analisar se a armação metálica se assenta perfeitamente, se a oclusão está próxima do padrão desejado, se a montagem dos dentes está harmoniosa e se a estética foi alcançada (Figura 5.40 B e C). Grandes modificações devem ser realizadas nesse momento, visto que, após a polimerização, elas não serão mais possíveis. Cuidado deve ser tomado durante a verificação da oclusão, pois, se o paciente ocluir com muita força ou o teste for demorado, os dentes poderão se deslocar da cera, inviabilizando a análise e exigindo uma remontagem para nova avaliação. Nesse momento, escalas de gengivas artificiais poderão ser utilizadas para a seleção da cor gengival (Figura 5.40 D).

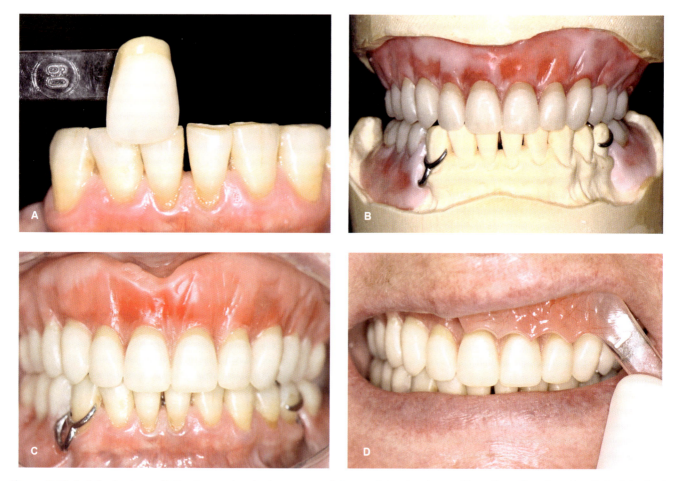

Figura 5.40 A. Seleção da cor. B. Montagem dos dentes em cera. C. Prova clínica dos dentes (NatusDent, DentBras, Brasil). D. Seleção da cor gengival com escala de gengivas artificiais.

INSTALAÇÃO, AJUSTES E RECOMENDAÇÕES

Nessa etapa, a prótese concluída será instalada na boca do paciente. Os passos descritos a seguir devem ser criteriosamente observados.

- Análise da prótese fora da boca: verifique se há bolhas, falhas ou excessos de resina e arestas cortantes. Caso elas existam, retire-as antes de posicionar a prótese na boca para não machucar o paciente (Figura 5.41 A e B).
- Análise inicial: introduza a prótese na boca, verificando se ocorreu seu assentamento completo. Para tal, confira se os apoios se acomodaram completamente aos nichos e se os contatos proximais foram restituídos (Figura 5.41 C).
- Análise estática e dinâmica da oclusão: observe a oclusão obtida após a instalação da prótese (Figura 5.41 D). Se a oclusão se apresentar relativamente estável, sem prematuridades ou interferências, o refinamento oclusal pode ser realizado em uma próxima sessão (1 ou 2 dias após a instalação).
- Ativação da ponta dos grampos de retenção: procedimentos laboratoriais sucessivos podem comprometer a retenção oferecida pelo grampo de retenção. É necessário avaliar o grau de retenção que o grampo está oferecendo. Caso a retenção seja insuficiente, o grampo deve ser ativado cuidadosamente com auxílio de um alicate ortodôntico (n. 130 ou 200), posicionando a parte redonda do alicate contra a superfície interna do grampo. Atente-se para que apenas a ponta do grampo seja ativada (Figura 5.41 E e F). No caso clínico apresentado na Figura 5.42, a função e a estética foram devolvidas com uma prótese parcial removível.

RECOMENDAÇÕES AO PACIENTE

É importante ensinar e comunicar ao paciente que, por ser um trabalho removível, a longevidade da prótese depende da sua colaboração, e, assim, alguns cuidados devem ser tomados:

1. Remover a prótese em caso de ferimentos e procurar imediatamente o profissional.
2. Instalar e remover a prótese, apoiando-se sempre no corpo do grampo (Figura 5.41 G).
3. Atentar-se para que a remoção e a instalação da prótese respeitem o eixo de inserção, ou seja, nunca posicionar ou retirar um lado da prótese antes do outro.
4. Remover a prótese após cada refeição para realizar a higienização da peça e dos dentes.
5. Posicionar uma toalha sobre o lavatório para proteger a prótese em caso de queda.
6. Remover a prótese à noite e mantê-la em solução bactericida.
7. Comparecer aos controles subsequentes para verificar a necessidade de ajustes e ou reembasamentos.

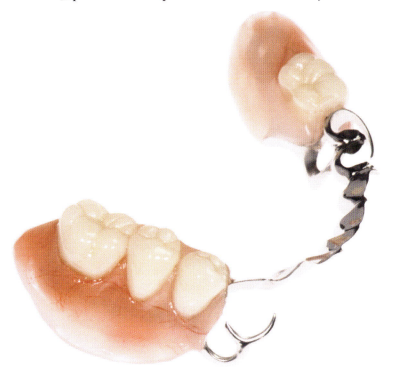

A

Figura 5.41 A. Prótese parcial removível pronta para ser instalada. (*continua*)

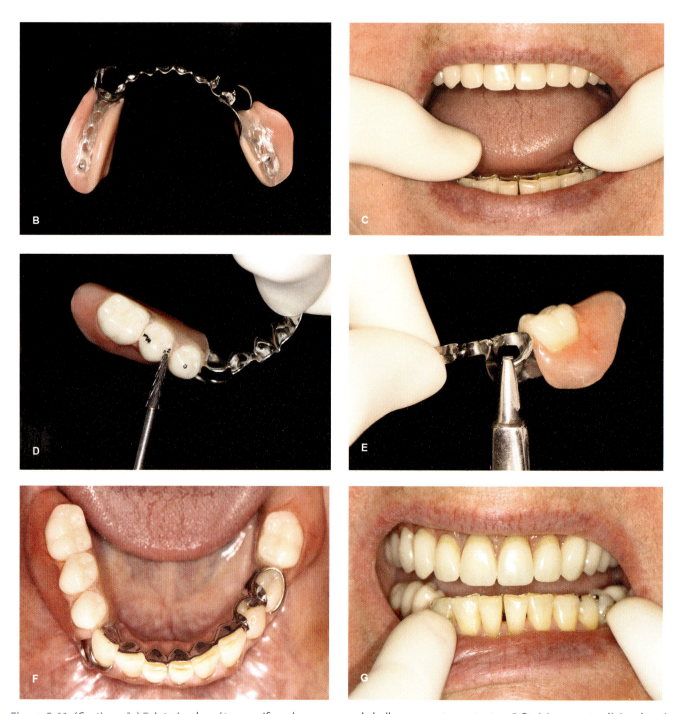

Figura 5.41 (*Continuação*) **B**. Interior da prótese, verificando a presença de bolhas ou arestas cortantes. **C**. Posicionamento clínico da prótese polimerizada. **D**. Ajuste oclusal sendo realizado. **E**. Ativação da ponta do grampo de retenção com o auxílio de um alicate ortodôntico. **F**. Caso concluído (TPD Márcio Roberto Rossi, Laboratório Rossi, Maringá, PR e TPD Rodrigo Zani, Laboratório Zani, Florianópolis/SC). **G**. É importante ensinar o paciente a instalar e remover adequadamente a prótese. A remoção deve ser feita apoiando-se os dedos no corpo dos grampos, e removendo os dois lados simultaneamente.

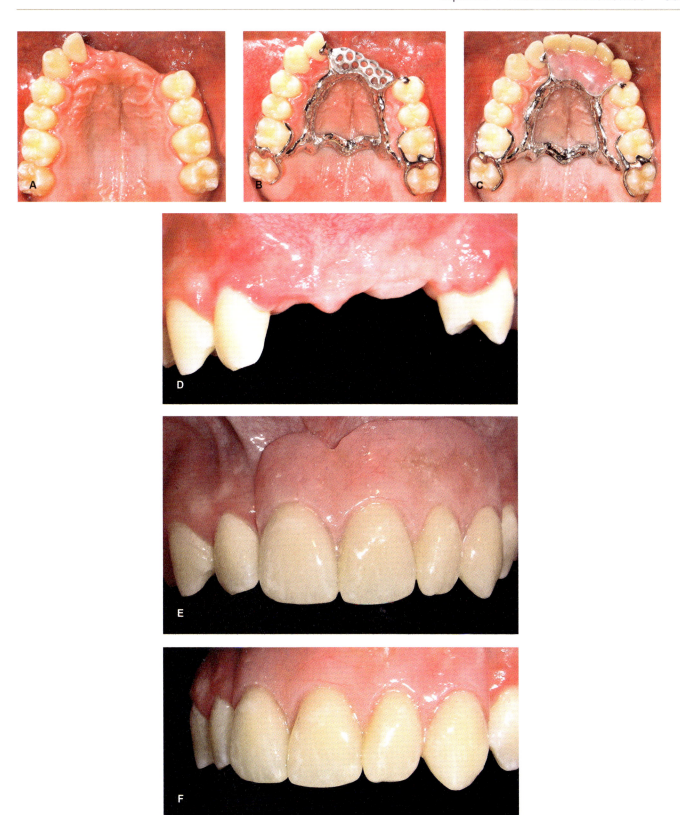

Figura 5.42 A. Situação inicial. B. Prova da armação metálica. C. Prótese parcial removível instalada. D a F. Observe como foi possível devolver a estética com um trabalho removível. Os preparos conservadores não inviabilizam a confecção de futuros trabalhos protéticos sobre implantes. (Caso realizado pelo CD Ivan Contreras Molina, Morélia, México – TPD Júlio César Flores, Laboratório Dental-Tek, Morélia, México – e publicado na revista clínica International Journal of Brazilian Dentistry.[7])

REFERÊNCIAS BIBLIOGRÁFICAS

1. Koyama S, Sasaki K, Yokoyama M, Sasaki T, Hanawa, S. Evaluation of factors affecting the continuing use and patient satisfaction with removable partial dentures over 5 years. J Prosthodont Res. 2010;54:97-101.
2. Cosme DC, Baldisseroto SM, Fernandes EL, Rivaldo EG, Rosing CK, Shinkai ESAS. Functional evaluation of oral rehabilitation with removable partial dentures after five years. J Appl Oral Sci. 2006;14:111-16.
3. Beaumont AJ Jr. An overview of esthetics with removable partial dentures. Quintessence Int. 2002;33:747-55.
4. McCord JF, Grey NJ, Winstanley RB, Johnson A. A clinical overview of removable prostheses: Introduction. Dent Update. 2002;29:375.
5. Zanetti A, Laganá, D. Planejamento: Prótese parcial removível. 2. ed. São Paulo: Sarvier; 1997.
6. McCord JF, Grey NJ, Winstanley RB, Johnson A. A clinical overview of removable prostheses: 1. Factors to consider in planning a removable partial denture. Dent Update. 2002;29:376-81.
7. Molina IC, Molina GC, Magini RS, Volpato CAM. Obtenção de estética com prótese parcial removível. Int J Braz Dent. 2011;7:186-92.
8. McCord JF, Grey NJ, Winstanley RB, Johnson A. A clinical overview of removable prostheses: 3. Principles of design for removable partial dentures. Dent Update. 2002;29:474-81.
9. Kaiser, F. PPR no laboratório. Curitiba: Ed. Maio; 2002.
10. McCord JF, Grey NJ, Winstanley RB, Johnson A. A clinical overview of removable prostheses: 2. Impression making for partial dentures. Dent Update. 2002;29:422-7.
11. Dumbrigue HB, Esquivel JF. Selective pressure single impression procedure for tooth mucosa supported removable partial dentures. J Prosthet Dent. 1998;80:259-61.
12. McCord JF, Grey NJ, Winstanley RB, Johnson A. A clinical overview of removable prostheses: 4. Technological considerations when designing removable partial dentures. Dent Update. 2003;30:7-9.
13. McCraken WL. Contemporary partial denture designs. J Prosthet Dent. 2004;92:409-17.

6 Próteses sobre Implantes

INTRODUÇÃO

Prótese sobre implantes corresponde a uma modalidade de tratamento cirúrgico-protético que visa a reabilitar simultaneamente as perdas dental e tecidual por meio de implantes (responsáveis por suporte, retenção e estabilidade) e próteses (responsáveis por distribuição de forças, função e estética).

TIPOS DE PRÓTESES SOBRE IMPLANTES

- Próteses implantossuportadas: totalmente suportadas por implantes, podem ser unitárias, parciais ou totais. Classificam-se em:
  - Cimentadas: próteses cimentadas sobre pilares parafusados aos implantes.
  - Parafusadas: próteses parafusadas a pilares parafusados aos implantes.
- Próteses implantorretidas: são retidas por barras ou pilares parafusados aos implantes e suportadas por tecido mucoso.

DESENVOLVIMENTO HISTÓRICO DA IMPLANTODONTIA

O avanço tecnológico da Implantodontia atual se deu graças a uma série de erros e acertos que podem ser constatados nas fases clínicas descritas a seguir.[1-3]

Fase clínica do conceito da osseointegração (1968-1986)

Nesse momento histórico da Implantodontia, a grande preocupação consistia em dominar as técnicas necessárias para obter e manter o fenômeno da osseointegração, consagrando o protocolo cirúrgico como um procedimento seguro e reproduzível. Com o intuito de reabilitar pacientes com grandes perdas orais, as primeiras próteses sobre implantes realizadas foram próteses totais inferiores parafusadas aos implantes, conhecidas como próteses-protocolos, em que se instalavam quatro a cinco implantes na região anterior em mandíbulas edêntulas, suportando uma prótese total parafusada que pode receber extensões distais com até 20 mm. Com esse tipo de reabilitação protética, alcançaram-se altos índices de sucesso, demonstrando, mundialmente, a viabilidade dessa modalidade de tratamento cirúrgico-protético[4,5] (Figura 6.1).

Fase do desenvolvimento dos componentes protéticos (1987-1990)

Ao se trabalhar com o conceito isolado da osseointegração, a preocupação voltou-se apenas aos procedimentos cirúrgicos. A segurança oferecida por esse fenômeno impulsionou os profissionais a ampliarem suas indicações reabilitadoras, utilizando os implantes também em perdas unitárias e parciais. Porém, após obtido o período da osseointegração, os profissionais depararam-se com dificuldades de resolução protética em implantes osseointegrados perfeitamente. Para viabilizar essas resoluções, diversas peças foram desenvolvidas, criando uma gama variada de componentes protéticos. Contudo, esses componentes não garantiram que as soluções protéticas obtidas devolvessem saúde com longevidade, tendo dado início a uma fase de grandes questionamentos quanto ao real índice de sucesso desses trabalhos (Figuras 6.2 e 6.3).

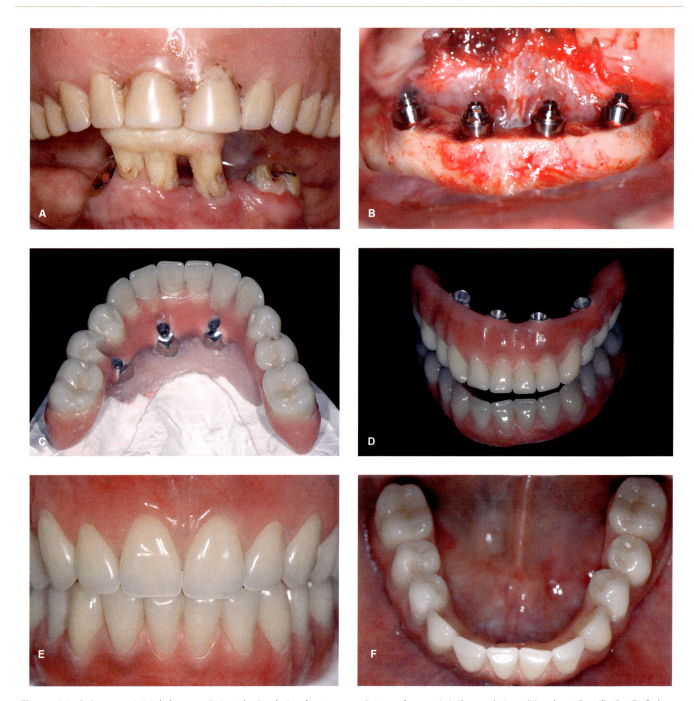

Figura 6.1 A. Imagem inicial do caso. B. Instalação de implantes osseointegrados e minipilares cônicos (Neodent, Brasil). C e D. Prótese protocolo. E. Visão vestibular do caso reabilitado. F. Visão oclusal da prótese-protocolo logo após a instalação. Caso realizado pelo CD Daniel Alves Cavalheiro, Curso de Especialização em Prótese Dentária/UFSC. (TPD Rodrigo Zani, Laboratório Zani, Florianópolis/SC.)

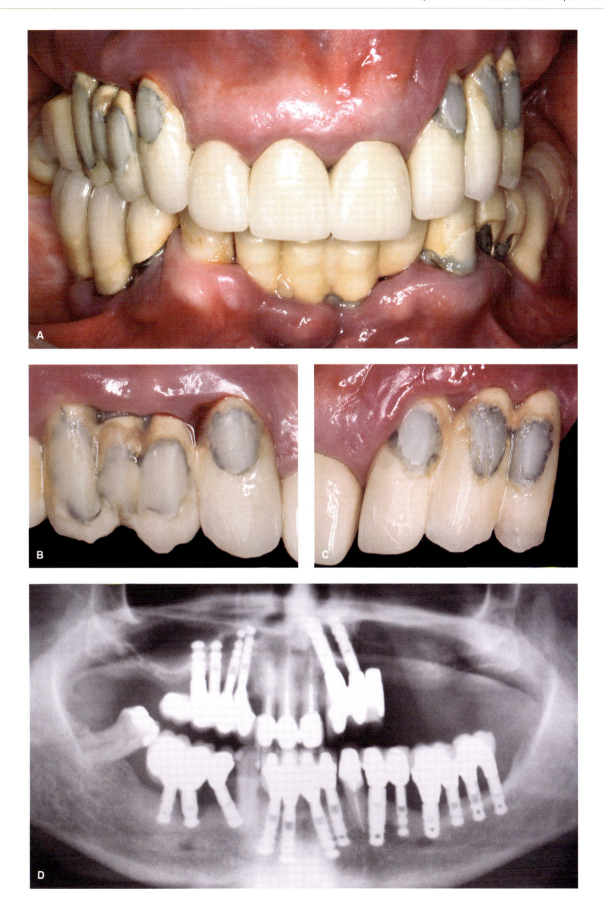

Figura 6.2 A. Imagem inicial do caso. B e C. Imagens laterais das próteses sobre implantes superiores. Os acessos aos parafusos estão posicionados na face vestibular das próteses, indicando a posição inadequada dos implantes. D. Radiografia panorâmica. Observe a quantidade de implantes posicionados, demonstrando que o planejamento considerou apenas a viabilidade cirúrgica.

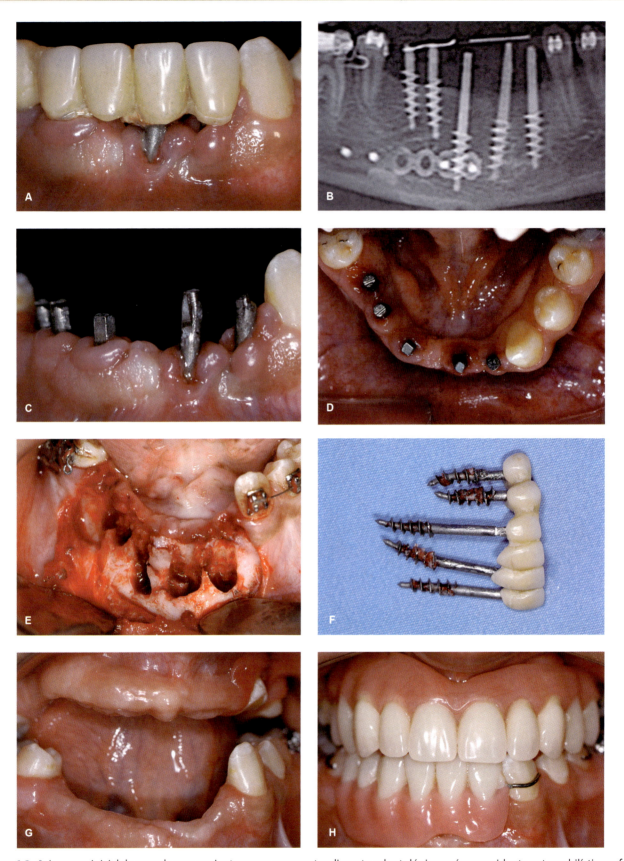

Figura 6.3 **A.** Imagem inicial do caso de uma paciente que procurou atendimento odontológico após um acidente automobilístico sofrido aos 9 anos. **B.** Pelo exame tomográfico, observa-se cinco implantes agulhados instalados após o acidente. **C** e **D**. Condição da mucosa ao redor dos implantes após a remoção da prótese. **E.** Condição cirúrgica imediatamente após a remoção dos implantes. **F.** Prótese e implantes agulhados removidos. **G.** Pós-operatório após 3 semanas. **H.** Instalação de duas próteses removíveis provisórias com o objetivo de aguardar uma idade mais favorável para o planejamento protético com a provável realização de cirurgias de enxertos e instalação de implantes. (Cirurgia realizada pelo CD Leonardo Bez, no Curso de Especialização em Prótese Dentária/UFSC.)

Fase do planejamento reverso (1991-2000)

Esses questionamentos conduziram os profissionais a reavaliarem suas condutas clínicas, chegando à conclusão de que a integração entre as fases cirúrgica e protética é imprescindível para o sucesso. Como é a prótese que guia o posicionamento cirúrgico dos implantes, procedimentos como enceramento diagnóstico, confecção de guias protéticos, exames radiográficos e tomográficos, análise da linha do sorriso e do tipo cosmético devem ser realizados antes da intervenção cirúrgica, com o intuito de antecipar a resolução protética. Esse processo ficou conhecido como "planejamento reverso", incluindo todas as etapas necessárias para um posicionamento tridimensional adequado do implante (Figuras 6.5 e 6.6).[6,7] Na prótese sobre implantes, diferentemente das outras modalidades de tratamento protético, além de planejar a futura prótese, é preciso planejar simultaneamente a localização dos implantes. Por meio do planejamento reverso, pode-se visualizar a necessidade de cirurgias reconstrutivas prévias, bem como oportunizar a confecção da prótese com resultados funcionais e estéticos mais previsíveis (Figura 6.4).

Posicionamento tridimensional dos implantes

Nas Figuras 6.5 e 6.6, são exibidas algumas questões a serem observadas durante o posicionamento tridimensional dos implantes.

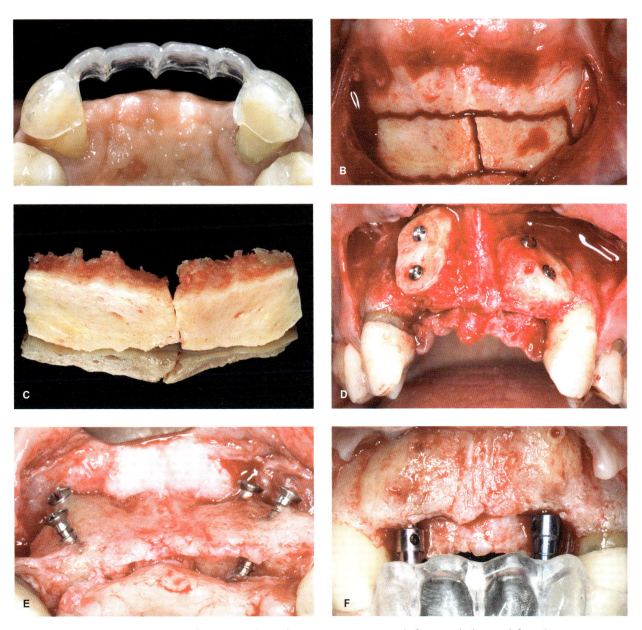

Figura 6.4 **A.** Guia protético em posição demonstrando a relação entre o contorno da face vestibular e o defeito ósseo em espessura. **B.** Área doadora. **C.** Enxerto ósseo removido do mento. **D.** Cirurgia de enxerto ósseo autógeno para viabilizar espessura óssea. **E.** Condição cirúrgica do enxerto após 6 meses. **F.** Instalação de dois implantes na área enxertada (Neodent, Brasil). (Cirurgia realizada pelo CD Leonardo Bez no Curso de Especialização em Prótese Dentária/UFSC.)

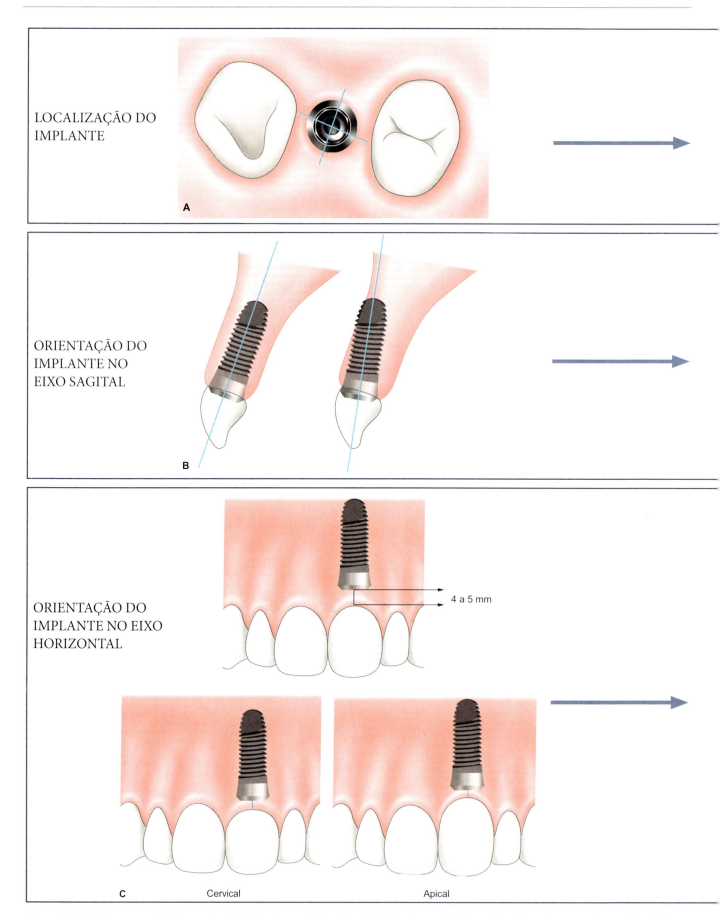

Figura 6.5 Posicionamento tridimensional dos implantes. **A.** Localização do implante. **B.** Orientação do implante no eixo sagital. **C.** Orientação do implante no eixo horizontal.

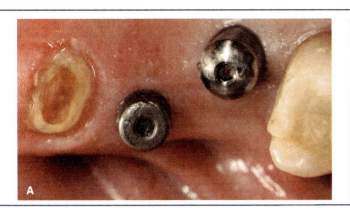
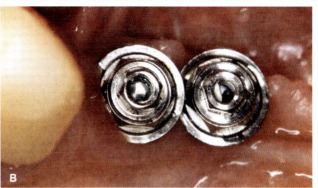
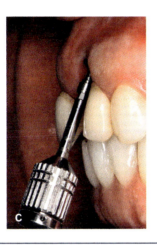
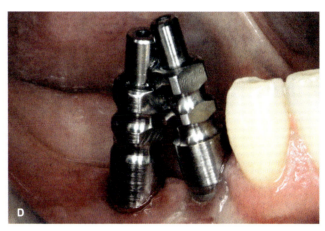
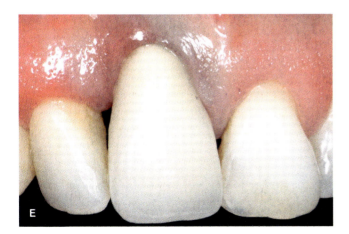
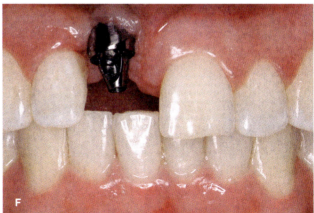

Figura 6.6 Erros no posicionamento tridimensional dos implantes.

Para garantir o posicionamento adequado dos implantes, três posições básicas devem ser respeitadas:[7,8]

- Localização espacial do implante: local onde o implante será colocado, correspondendo ao centro do dente. Para o cirurgião, em geral trata-se da posição mais fácil de ser obtida durante o procedimento cirúrgico, pois, tendo a referência do formato dentário, ele consegue calcular cirurgicamente o seu centro.
- Localização do implante no eixo sagital: nessa posição, é possível encontrar o grau de inclinação do implante. Nas regiões anteriores, é muito comum o cirurgião inclinar o implante para copiar a posição natural dos dentes. Porém, um grau exagerado de inclinação pode comprometer o resultado estético e funcional da futura prótese. Para auxiliar na localização sagital do implante, o enceramento diagnóstico e o guia têm um papel fundamental, pois, por meio da visualização do contorno da face vestibular do dente a ser reabilitado, o cirurgião consegue calcular um grau de inclinação adequado, antecipar a saída do orifício do parafuso e visualizar a necessidade de cirurgias reconstrutivas prévias à instalação dos implantes.
- Localização do implante no eixo horizontal: nessa posição, o grau de aprofundamento do implante é obtido. Quanto mais o implante estiver aprofundado (mais apical), maior será o comprimento do elemento protético, e, quanto menos aprofundado (mais cervical), menor será o espaço para construir um adequado perfil de emergência da prótese. A localização do implante no eixo horizontal é crítica na região anterior em virtude do alto grau de exigência estética. Portanto, os guias cirúrgicos anteriores devem dispor de informações sobre a forma e a altura do arco gengival côncavo dos dentes, para que o cirurgião consiga calcular adequadamente o aprofundamento do implante ou antecipar a necessidade de próteses dentogengivais.

Fase atual da Implantodontia

Planejamentos reversos cada vez mais sincronizados entre as equipes cirúrgica e protética permitiram avanços consideráveis nas possibilidades reabilitadoras. Com implantes viáveis proteticamente, o número de componentes protéticos reduziu, permitindo a definição de etapas de tratamento passo a passo para próteses cimentadas e parafusadas (protocolos protéticos de atendimento clínico), o que facilitou o aprendizado acadêmico dessa modalidade de tratamento. Essa sincronia tem permitido a realização de cirurgias de carga e estética imediatas, em que o cirurgião posiciona os implantes e, logo depois, a prótese temporária ou definitiva já pode ser instalada (Figuras 6.7 e 6.8). Pilares personalizados ou infraestruturas metálicas ou cerâmicas vêm sendo confeccionadas por tecnologia CAD/CAM a partir de modelos com implantes posicionados criteriosamente, e grandes cirurgias têm sido feitas com guias multifuncionais resultantes do enceramento diagnóstico e tomografias computadorizadas.

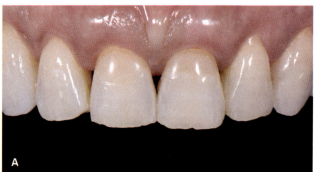
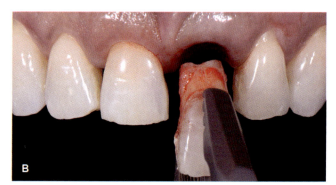
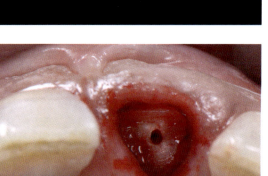
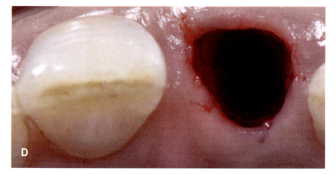

Figura 6.7 **A**. Imagem inicial do caso. **B** a **D**. Exodontia do dente 21 por uma fratura radicular.

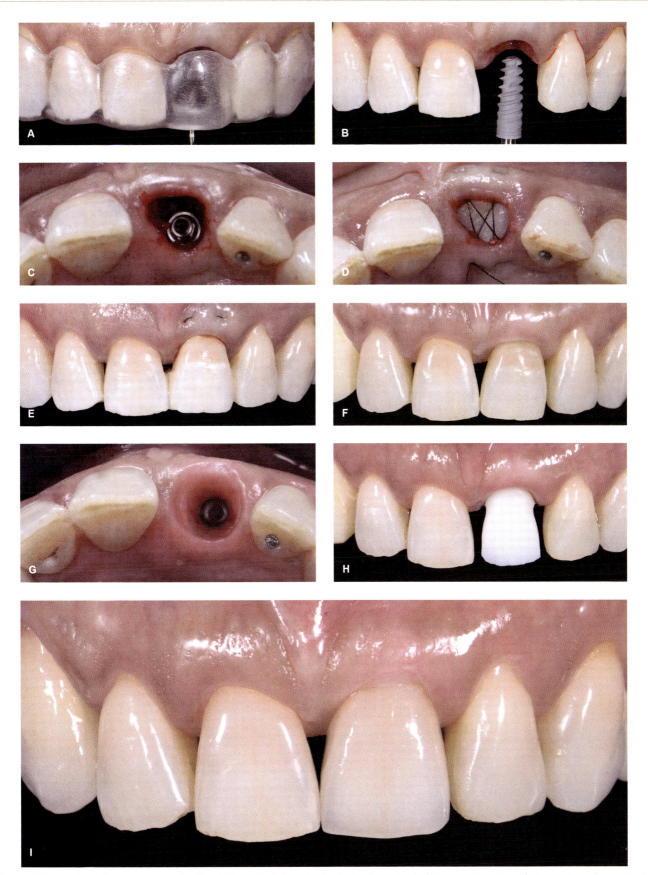

Figura 6.8 A. Guia cirúrgico em posição. **B** e **C**. Cirurgia de instalação do implante (Nobel Biocare, Suíça) imediatamente após a extração da raiz fraturada. **D**. Enxerto conjuntivo para a manutenção da arquitetura gengival vestibular (cirurgia realizada pelo CD Marcelo da Rocha). **E**. Prótese temporária acomodada na área cirúrgica e unida adesivamente aos dentes adjacentes. **F**. Nova prótese temporária parafusada, 4 meses após a instalação do implante. **G**. Contorno gengival obtido. **H**. Prova da infraestrutura de zircônia, respeitando o contorno gengival. **I**. Prótese cerâmica concluída (TPD Adriano Schayder, Schayder Dental Studio, São Paulo/SP).

PLANEJAMENTO REVERSO

Para realizar um bom tratamento protético sobre implantes, é imprescindível um planejamento reverso adequado. Assim, torna-se importante identificar como o paciente chega para o tratamento, pois a abordagem do caso muda em razão da situação inicial encontrada e, antes de começar o tratamento, o paciente deve ser informado sobre sua condição clínica. O paciente pode apresentar-se em uma das duas situações descritas a seguir (Fluxograma 6.1). Caso ele ainda não tenha implantes, a possibilidade de realizar um bom planejamento auxilia na obtenção de um resultado protético previsível. Porém, se já tiver implantes posicionados, é importante constatar qual a viabilidade protética desses implantes, para que o paciente esteja consciente do resultado protético antes do início do seu tratamento.

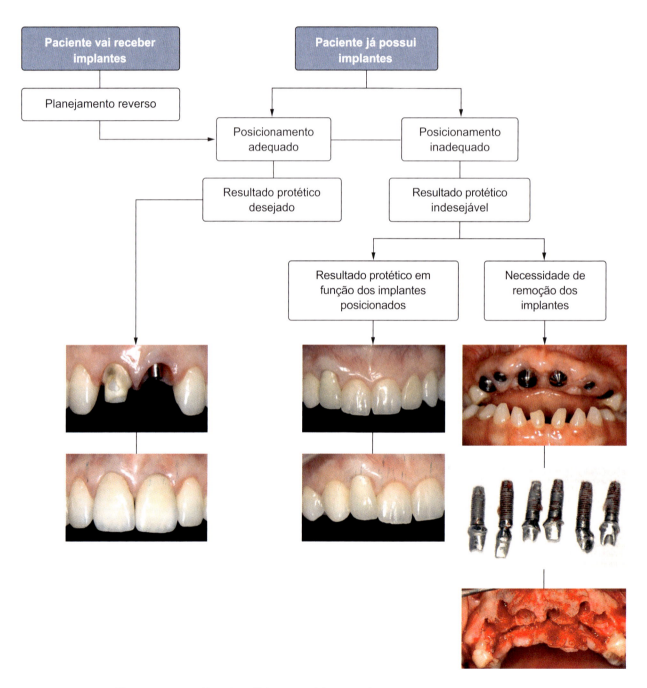

Fluxograma 6.1 Situações clínicas a considerar no planejamento reverso.

Passos para o planejamento reverso

Como descrito no Capítulo 1, o planejamento protético envolve diversas etapas a serem seguidas: anamnese, exame clínico extra e intrabucal, exames complementares, modelos de estudo, definição do grau de complexidade, montagem do caso em articulador e enceramento diagnóstico. Nos casos que envolvem próteses sobre implantes, a necessidade de planejar previamente a instalação dos implantes ou a reconstrução de áreas teciduais faz dessa opção um tratamento de alta complexidade, que merece condutas específicas.

- Exames complementares: a reconstrução das áreas teciduais e a instalação de implantes exigem a realização de exames diferenciados. Tomografias computadorizadas de feixe cônico são utilizadas para as mais diversas situações que envolverão implantes. Qualquer dúvida deve ser sanada antes da cirurgia. Portanto, a indicação de exames complementares não deve ser poupada. Sempre que possível, realize a tomografia com o guia protético em posição. Além de essa conduta trazer benefícios para a visualização da melhor posição cirúrgico-protética, eventuais erros existentes no guia antes da cirurgia poderão ser corrigidos. Os cortes tomográficos podem ser convertidos digitalmente e utilizados em programas de planejamento cirúrgico digital. Nesses programas, realiza-se o posicionamento virtual dos implantes, o que pode auxiliar na definição do tipo, do comprimento e do diâmetro dos implantes, bem como na confecção de guias cirúrgicos para a realização de cirurgias guiadas (Figuras 6.9 e 6.10).[9]

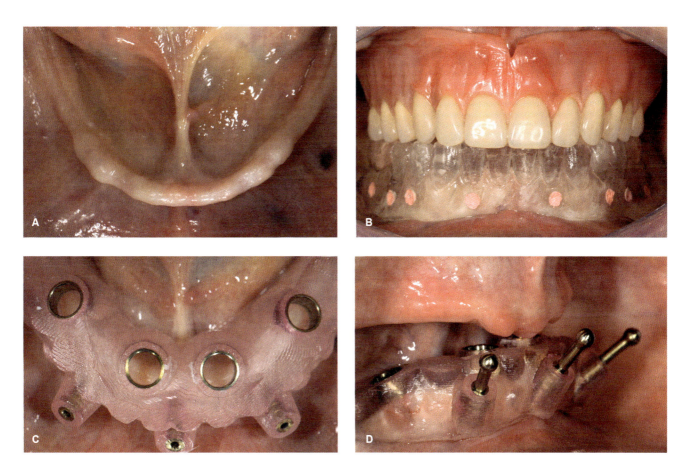

Figura 6.9 **A**. Uma prótese-protocolo guiada foi planejada para esse caso. **B**. Guia tomográfico provado na boca obtido a partir da duplicação da prótese total inferior da paciente. Observe como o guia apresenta marcadores radiopacos (referências realizadas com guta-percha), para contraste tomográfico. **C**. Planejamento virtual e obtenção de guia para cirurgia guiada com auxílio dos cortes tomográficos (Bioparts, Brasil). **D**. Guia cirúrgico fixado na boca pelos pinos de fixação.

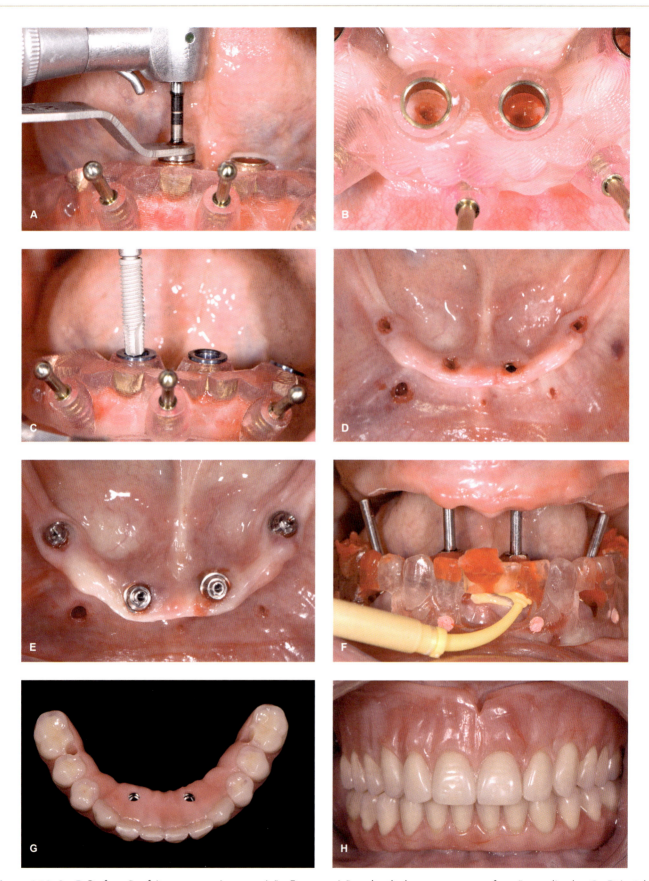

Figura 6.10 A e **B**. Perfurações feitas com o guia em posição. Em uma visão oclusal, observam-se as perfurações realizadas. **C** e **D**. Instalação dos implantes (Neodent, Brasil) pelas anilhas. Após a remoção do guia, é possível visualizar os implantes posicionados, sem nenhum retalho tecidual. **E**. Pilares pré-fabricados instalados sobre os implantes (Neodent, Brasil). **F**. Moldagem feita com os *transfers* e o guia multifuncional em posição. **G** e **H**. Prótese-protocolo inferior. Visão frontal do caso reabilitado. (Cirurgia realizada pelos CDs Leonardo Bez e Franciele Santiago Floriani.)

- Enceramento diagnóstico: em Implantodontia, esse passo é fundamental, pois antecipa a resolução protética, auxiliando na definição dos implantes a serem posicionados, bem como na necessidade de cirurgias reconstrutivas. Como a reconstrução considera tecidos moles e duros, o enceramento deve contemplar a área dentária (estética branca) e a área tecidual (estética rosa)[10] (Figura 6.11), podendo atualmente ser realizado de forma convencional ou digital.
- Guias protéticos: os guias confeccionados para a Implantodontia apresentam diversas funções. Além de serem utilizados no procedimento cirúrgico (guias cirúrgicos), podem auxiliar na determinação do tipo de prótese a ser realizada (guias diagnósticos), no planejamento estético de áreas anteriores (guias estéticos) e na determinação da localização dos implantes (guias radiográficos e tomográficos).[11-13] Como podem ser utilizados em momentos cirúrgicos diferentes (pré, trans ou pós-cirurgicamente), o importante é compreender quais as funções de um guia protético e tentar selecionar um modelo de guia que contemple o máximo de funções. Por exemplo: um guia pode determinar o planejamento estético de uma região anterior, ser utilizado na cirurgia para a instalação de um implante e, simultaneamente, servir de referência para uma cirurgia plástica peri-implantar. Essa tendência tem se concretizado nas cirurgias de carga imediatas e guiadas, uma vez que um guia com múltiplas funções (guia multifuncional) é necessário para viabilizar tais procedimentos.
- Outro fator a ser considerado é o que um guia deve conter. Para próteses em regiões posteriores, ele precisa ter o contorno da face vestibular, a localização e a inclinação que o implante deve apresentar após a cirurgia. Tubos metálicos podem ser posicionados no centro dos dentes que servirão de referência cirúrgica, pois auxiliarão na visualização da inclinação do implante (Figuras 6.12 A a C). O mesmo guia pode conter guta-percha, ser recoberto por resinas radiopacas ou soluções de sulfato de bário e ser empregado como guias radiográficos e tomográficos.[14]

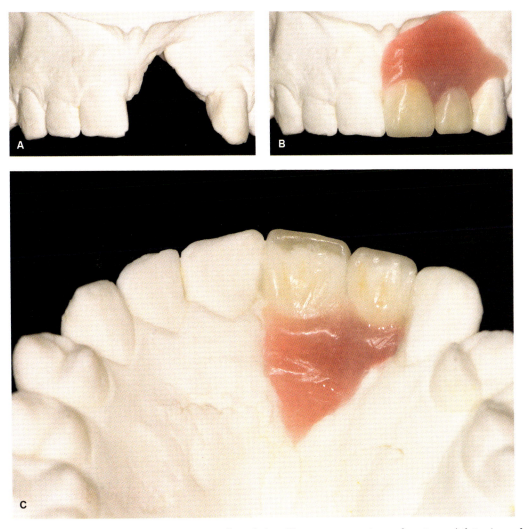

Figura 6.11 **A**. Modelo inicial do caso. **B** e **C**. Enceramento diagnóstico. Observe como a área referente ao defeito ósseo foi reconstruída pela cera rosa, dando ao protesista a visão real da extensão do defeito.

- Na região anterior, é importante que o guia tenha o contorno da face vestibular e o formato do arco gengival côncavo da futura prótese, pois a determinação do perfil de emergência será resultado do grau de aprofundamento do implante no momento da sua instalação. Caso exista espaço, pode-se posicionar tubos; porém, é importante considerar que, para a região anterior, a presença deles limita a visualização de áreas cirúrgicas pequenas (Figura 6.12 D). Preferencialmente, os guias anteriores devem se apresentar abertos na face palatina, pois, além de oferecerem um campo cirúrgico livre, possibilitam ao cirurgião avaliar com mais exatidão onde ficará o orifício de acesso ao parafuso.

- Definição dos implantes: momento em que se escolhem os implantes a serem utilizados durante o procedimento cirúrgico. Tipo de conexão (hexágono externo, interno ou *cone morse*), comprimento e diâmetro dos implantes constituem informações importantes que o protesista deve conhecer para poder dar continuidade ao procedimento protético após a etapa cirúrgica, além de todas as peças, etapas de moldagem, modelos e provas dependem das características do implante que foi instalado. Como existem inúmeras marcas comercializadas, é importante contatar o cirurgião para saber tais informações a respeito dos implantes.

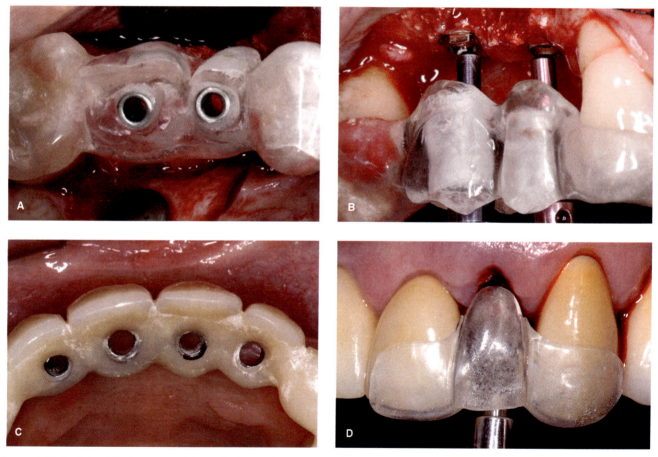

Figura 6.12 A. Guia cirúrgico em posição. **B.** Definição da inclinação dos implantes pelos tubos posicionados no guia. **C.** Guia anterior confeccionado com tubos, uma vez que existe espaço suficiente. **D.** Guia anterior apenas com a face vestibular, deixando a área palatina livre para o procedimento cirúrgico.

PROTOCOLO CIRÚRGICO

Basicamente, existem quatro procedimentos cirúrgicos na Implantodontia:

- Cirurgia em dois tempos: quando o implante é posicionado e a área cirúrgica, fechada. Após o período de osseointegração (maxila: em média 3 a 4 meses; mandíbula: em média 2 a 3 meses), realiza-se uma nova cirurgia para acessar os implantes. Nesse momento, um cicatrizador é posicionado sobre o implante e se encaminha o paciente para a confecção da prótese (Figura 6.13 A e B).[15]
- Cirurgia em um tempo: após a cirurgia de posicionamento dos implantes, um cicatrizador é posicionado, e o tecido é suturado ao redor desse componente. A segunda cirurgia não será mais necessária, pois o acesso à plataforma do implante já está livre (Figura 6.13 C e D).
- Cirurgia de carga e estética imediatas: quando o cirurgião obtém uma estabilidade primária entre implante e osso com torque adequado (acima de 32 N), o implante pode ser carregado imediata ou mediatamente de forma temporária ou definitiva. Nesse procedimento, a função e a estética imediatas são obtidas, evitando eventuais perdas teciduais pelo processo de cicatrização tecidual (Figura 6.14).[16,17]
- Cirurgias compensatórias: quando não existe viabilidade tecidual para a instalação dos implantes, cirurgias reconstrutivas são indicadas. Levantamento de seio maxilar, enxertos de tecidos moles e duros constituem procedimentos que compensam as deficiências encontradas durante o planejamento e criam um novo sítio cirúrgico para os implantes (Figura 6.15).

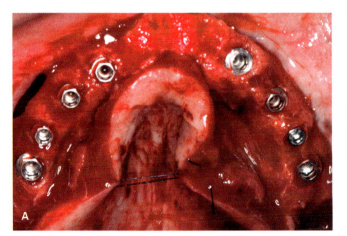
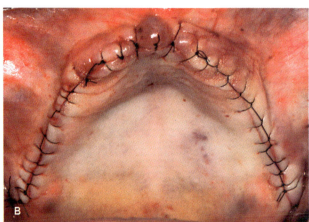
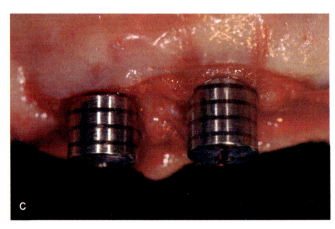
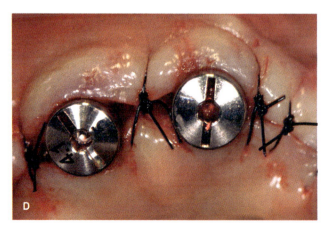

Figura 6.13 **A**. Instalação de implantes osseointegrados. **B**. Sutura realizada fechando a área cirúrgica para aguardar o tempo da osseointegração, o que caracteriza uma cirurgia em dois tempos. **C**. Instalação de implantes e cicatrizadores. **D**. Sutura realizada ao redor dos cicatrizadores, em uma cirurgia em um tempo.

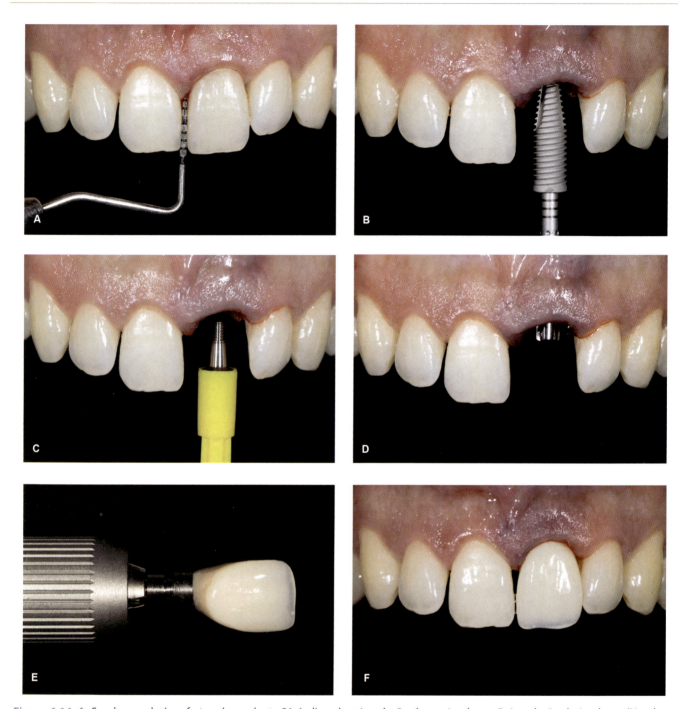

Figura 6.14 A. Sondagem da área fraturada no dente 21, indicando a instalação de um implante. **B**. Instalação do implante (Neodent, Brasil), imediatamente após a extração dental. **C** e **D**. Instalação do pilar sobre o implante. **E** e **F**. Prótese temporária confeccionada e cimentada provisoriamente sobre o pilar. Observe como a arquitetura gengival foi mantida. (Cirurgia realizada pelo CD Marcelo da Rocha.)

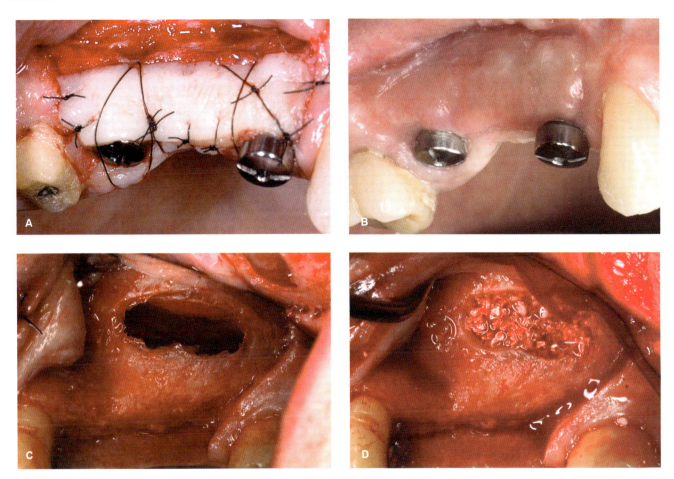

Figura 6.15 **A**. Cirurgia de enxerto gengival livre. **B**. Área operada após 3 semanas. **C**. Cirurgia para levantamento de seio maxilar para corrigir limitações de altura óssea. **D**. Seio maxilar preenchido por osso autógeno.

COMPONENTES PARA PRÓTESES SOBRE IMPLANTES

Quando se recebe um paciente pronto para a confecção da prótese sobre implantes, encontra-se um cicatrizador ou uma prótese temporária em posição. Para executar o trabalho, é importante conhecer os componentes que podem ser utilizados na confecção dessa prótese (Quadro 6.1). Essas peças serão unidas aos implantes por parafusos, fixação na qual se utilizam diferentes chaves (Quadro 6.2).

Quadro 6.1 Componentes protéticos das próteses sobre implantes e suas características.

Componentes	Tipos	Características
Cicatrizadores	1. Retos 2. De perfil	• Peças metálicas utilizadas em geral para guiar a cicatrização tecidual após a reabertura cirúrgica. • Marcações (de 1 em 1 mm) presentes para auxiliar na escolha da altura do cicatrizador a ser utilizado. • Apresentam dois formatos: retos e de perfil (estes mais utilizados em regiões estéticas). • Têm alturas variadas para serem utilizados em diferentes profundidades gengivais, e são disponibilizados para implantes com hexágono externo (HE), interno (HI) e *cone morse* (CM). • Cicatrizadores para *cone morse* apresentam o formato de perfil.
Análogos	1. Implantes 2. Pilares	• Réplica do implante, utilizada para a construção de modelos de trabalho. • Existem dois tipos: análogos de implantes e de pilares. • Sua utilização depende do que o profissional planejou moldar. Por exemplo: moldou a plataforma do implante para confeccionar uma prótese provisória ou um pilar personalizado. (utiliza-se um análogo de implante), ou moldou o pilar para confeccionar uma prótese parafusada ou um protocolo (utiliza-se o análogo de pilar para construir o modelo). • Estão disponíveis em titânio e latão.
Transfers	1. Moldeira fechada 2. Moldeira aberta	• Também conhecidos por transferentes, pilares ou postes de moldagem, servem para transferir a posição dos implantes para um modelo de trabalho. • Existem duas versões: *transfers* de moldeira fechada e *transfers* de moldeira aberta (tanto para moldar implantes como pilares). • Os *transfers* de moldeira fechada são utilizados com moldeiras convencionais, enquanto os de moldeira aberta necessitam de moldeiras individuais ou metálicas/plásticas específicas.
Componentes para provisório	1. Metálicos 2. Plásticos	• Os metálicos são utilizados para a confecção de provisórios unitários ou fixos (no caso de provisórios unitários, apresentam o componente antirrotacional). • Os plásticos são utilizados para fundições de pilares personalizados metálicos ou enceramento de pilares que serão empregados em sistemas CAD/CAM. • Existe uma variação do componente plástico que tem um anel metálico na região da conexão (3), utilizado para sobrefundição de pilares personalizados.

(continua)

Quadro 6.1 *(Continuação)* Componentes protéticos das próteses sobre implantes e suas características.

Componentes	Tipos	Ilustrações	Características
Pilares	Pré-fabricados	PMC HE / PMC CM / PC CM / PU CM / PA CM	• Também conhecidos por intermediários, *abutments*, conexões ou munhões. • Diferentes versões foram produzidas: pilares *standard*, hexagonais, cônicos e universais (PU). • O formato cônico apresenta duas formas: um cone menor – pilar minicônico (PMC; geralmente utilizado em protocolos e próteses fixas parafusadas, dispensando o componente antirrotacional); ou um cone maior – pilar cônico (PC; geralmente utilizado em próteses unitárias parafusadas, necessitando do componente antirrotacional). • Na maioria das vezes, os pilares são compostos por apenas uma peça. Porém, versões anguladas (pilar angulado – PA) ou com antirrotacionais podem ser comercializadas em uma ou duas peças (um anel e um parafuso passante que tem rosca para receber o parafuso da prótese). • A maioria dos pilares é metálica e está disponível para todos os tipos de conexão.
	Personalizados	Metal / Zircônia	• Pilares utilizados exclusivamente para próteses cimentadas. • Existem duas versões: pilares anatômicos e pilares CAD/CAM. A última versão é a mais utilizada. • Nos pilares anatômicos, um pilar com formato muito próximo é selecionado e repreparado na boca ou no modelo. Várias empresas têm pilares anatômicos com angulações, cintas e alturas diferentes. Como ele tem perfil de emergência, poucos desgastes são necessários para alcançar a forma final. • Nos pilares CAD/CAM, duas estratégias podem ser utilizadas: um componente plástico é encerado até a forma final e escaneado por uma unidade CAD ou escaneia-se a plataforma do implante. Quando a imagem digital do pilar é obtida, a unidade CAM usina o pilar até a sua forma final (em metal ou zircônia). Se a imagem da plataforma for obtida, o técnico precisa desenhar o pilar na unidade CAD antes de usinar a peça.
Parafusos	1. Implante 2. Pilar	1 / 2	• Os parafusos são utilizados para unir os pilares aos implantes (parafusos de implantes) e para unir a prótese parafusada ao pilar (parafuso de pilar). • Geralmente são comercializados em ouro e titânio. • Existem nas versões: fenda, hexágono e quadrado, sendo as duas últimas as mais utilizadas.

Quadro 6.2 Chaves utilizadas nas próteses sobre implantes.

Chaves	Ilustrações	Características
Hexagonais		• Chaves utilizadas para o aperto e o torque do parafuso. • Existem nos tamanhos 0,9, 1,2 e 1,6. • Podem ser manuais ou para torque e apresentam tamanhos variados (curtas, médias e longas) para acessar diferentes áreas da cavidade oral. • Adaptadores possibilitam que a chave de torque seja utilizada como uma chave manual.
Quadradas		• Chaves utilizadas para o aperto e torque do parafuso. • O quadrado presente na ponta da chave é sempre do mesmo tamanho. • As chaves podem ser manuais ou para torque e apresentam tamanhos variados (curtas, médias e longas). • Adaptadores possibilitam que a chave de torque seja utilizada como uma chave manual.
Fendas		• São chaves bastante conhecidas pelos profissionais. • Podem ser manuais ou para torque e apresentam tamanhos variados (curtas, médias e longas). • Adaptadores possibilitam que a chave de torque seja utilizada como uma chave manual.
Personalizadas		• Chaves personalizadas são modelos específicos de alguns fabricantes (p. ex., estreladas). • Podem ser manuais e de torque e apresentam tamanhos variados (curtas, médias e longas). • Adaptadores possibilitam que a chave de torque seja utilizada como uma chave manual.
Pilares		• Chaves utilizadas para o aperto e torque de pilares pré-fabricados. • Podem ser manuais ou para torque e geralmente têm um único tamanho. • Adaptadores possibilitam que a chave de torque seja utilizada como uma chave manual.
Transfers		• Chaves utilizadas para o aperto dos *transfers* de moldeira fechada. • Mais comuns na versão manual.

PRÓTESES IMPLANTOSSUPORTADAS

Como já descrito no início deste capítulo, próteses implantossuportadas são próteses suportadas por implantes e tradicionalmente classificadas em próteses cimentadas e parafusadas. No Quadro 6.3, são apresentadas as vantagens e desvantagens desses sistemas.

Próteses cimentadas

São restaurações implantossuportadas cimentadas sobre pilares parafusados aos implantes, que simulam retentores de próteses fixas (Figura 6.16).

Quadro 6.3 Tipos de próteses implantossuportadas, indicações, vantagens e desvantagens.

Próteses implantossuportadas	Indicações	Vantagens	Desvantagens
Cimentadas	• Áreas com alta exigência estética.	• Similar a uma prótese fixa convencional. • Bom resultado estético. • Pode ser confeccionada com pilares pré-fabricados ou personalizados. • Ausência do orifício de acesso ao parafuso. • Menor risco de fratura da cerâmica. • Único sistema de parafusamento. • Pilares acompanham o contorno gengival.	• Técnica mais complexa para a obtenção de pilares personalizados. • Reversibilidade limitada, pois nem sempre a cimentação pode ser feita com cimentos temporários.
Parafusadas	• Regiões anteriores e posteriores. • Grandes perdas teciduais, nas quais existe a necessidade de reconstruções dentogengivais.	• Prótese reversível, pode ser removida e recolocada pelo profissional. • Técnica mais fácil e rápida em função de pilares pré-fabricados. • Ausência da linha de cimentação.	• Estética é comprometida pelo orifício de acesso ao parafuso. • Risco de fratura da cerâmica aumentado, assim como de afrouxamento dos parafusos. • Pilares com plataforma reta não acompanham adequadamente o contorno gengival.

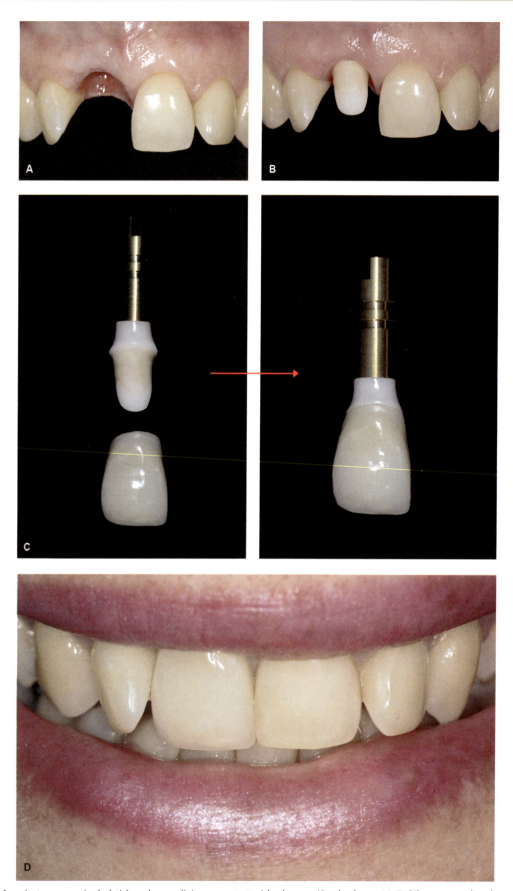

Figura 6.16 **A**. Arquitetura gengival obtida pelo condicionamento tecidual na região do dente 11. **B**. Pilar personalizado em zircônia usinada (Metoxi, Suíça) e cobertura cervical de cerâmica injetada (E-max, Ivoclar Vivadent, Liechtenstein). **C**. Pilar personalizado e coroa cerâmica (E-max, Ivoclar Vivadent, Liechtenstein). **D**. Caso concluído com uma prótese implantossuportada cimentada. (Trabalho confeccionado pelo TPD Carlos Maranghello, Laboratório Dell'Art Dental, Porto Alegre/RS.)

Protocolo protético para próteses implantossuportadas cimentadas

As etapas de tratamento para as próteses implantossuportadas cimentadas incluem a sequência a seguir.

Confecção da prótese temporária

Nas próteses implantossuportadas, os provisórios têm a função de redefinir a arquitetura gengival. Essa etapa é prioritária, pois não será possível obter um resultado estético adequado se o contorno gengival não estiver totalmente definido e estável. Quando houver implantes com hexágono externo, a prótese temporária pode ser confeccionada diretamente sobre a plataforma do implante ou sobre o pilar já instalado:

- Selecione um componente para provisório pelo tamanho e pela conexão da plataforma do implante ou do tipo e altura de pilar que já se encontra instalado. A prótese temporária pode ser confeccionada diretamente na boca com um dente de estoque ou por meio da técnica indireta em um modelo encaminhado ao laboratório.
- Quando o provisório é feito diretamente sobre a plataforma do implante, o componente para provisório é preso ao implante com o auxílio de um parafuso e uma chave digital (Figura 6.17 A). Em geral, esses componentes são metálicos para permitir parafusamentos e desparafusamentos sucessivos do provisório. Nesses casos, evite utilizar componentes plásticos, pois eles deformam com o uso. Verifique se o componente dispõe de retenções suficientes para a união do dente de estoque. Caso não existam, faça retenções nos componentes metálicos com um disco de carborundum (carbeto de silício) (Figura 6.17 B a D). Se o pilar já estiver presente, assente o componente provisório sobre o pilar. Em geral, esses componentes são plásticos, fáceis de manusear e podem ser desgastados. Durante a seleção do pilar, é importante conferir se existe espaço suficiente para o componente plástico e, consequentemente, para o futuro provisório.
- Depois, prepare um dente de estoque até que ele se adapte à região cervical e apresente um contorno vestibular adequado (Figura 6.17 E). É importante provar o dente preparado antes da união com o componente metálico ou plástico em posição.
- Una o dente de estoque preparado ao componente com resina acrílica na cor escolhida, por meio da técnica de Nealon (pincel). No caso de componentes parafusados aos implantes, atente-se para fechar o acesso ao parafuso com algodão ou fita de politetrafluoretileno (veda rosca), a fim de evitar que a resina escorra para dentro do orifício (Figura 6.17 F). Após a polimerização da resina, remova o conjunto e inicie o preenchimento das áreas faltantes com a resina (Figura 6.18 A e B).
- Ajuste os excessos de resina com uma broca de tungstênio (Figura 6.18 C). Antes de polir a prótese temporária, parafuse-a ao implante ou assente-a sobre o pilar para conferir o perfil de emergência. Nem sempre o perfil é obtido na primeira sessão, exigindo mais sessões clínicas. Nesse momento, é importante verificar se a isquemia criada pelo volume de resina desaparece em 4 a 5 min. Caso isso não ocorra, o perfil deve ser reduzido para não promover lesões teciduais que possam vir a comprometer o resultado estético.
- Após o ajuste do perfil de emergência, a justeza dos contatos proximais e a altura dos contatos oclusais devem ser verificadas. A prótese temporária precisa ser acabada e polida com borrachas, escovas e pastas para polimento, principalmente na região do perfil de emergência, pois ela ficará intimamente em contato com o tecido gengival, sendo responsável por sua saúde (Figura 6.18 D e E).
- Quando instalar a prótese temporária sobre um implante, parafuse lentamente para que o paciente não sinta dor. Feche o acesso ao parafuso com uma fita de politetrafluoretileno (veda rosca) e um material temporário ou resina composta (Figura 6.18 F). No caso de provisórios construídos sobre pilares, lubrifique a área externa referente ao perfil de emergência com vaselina e realize a cimentação temporária. É importante remover o excesso de cimento completamente de dentro do sulco gengival, para que não promova danos teciduais. Os excessos de cimento podem ser removidos com sondas clínicas e fio dental (Figuras 6.19 e 6.20).

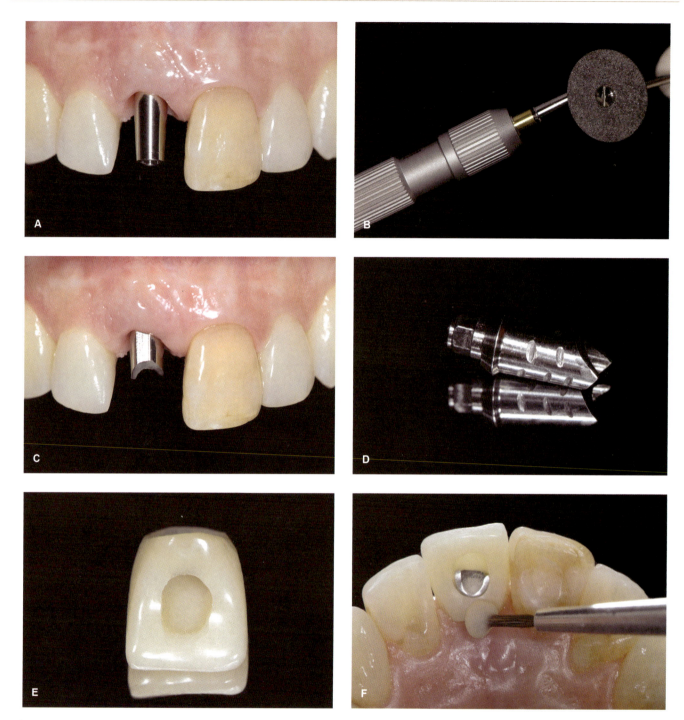

Figura 6.17 **A**. Componente para provisório instalado sobre o implante. **B**. Desgaste do componente com disco de carburundum. Observe que o componente foi fixado em um dispositivo de proteção para viabilizar o corte (Neodent, Brasil). **C**. Componente preparado com espaço criado na borda incisal. **D**. Retenções realizadas pelo disco. **E**. Dente de estoque preparado para ser unido ao componente. **F**. União do dente de estoque ao componente, com resina acrílica, por meio da técnica do pincel. O orifício de acesso ao parafuso deve ser vedado com algodão ou fita de politetrafluoretileno (veda rosca), para que a resina não escorra e obstrua o acesso.

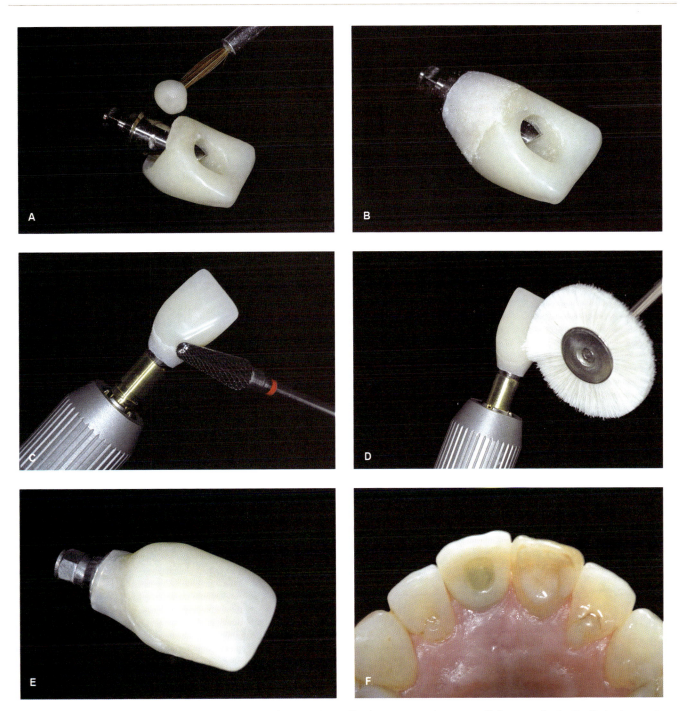

Figura 6.18 A e B. Após a presa, o conjunto é removido e a resina utilizada para completar o perfil de emergência. C e D. Acabamento e polimento do provisório. E. Prótese temporária concluída. F. O provisório é parafusado ao implante, e se fecha o orifício de acesso ao parafuso por um material temporário (Bioplic, Biodinâmica, Brasil).

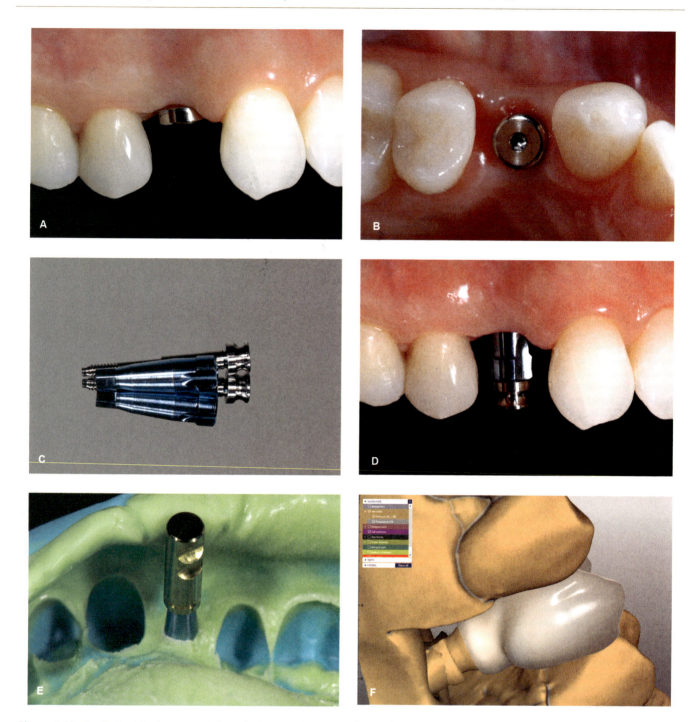

Figura 6.19 **A** e **B**. Cicatrizador em posição após 6 meses da cirurgia de instalação de implante na região do pré-molar superior (Cirurgia realizada pelo CD. Gabriel Leonardo Magrin no Curso de Doutorado em Odontologia/Implantodontia – UFSC). **C**. *Transfer* para moldeira fechada (S.I.N. Implant System, Brasil). **D**. *Transfer* em posição antes da moldagem para obtenção da prótese temporária. **E**. Conjunto *transfer* e análogo encaixado no molde obtido. **F**. Desenho digital da prótese temporária após escaneamento do modelo obtido.

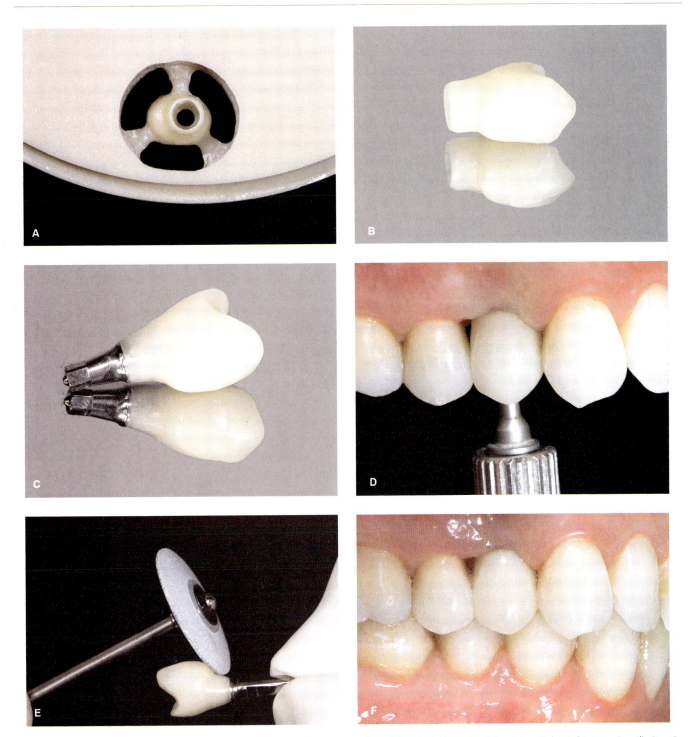

Figura 6.20 **A.** Prótese temporária usinada em um bloco de resina acrílica (VipiBlock Trilux, Vipi Produtos Odontológicos, Brasil). **B** e **C.** Prótese temporária logo após a usinagem, o polimento e a união ao pilar metálico. **D.** Prótese temporária parafusada lentamente ao implante para avaliar o seu perfil de emergência. **E.** Após os devidos ajustes, o perfil de emergência é acabado e polido com um disco de borracha. **F.** Prótese temporária em posição.

Condicionamento tecidual

- A fim de compensar as diferenças de forma e tamanho entre a plataforma do implante e a secção transversal de uma coroa dentária na região cervical, procedimentos de condicionamento tecidual têm sido sugeridos na literatura.[18,19] O condicionamento pode ser obtido imediatamente, como nos casos de carga imediata, ou por recontorno adicional, quando o tecido ao redor dos implantes é condicionado com o auxílio de uma prótese temporária em múltiplas sessões (Figura 6.21).

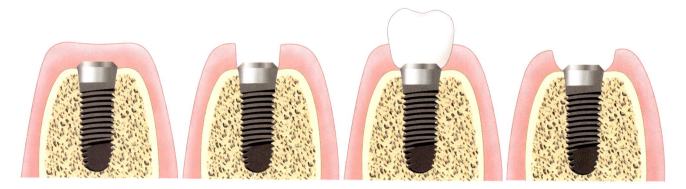

Figura 6.21 Esquema do condicionamento tecidual.

- Quando a prótese temporária é instalada logo após o procedimento cirúrgico, a arquitetura gengival será mantida pelo perfil de emergência do provisório. Nesses casos, ele só poderá ser removido após o período de osseointegração. O paciente deve ser orientado quanto aos cuidados de higiene na área, para que o tecido se mantenha saudável durante o período de espera.

Nos casos em que se emprega a técnica do recontorno adicional, o direcionamento tecidual é feito pela adição ou remoção de resina no perfil emergente do provisório. Esse procedimento pode ser realizado semanalmente, podendo durar de 2 a 4 semanas, até a maturação do tecido gengival. Logo que o provisório é instalado, pode-se observar uma isquemia gengival, referente à pressão exercida pelo acréscimo do material. Porém, essa isquemia deve desaparecer em 4 a 5 min. Caso isso não ocorra, muita pressão está sendo exercida na área e, portanto, material deve ser removido da região do perfil. Essa etapa é muito crítica, uma vez que se uma manipulação excessiva do tecido peri-implantar for mantida, o tecido poderá não voltar à posição inicial. Resina acrílica, bisacrílica ou resina composta podem ser utilizadas, porém o mais importante é que o material seja acabado e polido para permitir estabilidade tecidual adequada (Figura 6.22).[20]

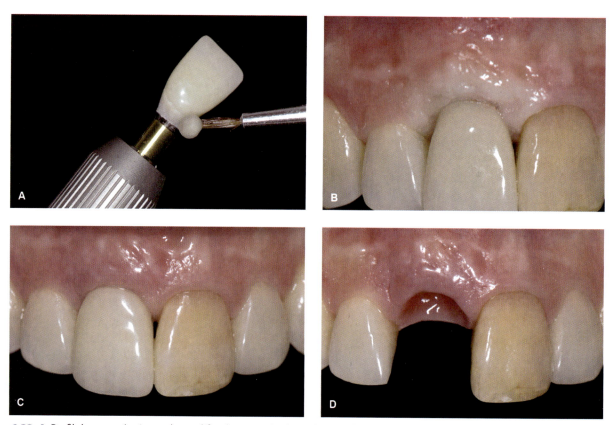

Figura 6.22 A. Perfil de emergência sendo modificado por meio do acréscimo de resina acrílica. B. Isquemia provocada pelo perfil de emergência, que deve desaparecer em 4 a 5 min. C. Prótese temporária concluída com o perfil adequado. D. Contorno gengival obtido após o condicionamento.

Moldagem definitiva

Quando o tecido gengival estiver condicionado e apresentar arquitetura gengival saudável e estável, é possível iniciar os procedimentos de moldagem definitiva. Se o objetivo consistir em confeccionar um pilar personalizado, torna-se necessário moldar a plataforma do implante, lembrando que é fundamental que a área do tecido gengival seja reproduzida no modelo, para que o pilar apresente um perfil de emergência similar àquele obtido na prótese temporária. Nesses casos, utilize esta sequência:

- Selecione um *transfer* de moldeira fechada em função do tamanho e da conexão da plataforma do implante. Como esse *transfer* apresenta um formato padrão, pode ser personalizado com resina acrílica ou bisacrílica.
- A prótese temporária tem o formato ideal do perfil que foi obtido nas sessões de condicionamento. Fixe a prótese temporária a um análogo (Figura 6.23 A). Depois, manipule uma porção de silicone de condensação pesado e insira o conjunto no silicone, atentando-se para que metade da prótese temporária fique para fora do silicone (Figura 6.23 B). Após a presa do material, remova o provisório, desparafusando-o do análogo. O análogo ficará retido no silicone, e o perfil de emergência estará copiado nele.
- Prenda o *transfer* no análogo e inicie sua personalização com resina acrílica ou bisacrílica. Coloque a resina no espaço criado, até que a porção referente ao perfil esteja completamente preenchida pela resina (Figura 6.23 C).

- Prove o *transfer* modificado na boca antes da moldagem (Figura 6.23 D). Parafuse-o em posição e verifique se não existe excesso de resina capaz de lesionar o tecido durante a moldagem (Figura 6.23 E). Remova imediatamente todo o excesso e realize a moldagem com silicone de adição, em passo único (Figura 6.23 F a J).

Quando o pilar já estiver presente, pequenas alterações são incluídas nessa técnica descrita:

- Selecione um *transfer* de moldeira fechada para o pilar que se encontra em posição. Esse *transfer* também pode ser personalizado na região do perfil de emergência com resina acrílica, bisacrílica ou resina composta.
- A personalização pode ser feita da mesma forma já descrita, utilizando um análogo de pilar, ou levando a resina diretamente ao sulco gengival. Caso opte pela segunda forma, lembre-se de preencher totalmente a área gengival e verificar se não ocorreram falhas no perfil copiado.
- O *transfer* modificado deve ser provado antes da moldagem, removendo-se os excessos. Com o *transfer* em posição, realize a moldagem com silicone de adição, em passo único.
- Outra possibilidade consiste em transferir o provisório que o paciente já utiliza durante a moldagem. O perfil de emergência já está presente na prótese provisória, simplificando o procedimento clínico. Entretanto, o paciente precisará aguardar até a obtenção do modelo para que o provisório possa ser novamente instalado em boca.

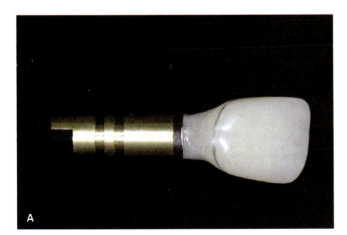
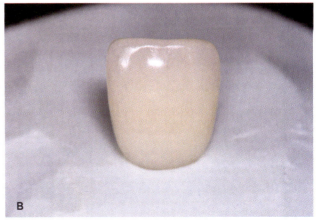

Figura 6.23 A. Prótese temporária unida ao análogo. A linha marcada a lápis corresponde ao limite gengival. **B.** Inserção do conjunto (prótese temporária + análogo) em uma porção de silicone pesado usando como referência a linha marcada (Perfil, Vigodent, Brasil). *(continua)*

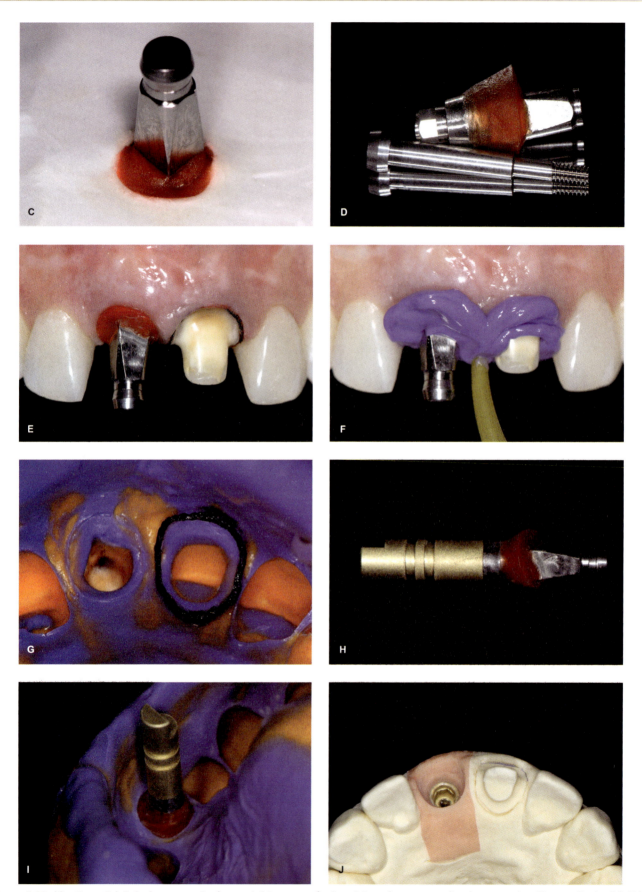

Figura 6.23 (*Continuação*) **C**. Após a remoção do provisório, o *transfer* é posicionado e personalizado com resina (Pattern Resin, CG, EUA) na região referente ao perfil de emergência. **D**. *Transfer* personalizado com resina acrílica. **E**. Prova do *transfer* modificado na boca. **F** e **G**. Moldagem do implante e do preparo para coroa cerâmica e molde obtido (Elite HD, Zhermack, Itália). **H**. Remoção do *transfer* personalizado da boca e sua união ao análogo. **I** e **J**. Molde com o *transfer* em posição e modelo obtido.

Modelo de trabalho

A construção do modelo definitivo para uma prótese sobre implantes deve considerar o tecido mole (Figuras 6.24 e 6.25 A a E). Portanto, um material para gengiva artificial sempre é associado ao gesso para auxiliar o técnico de laboratório na visualização do perfil de emergência, do contorno gengival, da plataforma do implante ou do análogo do pilar.

- Após a presa do material, remova o molde da boca. Solte o *transfer* da plataforma do implante ou do pilar e una-o ao análogo correspondente. Posicione o conjunto no molde, até que ele se encaixe perfeitamente (Figura 6.25 F).
- Com o conjunto *transfer*/análogo em posição no molde, silicone ou elastômero especial para gengiva artificial é vertido na área até cobrir todo o *transfer* exposto. O material para gengiva artificial deve ficar liso, sem retenções, para que o técnico consiga removê-lo quando precisar acessar a plataforma do análogo.
- Gesso especial tipo IV deve ser vazado sobre o silicone até cobrir todo o análogo. Após a presa do gesso, separe o molde do modelo e remova o *transfer*, desparafusando-o ou soltando-o do análogo (Figura 6.25 G e H).

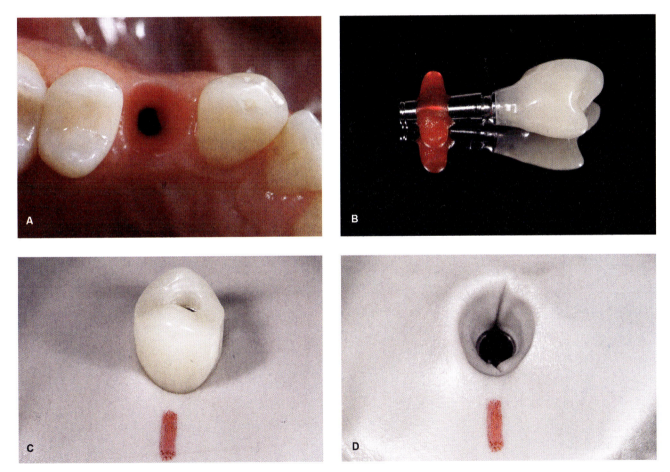

Figura 6.24 A. Visão oclusal da área de condicionamento gengival logo após a remoção da prótese temporária. **B** e **C**. União do análogo à prótese provisória e inserção do conjunto em uma porção de silicone pesado. **D**. O análogo fica preso no silicone após a remoção do parafuso e do provisório.

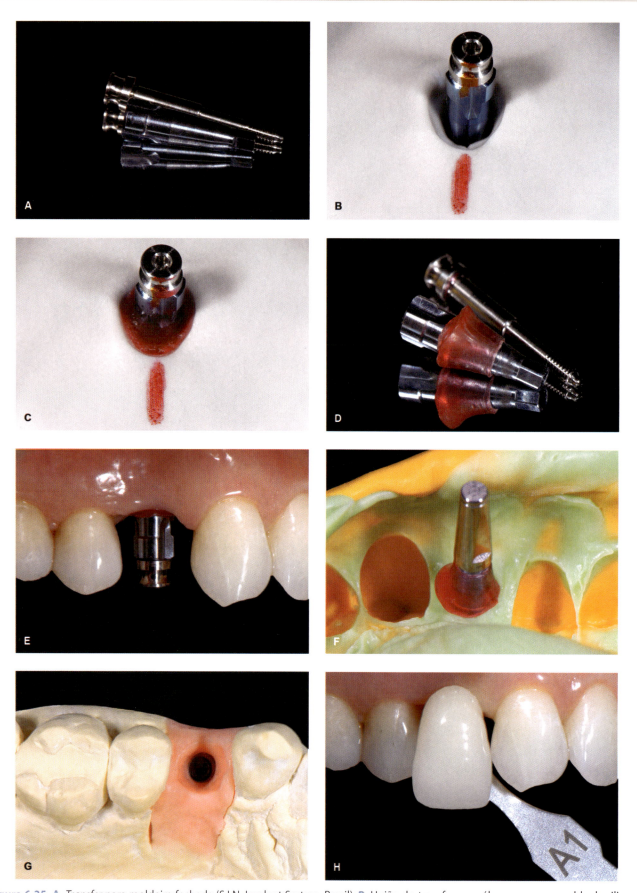

Figura 6.25 A. *Transfer* para moldeira fechada (S.I.N. Implant System, Brasil). **B.** União do *transfer* ao análogo preso no molde de silicone. **C.** Personalização do *transfer* com resina acrílica. **D** e **E.** *Transfer* personalizado e parafusado no implante. **F.** Conjunto *transfer* + análogo posicionado no molde. **G.** Modelo obtido em gesso e silicone para gengiva artificial. **H.** Fotografia da seleção da cor para orientar o técnico de laboratório.

Obtenção do pilar

- Os pilares para próteses cimentadas podem ser obtidos em metal (titânio ou níquel-cromo) ou em cerâmica (zircônia).[21,22] Os principais processos de obtenção desses pilares estão descritos a seguir (Fluxograma 6.2).

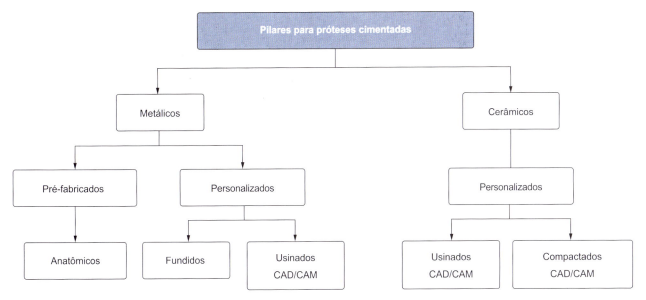

Fluxograma 6.2 Pilares para próteses cimentadas.

- Pilares metálicos: indicados para regiões posteriores e em áreas anteriores nas quais o tecido gengival for espesso:
  - Anatômicos: correspondem a peças pré-fabricadas fornecidas com angulações, tamanhos e alturas de cinta diferentes, podendo ser repreparados de acordo com a necessidade, na boca ou no modelo. Porém, estão disponíveis apenas para algumas marcas de implantes.
  - Fundidos: obtidos por meio do enceramento de componentes plásticos, serão sobrefundidos a anéis metálicos (ouro, titânio ou níquel-cromo). Nessa técnica, realiza-se o enceramento da peça e pequenas correções de inclinações nos implantes podem ser feitas (Figura 6.26).
  - Usinados por sistemas CAD/CAM: são pilares personalizados obtidos por meio da usinagem de blocos metálicos. Imagens computadorizadas são obtidas a partir do escaneamento de um implante ou pilar encerado. Um desenho digital (CAD) é obtido e servirá de referência para a usinagem do bloco metálico com brocas (CAM) até a configuração predefinida. Nessa técnica, a peça obtida não apresenta linhas de união, como no caso dos pilares fundidos, e correções nas inclinações dos implantes são feitas pelo desenho digital.
- Pilares cerâmicos: indicados para regiões anteriores nas quais o tecido gengival for fino, possibilitando a visualização do pilar:
  - Usinados por sistemas CAD/CAM: a usinagem dos pilares é realizada em blocos cerâmicos, geralmente em zircônia, até chegar à forma previamente definida digitalmente. Como nos pilares metálicos, a imagem digital é obtida pelo escaneamento dos implantes ou pilares encerados (Figuras 6.27 a 6.29).
  - Compactados por sistemas CAD/CAM: esses pilares também são desenhados digitalmente (CAD), porém obtidos por um processo de prensagem, que resulta na compactação das partículas cerâmicas (CAM).

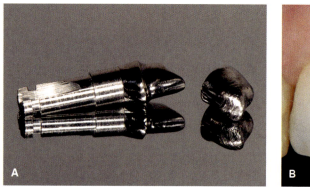
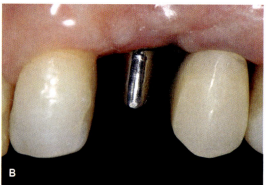

Figura 6.26 A. Pilar e infraestrutura metálica. B. Pilar metálico parafusado ao implante.

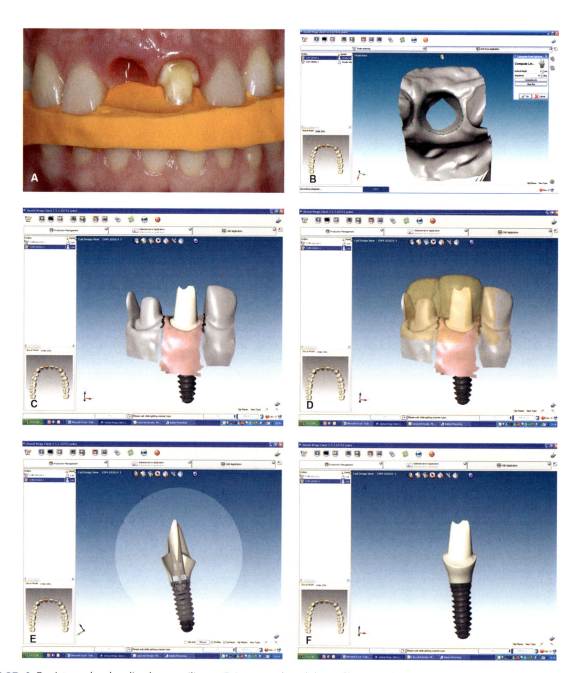

Figura 6.27 A. Registro oclusal realizado com silicone. B. Imagem digital do perfil gengival. C. Desenho digital do pilar. D. Relação do contorno protético com o pilar. E. Desenho digital da via de inserção do parafuso de fixação. F. Desenho final do pilar (Programa Dental Wings, Canadá).

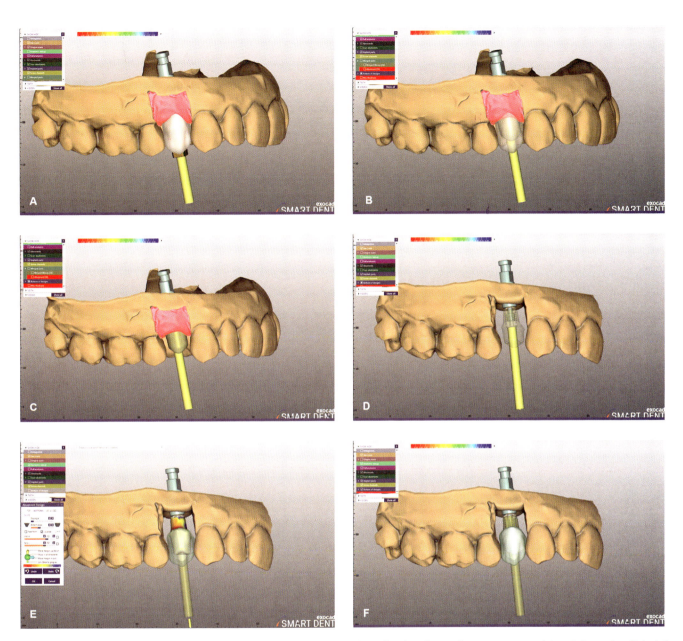

Figura 6.28 **A**. Desenho digital da coroa protética. **B**. Relação entre o desenho do pilar e a futura coroa protética. **C**. Desenho digital do pilar personalizado em relação ao tecido gengival. **D**. Após a remoção virtual do tecido gengival, observa-se o perfil de emergência proposto para o pilar. **E** e **F**. Relação entre o pilar personalizado e a coroa protética.

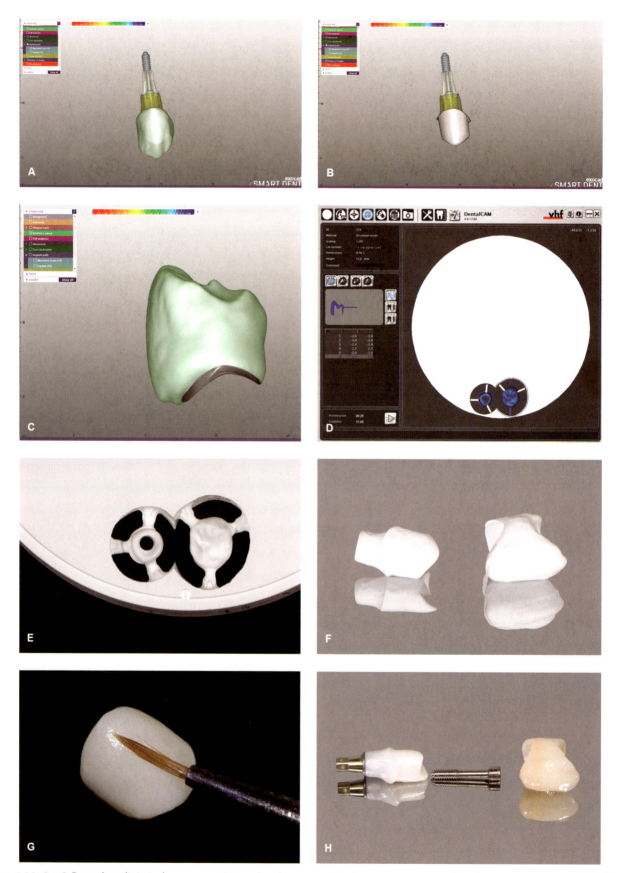

Figura 6.29 A a **C**. Desenhos digitais da coroa protética e do pilar personalizado para serem encaminhados para o programa CAM (Programa Dental CAD 2.2 Valletta, ExoCAD, Alemanha). **D**. No programa CAM, as peças são dispostas virtualmente no bloco digital. **E**. Usinagem das peças feita em um bloco de zircônia translúcida (TT, Upcera-Dental, China). **F**. Peças de zircônia logo após usinagem e antes da sinterização. **G**. Peça logo após a sinterização maquiada por pigmentação externa. **H**. Pilar cerâmico em zircônia e coroa monolítica em zircônia translúcida logo após a maquiagem.

Prova clínica dos pilares

- Trata-se de uma etapa muito crítica, uma vez que está intimamente relacionada com a manutenção e a estabilidade dos tecidos peri-implantares:
- Remova a prótese temporária e parafuse o pilar em posição (Figura 6.30 A e B). Faça o parafusamento lentamente, pois o volume do perfil de emergência do pilar pode lesionar os tecidos moles, promovendo sangramentos. Após o assentamento clínico do pilar, faça uma radiografia para constatar sua adaptação à plataforma do implante. Também é importante verificar o contorno e o volume do perfil de emergência do pilar. Uma isquemia gengival poderá ser observada após o parafusamento, a qual deverá desaparecer em 10 min. Caso isso não aconteça, o volume do perfil emergente precisa ser reduzido para diminuir a pressão sobre o tecido.
- Verifique se há espaço interoclusal para a confecção da prótese. Se necessário, realize desgastes até obter esse espaço antes de reenviar o pilar ao laboratório. Como o modelo definitivo apresenta a cópia da gengiva marginal, não há necessidade de obter um molde de transferência do pilar, mesmo que modificações tenham sido realizadas nele. Porém, se a posição do pilar no modelo não coincidir com a posição na boca, um novo modelo deve ser construído para possibilitar a correção e a confecção adequada da prótese.

Prova da infraestrutura/cerâmica

- A confecção da coroa cerâmica ou metalocerâmica pode ser realizada sobre o pilar personalizado ou sobre o modelo de trabalho. Quando a coroa é confeccionada sobre o pilar personalizado, a adaptação clínica da prótese pode ser avaliada diretamente sobre o pilar, o que se torna uma grande vantagem. A precisão dos modelos resultantes de moldes de implantes tem possibilitado a confecção da peça protética, eliminando a necessidade da prova da infraestrutura:

- Com o pilar em posição, a prova da peça protética é realizada como descrito no Capítulo 2 (Figura 6.30 C e D). Observe a intensidade dos contatos proximais, o ajuste oclusal, os guias laterais e anterior e o resultado estético. Caso haja necessidade, realize ajustes na forma e faça fotografias com a prótese em posição para que o técnico disponha de informações para o glazeamento.

Instalação do pilar e cimentação da prótese

O pilar personalizado e a prótese podem ser instalados na mesma sessão clínica, não havendo necessidade de instalar o pilar em sessão anterior, o que indicaria modificar ou confeccionar uma nova prótese temporária:

- Após a remoção do provisório, limpe dentro do implante com algodão envolto em uma lima endodôntica e embebido em uma solução de clorexidina a 2% (Figura 6.31 A). Seque a área com cones de papel-absorvente e leve o pilar em posição, prendendo-o ao implante com o parafuso. Um parafuso novo deve ser utilizado, descartando aquele empregado durante as etapas clínicas e laboratoriais. Aperte o parafuso manualmente até sentir seu travamento inicial, porém sem realizar força. A força deve ser controlada e realizada de maneira padronizada com um torquímetro (em média 30 N, conforme o sistema e o material utilizados). Essa informação está disponível no catálogo do fabricante para cada pilar e parafuso. Coloque a chave em posição, posicione o torquímetro e gire lentamente o dispositivo até chegar ao torque desejado. Mantenha o torquímetro em posição por 20 s (Figura 6.31 B e C). Essas mesmas manobras também são válidas para a instalação de um pilar pré-fabricado.
- Depois, preencha a metade do orifício de acesso ao parafuso com uma fita de politetrafluoretileno (veda rosca). Separe um pedaço da fita e posicione-a sobre o parafuso com auxílio de um calcador para amálgama (Figura 6.31 D e E). O restante do orifício deve ser vedado com resina composta (Figura 6.31 F).

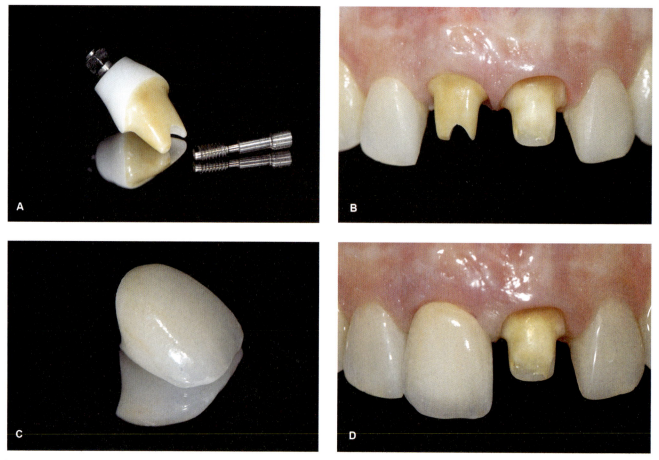

Figura 6.30 **A** e **B**. Pilar cerâmico e prova clínica. Observe a harmonia dos arcos gengivais dos dentes 11 e 21, e como o pilar foi maquiado na cor do substrato do preparo adjacente para simular a cor dental, otimizando o resultado estético. **C**. Prótese cerâmica. **D**. Prótese sobre o pilar.

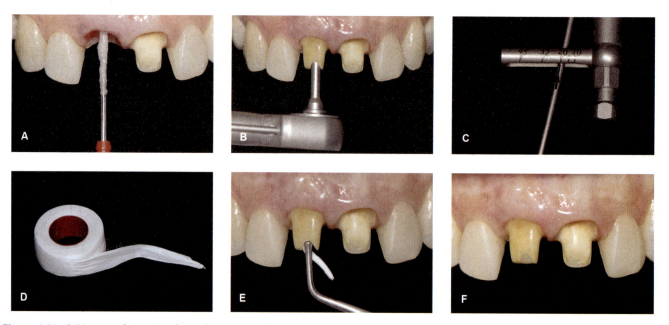

Figura 6.31 **A**. Limpeza do interior do implante com solução de clorexidina a 2%. **B**. Torquímetro utilizado no aperto do parafuso. **C**. Torque obtido (20 N). **D** e **E**. Fita veda rosca é utilizada para vedar parte do orifício de acesso ao parafuso. **F**. O restante é fechado com resina composta.

A peça protética será cimentada sobre o pilar. A seleção do cimento depende do material utilizado na confecção do pilar e da prótese. Por exemplo, se o pilar for metálico e a prótese for uma coroa metalocerâmica, o agente de fixação pode ser um cimento temporário à base de óxido de zinco (com ou sem eugenol). Cimentos temporários criam a possibilidade de removermos as próteses, quando necessário. Porém, apesar de a reversibilidade ser possível com o cimento temporário, sabe-se que a remoção de um trabalho cimentado nem sempre é uma manobra fácil e totalmente segura para a cerâmica. Cimentos à base de hidróxido de cálcio devem ser evitados, principalmente nos casos de pilares metálicos e coroas metalocerâmicas, pois além de apresentarem uma linha de cimentação espessa (o que leva à desadaptação entre as peças), podem oxidar em contato com o metal, inviabilizando a reversibilidade do trabalho.

Se o pilar e a prótese forem cerâmicos, a possibilidade de uso de um agente de cimentação temporário torna-se inviável. Técnicas de cimentação adesiva são indicadas (Figuras 6.32 a 6.35). Porém, é importante lembrar que o uso de um cimento resinoso impossibilita a remoção da prótese, o que, portanto, é uma desvantagem desse sistema.

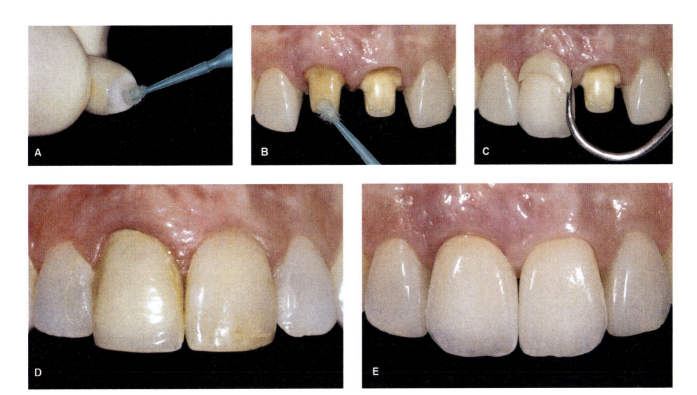

Figura 6.32 **A** e **B**. Aplicação do agente *primer* na peça e no pilar. **C**. Remoção dos excessos de cimento. **D**. Imagem inicial do caso. **E**. Imagem do caso concluído. (Trabalho confeccionado pelo laboratório Studio Dental, Curitiba, PR. Técnicos responsáveis: Murillo Calgaro & Alexandre Santos.)

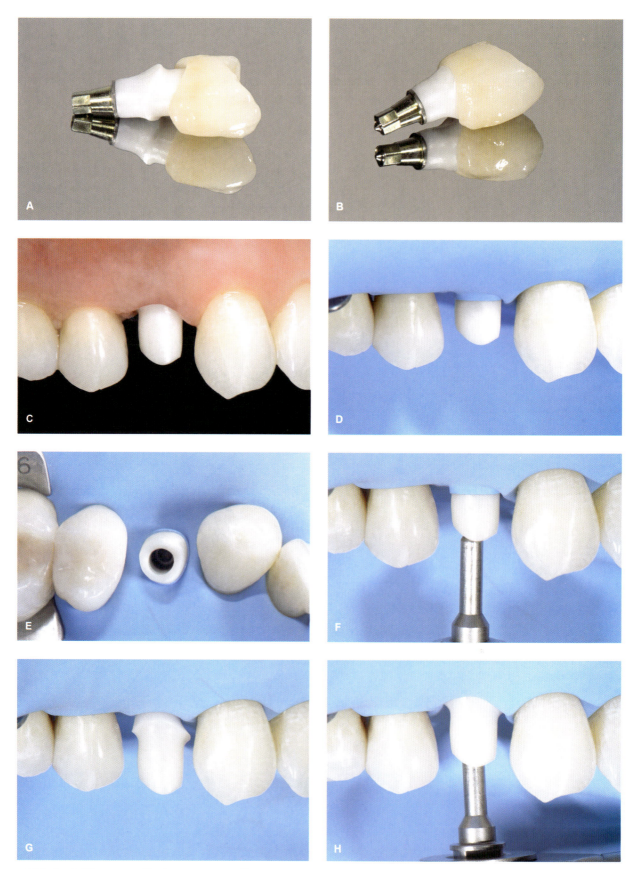

Figura 6.33 **A** e **B**. Pilar personalizado e coroa monolítica em zircônia prontos para instalação. **C**. Pilar em posição para posterior cimentação adesiva da coroa cerâmica. **D** e **E**. Isolamento absoluto da área para controle de umidade e remoção adequada do cimento adesivo. Observe como o lençol de borracha não está bem adaptado à área do pilar cerâmico. **F** a **H**. Para que o lençol de borracha fique abaixo da área de cimentação, desaparafuse o pilar, desloque-o lentamente para que o lençol fique na área do perfil e parafuse novamente o pilar, com o lençol em posição.

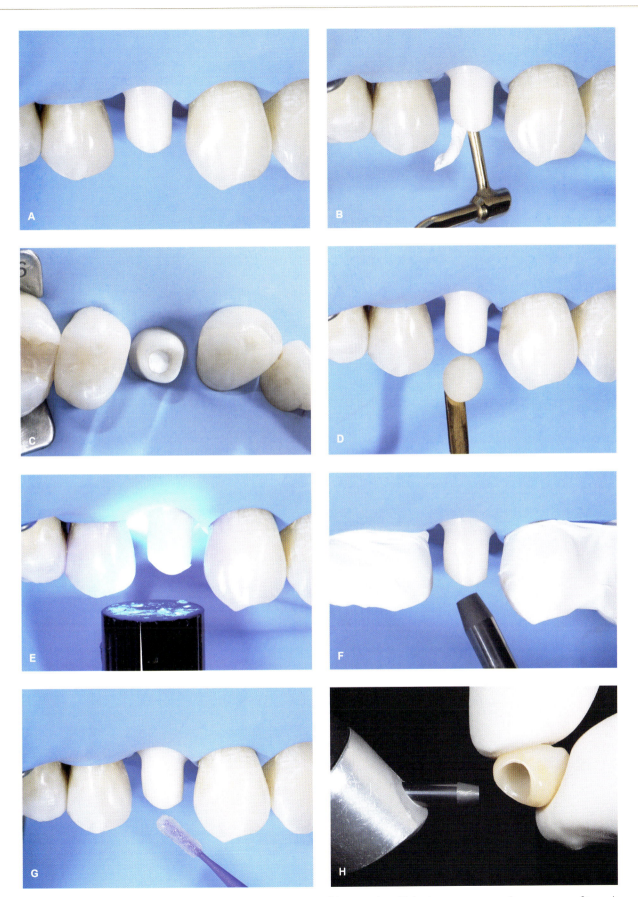

Figura 6.34 A. Pilar devidamente isolado após o torque. **B** e **C**. Preenchimento do orifício de acesso ao parafuso com uma fita veda rosca. **D** e **E**. Fechamento do orifício com resina composta e fotopolimerização da resina. **F**. O pilar de zircônia é jateado para posterior cimentação adesiva. Antes do jateamento, os dentes vizinhos são protegidos com fita veda rosca. **G**. *Primer* para zircônia (Z-Prime, Bisco, EUA) é aplicado sobre a superfície jateada. **H**. O interior da coroa monolítica também e jateado.

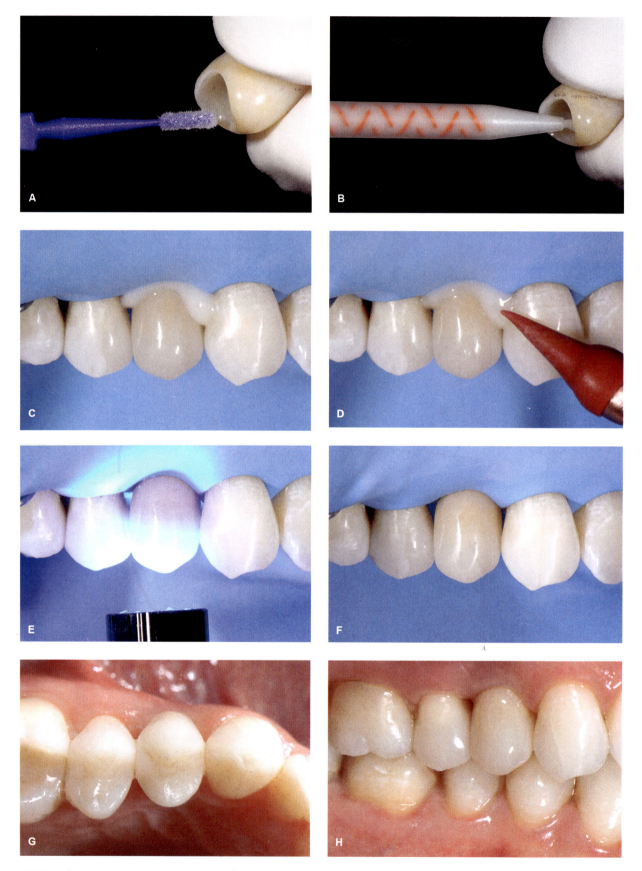

Figura 6.35 A. O mesmo *primer* para zircônia é aplicado no interior da coroa. **B**. Cimento autoadesivo (Maxcem Elite, Kerr, EUA) é levado no interior da coroa com uma ponta automistura. **C** e **D**. A coroa é posicionada sobre o pilar e os excessos de cimento são removidos facilmente em decorrência do isolamento absoluto. **E**. O cimento é fotopolimerizado após a remoção dos excessos do cimento. **F**. Coroa monolítica cimentada sobre pilar personalizado logo após a cimentação. **G** e **H**. Coroa cerâmica em posição. Visões oclusal e vestibular. (Trabalho confeccionado pelo TPD Carlos Prux Landmeier, Centro de Escaneamento Dental, São José, SC.)

Próteses parafusadas

São próteses implantossuportadas fixadas sobre pilares pré-fabricados parafusados aos implantes. Portanto, apresentam um duplo sistema de parafusamento. O orifício de acesso ao parafuso que une a prótese ao pilar está presente na face oclusal/palatina e é selado com resina composta[23,24] (Figura 6.36).

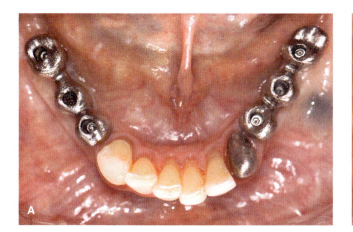
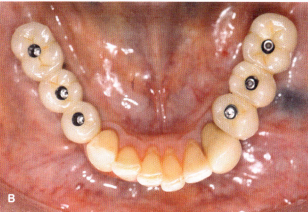
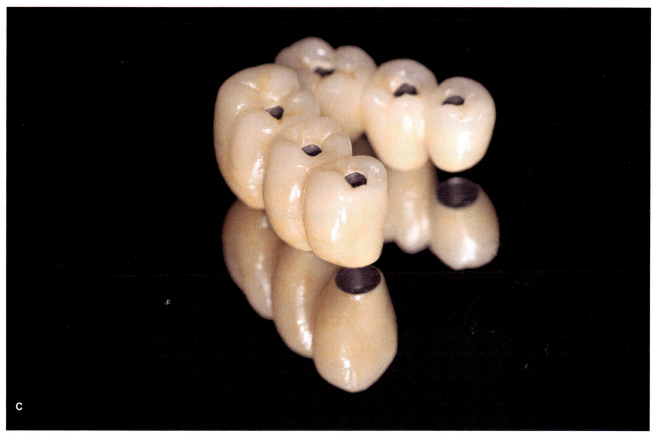

Figura 6.36 A. Infraestruturas metálicas de duas próteses implantossuportadas parafusadas. **B.** Próteses implantossuportadas parafusadas durante a prova da cerâmica. Observe como é possível visualizar o acesso aos parafusos de fixação. **C.** Detalhes das próteses fora da boca. (*continua*)

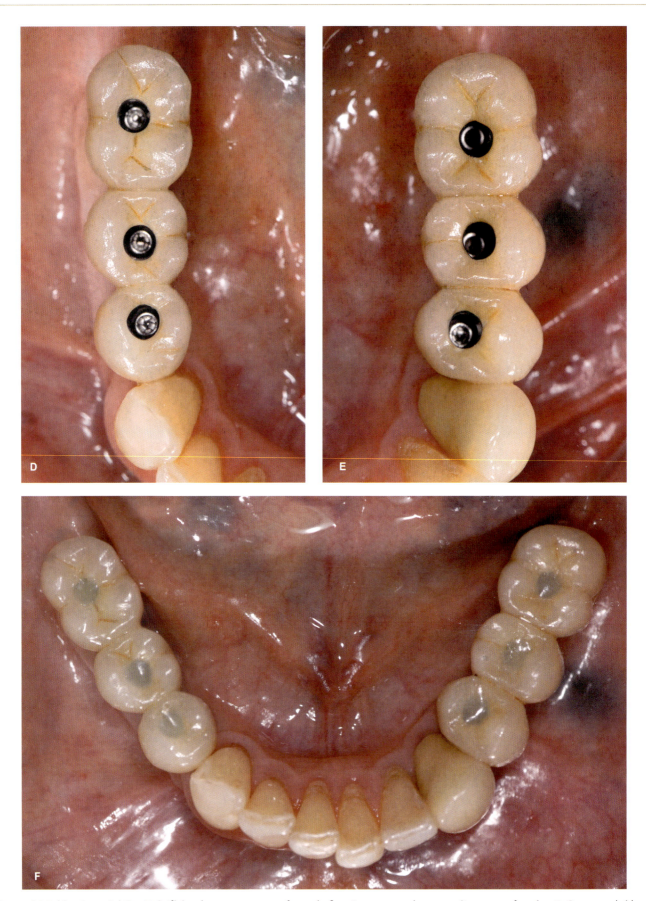

Figura 6.36 (*Continuação*) **D** e **E**. Orifícios de acesso aos parafusos de fixação empregados em próteses parafusadas. **E**. Caso concluído no Curso de Especialização em Prótese Dentária/UFSC pelo CD Thiago Monseff Borella (trabalho confeccionado pelo TPD José Luiz Batista, Laboratório Dental Art, Florianópolis, SC).

Protocolo protético para próteses implantossuportadas parafusadas

As etapas de tratamento para as próteses implantossuportadas parafusadas incluem a sequência a seguir.

Seleção dos pilares

- Pilares pré-fabricados metálicos serão utilizados na confecção das próteses parafusadas. Para a escolha desses pilares, *kits* de seleção estão disponíveis no mercado de acordo com a plataforma dos implantes. Além dos *kits*, a seleção dos pilares pode ser realizada clinicamente com a ajuda de sonda periodontal ou cicatrizadores (que apresentam referências milimetradas), desde que o tecido ao redor dos implantes se encontre cicatrizado e saudável. Na seleção, devemos considerar os itens descritos a seguir.
    - *Tamanho da plataforma dos implantes:* o tamanho da plataforma (p. ex., 3,3, 4,1, 5, 6 mm) é a primeira informação que devemos obter. O cirurgião deve encaminhar o tamanho e a marca dos implantes ao protesista, pois as marcas disponíveis no mercado têm dimensões diferentes.
    - Tipo de conexão: é possível visualizar clinicamente o tipo de conexão presente (externa, interna ou *cone morse*); porém, se essa informação já for conhecida, a seleção é mais rápida.
    - Altura tecidual ao redor dos implantes: a escolha da altura da cinta do pilar depende da condição do tecido ao redor dos implantes. Se a reabertura cirúrgica foi recente, aguarde 15 a 20 dias. Essa espera é importante porque se o pilar for selecionado incorretamente será impossível trocá-lo por outra altura de cinta depois da prótese confeccionada. Outro aspecto importante é que os pilares pré-fabricados metálicos têm uma área correspondente ao término cervical, que nos casos com envolvimento visual deve ser mantida abaixo do nível gengival. Se ficar no nível gengival, poderá resultar em comprometimento estético.
    - Próteses unitárias ou múltiplas: esse importante critério define o uso de pilares com ou sem o componente antirrotacional. Se for uma prótese unitária, a presença de um componente antirrotacional é necessária, senão o pilar rotaciona na plataforma do implante, resultando em instabilidade para o trabalho protético. Esse componente também é encontrado em pilares angulados; como esses pilares corrigem a inclinação dos implantes, é importante que se mantenham sempre na mesma posição. Os pilares sem componente antirrotacional são utilizados na confecção de próteses múltiplas (p. ex., próteses fixas sobre implantes e próteses-protocolos) porque, independentemente de sua posição na boca, serão mantidos pelo trabalho protético que é unido entre si. Pilares sem o componente antirrotacional, em geral, só são obtidos no modelo reto (sem angulação).
    - Distância inter-rebordos: sempre que possível, os pilares devem ser utilizados entre o implante e a prótese. Para isso, deve haver espaço interoclusal suficiente para a instalação dos pilares e da prótese. Se o espaço não estiver presente, não será possível instalar um pilar e a prótese sobre ele. Muitas vezes, o parafuso fica exposto, não oferecendo espaço suficiente para fechar o orifício de acesso ao parafuso. Nesses casos, a confecção de uma peça única parafusada é uma alternativa interessante que deve ser considerada antes da seleção dos componentes.

Uma vez escolhidos os pilares, os implantes devem ser limpos internamente e os pilares, instalados. Realize radiografias dos pilares em posição para se certificar de que eles estão adaptados corretamente aos implantes. Dê o torque logo após a instalação e, de preferência, não os remova mais (Figuras 6.37 e 6.38).

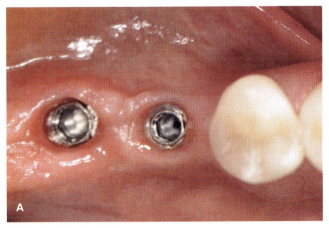 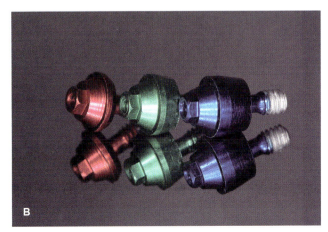

Figura 6.37 A. Implantes com hexágono externo (Neodent, Brasil). **B.** *Kit* de seleção de pilares (Neodent, Brasil).

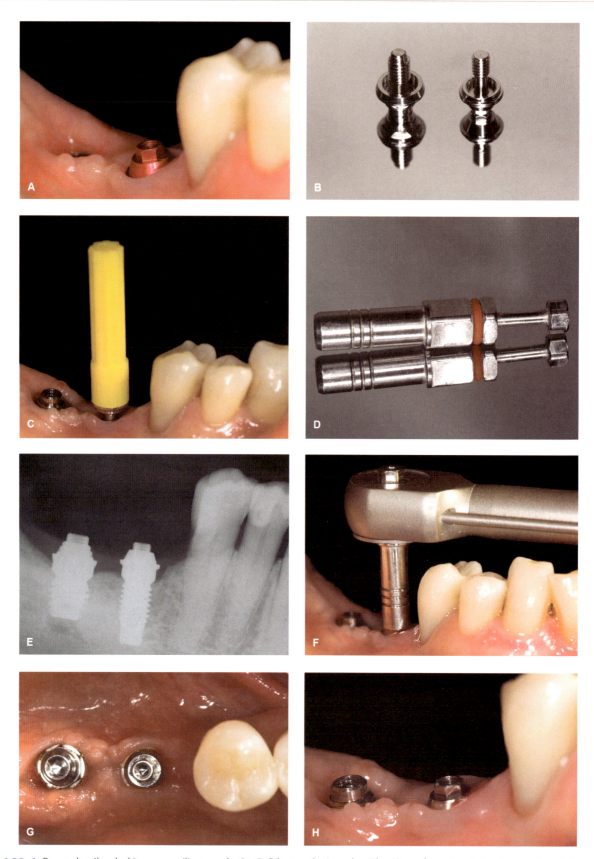

Figura 6.38 **A**. Prova de pilar do *kit* para auxiliar na seleção. **B**. Pilares selecionados. Eles têm o formato cônico (na versão mini), sem a necessidade do componente antirrotacional, pois a futura prótese será unida. **C**. O pilar é instalado manualmente com o dispositivo plástico que o acompanha. Depois, prenda a chave e parafuse manualmente os pilares até sentir uma leve pressão. **D**. Chave para pilar na versão torque. **E**. Radiografia para verificar o assentamento dos pilares. **F**. Torquímetro posicionado sobre o pilar para realizar o aperto. Observe a carga indicada no catálogo do fabricante. **G** e **H**. Pilares posicionados. Observe que a cinta do pilar deve estar localizada abaixo do nível gengival.

Confecção da prótese temporária

Na Implantodontia, as próteses temporárias são chamadas próteses de transição. Elas têm esse nome porque executam a função de adaptação para a confecção das próteses definitivas. Em muitas situações clínicas, os pacientes têm próteses removíveis e, após a instalação dos implantes, receberão trabalhos fixos. Essa mudança institui uma fase de adaptação, na qual a transição dos trabalhos é fundamental para a determinação da posição maxilomandibular, bem como da função e da estética.

A técnica a ser escolhida para a confecção dos provisórios (direta ou indireta) depende da extensão do trabalho protético. Na técnica indireta, os provisórios serão feitos no laboratório. Modelos dos pilares são obtidos a partir de um molde com *transfers* de moldeira fechada (Figura 6.39 A). Os *transfers* são parafusados aos pilares, e uma moldagem convencional com silicone é realizada (Figura 6.39 B a J). Após a remoção do molde, os *transfers* ficarão presos aos pilares. Desparafuse os *transfers* e una-os aos análogos (Figura 6.39 K a R). O conjunto *transfer*/análogo deve ser encaixado ao molde, e o modelo deve ser vazado e encaminhado ao laboratório para a confecção das próteses temporárias (Figura 6.39 S a U). Solicite ao técnico para que não una os componentes metálicos ao provisório prensado. A união será realizada na boca, como apresentada na Figura 6.39 V a X.

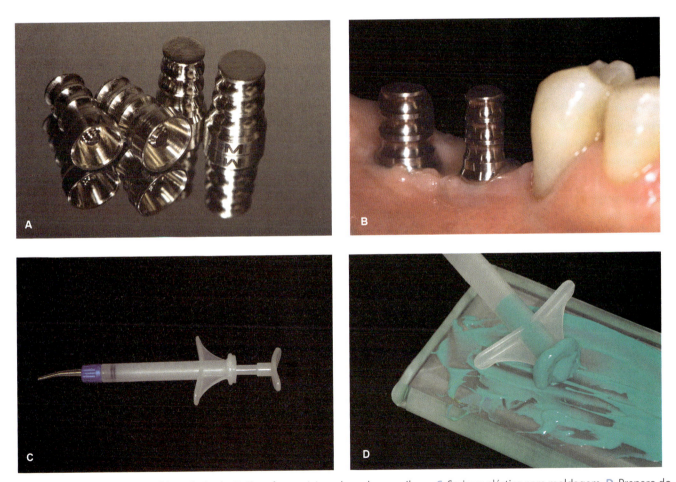

Figura 6.39 A. *Transfers* de moldeira fechada. **B**. *Transfers* posicionados sobre os pilares. **C**. Seringa plástica para moldagem. **D**. Preparo do material fluido. (*continua*)

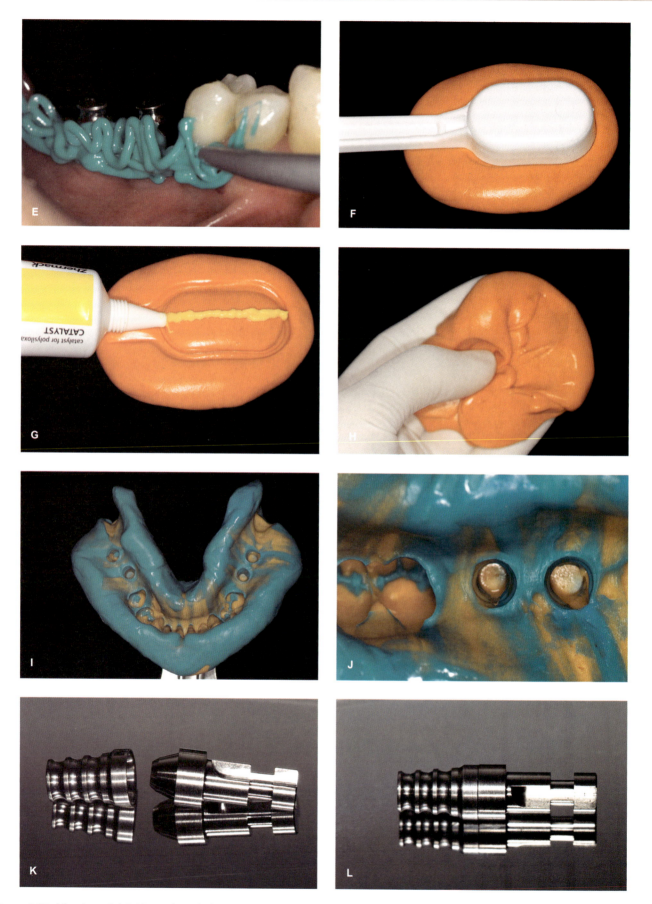

Figura 6.39 (*Continuação*) **E**. Material sendo levado aos *transfers* com o auxílio da seringa. **F** a **H**. Preparo do silicone pesado. **I**. Molde obtido (Zetaflow, Zhermack, Itália). **J**. Detalhe da área moldada pelos *transfers*. **K** e **L**. Remoção dos *transfers* e união aos análogos. (*continua*)

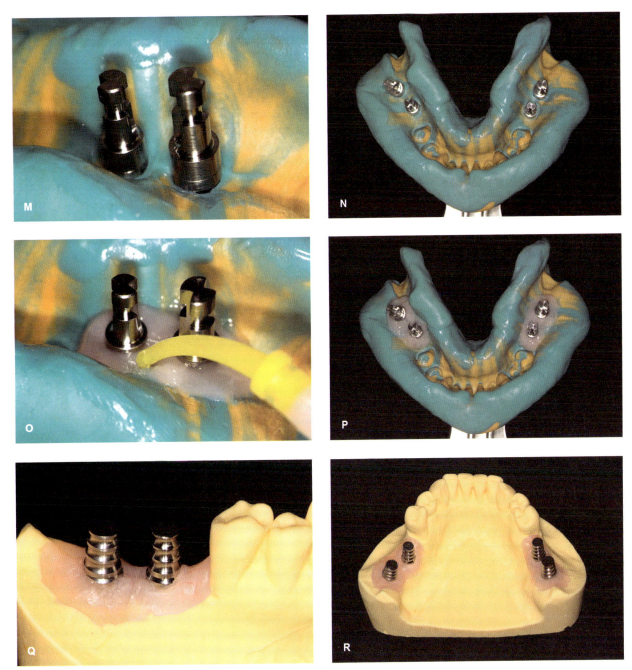

Figura 6.39 (*Continuação*) **M** e **N**. O conjunto *transfer*/análogo deve ser posicionado no molde. **O** e **P**. Material para gengiva artificial é levado à área correspondente aos implantes até cobrir todos os *transfers* (Gengifast, Zhermack, Itália). **Q** e **R**. Modelo obtido. (*continua*)

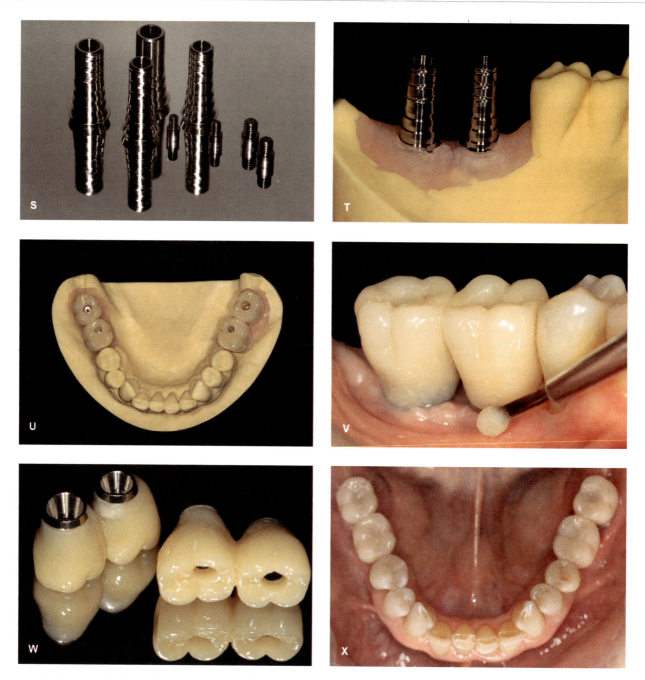

Figura 6.39 (*Continuação*) **S** e **T**. Componentes metálicos para provisório. **U**. Próteses temporárias obtidas. Observe a presença dos orifícios no centro dos molares. **V**. Os componentes para provisórios são parafusados aos implantes, e a prótese temporária é unida aos componentes. **W** e **X**. Próteses temporárias obtidas, e na boca.

Em casos muito extensos, ou no quais a prótese temporária ficará por um longo período na boca (mais de 6 meses), o trabalho temporário pode ser confeccionado em modelos resultantes de moldeiras individuais e *transfers* de moldeira aberta. Como esses modelos apresentam menos distorção do que aqueles obtidos por moldes com *transfers* de moldeira fechada, a prótese temporária pode ser construída e unida aos componentes metálicos para provisório. Reforço metálico ou barras prontas podem ser associados a essa prótese. Porém, se o provisório não se adaptar adequadamente, será necessário cortar o provisório e a estrutura metálica e realizar a união em boca.

Moldagem definitiva e modelo de trabalho

- A moldagem definitiva das próteses parafusadas é realizada com *transfers* de moldeira aberta (Figura 6.40 A). Dois tipos de moldeiras podem ser utilizados:
  - Moldeiras pré-fabricadas: moldeiras metálicas ou plásticas podem ser utilizadas para esse fim. As moldeiras metálicas para Implantodontia têm orifícios adaptáveis que tornam possível sua individualização na boca. Moldeiras plásticas também podem ser utilizadas, desde que sejam recortadas na área de exposição do parafuso dos transfers.
  - Moldeiras individuais: são moldeiras confeccionadas com acrílico, a partir de um modelo de estudo. Nas áreas referentes aos implantes, a moldeira tem aberturas para propiciar o acesso ao parafuso dos *transfers* durante a moldagem e seu posterior desparafusamento.
- Parafuse os *transfers* de moldeira aberta sobre os pilares (Figura 6.40 B). Em seguida, passe um fio dental entre eles, prendendo-o nos *transfers* para servir de suporte para a resina acrílica (Figura 6.40 C). Como nos procedimentos de união para solda, leve pequenas porções de resina acrílica melhorada com o auxílio de um pincel. Essa união deve ser realizada lentamente, para minimizar a contração inerente da resina (Figura 6.40 D e E). Após a união dos *transfers* com resina, solte os *transfers* unidos e prove-os novamente, sem parafusá-los, a fim de verificar a presença de básculas ou desadaptações. Caso verifique algum problema que interfira no assentamento passivo dos *transfers* unidos, cortes devem ser realizados na área de união da resina, e os *transfers* novamente unidos em boca.
- Com os *transfers* unidos em posição, prove a moldeira antes da moldagem para verificar se a abertura da mesma é suficiente para expor os parafusos dos *transfers*. Se necessário, desgaste a moldeira para criar mais espaço (Figura 6.40 F). Essa abertura da moldeira pode ser fechada com uma lâmina de cera para que o material de moldagem não flua por essa região. Prove novamente a moldeira para perfurar a cera nos locais dos parafusos (Figura 6.40 G e H).
- Passe o adesivo específico no interior da moldeira e, enquanto aguarda a secagem do adesivo, separe o material de moldagem (poliéter ou silicone de adição) (Figura 6.41 A). O material de moldagem de consistência fluida deve ser levado com uma seringa à área dos *transfers* e do tecido gengival, e a moldeira carregada pelo material é posicionada cuidando para que os parafusos dos *transfers* fiquem para fora do molde (Figura 6.41 B e C). Após a presa do material, desparafuse totalmente os parafusos que unem os *transfers* e remova o molde (Figura 6.41 D). Os análogos são unidos aos *transfers* pelos parafusos (Figura 6.41 E a G). Confira o assentamento adequado das peças. Gengiva artificial é colocada na área dos *transfers* antes do vazamento do gesso tipo IV (Figura 6.41 H).
- Nos casos de próteses unitárias parafusadas, o *transfer* utilizado para a moldagem deve ter um componente antirrotacional, pois se ele não existir, a prótese não apresentará estabilidade sobre o pilar e rodará sobre ele. Como só existe um *transfer* nos casos unitários, confira se ele apresenta retenção suficiente para ficar preso ao material de moldagem. Caso não apresente, retenções devem ser criadas. Realizada essa estabilização, a moldagem e a obtenção do modelo são executadas da mesma maneira já descrita.

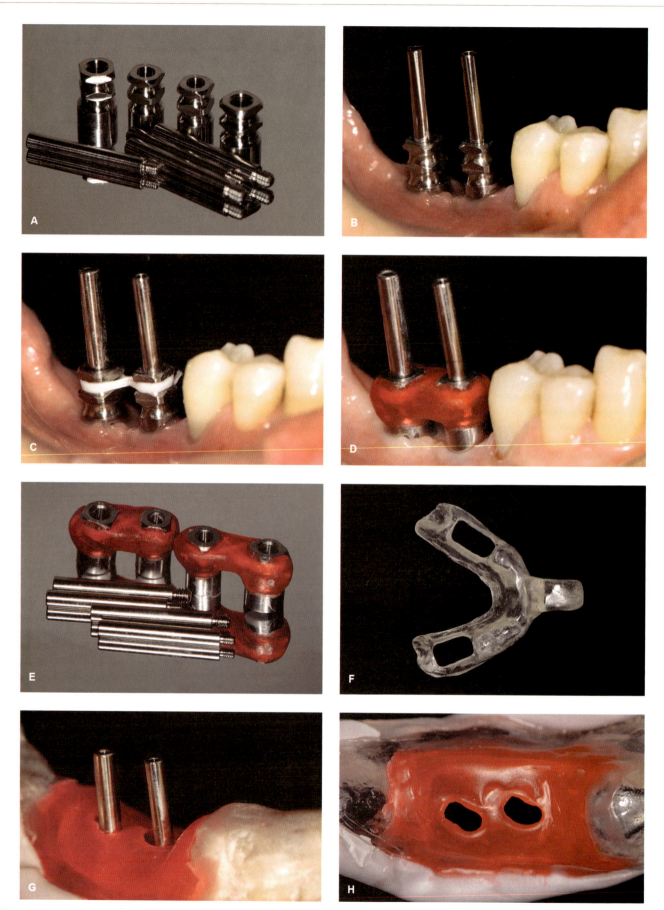

Figura 6.40 **A** e **B**. *Transfers* de moldeira aberta e na boca. **C** a **E**. União dos *transfers* com fio dental e resina acrílica (Pattern Resin, GC, EUA). **F**. Moldeira personalizada aberta na região dos implantes. **G** e **H**. A área dos implantes é fechada com cera nº 7 e provada clinicamente para perfurar a cera nos locais dos parafusos.

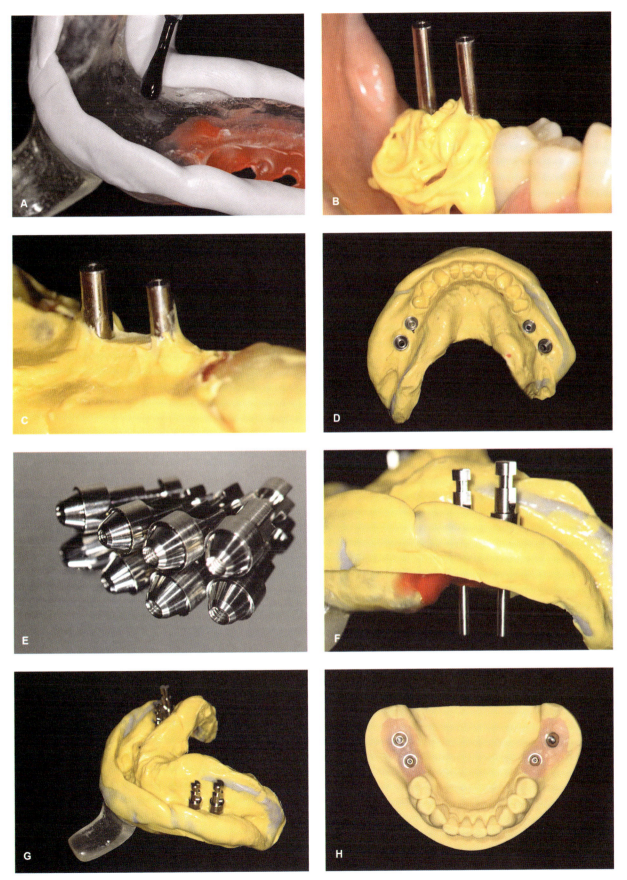

Figura 6.41 **A**. Aplicação do adesivo na moldeira. **B**. Silicone fluido é levado aos *transfers* unidos por resina. **C**. A moldeira carregada com o material de moldagem é posicionada sobre os *transfers*. Nesse momento, é importante que os parafusos que fixam os *transfers* fiquem expostos para facilitar a remoção do molde. **D**. Molde obtido (Futura, DFL, Brasil). **E**. Análogos dos pilares. **F** e **G**. Os análogos são unidos aos *transfers*. **H**. Modelo definitivo.

Registro da relação maxilomandibular

O modelo definitivo deve ser montado com o modelo antagonista para ser enviado ao laboratório. Registro em resina acrílica é realizado com os componentes para provisório ou *transfers* de moldeira aberta. Se forem *transfers*, devem ser unidos aos implantes com parafusos curtos (Figura 6.42 A e B).

Prova da infraestrutura

A infraestrutura metálica posicionada sobre os pilares deve apresentar assentamento passivo. Isso significa que, quando posicionada sobre os pilares, é possível verificarmos uma boa adaptação cervical da peça, sem a presença dos parafusos. No momento em que colocamos os parafusos, não deve existir tensão ao realizar o parafusamento.

- Com a peça assentada de maneira adequada, radiografe a área para constatar sua adaptação cervical (Figura 6.42 C a F). Não há necessidade de realizar uma moldagem de transferência da infraestrutura. Porém, se a peça não se adaptar adequadamente, não force os parafusos para melhorar sua adaptação.
- O avanço na tecnologia de fundição e soldagem de peças metálicas tem propiciado que cada vez mais infraestruturas sejam confeccionadas com alto grau de precisão, o que minimiza muito a necessidade de cortar a peça durante as provas e uni-las com resina acrílica para uma nova solda. Entretanto, se a peça necessitar ser cortada e soldada, um novo modelo de transferência é fundamental para auxiliar o técnico na aplicação da cerâmica.
- Antes de encaminharmos a infraestrutura ao laboratório, devemos conferir a relação maxilomandibular. Coloque resina acrílica sobre a infraestrutura e solicite ao paciente para ocluir. Feche o acesso ao parafuso com algodão para que a resina não escorra para dentro do orifício e coloque a resina acrílica longe dessa área para não impedir o desparafusamento da infraestrutura (Figura 6.42 G).

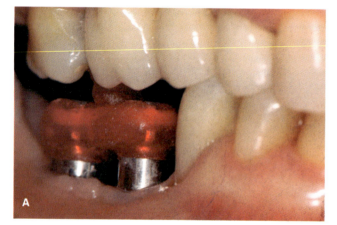
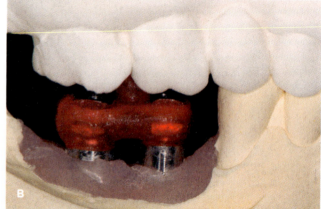
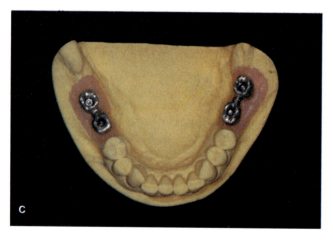
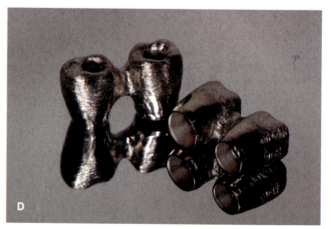

Figura 6.42 A. Registro oclusal realizado com *transfers* e resina acrílica. **B**. Modelo superior articulado ao registro. **C** e **D**. Infraestruturas metálicas. (*continua*)

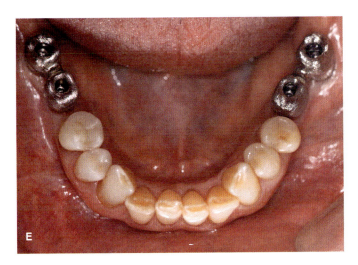
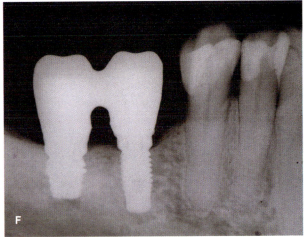
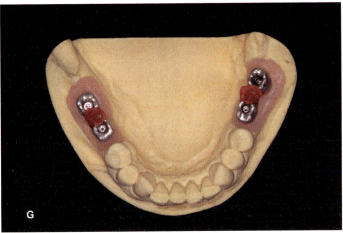

Figura 6.42 (*Continuação*) **E.** Prova da adaptação clínica das infraestruturas. **F.** Constatação radiográfica. **G.** Registro oclusal sobre as infraestruturas metálicas.

Prova da cerâmica

A infraestrutura retornará do laboratório recoberta por cerâmica. A prova clínica da peça deve avaliar os itens descritos a seguir, antes de ser enviada ao laboratório para ser glazeada:

- Contatos proximais: com uma fita de contato de espessura fina, verifique a intensidade dos contatos proximais. Caso o contato seja muito intenso, desgaste a área demarcada com uma broca diamantada em baixa rotação, até que o contato apresente uma leve pressão proximal, constatada pela passagem do fio dental (Figura 6.43 A).
- Adaptação clínica da prótese: após a aplicação da cerâmica, pequenos desajustes na infraestrutura podem ocorrer em função da sinterização. Confira se o assentamento passivo da infraestrutura metálica continua o mesmo após a aplicação da cerâmica.
- Ajuste do perfil de emergência: uma possível isquemia poderá ocorrer, porém bem menos intensa do que nas próteses cimentadas. O pilar pré-fabricado que foi posicionado está localizado levemente abaixo do nível gengival. Toda a área gengival está em contato com a cinta do pilar; assim, a prótese concluída geralmente não causa pressão exagerada.
- Ajuste oclusal: o ajuste oclusal de próteses sobre implantes segue os mesmos princípios utilizados para a dentição natural. Observe os contatos oclusais, as guias de protrusão e lateralidades, assim como a presença de interferências oclusais criadas pela prótese em posição (Figura 6.43 B).
- Ajustes de forma e textura: discos e brocas diamantadas são utilizados para realizar pequenos ajustes e caracterizações necessários.

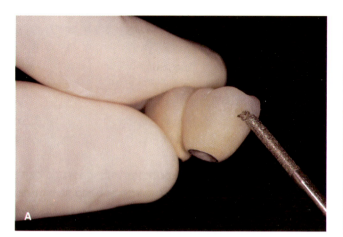
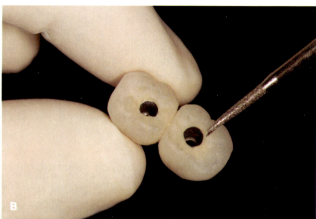

Figura 6.43 **A**. Ajuste proximal. **B**. Ajuste oclusal.

Instalação da prótese

- A prótese concluída é instalada sobre os pilares com parafusos novos. Os parafusos para pilar receberão o torque (de acordo com as recomendações do fabricante) e a entrada do orifício de acesso é fechada com uma fita de politetrafluoretileno (veda rosca) e resina composta da maneira anteriormente descrita (Figura 6.44).

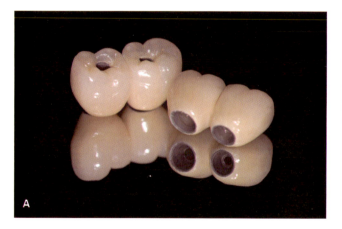
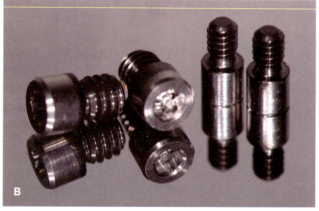
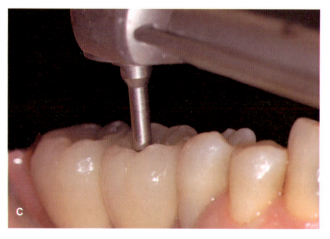
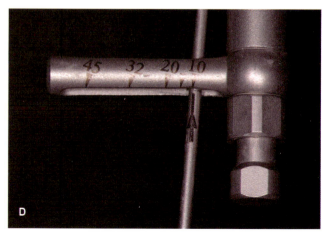

Figura 6.44 **A**. Próteses concluídas. **B**. Parafusos de fixação das próteses. **C**. Torquímetro em posição para o aperto dos parafusos. **D**. Torque obtido (10 N). (*continua*)

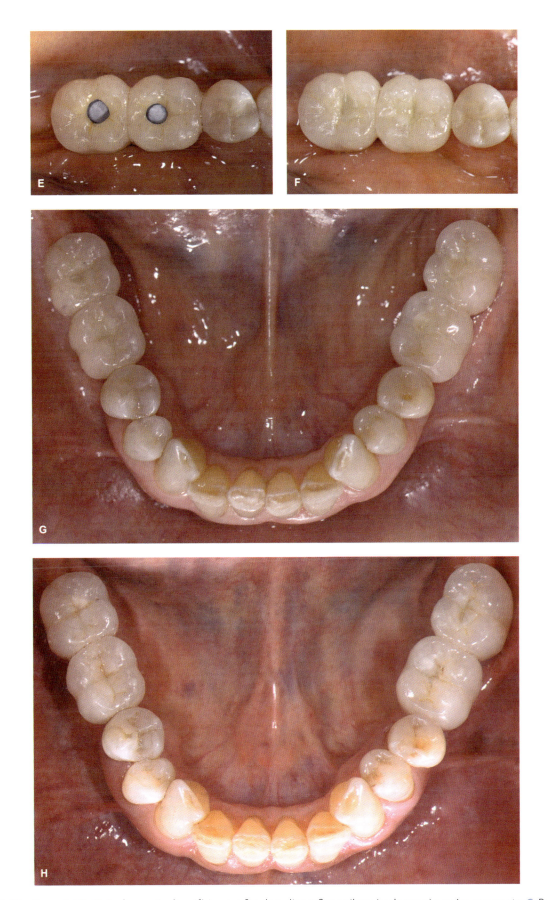

Figura 6.44 (*Continuação*) **E** e **F**. Fechamento do orifício com fita de politetrafluoretileno (veda rosca) e resina composta. **G**. Próteses instaladas (trabalho confeccionado pelo TPD José Luiz Batista, Laboratório Dental Art, Florianópolis, SC). **H**. Próteses após 9 anos em função.

PRÓTESES TOTAIS-PROTOCOLO

São próteses totais implantossuportadas parafusadas. Nessa opção de tratamento, quatro a cinco implantes são posicionados na região entre os forames mentuais em mandíbulas edêntulas, ou seis a oito implantes em maxilas edêntulas, e suportarão uma prótese total parafusada que pode receber extensões distais com até 20 mm (Figura 6.45).

Essa modalidade de tratamento cirúrgico-protético mudou a vida de pacientes com limitações funcionais decorrentes de próteses totais e parciais removíveis ineficientes. A alta qualidade de vida alcançada pelos pacientes reabilitados com próteses totais fixas implantossuportadas encoraja pacientes em idades cada vez mais avançadas a submeterem-se aos procedimentos cirúrgicos para a confecção desses trabalhos.

Outro fator positivo é que na maioria dos casos é possível obter estética e função (definitiva ou provisória) após a cirurgia, tornando essa modalidade de prótese uma opção de tratamento atrativa. Porém, é importante orientar aos pacientes que a higienização é mais crítica do que nos trabalhos removíveis. Fios dentais especiais, escovas unitufos, interdentais e aparelhos com jatos de água são maneiras eficientes de higienizar esses trabalhos.

As etapas de tratamento incluem a sequência mostrada a seguir.

- Seleção dos pilares: como a prótese-protocolo é parafusada, a seleção dos pilares pré-fabricados metálicos é realizada da mesma maneira já descrita. No caso de maxilas edêntulas, cuide para que os pilares estejam levemente abaixo do nível gengival, o que possibilitará que a prótese definitiva não se afaste demais do tecido gengival, podendo interferir na fonética e na retenção de alimentos. Porém, o espaço deve propiciar a passagem de um fio dental para viabilizar a higienização. Nas mandíbulas, esse espaço pode ser maior, pois facilita a higienização e não interfere na fonética.
- Moldagem definitiva e modelo de trabalho: a moldagem definitiva de próteses-protocolo é realizada com *transfers* de moldeira aberta e moldeira personalizada, como já descrito. A etapa mais crítica é a união dos *transfers*, pois a precisão da barra metálica que serve de infraestrutura para a confecção da prótese é resultante dessa união. Portanto, teste a passividade e a adaptação do conjunto antes de prosseguir com a moldagem. O modelo resultante deve contar com gengiva artificial, para que o técnico tenha acesso à plataforma dos implantes (Figuras 6.46 a 6.48).

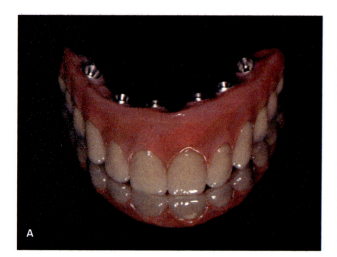 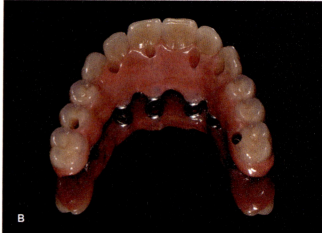

Figura 6.45 A e B. Visão vestibular e oclusal de uma prótese-protocolo superior.

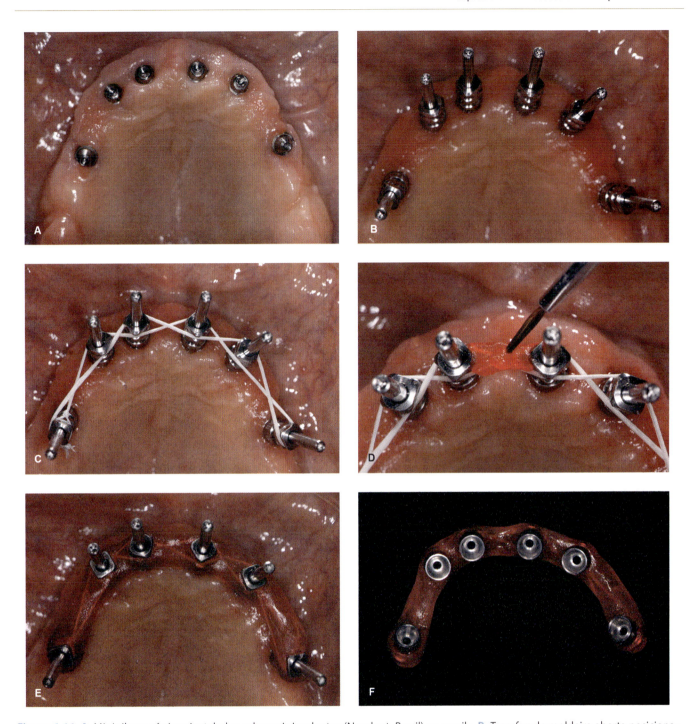

Figura 6.46 **A**. Minipilares cônicos instalados sobre seis implantes (Neodent, Brasil) na maxila. **B**. *Transfers* de moldeira aberta posicionados. **C**. Fio dental é passado entre os *transfers* para servir de referência para a colocação da resina acrílica. **D**. Resina acrílica (Pattern Resin, GC, EUA) é levada aos *transfers* e fio dental com auxílio de um pincel. **E**. União concluída. **F**. *Transfers* unidos por resina. Antes de realizar a moldagem, prove essa estrutura sem os parafusos para verificar se não existe a presença de básculas.

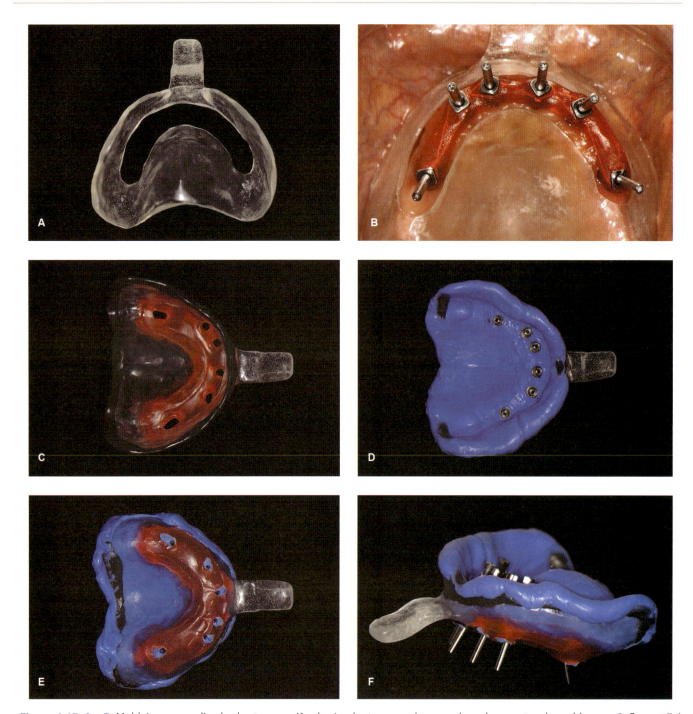

Figura 6.47 **A** e **B**. Moldeira personalizada aberta na região dos implantes e sendo provada na boca antes da moldagem. **C**. Cera nº 7 é presa à área externa da moldeira para conter o material de moldagem. Observe os orifícios criados na cera pelos parafusos de fixação dos *transfers*. **D** e **E**. Molde concluído (Adsil Regular, Vigodent, Brasil). **F**. Os análogos são presos aos *transfers*.

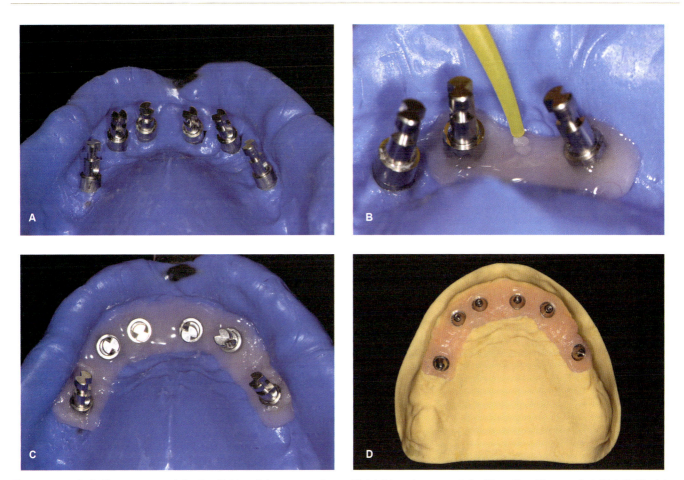

Figura 6.48 **A**. Análogos em posição. **B** e **C**. Material para gengiva artificial é levado em posição (Gengifast, Zhermack, Itália). **D**. Modelo definitivo.

Registro da relação maxilomandibular

- O registro da relação maxilomandibular deve ser realizado com resina acrílica melhorada sobre os componentes metálicos para provisório ou *transfers* de moldeira aberta unidos aos pilares com parafusos curtos. Os *transfers* unidos por resina, utilizados na moldagem definitiva, podem ser empregados no registro, desde que exista espaço interoclusal.

Prova da infraestrutura metálica

- Uma barra metálica é confeccionada sobre o modelo de trabalho. Para um posicionamento adequado da barra, o técnico monta os dentes em cera e constrói uma muralha de silicone na face vestibular dos dentes, que serve de referência para o enceramento da barra. A barra é encerada com componentes plásticos que serão sobrefundidos a anéis metálicos (Figura 6.49 A e B). A extensão distal é encerada nesse momento. A barra fundida é provada clinicamente (Figura 6.49 C), e a passividade deve ser observada pelo assentamento clínico da barra, sem a presença dos parafusos. Posicione os parafusos, colocando-os alternadamente, sem pressão excessiva. Durante o parafusamento, não devemos sentir dificuldade de posicioná-los. Em seguida, realize radiografias para confirmar a adaptação. Com a barra em posição, um novo registro pode ser realizado sobre a barra para conferir a distância maxilomandibular (Figura 6.49 D).

Barras estão sujeitas a deformações em função de seu tamanho e curvatura. Avanços nas técnicas de fundição e usinagem têm contribuído para a obtenção de infraestruturas cada vez mais precisas, reduzindo consideravelmente a necessidade de cortá-las para soldar. Desse modo, é fundamental que materiais de moldagem de qualidade e bons modelos de trabalho sejam obtidos. Porém, caso a barra não se adapte passivamente, ela deve ser cortada com um disco de carborundum (carbeto de silício) e logo depois unida com resina melhorada para ser enviada para a soldagem.

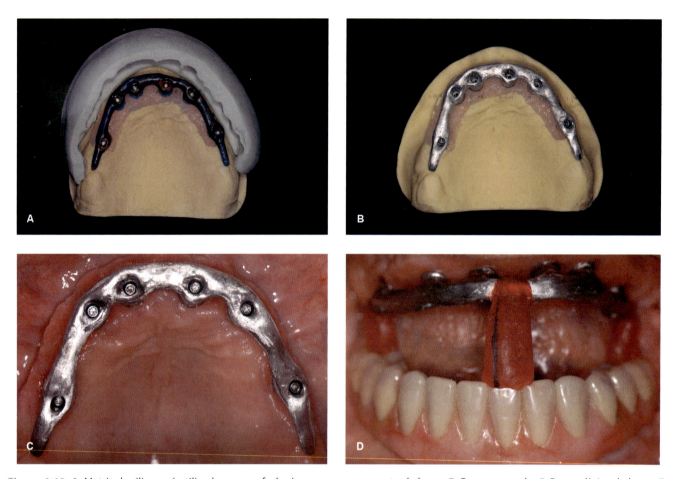

Figura 6.49 **A**. Matriz de silicone é utilizada como referência para o enceramento da barra. **B**. Barra encerada. **C**. Prova clínica da barra. **D**. Registro sendo realizado com a barra em posição para confirmar a relação maxilomandibular.

Prova dos dentes montados em cera

- Dentes de resina acrílica são montados sobre a barra metálica. Como a prova clínica da infraestrutura já foi realizada, peça para o técnico não perfurar ou desgastar desnecessariamente os dentes. Se apenas dois orifícios de acesso aos parafusos ficarem expostos, já é possível fixar a prótese para a prova clínica. Os dentes montados em cera devem ser provados na boca, como se provam dentes para prótese total (ver Capítulo 4). As análises estética, fonética e oclusal devem ser realizadas nessa etapa (Figura 6.50).

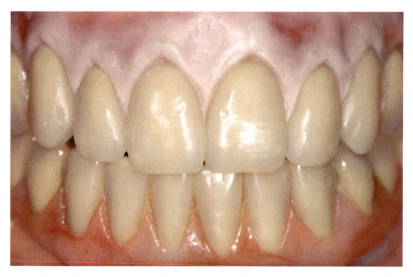

Figura 6.50 Prova dos dentes montados em cera (SR Vivodent, Ivoclar Vivadent, Liechtenstein).

Instalação da prótese

Após a prova, a prótese é encaminhada ao laboratório para prensagem, acabamento e polimento. No momento da instalação, é importante conferir os itens descritos a seguir:

- Se o parafusamento da prótese não oferece resistência após a prensagem.
- Se existe espaço necessário para a passagem do fio dental ou escovas interdentais (caso não exista espaço, silicone fluido pode ser utilizado para identificar as áreas de pressão que devem ser desgastadas).
- Se a área da prótese que entra em contato com o tecido gengival não apresenta áreas retentivas que possam acumular placa bacteriana e restos alimentares.
- Se existe equilíbrio oclusal adequado.

Após realizar esses ajustes, a prótese já está pronta para ser instalada. Coloque parafusos novos e realize o aperto em cada parafuso, de modo alternado, mantendo o torquímetro em posição por 20 segundos. O fechamento do orifício de acesso ao parafuso é realizado da maneira anteriormente descrita (Figuras 6.51 e 6.52).

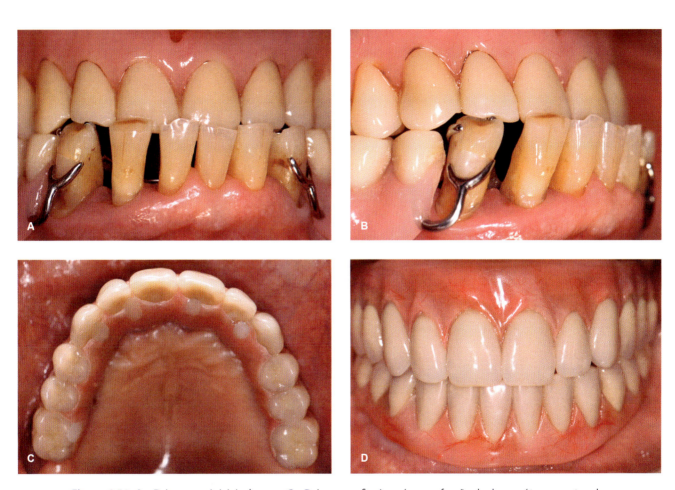

Figura 6.51 **A** e **B**. Imagens iniciais do caso. **C** e **D**. Imagens finais após a confecção de duas próteses-protocolo.

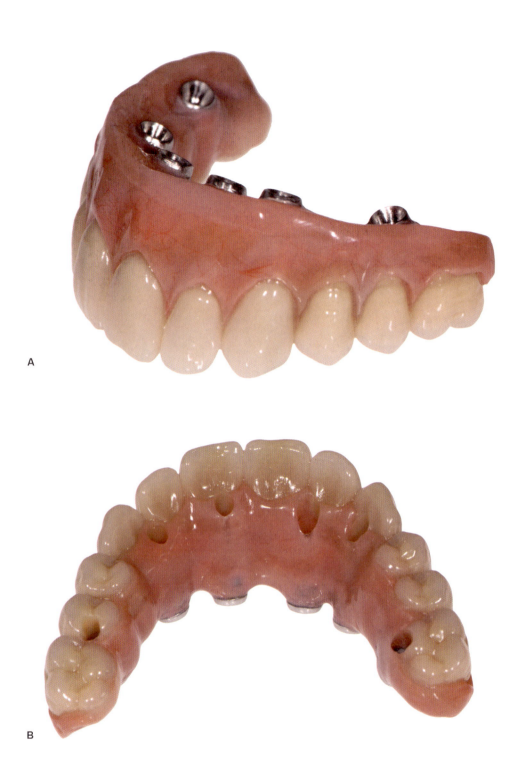

Figura 6.52 A e B. Prótese concluída. Visões lateral e oclusal. Observe como os discretos orifícios de acesso aos parafusos mantêm a integridade dos dentes artificiais. (Trabalho confeccionado pelo TPD Rodrigo Zani, Laboratório Zani, Florianópolis, SC.)

PRÓTESES COM CARGA IMEDIATA

Em função do desenvolvimento tecnológico e da precisão cirúrgica, atualmente é possível realizarmos cirurgias de instalação de implantes e a confecção de próteses logo após o procedimento cirúrgico[25] (Figuras 6.53 a 6.58).

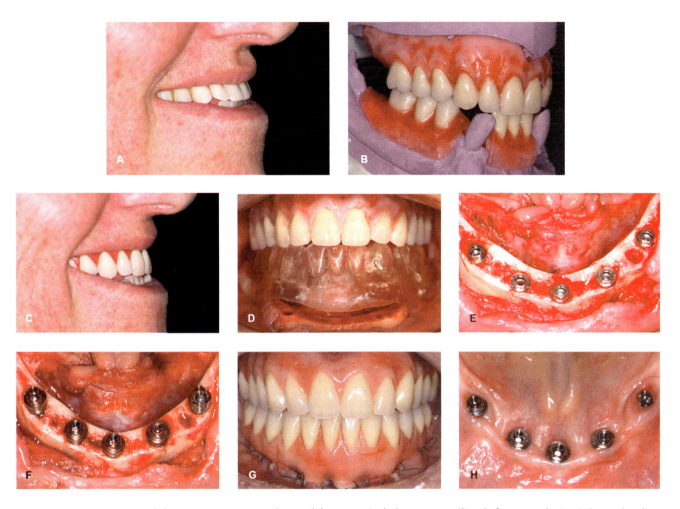

Figura 6.53 A. Imagem inicial do caso. B. Montagem dos modelos em articulador para a análise de forma e oclusão. C. Prova dos dentes em cera. Nesse momento, o perfil da paciente foi corrigido, servindo de referência para a construção do guia multifuncional. D. Guia multifuncional em posição após a extração dos caninos. E e F. Implantes e pilares posicionados (Neodent, Brasil). G. Próteses instaladas 2 dias depois da instalação dos implantes. H. Imagem dos implantes e pilares após 6 meses. Observe como o tecido gengival encontra-se saudável. Caso realizado pelos CD Carlos Garcia e Leonardo Bez, Curso de Especialização em Prótese Dentária – UFSC. (Trabalho confeccionado pelo TPD Rodrigo Zani, Laboratório Zani, Florianópolis, SC.)

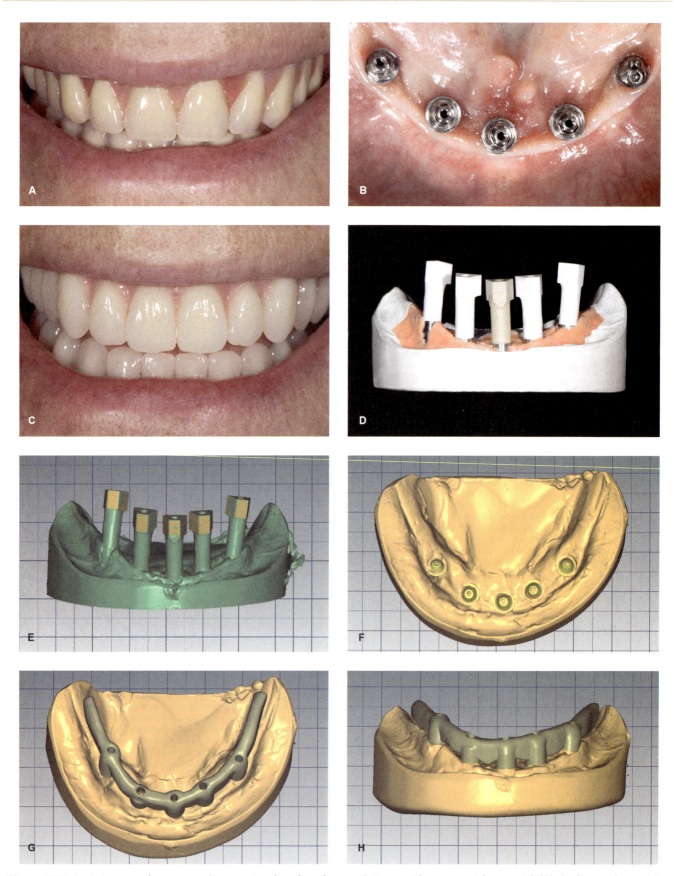

Figura 6.54 **A** e **B**. Imagem da mesma prótese-protocolo e dos pilares após 9 anos. Observe a saúde e a estabilidade dos tecidos peri-implantares. **C**. Como a prótese antiga da paciente já estava desgastada e manchada, modelos de trabalho foram obtidos para a confecção de novas próteses. A prova clínica dos dentes montados em cera pode ser observada. **D**. *Scan bodies* (InCadCam, Brasil) foram parafusados no modelo inferior para possibilitar sua digitalização. **E** e **F**. Imagem digital dos *scan bodies* e dos pilares após a digitalização do modelo (plataforma Exocad, Amann Girrbach, Austria). **G** e **H**. Planejamento digital da barra metálica. Visão oclusal e vestibular.

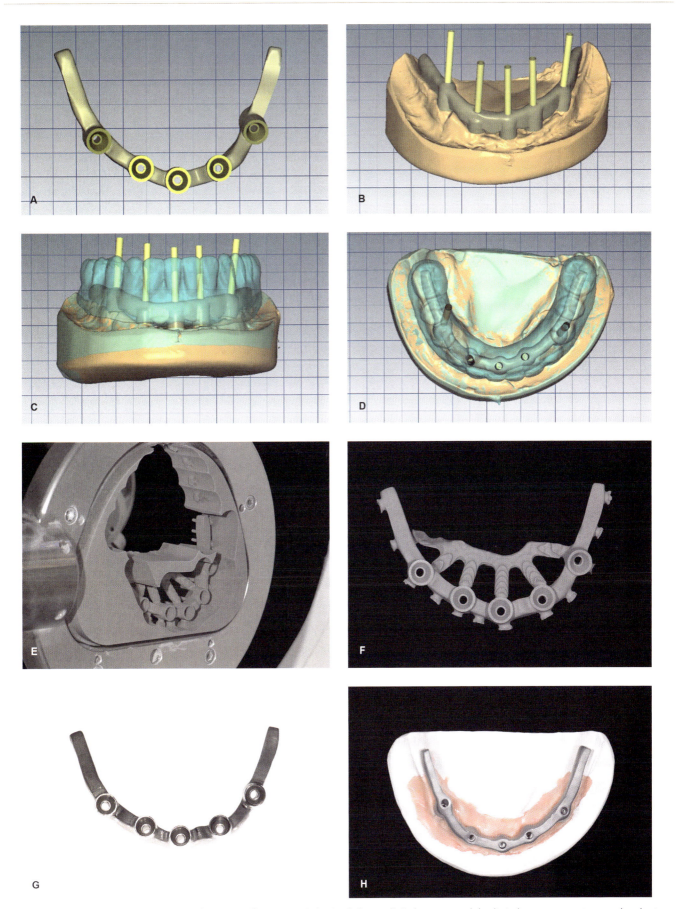

Figura 6.55 **A**. Visão final do projeto da barra metálica. **B** a **D**. Relação da barra digital com o modelo digital e com a montagem dos dentes em cera (após escaneamento). **E** e **F**. Usinagem da barra em bloco metálico de cromo-cobalto (CrCo, Ceramill Sintron, Amann Girrbach, Áustria) e barra usinada antes da sinterização. **G**. Barra metálica após a sinterização. **H**. Barra parafusada ao modelo.

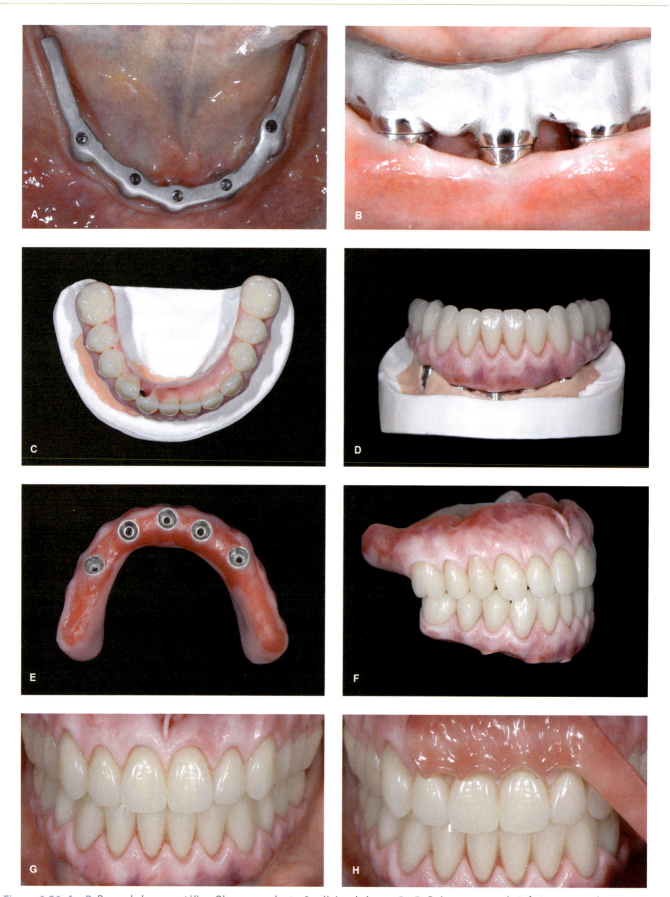

Figura 6.56 A e **B**. Prova da barra metálica. Observe a adaptação clínica da barra. **C** e **D**. Prótese-protocolo inferior com os dentes montados em cera. **E**. Detalhe do enceramento da prótese inferior. **F**. Duas próteses com os dentes montados em cera (Dentes Chroma-4, Ruthinium, Itália). **G**. Os dentes superiores e inferiores são provados clinicamente para verificar a forma e cor dental, assim como o padrão oclusal. **H**. Seleção da cor gengival (Cor 6a, Escala Vipi Cril STG, Vipi, Brasil).

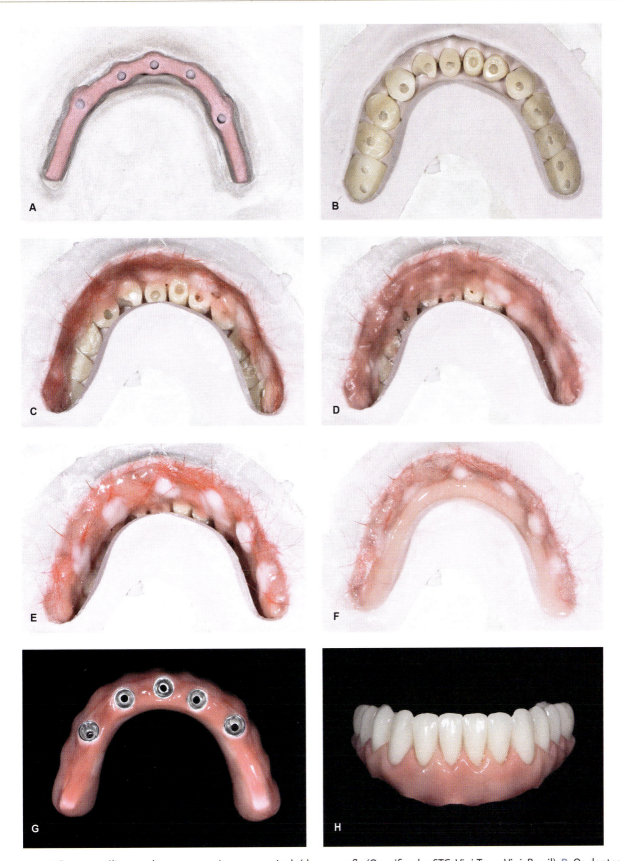

Figura 6.57 A. Barra metálica recoberta com resina opaca e incluída em mufla (Opacificador STG, Vipi-Tone, Vipi, Brasil). **B.** Os dentes acrílicos podem ser vistos na contramufla. Retenções são feitas no centro de cada dente com auxílio de uma broca esférica. **C.** Resina acrílica (de termopolimerização) rosa médio, rosa roxo, rosa claro e veias são dispostas na 1ª camada para a obtenção da gengiva caracterizada (Vipi Cril STG, Vipi, Brasil). **D.** Na 2ª camada as mesmas resinas são novamente empregadas, e pigmento R1FS é levado à região de fundo de sulco. **E e F.** Todas as resinas acrílicas são dispostas na 3ª camada, veias são colocadas sobre as resinas, e a parte lingual é fechada com resina rosa médio. **G e H.** Visões da prótese-protocolo após polimerização e acabamento.

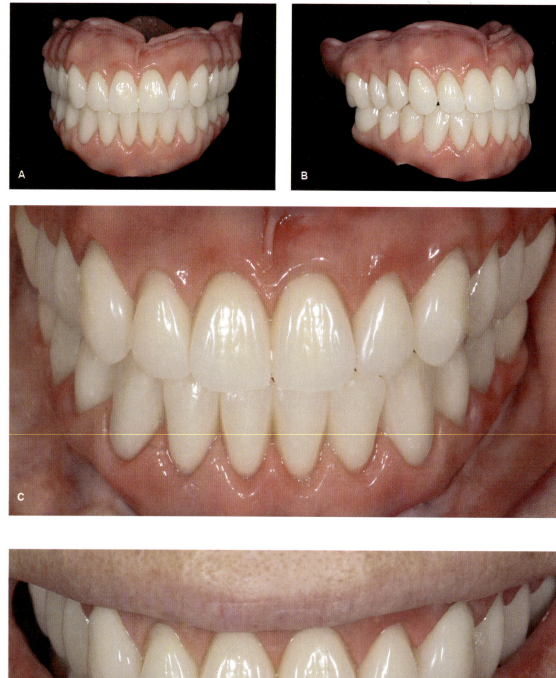
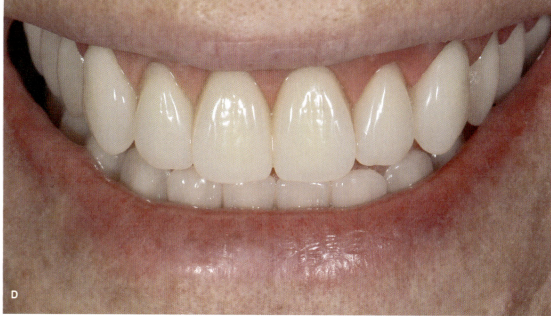

Figura 6.58 A e **B**. Prótese-protocolo e prótese total superior concluídas. **C** e **D**. Caso concluído, visão intraoral e de sorriso. (Trabalho confeccionado pelo TPD Rodrigo Zani, Laboratório Zani, Florianópolis, SC.)

As etapas de tratamento de próteses com carga imediata incluem a sequência mostrada a seguir.

Montagem em articulador semiajustável

- Essa modalidade de tratamento depende de um planejamento crítico e preparo prévio. Como a prótese será instalada dias após o procedimento cirúrgico, o máximo de informações deve estar disponível antes da cirurgia.

Inicie verificando a condição dos trabalhos existentes. Se o paciente já tiver próteses totais, elas devem apresentar boas condições para serem copiadas. Caso não estejam satisfatórias, devem ser substituídas (Figura 6.59). Para que o técnico possa confeccionar o guia multifuncional, o caso deve ser montado em articulador semiajustável na dimensão vertical adequada.

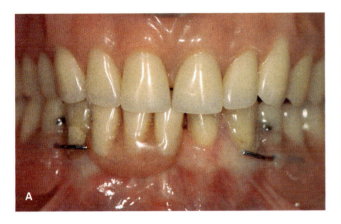
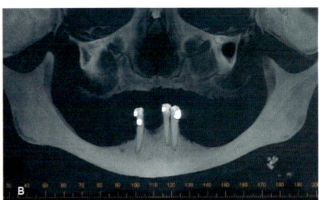
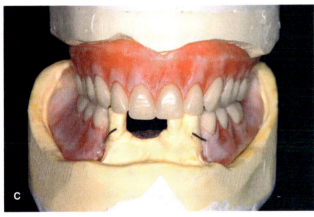
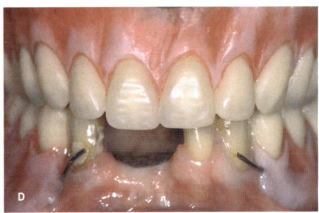

Figura 6.59 **A**. Imagem inicial do caso. **B**. Imagem tomográfica. **C**. Montagem dos dentes em cera. **D**. Prova dos dentes em cera. O enceramento servirá de referência para a confecção do guia multifuncional. (Enceramento realizado pelo CD Rafael Meurer, Curso de Graduação em Odontologia, UFSC.)

Confecção do guia multifuncional

- Com o caso montado em articulador, o técnico inicia a confecção do guia. O guia, que tem múltiplas funções (auxiliar no procedimento cirúrgico, servir de moldeira individual e viabilizar o registro oclusal), é encerado de acordo com o formato do trabalho presente na boca. Caso o paciente não utilize nenhuma prótese, o técnico precisa encerar uma prótese sobre o modelo para utilizá-la como referência na confecção do guia (Figura 6.60). Sempre que possível, o guia deve ser provado antes do procedimento cirúrgico.[11]

Um guia multifuncional deve conter:

- Contorno vestibular da futura prótese.
- Abertura lingual/palatina para o acesso cirúrgico.
- Aberturas vestibulares (em forma de janelas) para inserção do material de moldagem.
- Extensões distais apoiadas sobre o rebordo para estabilizar o guia após o deslocamento do retalho.
- Anatomia oclusal completa na região dos molares para a realização do registro oclusal.

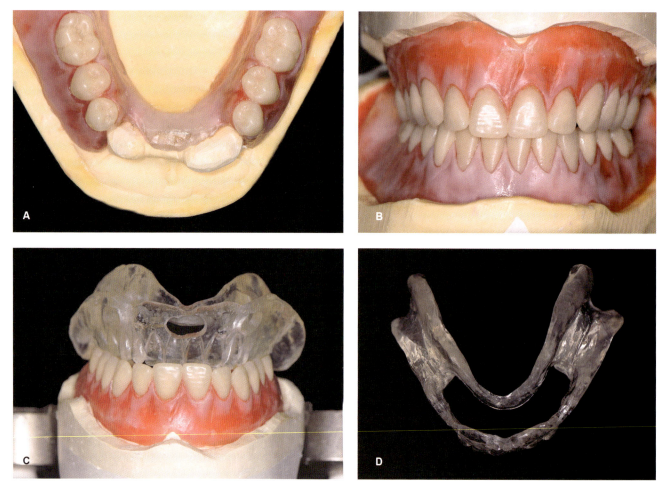

Figura 6.60 A. Corte dos dentes a serem extraídos no modelo de gesso. **B.** Complementação da montagem dos dentes em cera. **C** e **D.** Guia multifuncional obtido. Observe as aberturas vestibulares em forma de janela e o acesso lingual.

Cirurgia de instalação dos implantes

- A cirurgia para carga imediata segue os mesmos passos de uma cirurgia convencional. Todos os implantes devem oferecer estabilidade primária entre o implante e o osso, com torque adequado (acima de 32 N) para poderem ser carregados pela prótese. Logo após a instalação dos implantes, os pilares são posicionados, e a sutura é realizada com os *transfers* de moldeira aberta em posição. Para essa união, use parafusos curtos (Figura 6.61 A a J).

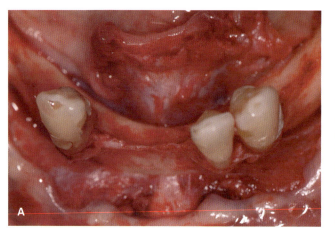 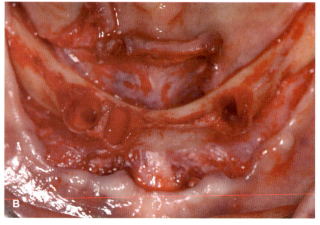

Figura 6.61 A e **B.** Retalho cirúrgico e exodontia dos elementos dentais. (*continua*)

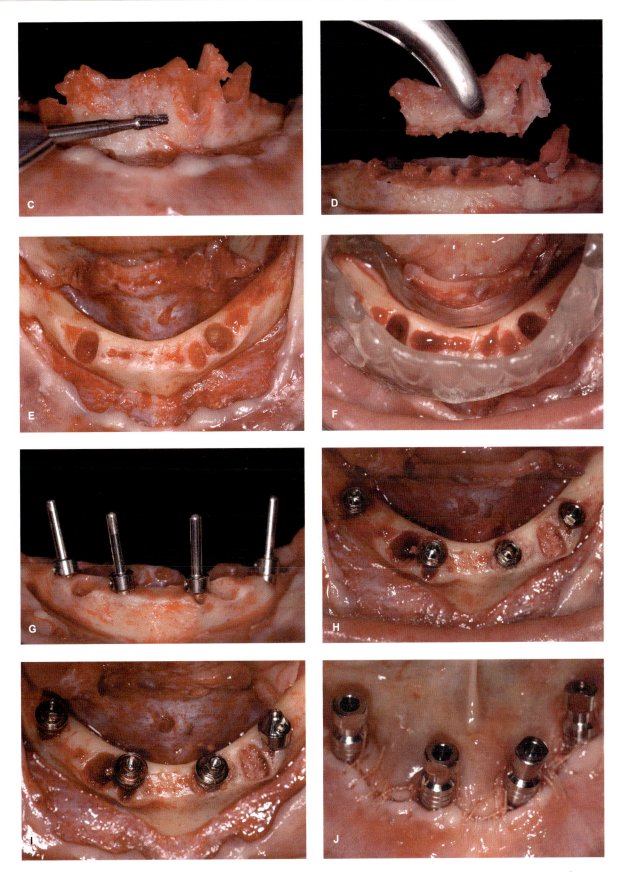

Figura 6.61 (*Continuação*) **C** a **E**. Após as exodontias, o rebordo alveolar é regularizado. **F**. Guia cirúrgico em posição. **G**. Perfurações iniciais orientadas pelo guia multifuncional e conferência da inclinação obtida. **H** e **I**. Implantes e pilares posicionados (Conexão, Sistemas de Prótese, Brasil). **J**. *Transfers* de moldeira aberta são posicionados, e a sutura é realizada. (Cirurgia realizada pelo CD Marcelo da Rocha, Florianópolis, SC.)

Moldagem definitiva pós-cirúrgica e modelo de trabalho

- Essa etapa é muito importante para a confecção da prótese. Todas as informações (posição dos implantes, distância maxilomandibular, contorno vestibular) serão obtidos nesse molde.
- Passe fio dental entre os *transfers* e una-os com resina acrílica melhorada (Figura 6.62 A). Confirme o assentamento do conjunto antes da moldagem e verifique se existe espaço para o assentamento adequado da moldeira.
- Peça para o paciente ocluir na posição adequada e prenda o conjunto de *transfers* unidos à moldeira com resina através das aberturas vestibulares existentes no guia (Figura 6.62 B). Após a presa da resina, peça para o paciente abrir a boca e prenda o conjunto dos *transfers* à moldeira na região lingual/palatina.
- Resina acrílica deve ser posicionada em três pontos (um anterior e dois posteriores) para a remontagem do guia multifuncional/molde e modelo no articulador (Figura 6.62 C).
- Com o guia totalmente preso aos *transfers*, inicie a moldagem. Com uma ou duas seringas de moldagem, introduza o material (silicone de adição fluido ou poliéter) nas janelas vestibulares e abertura lingual do guia, até preencher todas as áreas. Não há necessidade de o paciente ocluir durante a moldagem, pois o guia já se encontra preso aos *transfers* na posição oclusal (Figura 6.62 D). Após a presa, desparafuse os *transfers* e remova o molde (Figura 6.62 E). Análogos são unidos aos *transfers*, e a gengiva artificial é posicionada antes do vazamento em gesso. O modelo, preso ao guia, deve ser montado no articulador (que já tem o modelo antagonista montado) (Figura 6.62 F e G).

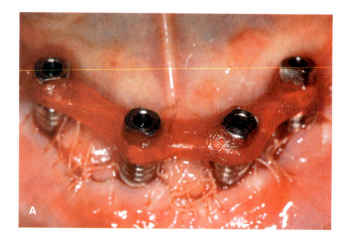

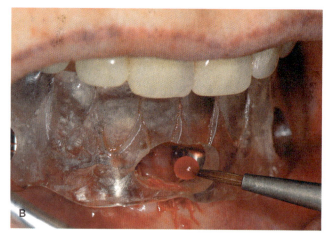

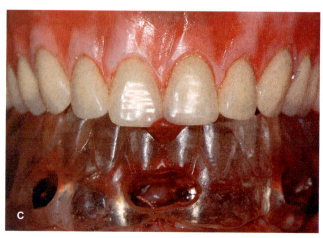

Figura 6.62 A. Os *transfers* são unidos com fio dental e resina acrílica (Pattern Resin, GC, EUA). **B**. O guia é unido aos *transfers* com resina. Peça para o paciente ocluir durante a união. **C**. Três referências são criadas com resina na superfície oclusal do guia (duas posteriores e uma anterior), para auxiliar na montagem do modelo. (*continua*)

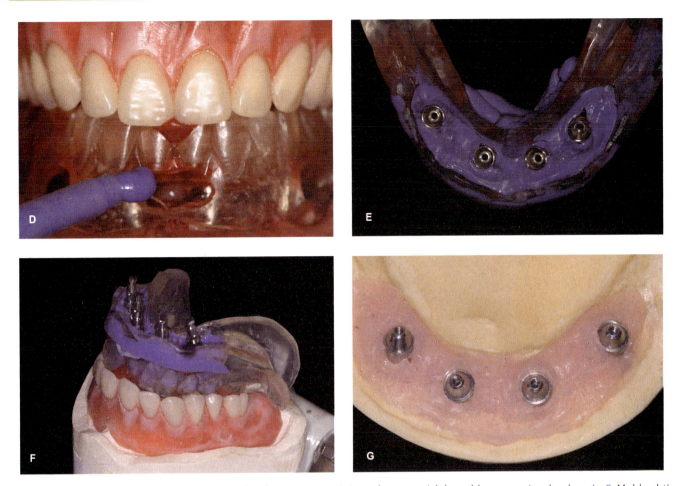

Figura 6.62 (*Continuação*) **D**. A moldagem é realizada com seringa, injetando o material de moldagem nas janelas do guia. **E**. Molde obtido (Elite HD, Zhermack, Itália). **F**. Molde posicionado no articulador com o auxílio do registro. **G**. Modelo definitivo.

Prova dos dentes em cera

- De posse do modelo de trabalho, a barra metálica é encerada e fundida, e o técnico faz a montagem dos dentes em cera para prova. Na sessão clínica, a prova pode ser realizada simultaneamente (Figura 6.63 A e B). Por ficar difícil de visualizar a adaptação clínica da barra, realize radiografias periapicais. Caso prefira, é possível fazer uma prova clínica da barra antes da montagem dos dentes em cera. Essa prova necessitará de mais uma sessão clínica, porém aumentará a segurança.

Instalação da prótese

- A prótese polimerizada está pronta para ser instalada (Figura 6.63 C). Utilize parafusos novos para posicionar a prótese. Na instalação, uma leve pressão poderá ocorrer em função do edema cirúrgico (Figura 6.63 D). Verifique se a isquemia causada cessa em 4 a 5 minutos. Mantenha a prótese em contato, sem desgastá-la, pois, após a cicatrização, o espaço criado poderá gerar problemas fonéticos e de retenção alimentar. Avalie a estabilidade oclusal da prótese e oriente o paciente para uma higienização adequada no local. Os pontos devem ser removidos entre 7 e 12 dias após o procedimento cirúrgico, e a prótese só poderá ser retirada após o período de osseointegração (média de 4 meses para a mandíbula e 6 meses para a maxila).

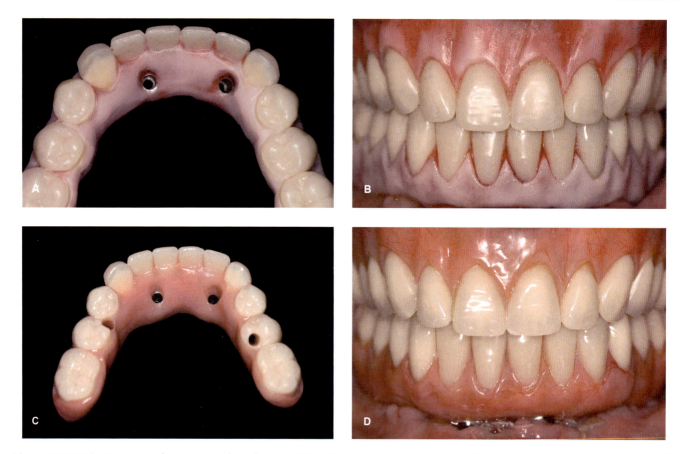

Figura 6.63 A. Dentes montados em cera sobre a barra metálica. Observe como apenas dois orifícios de acesso aos parafusos foram realizados. A anatomia dos dentes artificiais fica mantida até a polimerização final da prótese. Os orifícios que emergirão na face oclusal dos dentes serão abertos após a polimerização. **B.** Prova da barra e dos dentes em cera (NatusDent, DentBras, Brasil). **C.** Prótese-protocolo polimerizada. **D.** Prótese-protocolo instalada. (Trabalho confeccionado pelo TPD Rodrigo Zani, Laboratório Zani, Florianópolis, SC.)

Outra possibilidade de tratamento é a extração de um dente condenado e, sempre que possível, a instalação imediata de um implante e uma prótese temporária. Nessa técnica, a estética é prontamente resolvida e uma arquitetura gengival adequada será mantida pelo provisório.[26,27]

- Com um bom modelo de estudo, realize o enceramento da área para a obtenção de uma prótese temporária. É importante que ela já esteja pronta antes da cirurgia. Um guia cirúrgico também é resultante desse modelo. O dente condenado deve ser extraído cuidadosamente para que o alvéolo ósseo se mantenha íntegro. O implante é posicionado no acesso criado pela extração, para que retalhos teciduais não sejam realizados. Em seguida, parafuse um pilar sobre o implante e inicie a confecção da prótese temporária. Como não existirão suturas, o provisório deverá manter a área cirúrgica completamente vedada. O provisório é unido ao pilar com resina acrílica, e o perfil de emergência já deve ser construído no tamanho adequado, pois ele servirá de referência para a cicatrização e o condicionamento imediato da área. Faça um bom acabamento e polimento do provisório para propiciar uma boa cicatrização tecidual (Figuras 6.64 a 6.68).

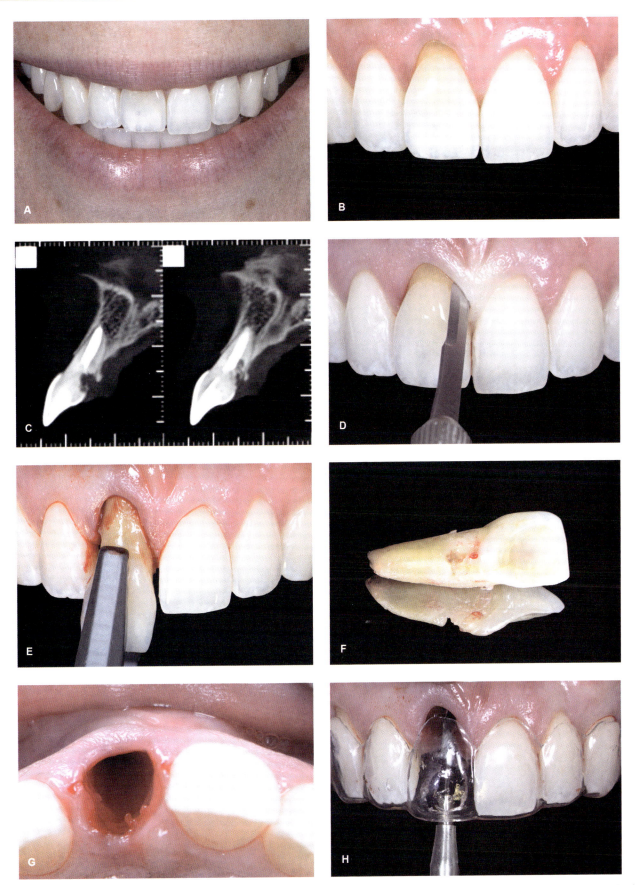

Figura 6.64 **A** e **B**. Imagens iniciais do caso clínico. **C**. A tomografia mostra uma reabsorção externa do dente 11. **D** e **E**. Exodontia do dente 11, cuidando para manter a arquitetura gengival e evitar a fratura da tábua óssea vestibular. **F**. Dente 11 extraído. **G**. Condição do alvéolo logo após a extração dental. **H**. Guia cirúrgico em posição para auxiliar no correto posicionamento do implante.

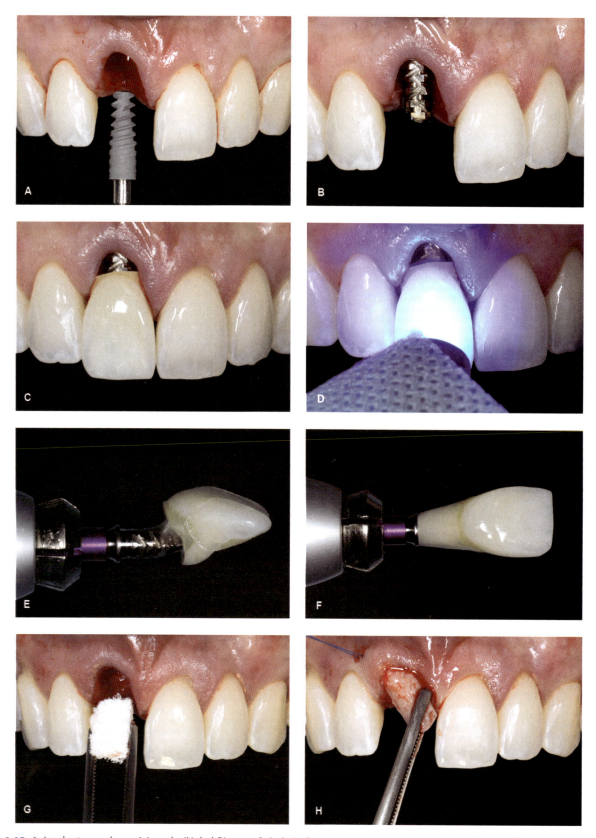

Figura 6.65 **A**. Implante sendo posicionado (Nobel Biocare, Suíça). **B**. Componente para prótese temporária parafusada ao implante. **C**. O dente extraído foi desgastado e unido ao componente parafusado, uma vez que sua face vestibular estava intacta. **D**. Resina composta foi utilizada para unir a faceta do dente extraído ao componente. **E**. Conjunto logo após a remoção. Observe a área do componente que ainda está exposta. **F**. Essa área é completada com resina composta, criando um perfil de emergência adequado. **G**. Preenchimento do "gap" entre a tábua óssea vestibular e o implante com biomaterial (Bio-Oss Collagen, Geistlich Pharma AG, Suíça). **H**. Início do posicionamento do enxerto de tecido conjuntivo subepitelial retirado do palato, pela técnica de tunelização, para melhorar a qualidade gengival em altura e espessura.

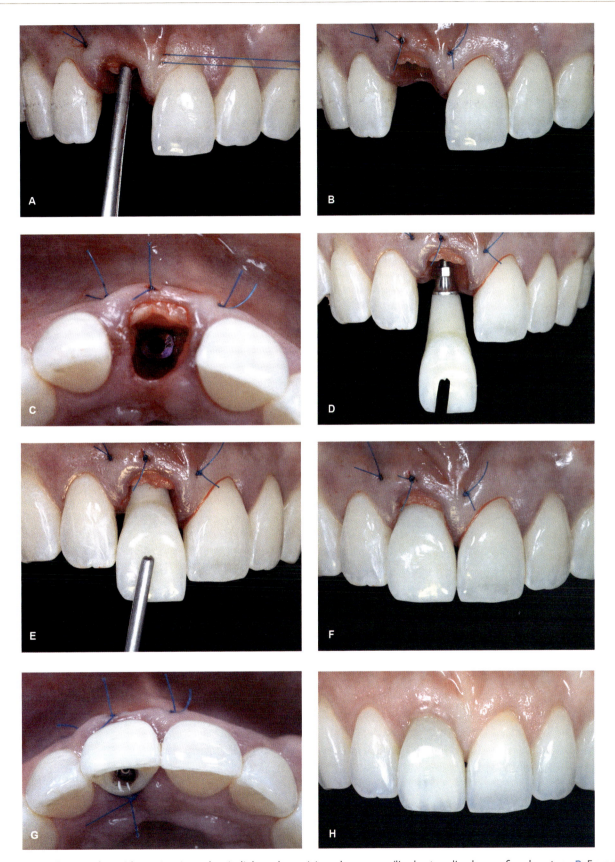

Figura 6.66 **A.** Enxerto de tecido conjuntivo subepitelial sendo posicionado com auxílio dos tunelizadores e fios de sutura. **B.** Enxerto de tecido conjuntivo subepitelial estabilizado com o auxílio de suturas. **C.** Visão oclusal do alvéolo do dente 11, após implante instalado e enxertos posicionados, mostrando o ganho de espessura tecidual (cirurgia realizada pelo Prof. Marcelo da Rocha, Curso de Especialização em Implantodontia, Zenith Educação Continuada, Florianópolis, SC). **D** a **F**. Prótese temporária parafusada em posição, cuidando para não deslocar o enxerto realizado. **G.** Observe o volume gengival obtido logo após a cirurgia. **H.** Condição gengival após 2 semanas.

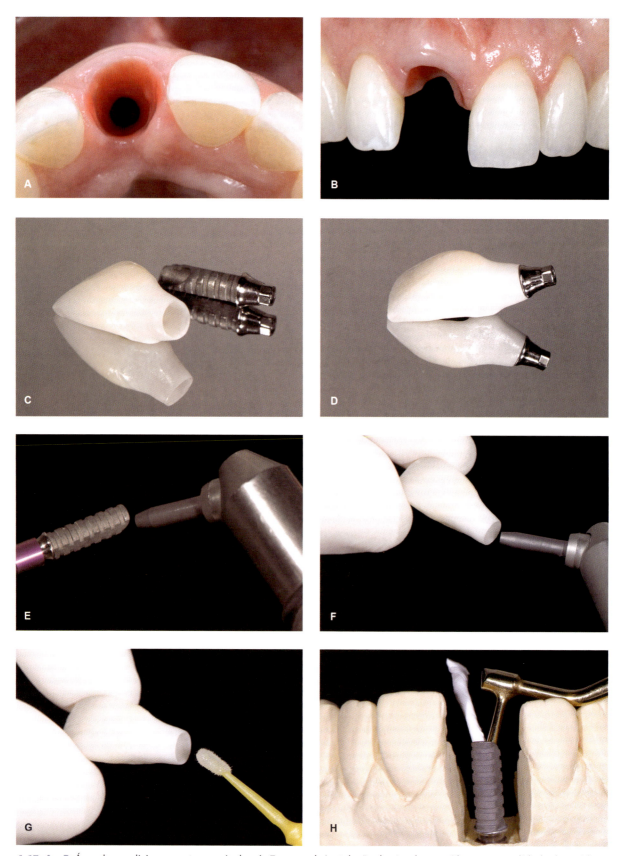

Figura 6.67 **A** e **B**. Área de condicionamento gengival após 7 meses da instalação dos implantes. Observe a qualidade do tecido gengival. **C**. Prótese cerâmica obtida após a moldagem do implante e do tecido gengival condicionado. A prótese cerâmica foi confeccionada sobre um *link* metálico para cimentação (Nobel Biocare, Suíça). **D**. Prótese cerâmica encaixada sobre o *link*. **E** e **F**. Tanto a superfície externa do *link* quanto a superfície interna da prótese são jateadas com óxido de alumínio para viabilizar a cimentação adesiva. **G**. *Primer* é aplicado na superfície interna da prótese cerâmica (Z-Prime, Bisco, USA). **H**. O *link* metálico é parafusado ao análogo, e o orifício de acesso ao parafuso é vedado com fita de politetrafluoretileno (veda rosca).

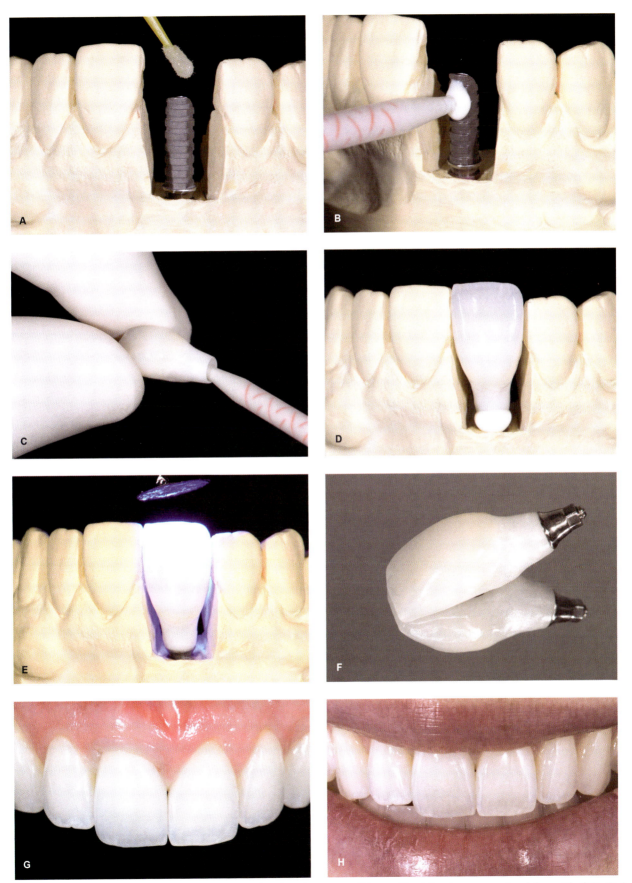

Figura 6.68 **A**. *Primer* metálico (Z-Prime, Bisco, USA) é aplicado sobre a superfície metálica jateada com um pincel descartável. **B** a **D**. Após, um cimento resinoso dual opaco é utilizado para cimentação da prótese cerâmica ao *link* metálico (Maxcem Elite, Kerr, USA). **E**. Após a remoção dos excessos, o cimento é fotopolimerizado. **F**. Prótese cerâmica finalizada. **G** e **H**. Prótese cerâmica parafusada sobre o implante. Visão intra e extra oral.

PRÓTESES IMPLANTORRETIDAS

Em muitas situações, a instalação de quatro ou mais implantes para a realização de um trabalho fixo já não é mais possível em função de perdas ósseas avançadas. Uma possibilidade é a confecção de trabalhos protéticos retidos por implantes (conhecidos por sobredentaduras ou *overdentures*).[28,29] Nessas situações, a instalação de dois implantes possibilita a realização de retentores para próteses totais. Esses retentores podem ser do tipo O'rings ou barras-clipes.

- Nessa opção de tratamento, a prótese total deve ser confeccionada antes do procedimento cirúrgico, pois além de servir de referência para a obtenção do guia cirúrgico, será utilizada na captura das cápsulas de retenção (Figura 6.69 A e B).
- A prótese total deve ser duplicada em um guia cirúrgico, devendo manter o contorno vestibular e ficar aberto na região lingual para viabilizar o acesso cirúrgico (no caso das cirurgias convencionais ou de carga imediata), ou um guia resultante do planejamento virtual (cirurgias guiadas) (Figura 6.69 C a F).

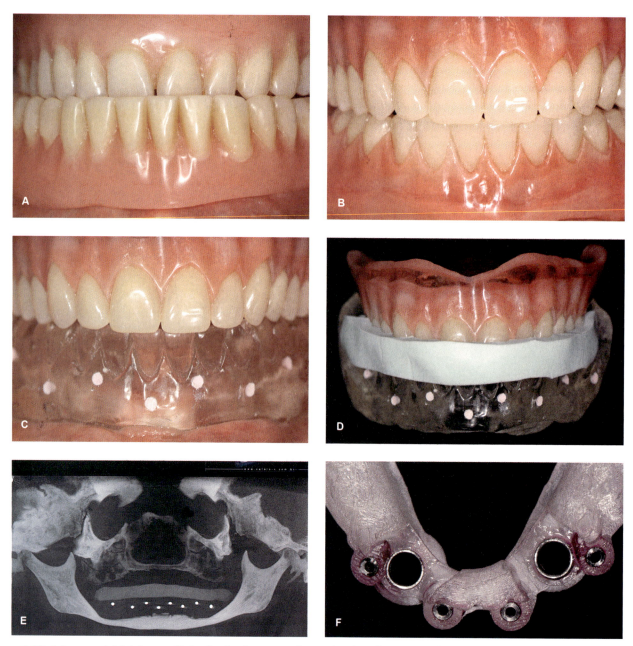

Figura 6.69 **A**. Imagem inicial do caso. **B**. Confecção de novas próteses devolvendo estética e função. **C** e **D**. A prótese inferior é duplicada em um guia incolor. Nesse guia, marcadores são criados com guta-percha para servirem de referência no exame tomográfico, que deve ser realizado com o paciente em oclusão. Faça um guia de silicone para manter a posição oclusal durante o exame. **E**. Imagem tomográfica demonstrando a limitação óssea existente para a confecção de uma prótese-protocolo. Os marcadores radiopacos serão utilizados no planejamento virtual do guia cirúrgico. **F**. Guia cirúrgico obtido (Bioparts, Brasil).

- A cirurgia é realizada com o guia cirúrgico fixado em posição, instalando os implantes equidistantes entre si (Figura 6.70 A a D).
- Os pilares de retenção são instalados logo após a cirurgia, e o torque é realizado conforme a orientação do fabricante (Figura 6.70 E e F).
- As cápsulas de retenção são posicionadas sobre os pilares (Figura 6.70 G e H).
- Prove a prótese sobre esse conjunto, a fim de verificar o local em que o desgaste interno deverá ser realizado (Figura 6.70 I). Após o desgaste, a prótese deve acomodar-se novamente ao rebordo, com o paciente em oclusão.
- Resina acrílica é colocada no espaço criado, e a prótese é levada à boca, pedindo para que o paciente oclua (Figura 6.70 J e K). Após a polimerização, a prótese é removida. As cápsulas estarão presas na base da prótese. Remova os excessos e dê acabamento na área antes de instalar o trabalho (Figura 6.70 L).

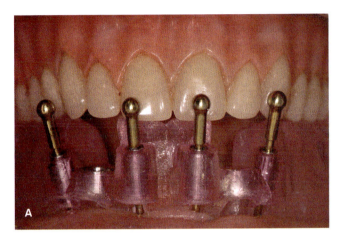
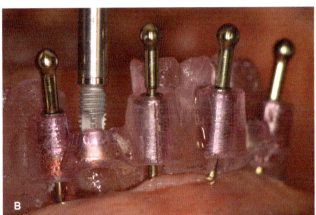
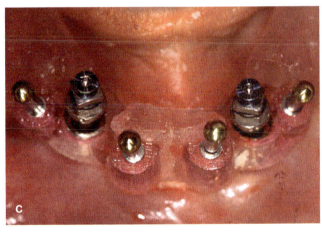
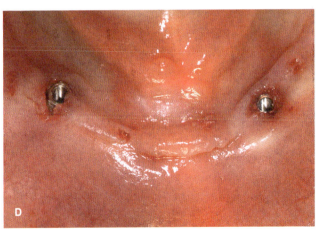

Figura 6.70 **A.** Guia cirúrgico fixado na boca. **B.** Implante sendo posicionado através do guia. **C.** Implantes e montadores após a instalação. Observe a relação entre os montadores e o guia cirúrgico. **D.** Implantes posicionados (Conexão, Sistemas de Prótese, Brasil). (*continua*)

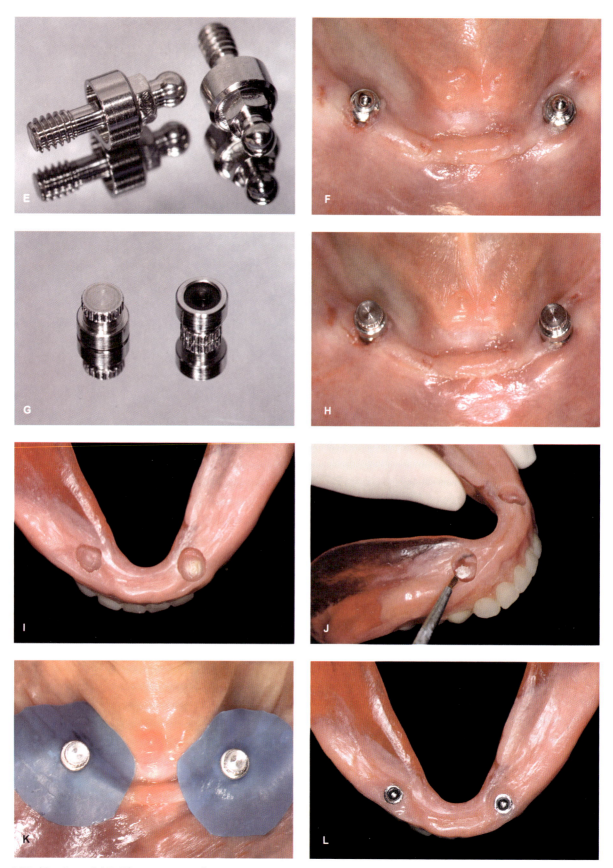

Figura 6.70 (*Continuação*) **E**. Pilares para *overdentures* tipo O'ring (Conexão, Sistemas de Prótese, Brasil). **F**. Pilares parafusados sobre os implantes. **G** e **H**. Cápsulas de retenção instaladas sobre os pilares. Dentro da cápsula existe um anel de borracha que será adaptado ao retentor esférico tipo O'ring. **I**. Desgaste da parte interna da prótese nas áreas que correspondem ao local das cápsulas. **J**. Resina autopolimerizável é levada ao interior da prótese para a captura das cápsulas. **K**. Antes da captura, a área cirúrgica é protegida com um lençol de borracha. **L**. Prótese concluída após a remoção dos excessos, acabamento e polimento. As cápsulas de retenção ficaram presas à prótese.

PRÓTESES GUIADAS

A cirurgia guiada é uma alternativa interessante de tratamento que proporciona ao profissional a possibilidade de realizar a instalação dos implantes com o auxílio de tomografias e programas de planejamento digital.[30,31] Assim como nas cirurgias de carga imediata, nas cirurgias guiadas os implantes e a prótese podem ser instalados simultaneamente (Figuras 6.71 a 6.73). Porém, existe uma diferença única: a cirurgia planejada virtualmente gera um guia cirúrgico que minimiza a necessidade de retalhos cirúrgicos e suturas.

Vantagens para o paciente

- Conforto: como a cirurgia é realizada sem retalhos, proporciona um pós-operatório mais tranquilo, sem grandes edemas e hematomas.
- Recuperação cirúrgica: tendo por parâmetro a função ou carga imediata, a cirurgia guiada possibilita que o paciente retorne mais rápido à vida profissional e social.
- Tratamento rápido: a combinação de carga imediata e um guia resultante do planejamento virtual diminui drasticamente o tempo de tratamento.
- Estética: após a cirurgia, o paciente pode receber um trabalho provisório ou definitivo, devolvendo a estética perdida.

Vantagens para o cirurgião

- Precisão cirúrgica: com as cirurgias guiadas, é possível melhorar ainda mais o prognóstico e a posição dos implantes dentários.
- Tempo clínico: ausência de abertura cirúrgica, de suturas e de várias intervenções anestésicas diminuem o tempo cirúrgico, possibilitando que o cirurgião possa despender mais tempo na instalação dos implantes.

Vantagem para o protesista

- Campo cirúrgico: a ausência de suturas, sangramentos e edema facilita os procedimentos clínicos de moldagem e provas, diminuindo o tempo clínico.

Desvantagens

- O custo é mais alto quando comparado com as técnicas convencionais em função da necessidade da confecção do guia cirúrgico.
- O planejamento reverso é crítico; caso o planejamento esteja incorreto, o guia será confeccionado em função do erro.
- A fixação do guia cirúrgico exige experiência clínica do cirurgião.

Descrição da técnica

Com um guia tomográfico que apresenta marcadores radiopacos, uma tomografia computadorizada de feixe cônico é realizada. Os pontos de referência são utilizados na construção das imagens tomográficas, que são disponibilizadas para um programa digital específico. Esses programas possibilitam planejar o posicionamento virtual dos implantes e obter um guia cirúrgico de alta precisão. O guia propicia a proteção de estruturas anatômicas e indica a posição e profundidade exatas dos implantes, antes da cirurgia, potencializando os resultados estéticos e funcionais.

- No momento da cirurgia, o guia é fixado na boca por meio dos pinos de fixação. Como seu posicionamento é crítico, peça para o paciente ocluir. Caso necessário, utilize um guia de silicone para auxiliar na fixação.
- Com o guia fixado, o procedimento cirúrgico é iniciado, utilizando as anilhas oclusais para orientar nas perfurações. *Kits* específicos para cirurgia guiada devem ser empregados, pois têm os montadores adequados que se encaixam nas anilhas. Toda a cirurgia é realizada com o guia fixado na boca. As etapas clínicas de colocação dos pilares, moldagem, provas e instalação seguem as mesmas descritas para a prótese-protocolo com carga imediata (Figuras 6.74 e 6.75).

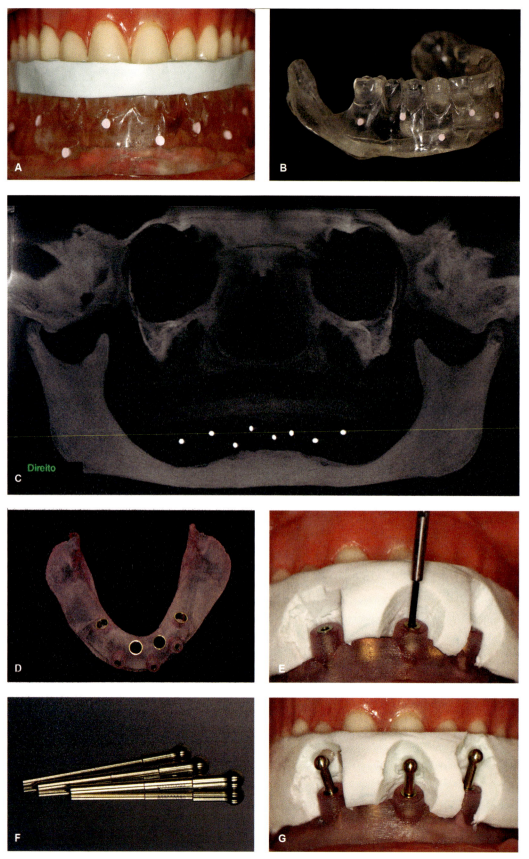

Figura 6.71 A e **B**. Guia tomográfico. Marcadores com guta-percha são posicionados na face vestibular do guia. **C**. Tomografia obtida. Observe os marcadores radiopacos no exame. **D**. Guia cirúrgico obtido a partir do planejamento virtual. Observe quatro anilhas metálicas na superfície oclusal do guia (por onde serão posicionados os implantes) e três orifícios para os pinos de fixação, na área anterior do guia. **E**. Com o paciente em oclusão, são realizadas perfurações nas regiões dos pinos de fixação. **F**. Pinos de fixação. **G**. Pinos de fixação posicionados.

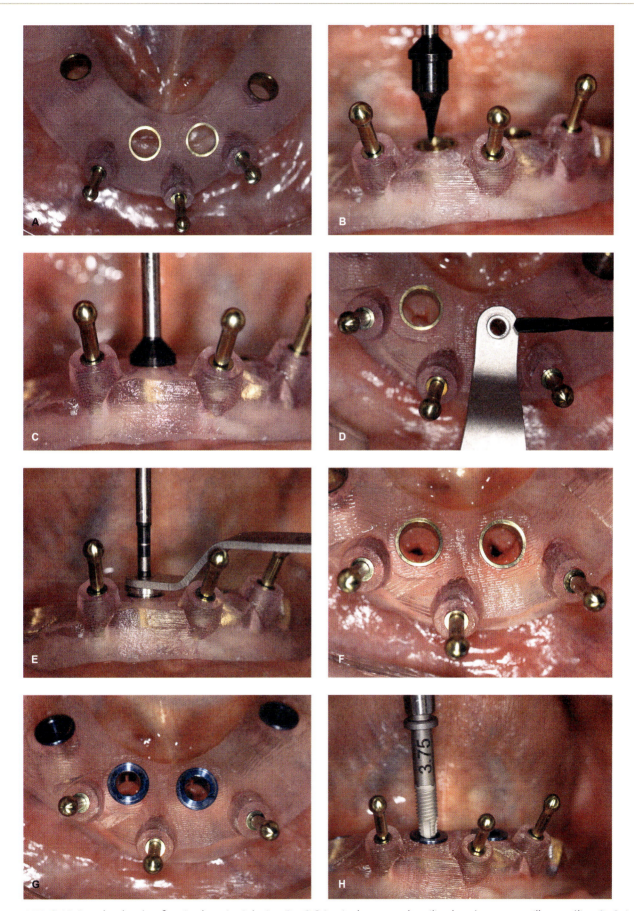

Figura 6.72 **A**. Visão oclusal após a fixação do guia cirúrgico. **B** e **C**. Primeira broca sendo utilizada até tocar na anilha metálica. **D**. Guia de 2 mm encaixado sobre a anilha para a utilização da broca tipo lança. **E**. Broca em posição (Neoguide, Neodent, Brasil). **F**. Perfurações realizadas através das anilhas. **G**. *Stops* posicionados nas quatro anilhas. **H**. Instalação do implante.

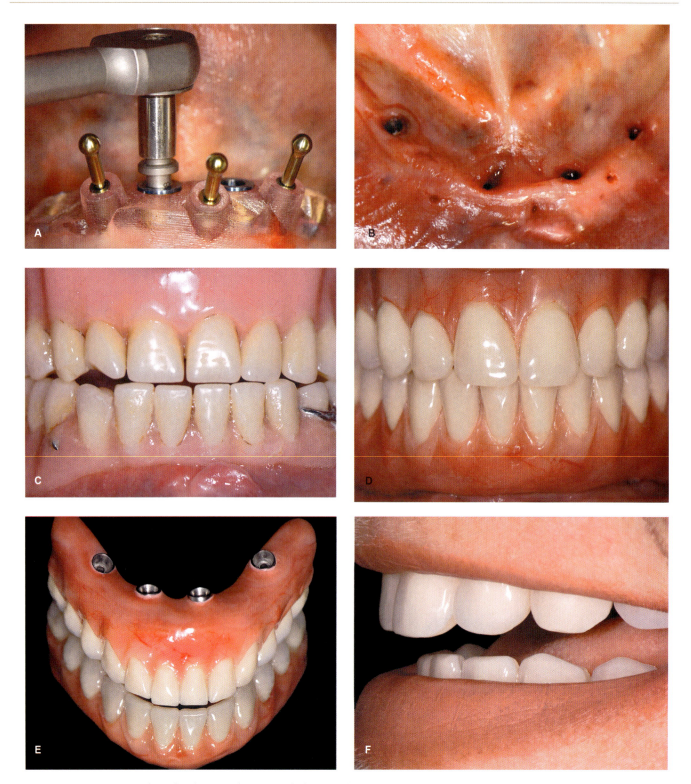

Figura 6.73 **A**. Torque sendo realizado. **B**. Implantes instalados (Neodent, Brasil). A área cirúrgica não apresenta retalhos e suturas (cirurgia realizada pelo CD Leonardo Bez). **C**. Imagem inicial do caso. **D**. Prótese total superior e prótese-protocolo inferior instaladas. **E**. Prótese-protocolo inferior (TPD Rodrigo Zani, Laboratório Zani, Florianópolis, SC). **F**. Caso concluído. Observe a naturalidade obtida após a instalação das próteses.

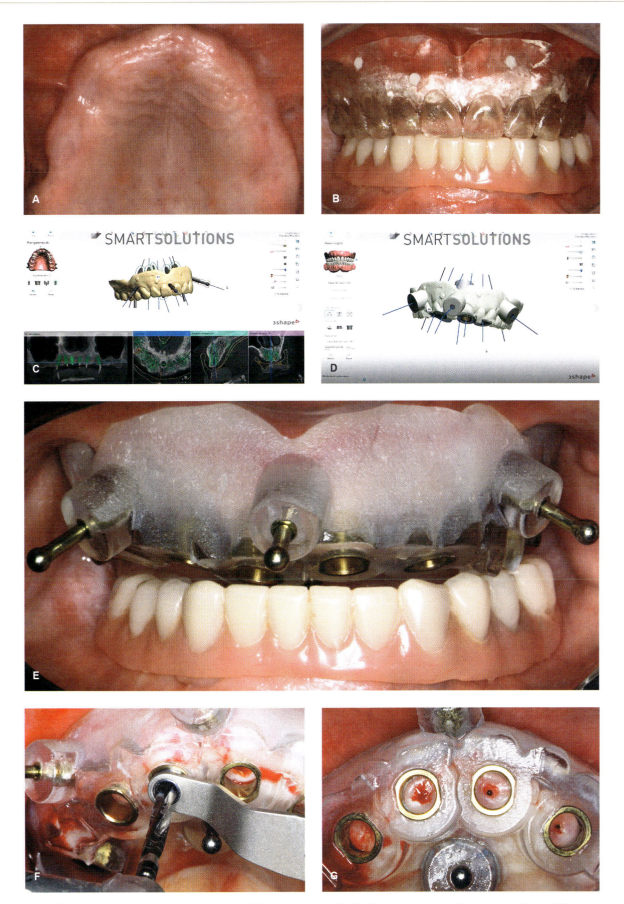

Figura 6.74 **A**. Visão oclusal da maxila. **B**. Guia tomográfico em posição. **C** e **D**. Planejamento e guia cirúrgico virtuais (3Shape, Copenhague, Dinamarca) (Planejamento feito por Smart Solutions, Rio de Janeiro). **E**. Guia cirúrgico para cirurgia guiada em posição. **F**. Perfurações sendo feitas em função do guia posicionado. **G**. Perfurações realizadas.

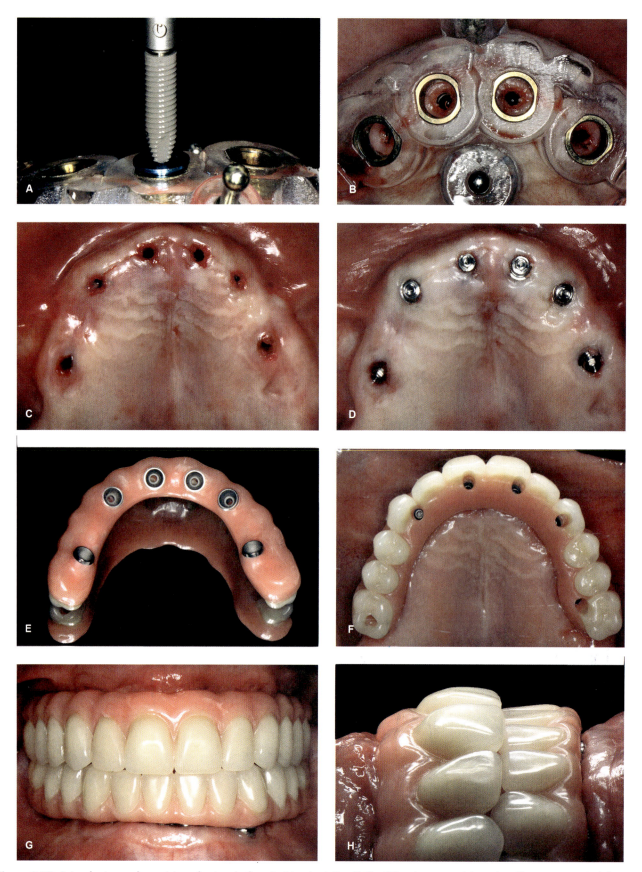

Figura 6.75 **A**. Implante sendo posicionado através do guia (Neodent, Brasil). **B** e **C**. Implantes posicionados. Observe que não há presença de retalhos cirúrgicos (cirurgia realizada pelos CDs Leonardo Bez e Sabrina Scremin). **D**. Pilares parafusados aos implantes. **E** e **F**. Prótese-protocolo finalizada e parafusada aos implantes. **G** e **H**. Prótese total superior e prótese-protocolo inferior (caso realizado pelo CD Leonardo Mezzari. TPD Fabio Zaccaron, Laboratório Proyag, Criciúma, SC).

REFERÊNCIAS BIBLIOGRÁFICAS

1. Mecall MA, Rosenfeld AL. The influence of residual ridge resorption patterns on implant fixture placement and tooth position. Part I. Int J Period Rest Dent. 1991;11:9-23.
2. Mecall MA, Rosenfeld AL. The influence of residual ridge resorption patterns on implant fixture placement and tooth position. Part II. Presurgical determination of prothesis type e design. Int J Period Rest Dent. 1992;12:33-51.
3. Mecall MA, Rosenfeld AL. The influence of residual ridge resorption patterns on implant fixture placement and tooth position. Part III. Presurgical assessment of ridge augmentation requeriments. Int J Period Rest Dent. 1996;16:322-37.
4. Brånemark PI. Osseointegration and its experimental background. J Prosthet Dent. 1983;50:399-410.
5. Brunski JB, Puleo DA, Nanci A. Biomaterials and biomechanics of oral and maxillofacial implants current status and future developments. Int J Oral Maxillofac Implant. 1998;15:15-46.
6. Duello GV. The utilization of an interdisciplinary team approach in esthetic implant and restorative dentistry. Gen Dent. 2004;52:116-9.
7. Garber DA. The esthetic dental implant: letting restoration be the guide. J Am Dent Assoc. 1995;126:319-25.
8. Julian JM. Diagnosis and treatment planning for implant placement. Dent Today 2004;23:104-9.
9. Kapos T, Ashy LM, Galluci GO, Weber HP, Wismeijer D. Computer-aided design and computer-assisted manufacturing in prosthetic implant dentistry. Int J Oral Maxillofac Implant. 2009;24:110-7.
10. Petrungaro P, Maragos C, Matheson C, Matheson O. Using the master diagnostic model to enhance restorative success in implant treatment. Compend Contin Educ Dent. 2000;21:33-44.
11. Wat PY, Pow EH, Chau FS, Leung KC. A surgical guide for dental implant placement in a edentulous jaw. J Prosthet Dent. 2008;100:323-5.
12. Becker CM, Kaiser DA. Surgical guide for dental implant placement. J Prosthet Dent. 2000;83:248-51.
13. Wulfman C, Hadida A, Rignon C. Radiographic and surgical guide fabrication for implant-retained mandibular overdenture. J Prosthet Dent. 2010;103:53-7.
14. Zahran MH, Fenton A. A radiopaque implant template for partially edentulous patients. J Prosthet Dent. 2010;103:390-2.
15. Taylor TD, Agar JR, Vogiatzi T. Implant Prosthodontics: current perspective and future directions. Int J Oral Maxillofac Implant. 2000;15:66-75.
16. Ganz SD, Kradt RA. Perspectives. The ultimate end-results of implant dentistry as being practiced today. Implant Dent. 2003;12:193-7.
17. Cooper L, De Kok IJ, Pungpapong P, Rojas-Vizcaya F. Imediate fixed restoration of the edentulous maxilla after implant placement. J Oral Maxillofac Surg. 2005;63:97-110.
18. Chee WWL, Donavan T. Use of provisional restorations to enhance soft-tissue contours for implant restorations. Compend. 1998;19:481-9.
19. Belser UC, Schmid B, Higginbottom F, Buser D. Outcome analysis of implant restorations located in the anterior maxilla: a review of the recent literature. Int J Oral Maxillofac Implant. 2004;19:30-42.
20. Lewis S, Parel S, Faulkner R. Provisional implant-supported fixed restorations. Int J Oral Maxillofac Implant. 1995;10:319-25.
21. Leblebicioglu B, Rawal S, Mariotti A. A review of the functional and esthetic requeriments for dental implants. J Am Dent Assoc. 2007;138:321-9.
22. Sailler I, Phillip A, Zembic A, Pjetursson BE, Hämmerle CH, Zwahlen M. A systematic review of the performance of ceramic and metal implant abutments supporting fixed implant reconstructions. Clin Oral Implants Res. 2009;20:4-31.
23. Pjetursson BE, Tan K, Lang NP, Brägger U, Egger M, Zwahlen M. A systematic review of the survival and complication rates of fixed partial dentures after an observation period of at least 5 years. Clin Oral Implants Res. 2004;15:625-42.
24. Lin W, Ercoli C. A technique for indirect fabrication of an implant-supported, screw-retained, fixed restoration in the esthetic zone. J Prosthet Dent. 2009;102:393-6.
25. Gallucci GO, Morton D, Weber HP. Loading for dental implants in edentulous patients. Int J Maxillofac Implant. 2009;24:132-46.
26. Grütter L, Belser UC. Implant loading protocols for the partially edentulous esthetic zone. Int J Oral Maxillofac Implant. 2009;24:169-79.
27. Atieh MA, Atieh AH, Payne AG, Duncan WJ. Immediate loading with single implant crowns: a systematic review and meta-analysis. Int J Prosthodont. 2009;22:378-87.
28. Burns DR. Mandibular implant overdenture treatment: concensus and controversy. J Prosthodont. 2000;9:37-46.

29. Naert I, Quirnen M, Theuniers G, Van Steenberghe D. Prosthetic aspects of osseointegrated fixed supporting overdentures. A 4-year report. J Prosthet Dent. 1991;65:671-680.
30. Schneider D, Marquardt P, Zwahlen M, Jung RE. A systematic review on the accuracy and the clinical outcome of computer-guided template-based implant dentistry. Clin Oral Implants Res. 2009;20: 73-86.
31. Johansson B, Friberg B, Nilson H. Digitally planned, immediately loaded dental implants with prefabricated prostheses in the reconstruction of edentulous maxillae: a 1-year prospective, multicenter study. Clin Implant Dent Relat Res. 2009;11:194-200.

Índice Alfabético

A

Acabamento, 71, 193
Adesão, 165, 258
Afastamento gengival com fios para afastamento, 124
Ajuste(s), 323
- da mureta de gesso, 295
- de forma e textura, 439
- do contato do pôntico com a mucosa, 151
- do perfil de emergência, 439
- dos contatos proximais, 151
- inicial do rodete de cera inferior, 299
- oclusal, 152, 439
Alargamento, 91
Alginato, 270
Alívios em cera, 296
Altura e paralelismo das paredes, 58
Ameias
- cervicais, diferentes alturas de, 144
- incisais, 144
Análise
- do molde, 19
- do remanescente dentinário, 191
- dos modelos de estudo montados em articulador semiajustável, 36
- endodôntica, 89
Anamnese, 11, 259
Aparelho
- a grampo, 339
- de Roach, 339
- parcial
- - móvel, 339
- - removível, 339
Apoios, 344
Área
- basal, 257
- - cobertura correta da, 258
- da superfície periodontal, 54
- de travamento posterior maxilar, 281
- plana, 144
- superficial do preparo, 57
- translúcida, 238
Arredondamento dos ângulos vivos, 91
Arte, 4
Avaliação dos pilares, 53

B

Base
- de hidróxido de cálcio, 117
- de óxido de zinco (com e sem eugenol), 117
Biocompatibilidade, 178
Biomecânica dos preparos, 56
Bisfenol-A glicidil metacrilato (BIS-GMA), 167
Bolsa periodontal, 53
Brocas
- como instrumento
- - de corte, 62
- - de medida, 62
- e pontas diamantadas, 62

C

Calibragem da retenção, 357
Canino
- inferior, 318
- superior, 317
Cerâmica(s), 315
- dissilicato de lítio, 246
- feldspática, 246
- injetadas, 182
- leucita, 246
- odontológicas, 178
- usinadas, 184
- zircônia, 246
Cimentação
- adesiva, 202, 221, 245
- com fosfato de zinco, 153
- das facetas, 223

- definitiva, 153
- do núcleo, 98
- do pino pré-fabricado, 170
- propriamente dita, 153
- temporária, 117

Cimentos
- autoadesivos, 247
- duais, 247
- fotoativados, 247
- quimicamente ativados, 247
- temporários, 117

Cirurgia(s)
- compensatórias, 399
- de carga e estética imediatas, 399
- de instalação dos implantes, 456
- em dois tempos, 399
- em um tempo, 399

Classificação
- das arcadas parcialmente edêntulas segundo Kennedy, 340
- dos sistemas adesivos, 166
- funcional segundo Rumpel, 342

Coesão, 258
Compressão gradual controlada, 122
Comunicação da cor, da forma e da textura, 148
Condicionadores de tecidos, 266
Condicionamento tecidual, 119, 411

Conectores, 46
- maiores, 347
- menores, 347

Conexão
- rígida, 46
- semirrígida, 46

Confecção
- da base de prova, 296
- da moldeira individual, 123, 279, 370
- da prótese temporária, 234, 407, 431
- do guia multifuncional, 455
- dos rodetes de cera, 297

Conferência da profundidade do preparo, 193
Configuração radicular, 53
Conforto, 45

Construção
- da armação metálica, 374
- do desprogramador, 28

Contatos proximais, 439

Coroa(s)
- cerâmica em dentes anteriores, 228
- metalocerâmica, 74
- - em dentes anteriores, 78
- - em dentes posteriores, 74
- monolítica, 65

Correção
- da altura do rebordo, 264
- das bases das próteses antigas, 266
- do formato dos rebordos, 264

Corredor bucal, 144

Curva
- de compensação individual, 304
- do lábio inferior, 144

D

Definição
- do equador protético, 355
- do término cervical, 193

Deglutição, 253, 304
Delineadores, 350

Dente(s)
- artificiais, 347
- comprimento/altura dos, 307
- cor de, 139, 313
- curtos, 58
- longos, 58
- pilares ou de suporte, 46
- posteriores inferiores, 318

Desencaixotamento do molde do modelo, 294
Desenho da prótese parcial removível, 358
Desenvolvimento histórico da implantodontia, 385

Desgaste
- da concavidade palatina, 83, 231
- proximal, 69, 81, 230

Desinfecção dos moldes, 19, 132
Desoclusão nas montagens de dentes, 321

Determinação
- da área de travamento posterior maxilar, 291
- da cor, da forma e da textura, 139
- da dimensão vertical e da relação cêntrica, 301
- do eixo de inserção, 352
- do plano oclusal maxilar, 299
- do travamento posterior, 295

Diferentes alturas de ameias cervicais, 144
Dimensão vertical, 31, 265, 301
- de oclusão
- - atual, 32
- - proposta, 32
- reduzida ou perdida, 31

Dispositivo de transferência de inserção, 354
Distância inter-rebordos, 429
Doença, 4
Durabilidade e estabilidade de forma e cor, 178

E

Edição de imagens, 150
Eixo de inserção, 57, 62

Eletrobisturi, 122
Encaixotamento dos moldes, 277, 292
Enceramento diagnóstico, 34, 36, 211, 397
Ensaio restaurador, 36, 211
Envio dos modelos troquelados ao laboratório, 133
Enxerto tecidual, 122
Equalização do molde funcional, 290
Escarificação, 122
Espaço
- funcional livre atual, 32
- protético, 46
Estabilidade, 58, 258
Estética, 45, 56, 253, 301, 322, 339
Estomatites protéticas, 260
Estratégia laboratorial empregada, 60
Esvaziamento endodôntico, 89
Exame(s)
- clínico
- - extrabucal, 11, 259
- - intrabucal, 12, 259
- complementares, 12
- da face, 11
- da pele, 11
- laboratoriais, 260
- radiográficos, 260
Exposição e delimitação do término cervical, 133
Extensão do trabalho reabilitador, 168
Extração atraumática, 122

F

Facetas cerâmicas, 209, 211, 218
Fase
- atual da implantodontia, 392
- do desenvolvimento dos componentes protéticos, 385
- do planejamento reverso, 389
Fenômenos ópticos, 145
Fio de afastamento e silicone de adição, 235
Flancos, 281
Fluorescência, 145
Fonética, 322, 339
Forma dos dentes naturais, 143
Formato dos dentes, 307
Fotografias
- digitais, 148
- extrabucais, 12
- intrabucais, 12
Freios, 281
Função
- fonética, 253
- mastigatória, 253, 339
- oclusal, 56

G

Godiva, 273
Grampos, 344
- de retenção e oposição, 358
Grau
- de complexidade, 21
- de inclinação das paredes, 57
Guias protéticos, 397

H

Harmonia facial, 253
Hiperplasia inflamatória fibrosa fissurada, 264

I

Implantes, definição dos, 398
Implantodontia, 385
Incisivo(s)
- central superior, 307, 317
- inferiores, 317
- lateral superior, 317
Inlays, 191
Inserção da moldeira na boca, 17
Instalação, 323
- da prótese, 440, 447, 459
- do pilar e cimentação da prótese, 421
Instrumento de trabalho, 62
Integridade marginal, 48

L

Laminados cerâmicos, 209
Largura
- do conector
- - maior, 359
- - menor, 359
- do incisivo central, 310
- dos dentes, 307
- - anteriores, 310
Ligas metálicas, 134
- não nobres ou alternativas, 134
- nobres ou preciosas, 134
Limite posterior mandibular, 281
Localização
- do dente na arcada, 168
- do implante no eixo
- - horizontal, 392
- - sagital, 392
- espacial do implante, 392
Longevidade, 10

M

Malformações, 145
Manipulação do material, 17

Mapas cromáticos, 148
Materiais
- dos dentes artificiais, 315
- para a obtenção do modelo preliminar, 270
Máxima intercuspidação habitual, 30
Meios auxiliares, 58
Mesa incisal dos articuladores semiajustáveis, 34
Método
- de Applegate ou das tentativas, 353
- de Roach ou dos três pontos, 352
Mock-up, 36
Modelagem do padrão em resina acrílica, 93
Modelo
- de estudo, 12, 150
- - com finalidade protética, 15
- de trabalho, 132, 279
- - da moldeira, 372
- - para facetas cerâmicas, 218
- - próteses sobre implantes, 415
- preliminar de próteses totais, 270
Molares superiores, 318
Moldagem, 198, 370
- com fio de afastamento e silicone de adição, 130
- com godiva, 273
- com moldeiras individuais e complementar, 123
- de próteses totais, 270
- de transferência, 137
- definitiva, 123, 279
- - e modelo de trabalho, 370, 435
- - pós-cirúrgica e modelo de trabalho, 458
- - próteses sobre implantes, 413
- e obtenção do modelo definitivo, 235
- funcional, 376
- para a obtenção de modelos, 96
- propriamente dita, 128, 370
Molde(s), 198, 279
- de próteses totais, 270
- funcional, 288
- - na mandíbula, 288, 292
- - na maxila, 288, 292
- para facetas cerâmicas, 218
Moldeira individual e moldagem complementar, 124
Montagem
- do modelo
- - inferior, 33
- - superior, 27
- - - com a mesa de Camper, 28
- dos dentes em cera, 316
- - requisitos para início da, 317
- dos modelos em articulador semiajustável, 24
- em articulador semiajustável, 455

N

Nichos
- no cíngulo, 358, 368
- oclusais, 358, 368
Núcleos
- anatômicos, 174
- metálicos fundidos, 88
- - preparo intrarradicular para, 89
Número e localização dos dentes, 238

O

Obtenção
- de um novo modelo de estudo, 370
- do pilar, 417
- dos provisórios, 217
Oclusão, 168, 258
- nas montagens de dentes, 321
Onlays, 191
Opalescência, 145
Opções de tratamento protético, 41
Orientação e forma do rebordo residual, 343
Osseointegração, 385
Overdenture, 256
Overlays, 191

P

Padrões de normalidade, 6
Palpação muscular e articular, 11
Paralelígrafo, 350
Paralelímetro, 350
Paralelômetro, 350
Parâmetros
- biológicos, 6
- estéticos, 6
- funcionais, 6
Pequenos ajustes de forma e textura, 152
Personalização
- da mesa incisal, 34
- das moldeiras e obtenção de retenções nas áreas personalizadas, 15
Pilares
- cerâmicos, 417
- metálicos, 417
- pré-fabricados metálicos, 429
Pinos
- de fibra de vidro, 167
- pré-fabricados, 168
Planejamento
- da prótese parcial removível, 363
- integrado, 1, 3
- protético, etapas do, 11
- reverso, 394
- - passos para o, 395

Índice Alfabético

Polimento, 71, 193
Ponte móvel, 339
Pônticos, 46, 119
- desenhos dos, 119
- tipos de, 121
Porcelanas feldspáticas, 181
Posição
- de máxima intercuspidação habitual, 56
- de relação cêntrica, 56
Posicionamento
- das mãos do operador, 62
- dos incisivos centrais superiores em relação ao lábio superior, 144
- tridimensional dos implantes, 389
Potencial adesivo do dente pilar, 60
Pré-molares superiores, 318
Preenchimento, 17
Preparo(s)
- coronários, 61
- da boca para prótese total, 260
- da face oclusal, 59
- das paredes axiais e pulpar, 193
- de boca, 347
- dental, 47
- dentários, classificação dos, 61
- do arco facial e garfo, 24
- do paciente, 17
- do restante do dente, 69, 83, 231
- do retentor, 247
- dos modelos para o enceramento, 36
- dos moldes, 19
- dos nichos, 368
- dos planos-guias e equalizações, 364
- intrarradiculares, 61
- - para núcleos metálicos fundidos, 89
- - para pinos pré-fabricados, 168
- - para coroa cerâmica em dentes anteriores, 228
- - para coroa metalocerâmica, 74
- - em dentes anteriores, 78
- - - características finais do, 84
- - em dentes posteriores, 74
- - - características finais do, 77
- - para coroa monolítica, 65
- - para facetas cerâmicas, 211
- - para *inlays*, *onlays* e *overlays*, 191
Preservação
- da estrutura dental, 47
- do periodonto, 48
Pressão atmosférica, 258
Princípios biomecânicos dos preparos, 47
Procedimento cirúrgico e instalação da prótese, 331
Profundidade do preparo, 59
Proporção(ões)
- áurea, 301
- coroa-raiz, 53
- faciais, 301
Proporcionamento do material, 17
Propriedades
- ideais de um material de moldagem, 123
- ópticas favoráveis, 178
Prótese(s)
- adaptação clínica da, 439
- adesivas clássicas, 164
- antigas, adequação das, 265
- bilaminares, 60
- cerâmicas, 228
- cimentadas, 405
- com carga imediata, 449
- fixas, 45
- - adesivas, 163
- - classificação das, 46
- - componentes da, 46
- guiadas, 469
- implantorretidas, 466
- implantossuportadas, 405
- monolíticas, 60
- múltiplas, 429
- odontológica, 1
- - classificação das, 60
- parafusadas, 427
- parciais removíveis, 339
- - componentes da, 344
- - dentomucossuportadas, 342
- - dentossuportadas, 342
- - instalação, ajustes e recomendações, 381
- - mucodentossuportadas, 342
- - mucossuportadas, 342
- - objetivos de uma, 339
- - planejamento da, 363
- - recomendações ao paciente, 381
- sobre implantes, 385
- - chaves utilizadas nas, 404
- - componentes para, 401
- - tipos de, 385
- temporárias, 101
- - para *inlays*, *onlays* e *overlays*, 197
- totais-protocolo, 442
- total, 253
- - classificação das, 256
- - componentes de uma, 255
- - diagnóstico em, 259
- - fixa, 256
- - - base macia, 256
- - - base rígida, 256
- - - imediata, 256
- - - mediata, 256

- - imediata, 329
- - preparo da boca para, 260
- - removível (ou convencional), 256
- unitária, 46, 429
Protocolo
- cirúrgico, 399
- protético para próteses implantossuportadas
- - cimentadas, 407
- - parafusadas, 429
Prova
- clínica, 221
- - da armação metálica, 375
- - de coroas cerâmicas, 243
- - dos dentes montados em cera, 380
- - dos pilares, 421
- - e estéticas, 243
- da cerâmica, 151, 439
- da infraestrutura, 134, 438
- - cerâmica, 421
- - metálica, 445
- do núcleo, 98
- dos dentes em cera, 321, 459
- radiográfica, 137

Q
Queixas, 323

R
Rebordo residual, 343
Reciprocidade, 344
Reconstituição fisionômica, 299, 322
Reconstrução prévia com resina composta, 191
Recorte
- clínico das moldeiras, 281, 370
- do dorso, 294
- dos modelos
- - de gesso, 20
- - definitivos, 294
- dos moldes, 19
- vestibular, 295
Recuperação da saúde dos tecidos, 260
Reembasadores rígidos, 266
Reembasamento(s)
- da moldeira individual, 126
- diretos, 266
Referências
- extrabucais, 6
- intrabucais, 6
Regiões de alívios, 257
Registro
- da relação
- - cêntrica, 28, 33
- - maxilomandibular, 438, 445

- das linhas equatoriais dentárias, 355
- oclusal maxilomandibular, 379
Régua digital de proporção dental recorrente (RED), 310
Regularização
- e preparo do remanescente, 89
- interna das paredes, 91
Relação(ões)
- arte/ciência, 4
- cêntrica, 30, 265, 304
- maxilomandibulares, 299
- maxilomaxilares, 258
- oclusal, 321
- saúde/doença, 4
- técnica/tecnologia, 10
Remoção
- do encaixotamento, 277
- do material restaurador antigo, tecido cariado e/ou esmalte sem suporte, 191
- do molde, 19
- dos modelos de gesso, 20
Resiliência da mucosa, 343
Resinas
- acrílicas (polimetilmetacrilato), 315
- - resilientes, 266
- compostas, 315
Resistência, 58
Restabelecimento da função, 45
Restauração(ões)
- indiretas, 189
- protética, 168
- temporária imediata, 122
Retenção, 57, 258
- das próteses totais, 258
Retentor(es), 46, 344
- diretos, 358
- indiretos, 358
- intrarradiculares, 87
- - aspectos determinantes na escolha e confecção de, 87
- - características ideais de um, 87
Retração gengival, 53
Retrusão
- autônoma, 304
- dirigida, 304
Rugosidade superficial, 57

S
Saúde, 4
Sela(s), 361
- metálica, 347
- metaloplástica, 347
- plástica, 347
Selado periférico, 257, 285, 370
- na mandíbula, 285
- na maxila, 285

Selamento dentinário imediato, 195
Seleção
- da cor, 237
- - dos dentes e do tecido gengival, 313
- - para facetas cerâmicas, 218
- das moldeiras, 15
- dos dentes, 380
- - artificiais, 307
- e personalização da moldeira, 372
- instrumental da cor, 141
- visual da cor, 140
Separação do modelo, 277
Sequência de montagem, 316
Silicones para reembasamento, 266
Sistemas cerâmicos
- artesanais, 181
- CAD/CAM, 184
Sobredentadura, 256, 333
Solidez estrutural, 59
Substrato, cor do, 60, 238
Sulco(s) de orientação
- axial(is)
- - na face vestibular, 74
- - no terço médio-oclusal, 68
- - no terço mediocervical, 65, 78, 79, 228
- - no terço medioincisal, 79, 229
- cervicais, 65, 78, 228
- incisais, 81, 229
- oclusais, 68, 74
Suporte
- dental, 343
- mucoso, 343

T

Tamanho dos dentes, 307
Tangenciômetro, 350
Técnica, 10
- da silhueta, 65
- de condicionamento tecidual, 122
- de estratificação, 238
- de maquiagem, 238
- de moldagem
- - com fio de afastamento e silicone de adição, 235
- - com godiva, 273
- - com moldeira(s)
- - - individual, 370
- - - metálicas, 372
- de montagem, 317
- de preparo para facetas cerâmicas, 213
- de reembasamento clínico ou direto, 267
- direta com facetas pré-fabricadas, 102
- - e pinos de estoque, 107

- do alginato
- - adensado, 271
- - com cera, 270
- do modelo dividido, 377
- híbrida, 109
- indireta com resina acrílica termopolimerizável, 115
- para a aplicação da cerâmica, 238
- para a confecção de próteses temporárias, 102
- para obtenção dos troquéis, 133
- para selamento dentinário imediato, 195
Tecnologia, 10
- CAD/CAM, 10, 178
Tempo de espera, 17
Tensão superficial, 258
Término cervical
- definição do, 69
- desenho do, 48
- localização do, 48, 69
- - gengival, 51
- - intrassulcular, 51
- - supragengival, 51
- qualidade do, 51
Testes fonéticos, 301
Texturas, 145
- horizontais, 145
- verticais, 145
Transferência
- do eixo de inserção, 354
- dos três pontos, 354
Translucidez, 145
Tratamento protético, 11
Troquéis, 133

U

Úlceras traumáticas, 263
União dos sulcos de orientação, 69, 81, 230
- e preparo do restante do dente, 74
- incisais, 81

V

Variação para coroa metalocerâmica com cerâmica na área estética, 85
Vazamento, 277
- dos modelos de gesso, 20
- dos moldes e obtenção de modelos, 132
Verificação da dimensão vertical, 31
Vértice para distal, 144

Z

Zircônia, 184
Zona de resistência aos esforços mastigatórios
- principal, 257
- secundária, 257